梁　裕　上海交通大学附属瑞金医院　　　董谢平　江西省人民医院

谢兴文　甘肃省中医药研究院　　　　　　翟明玉　深圳平乐骨伤科医院

编审会秘书

王德龙　中国中医科学院望京医院　　　　李铭雄　福建省泉州市正骨医院

楚　磊　重庆医科大学附属第二医院

U0194544

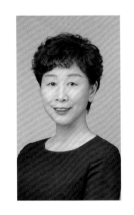

曹艳霞，女，汉族，1963年出生，北京人，中国中医科学院望京医院护理部主任。北京大学护理学院护理学专业毕业，学士学位，主任护师，中国中医科学院硕士研究生导师。

多年来，在中医骨科临床护理、护理科研、护理教育、护理质量管理等方面注重经验积累并不断创新，对中西医结合护理路径做了深入的研究与实践，曾参编《骨伤科专病护理路径》《中西医结合微创骨科学》《骨科护士专科技能操作与考评》等著作。同时，对现代护理模式进行大胆尝试，既提高了护理质量与水平，又促进了医护一体化工作模式下临床医生与护理人员的紧密协作。

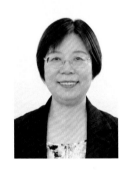

李海婷，女，汉族，1968年出生，河南洛阳人，河南省洛阳正骨医院（河南省骨科医院）教学部主任。护理专业本科，主任护师，福建中医药大学、湖南中医药大学硕士研究生导师。

多年来，在护理管理、骨伤科临床护理、中西医结合康复护理、护理科研、护理教育、护理信息管理等方面积累了丰富经验。曾参编《平乐正骨护理法》《中医护理学》《洛阳正骨临床丛书——膝部损伤》《洛阳正骨临床丛书——护理规范》《洛阳正骨临床丛书——正骨规范》《实用骨科护理学》等著作。

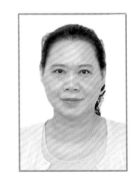

闫桂虹，女，汉族，1968年出生，天津人，天津市天津医院脊柱科护士长。天津医科大学护理本科毕业，主任护师，天津中医药大学硕士研究生导师。

从事骨科护理工作30余年，在骨科护理专业领域具有丰富的临床经验，熟练掌握骨科疾病中西医结合治疗技术、微创治疗策略、人文护理、疼痛管理、护理康复与感染防控措施。在中西医结合创伤骨科、脊柱微创、群体伤救治、外伤急救、快速康复等方面具有专业特长。曾参编《临床实用护理技术》《骨科临床操作规范》等著作。

丛书序言

中医学源远流长，是经过几千年临床经验积累并传承下来的瑰宝。中医骨伤科学是中医学的重要组成部分，对骨折、筋伤等急慢性骨伤疾病，在理论、技术方法及药物治疗上均有独特的经验，其中的"金针拨骨""小针刀疗法"等治疗方法具有明显的微创治疗理念与微创技术特征。

20世纪60年代，"手法整复、小夹板外固定治疗骨折"成为中西医结合骨科领域里十分显著的成果，而70年代诞生了具有原创性的中西医结合"骨折复位固定器疗法"治疗骨折及骨病，促进了中西医结合微创骨科理念及技术的出现。以中西医结合骨穿针外固定器技术、针刀技术、经皮撬拨复位技术、经皮骨圆针固定技术、经皮微创矫形技术等为标志的具有鲜明中西医结合特色的微创治疗技术逐渐涌现，取得了令人瞩目的成果，极大地丰富了微创骨科学的技术手段，提高了骨科疾病的临床疗效，推动了我国微创骨科的进步和发展，并逐渐形成了具有中西医结合特色的中国微创骨科治疗体系。

21世纪初，我国的微创骨科技术飞速发展，新兴的骨科微创技术不断涌现，并迅速向基层医疗机构普及推广，国内也陆续出版了有关骨科微创治疗的专著，但尚无系统、规范、全面的中西医结合骨科微创的系列实用性临床专著出版。为了确保本系列丛书的科学性、实用性、先进性，突出中、西医学之间开放、包容、创新和融合的特点，充分体现中西医结合的学科优势及微创骨科技术在我国的发展状况和学术水平，我们以中国中西医结合学会骨科微创专业委员会为依托，组织国内一批长期从事微创骨科临床、教学和科研的专家组成了丛书编委会，编委会成员均来自全国各地的医疗机构、医学院校及科研院所，大部分为学有所成的中青年临床专家与科研工作者，并邀请我国著名微创骨科专家王和鸣教授、李盛华教授为本丛书主审。

本系列丛书包括《骨科微创技术》分册、《脊柱疾病微创治疗》分册、《骨关节疾病微创治疗》分册、《创伤骨折微创治疗》分册、《微创骨科案例分享》分册、《微创骨科护理》分册6个分册，数百万字、1000余幅插图，系统阐述微创骨科的基本理论、基础知识和基本技能，集中反映近年来中西医结合微创骨科的研究成就和学术进展，重点介绍了骨科临床常见创伤和疾病的微创治疗技术、方法和围手术期处理，力求突出中西医结合微创技术的特点和优势，以注重临床实用性为原则，由浅入深，图文并茂，为骨科临床医师、护理人员、科研工作者等提供一部从事微创骨科临床实践工作的工具书。

在本丛书的编撰过程中，编委们根据各分册的具体分工、进度计划等要求组织实施，先后召开多次编委会、统稿会，反复强调丛书的质量意识、精品意识，几易其稿，历经两年多的时间完成了丛书编撰；中国中医药出版社编辑进行了认真整理、反复修订，付出了大量心血。我们竭尽全力，努力使本丛书满足临床医师对中西医结合骨科微创技术知识的要求，如存在错漏之处，敬希同行专家、临床医师和其他读者予以批评指正，提出宝贵意见，以便本书修订提高。

中国中西医结合学会骨科微创专业委员会

陈长贤　张兴平　刘联群

2023 年 12 月

吴 序

随着医学科学的发展，我国骨科医疗水平已经全面与国际接轨，在某些领域已达到了世界先进水平。在骨科亚专科发展中，创伤、脊柱、关节、运动医学等不同的领域也对临床护理提出了不同的要求。由于骨伤科护理涉及内容广泛、专业性强，要求中西医骨科护理人员必须不断学习专业知识，掌握最新专科理论，提高专科护理技能及科研水平，以适应骨科护理学科发展的需求，更需要打造一支专科化的护理团队，为医疗护理的全面发展提供更好的支撑平台。作为护理人，应该在思考、探索与实践中，确保护理专业化品质是我们的责任。培训护理人员具备担当专科化工作中各种预期角色具备的知识、技能、能力和态度，不仅需要制度、规范、标准等，更需要有系统、全面的工具书。

今喜阅《微创骨科护理》一书应时而出。它不但总结了作者多年的临床护理经验和科研成果，还对 GB/T 19001：2000 质量管理体系文件应用的经验进行整理，并联合多家在医疗、护理领域见长的医疗机构进行编写，更突出了微创骨科护理技术的实用性、科学性。

此书对中西医骨科微创理论、骨科微创治疗及骨科微创护理技术、护理知识与技能进行了系统梳理，内容全面，易于临床护理人员理解、掌握。更是为从事骨科临床护理、护理管理及教学人员提供了一部很好的参考工具书。在《微创骨科护理》出版之际，希望广大中西医骨科护理工作者努力学习，将护理理论与实际工作相结合，为中国护理事业做出更大的贡献！

中华护理学会理事长

吴欣娟

2023 年 12 月

孙 序

中西医结合微创骨科是微创外科的重要组成部分，在国家政策"中西医结合、中西医并重、中西药并用"思想指引下，我们应该积极实践、不断总结，传承精华、守正创新，使骨科微创专业知识与技能更加完善，使其更具科学性。

随着现代科技的飞速发展和其在骨科领域中日益广泛的应用，特别是医生操作技术的不断成熟，关节镜及其配套设备的不断完善，内镜、腔镜设备与技术的不断发展，影像技术、计算机技术、虚拟技术应用的不断拓展，组织工程技术、基因技术研究的不断深入，以及人们对健康提出的更高要求，促进和加速了以人为本的微创骨科的快速发展。与此同时给骨科护理工作提出了新的要求，即护理人员需要掌握更扎实的现代高科技知识并不断进行知识结构的更新。这个过程中，传统护理不断革新与升华，适应医学技术的发展，开拓了微创护理新领域，使得微创技术与微创护理完美结合，这是人类社会进步和现代科技高速发展的必然。为了培养一支训练有素的中西医结合微创骨科护理队伍，迫切需要一部较系统的微创骨科护理专著。

《微创骨科护理》成书将付梓，征序于我。披阅全书，我认为曹艳霞等同志立足于骨科微创护理知识体系的建设，在中国中西医结合学会骨科微创专业委员会的大力支持下，编写了《微创骨科护理》一书，本书护理规范有专指，轻重适宜，专业性与科学性兼具，面世后可弥补此类书中较少中西医结合微创骨科护理相关书籍的不足。它既有理论论述，更有具体方法；既强化了人文关怀，也体现了细节护理服务的内涵；内容简明广泛，贴近临床，是从事骨科临床护理、骨科护理管理及骨科教学的必备参考工具书。因此，我热忱推荐此书给医护同道们，并乐为之序。

中国中医科学院望京医院

孙树椿

2023 年 12 月

前　言

随着我国的微创骨科技术飞速发展，尤其是微创骨科新理论、新技术不断涌现，对骨科微创护理模式带来了新的冲击，产生了许多具有中医药特色的治疗方法、中西医结合骨科微创技术及治疗理念，微创骨科事业取得十分显著的成就。其中以中西医结合骨穿针外固定器技术、针刀技术、经皮撬拨复位技术、经皮骨圆针固定技术、经皮微创矫形技术、股骨头坏死血管介入技术、关节镜、脊柱内镜技术等为主的中西医结合微创骨科技术的出现，不仅丰富了微创骨科学的技术手段，提高了骨科临床疗效，也推动了我国微创骨科的进步和发展，同时促使微创骨科护理技术和理论得到了快速的发展。而今具有中西医结合特色的微创骨科治疗体系与微创骨科护理模式，取得了令人瞩目的成果，这是中医学几千年的临床经验积累传承下来的瑰宝，更是中国人在中西医结合理念方面总结的医学智慧。

在医学技术迅猛发展的今天，有许多先进的理念和技术日趋成熟，骨科护理也是如此。实施健康中国战略，完善国民健康政策，满足人民群众日益增长的对健康的需求，已经成为医疗护理行动的指南，也对微创骨科护理提出了更高的要求。从健康中国的高度、从满足人民对健康需求的高度、从学科发展的高度寻求微创骨科护理学科的构建和发展是我们骨科护理人的责任与担当。我们组织编写《微创骨科护理》一书，就是从骨科护理学科发展的高度寻求骨科微创护理专业知识体系的建设和发展，是为了进一步规范微创骨科护理程序，制定微创骨科护理专业操作规范，提升骨科专科化护理水平，努力为人民群众提供安全、优质、满意的护理服务。

我国医药卫生体制改革方案中提出，护理工作要坚持以患者为中心，以患者安全为重点，护理服务让患者满意、让社会满意。为了实现这一目标，护理人员要掌握扎实的医学护理基础知识、熟练的专业技能、规范的技术操作，做到默契的医护配合，这是保证患者安全和医疗护理质量的关键。

笔者长期从事骨科护理工作，由于骨科微创技术的引入，从患者住院、接受治疗，到手术和术后的康复时间都有了大幅的缩短，患者住院时间缩短，病床周转加快，护理人员对患者的整体护理节奏也随之加快，专科护理特色也得以显现。

21世纪以来，我国的微创骨科技术飞速发展，国内陆续出版了有关骨科微创治疗的专著，但目前与骨科微创护理相关的专著甚少，尤其是护理信息化建设及移动护理管理。为了满足广大护理人员对中西医结合骨科微创理论、骨科微创治疗及骨科微创护理技术的学习与应用，中国中西医结合学会骨科微创专业委员会护理学组，组织了一批长期从事微创骨科临床护理、教学和科研的专家和骨干护理人员组成了编委会，对骨科微创理论及常见技术进行了系统、全面、规范的阐述。

本书共7章，60余万字，391幅插图，主要介绍有关中医药在微创骨科护理中的应用、微创骨科护理的特色和优势、微创骨科常用护理评估技术、微创骨科常见治疗技术与护理、微创骨科护理操作技术、微创骨科康复护理，以及应用计算机技术实现护理信息管理及成果分享等方面的内容。"系统化、流程化、图表化"是本书的特色，全书以实际临床工作场景为基础，从疾病概述、评估要点、临床护理、健康教育、治疗要点到知识拓展几方面指导护理实践，以满足微创骨科护士日常工作需求为目标，努力做到方便阅读和记忆。

本书编写过程中得到各级领导的多方指导和鼓励，以及多位专家的指点和帮助，再次对大家的辛勤地付出表示衷心感谢。书中如有疏漏和不尽之处，恳请专家、同道和广大读者批评指正，以使本书日臻完善。

曹艳霞 李海婷 闫桂虹

2023 年 12 月

目录

第一章　绪论

第一节　微创骨科护理发展历史

一、微创骨科的概念

微创骨科（minimally invasive orthopaedic surgery，MIOS）是微创外科的重要组成部分，微创骨科技术是指以最小的创伤和最少的生理干扰达到外科疗效的新型骨科治疗技术。微创骨科是电子技术、高科技手术器械、传统手术技术相结合的前沿技术，器械种类繁多，仅监控系统就包括了内镜、关节镜、胸腔镜等，这些微创手术器械的应用改变着传统手术方式。一般将微创骨科技术分为经皮微创技术、骨穿针外固定器技术、针刀治疗技术、内（腔）镜技术、微创介入技术、微创矫形技术六大类。

二、微创骨科的发展历史

我国旧石器时代以石为针治病的砭石之术、公元前的"九针"、古代的金针拨骨法整复骨折移位，可以认为是骨科微创技术的萌芽。随着科学技术的发展，特别是自近代西方工业革命后，才形成真正意义上的微创技术。微创医学是医学和微创理念、人文思想相融合的一门学科。微创外科经历了较长的发展历史，20世纪初 Kelling 将膀胱镜放入腹腔进行疾病诊断，1910年瑞典内科教授 Jacobaeus 首次施行了腹腔镜技术，1921年瑞士耳鼻喉科医生 Nylen Holmgren 在放大镜及手术显微镜下施行了内耳减压术。问世于20世纪60年代的关节镜技术被认为是骨科领域最早的微创术式。进入21世纪，随着微创技术和理论在骨科领域的不断深入与普及，各种腔（内）镜、骨科器械的快速发展和更新，以及人们对健康、美容的更高需求，极大推动了微创骨科领域的拓展及手术的不断进步，尤其是在创伤、关节、脊柱和导航辅助等骨科领域中，微创骨科技术的应用日趋广泛。

三、微创骨科护理的发展历史

几千年来，我们的祖先在与自然灾害和各种疾病作斗争中积累了丰富的治疗经验，在骨伤科护理方面，形成了中医内治、外治、练功、调护等专科治疗护理方法。19世纪之前，各国均没有护理专业，而我国传统中医治病讲究"三分治，七分养"，"七分养"的实质体现了丰富的护理内涵。在19世纪工业革命后，经过弗利德纳与其夫人及南丁格尔等先辈们的努力，使得世界护理行业的发展开启了新的篇章。但在很长一段时间里，护理人员的服务理念只是单纯将护理工作看成单线的业务或者任务。

1972年，美国医师恩格尔提出"生物—心理—社会"医学模式，世界卫生组织也将健康定义为：健康是人身体上、精神上和社会适应上完好状态，而不仅仅是没有疾病和虚弱。现代医学模式的这一改变，对护理工作造成了很大的影响，使护理从单纯在医生指导下的技术操作，转化为医疗团队中的组成部分，更多承担起患者与各种医学诊断与治疗的桥梁。现代护理学的发展促进了骨伤科护理的进步，其护理的范畴已从简单的护理生病的人扩展到护理所有健康的人，从疾病的护理渐渐走向预防疾病、促进健康发展，护理对象也从病患个体扩展到家庭和群体等。另一方面，现代医学对于人体及疾病的认识，更是逐步趋于分子水平和更深层次的发展。

微创骨科的快速发展也对现代骨科护理模式带来了新的冲击。传统的护理模式，由于患者从入院到开始手术，以及术后恢复，需要时间相对较长的周期，护理人员有充分的时间对患者进行健康宣教。但由于微创技术的引入，手术时间和术后的恢复时间都有了大幅的缩短，患者住院时间缩短，病床周转加快，护理人员对患者的整体护理节奏需相应加快。

另一方面，护理的重点也发生了改变。骨折是骨科最常见疾病，传统医学对骨折的治疗，从最初的植物药、矿物药包扎，到后来总结出复位、固定、功能锻炼，以及内外用药的治疗原则，形成了整套的中医骨伤治疗基础理论与技术方法。随着医疗的不断进步，骨伤科治疗技术已经越来越成熟，近代骨科学中许多理论无不渗透着微创的意识。20世纪50年代，瑞士学者成立了内固定研究会，简称AO学派，将骨折固定方法分为折块间的加压作用、夹板作用和支撑作用，内固定技术设计精细，使骨折愈合更加牢靠。

例如，在我国骨伤科传统手术开展之初，为了促进患者的早日康复，经常在术后为患者做石膏固定或者安装支架，待彻底愈合后，才允许患者进行下床活动，生活护理是对于此类患者的工作重点。而内固定技术无需外加石膏固定，极大方便了临床护理工作，护士不再需要对石膏器材进行护理与观察，患者也可在术后早期下床活动，减少了长期卧床所致的并发症，提高了护理效率。

骨科微创手术技术对手术室护理人员提出了更高要求，做好微创骨科手术护理工作的前提和保障就是要了解微创骨科手术器械，熟悉相关的使用知识、技巧和保养，常见手术的解剖特点，手术护士和巡回护士的配合，器械的清洗、包装与灭菌，手术体位的摆放等。

与传统的手术不同，微创手术的护理配合有其自身的特点和注意事项。比如手术器械的正确使用、防止金属高温器械灼伤皮肤、手术视野清晰、保证电源灯可持续使用、避免器械污染及保护镜头不被划伤等，护理人员需要理解微创手术可能存在的风险，以及应对措施，只有全面掌握了这些知识，才能在手术中灵活应用，从而保证手术的顺利进行。

与此同时，随着微创技术在骨科手术中应用的越来越广泛，以及技术的日趋成熟，微创手术的种类不断得到拓展，风险系数比较高的手术也对护理人员提出了更高的要求。

20世纪80年代，骨科医生开始应用内镜技术进行脊柱外科手术，目前较具临床实用价值的技术包括内镜辅助下腰椎后方或侧后方入路椎间盘摘除术、腹腔镜辅助下腰椎病灶清除术及胸腔镜辅助下胸椎病灶清除术等。由于微创手术与传统手术相比，手术切口小，尤其是借助内镜进行手术，术前皮肤做好清洁准备，无需刮毛处理，确有需要也可以在手术室进行手术切口前刮毛处理即可，避免了皮肤感染问题。而手术入路的改变，例如胸腹入路的手术患者，除了常规的术前准备工作，还需要进行肺部、胃肠道的准备工作。

微创手术虽然创伤小，但其也会有一定的手术并发症，护理人员要密切观察患者的各项体征，对于可能出现的并发症要做到及时预防，出现并发症及时联系医生进行救治。比如，胸腔镜患者术后有可能出现气胸，需注意患者是否有胸闷、气短等现象。

现代骨科微创技术发展最快应属关节镜外科，关节软骨清理、关节粘连松解、胫骨髁间棘与平台骨折的复位和内固定都取得较好的疗效，镜下半月板损伤的治疗与前后交叉韧带损伤的重建已成为定型手术，患者手术后疼痛少、功能恢复快。但关节镜手术患者同样也会有一定的手术并发症，患者容易出现动脉损伤现象，护理人员要注意观察患肢的血运情况。皮下气肿为胸腹腔镜手术特有的并发症，通常无需特别处理，但护理人员需对患者做好心理疏导。除此之外，部分微创术后的各种引流管护理也是护理人员需要重点关注的。

由于微创手术创伤小、出血较为轻微，患者恢复较快，卧床时间由术后1周缩短至术后当天或者隔天即可下床活动，所以指导和鼓励患者进行康复锻炼是术前和术后护理的重要内容。

例如，对于镜下行椎板间开窗、髓核摘除术的患者，术前教会患者正确上下床的姿势，术后第2天就可以鼓励患者下床进行锻炼。关节镜下韧带损伤修复的患者，术前教会患者进行股四头肌功能锻炼，术后第2天即可让患者进行功能锻炼，这对于患者早期恢复肌力和关节稳定有着至关重要的作用。这些术前超前的康复训练，除了为患者早期下床活动做好准备，还可让患者了解如何应对和配合手术，减轻焦虑，提高耐受力。同时，微创手术患者住院时间较传统手术短，术前超前康复训练为出院延续指导奠定了良好的基础。

随着科技水平的不断发展，许多先进的科技成果应用于骨科领域后，骨科微创诊断与治疗技术取得不断进步，大大改善了人们对疾病的认识，促使骨折治疗朝着微创、微观、微量的方向快速发展，微创技术已成为骨科领域的主流发展方向之一，微创理念可贯穿患者的整个诊治过程，也将贯穿参与诊治过程的每一个人员，这其中就包括患者、医生、康复师、麻醉师以及护理人员等。与此同时，患者对微创治疗技术有着不同的理解和期待，如果护理人员没有办法与微创医学很好地结合在一起，很有可能治疗和康复达不到预期的效果。微创医学的发展对护理模式起到了很大冲击，但同时也是一个改革的契机，护理人员应抓住这个机会，提高自身的护理水平，适应新型的护理模式，为患者提供更加优质的护理服务。

第二节　微创骨科及护理的特色和优势

一、微创骨科的特点与优势

微创理念的确立与微创技术的应用，极大地推动了临床骨科技术的发展。随着现代科技的飞速发展和其在骨科领域中日益广泛的应用，特别是医生操作技术的不断成熟，关节镜及其配套设备的不断完善，内镜、腔镜设备与技术的不断发展，影像技术、计算机技术、虚拟技术应用的不断拓展，组织工程技术、基因技术研究的不断深入，以及人们对健康和美容提出的更高要求，促进和加速了以人为本的微创骨科的快速发展。微创理念、微创切口、微创显露、微创复位与固定、微创术中与术后处理使得当代骨科的面貌焕然一新，已成为 21 世纪骨科新的生长点和新技术的孵化器。

微创骨科治疗技术是以微创手术为特色，以最小的侵袭和最小的生理干扰达到最佳骨科疗效的一种新的手术技术。较传统骨科手术具有更佳的内环境稳定状态、更小的手术切口、更轻的全身反应、更少的瘢痕愈合、更短的恢复时间、更好的心理效应等优点，是以"微小的手术损伤，达到或超过普通手术治疗效果"的技术，为了让患者的痛苦小一点，再小一点；让康复的时间快一点，再快一点。它既能减少骨科手术患者的痛苦，又能大大降低患者住院时间和治疗花费，符合新型医学模式的要求。

二、微创骨科对护理提出的要求

随着骨科微创技术的进一步发展，骨科护理工作面临新观念和新技术的挑战，对骨科护理提出更高的要求，即护理人员需要掌握更扎实的现代高科技知识，并不断进行知识结构的更新。这个过程中，传统护理不断革新与升华，适应医学技术的发展，开拓了微创护理新领域，使得微创技术与微创护理完美结合，这是人类社会进步和现代科技高速发展的必然。微创技术的发展，虽然对机体内环境影响相对较小，但患者作为有机的整体，不仅是生物人，同时有着心理、社会的需求。为了适应骨科新技术的发展，护理不应局限于疾病，而应以人的健康为中心，微创治疗的同时应强调整体护理观念。关注患者的心理健康，要向系统化整体护理观念转变，加强与患者之间的沟通与交流，努力为人民群众提供安全、优质、满意的护理服务，提高护理质量，保障医疗安全，实现患者入院至出院全程全身心整体护理。

1. 重视手术前后患者的心理支持　在手术前，患者虽然已接受要做手术的事实，但是思想上顾虑较多，对于具体的手术方式和手术效果仍然担心和焦虑。此时护士应针对患者的具体情况，完善术前教育。

术前教育包括疾病的诊治、手术方式、手术优点及手术中的安全保护措施等，也可以向患者介绍一些成功病例，有针对性地解除患者疑虑，增强患者的信心，使其积极配合。尤其应注意特殊人群的心理护理，如儿童、老年患者。儿童手术往往由父母决定，患儿会表现出对手术的恐惧与抗拒。术前、术后健康教育需要患儿与家长共同参与，可以结合宣传图片卡或选用幼儿识字图片卡及自制的简易图片卡，让患儿及家属了解术前、术后配合要点，缓解患儿及家属的紧张情绪。

老年患者最常见的心理问题是孤独感与恐惧感。随着身体功能的逐渐退化，尤其是患有某些慢性病或是患有其他严重疾病的患者，常会担心自身的疾病会增加家庭的经济负担，同时还时常感受到死亡的威胁，从而产生强烈的恐惧心理。所以应予老年人更多的理解和关爱，减轻老年人的心理压力，使其能够以积极乐观的态度面对疾病以及生活中遇到的各种问题。同时应当教会老年人自我情绪调节的方法，多与他人沟通从而缓解孤独感。

2. 完善的专科术前准备　现代骨科手术不再局限于四肢和脊柱后入路，而是经常可从胸腔、腹腔或者胸腹联合入路显露脊柱，所以术前护理除常规准备外，还应包括肺部的准备、胃肠道的准备、皮肤准备等。

3. 熟悉操作系统　微创技术通常是在监视下完成的手术，大部分的手术都是借助机器完成的，而整个手术的过程中可能运用到光学照像系统和图像采集系统。所以，护士必须在传统的手术基础上，不断地培养自己对新设备的熟练操作和认识，保证手术过程的正常进行。

4. 熟练的术中配合　精细的内固定系统必然带来内固定器械的繁多，因此手术护士对器械的熟悉程度是关系到手术配合和谐的关键。关于 AO 常用手术内固定系统（比如 AO 组织的钢板螺丝钉系统、USS 后路骨折内固定系统，以及其他公司的tenor 内固定系统、kaneda 内固定系统等），要对手术室护士进行定期培训，促使护士经常拆卸演练，熟悉各种装置的名称及使用方法，这对于确保手术顺利进行、缩短手术时间可起到至关重要的作用。

5. 周密的术后观察、护理及康复　无论何种内固定手术，都应密切观察术前、术后肢体的运动感觉，以及血运的变化。内固定手术做完后，要定时观察患者的面色、意识，测量患者的呼吸、脉搏、血压和体温。根据麻醉、手术和患者状态，安置适当体位。原则上体位应当保持良好的呼吸和循环（包括患肢局部循环）、有利于引流（外引流和内引流），而且使患者比较舒服。在病情许可时，要协助患者进行早期活动，促进功能恢复，并可减少并发症。较轻的疼痛可用安置体位、固定伤口、镇静催眠药等方法处理，较重的疼痛可能是并发症（感染、缺血等）的症状，应通知医师详细检查。保持伤口敷料干燥，有渗血渗液时及时更换，保持引流管通畅，无扭曲、挤压。

康复训练以恢复患肢的固有生理功能为主。上肢锻炼以恢复手指的抓、捏、握等功能为中心，同时注意肩、肘、腕关节的功能锻炼；下肢锻炼以负重、站立、行走为中心。功能锻炼以主动活动为主，辅以必要的被动活动。锻炼活动应循序渐进。

三、微创骨科护理的特色与优势

（一）微创骨科护理的特色

传统骨科手术，患者卧床时间至少 6～8 周，长时间卧床易出现各种问题，尤其老年患者，自护能力弱，极易出现各种并发症，护理工作繁重。而微创骨科技术以专业的医疗设备，对患者实施手术治疗，不仅创伤小、失血量少，而且手术精确性高，手术后患者卧床时间明显缩短，如关节镜技术、椎间孔镜技术，术后 24 小时患者即可下床活动。微创护理的观察及专科技术重点较之前传统护理工作发生了巨大变化。如何在短时间内使患者掌握疾病健康知识，并在日常生活中依从，成为护理工作的重点。如腰椎间盘突出症椎间孔镜手术患者，术后患者腰腿部疼痛立即缓解，伤口又非常小，患者很容易认为自己的疾病已经痊愈，部分患者出院后立即恢复正常生活与劳动。术后不恰当的活动及运动，以及不适宜的腰部功能锻炼等，都可能导致继发腰椎不稳或导致疾病复发，因此功能康复以及出院后康复护理均需要有最前沿的专科护理做支撑。

可以建立"医生—护士—康复师"一体化健康教育管理模式，医生确定康复锻炼时间，康复师指导个性化的锻炼方法，护士跟进、督促患者落实每日康复。详细向患者说明功能锻炼的注意事项及方法，使患者充分了解功能锻炼的相关知识，在保证安全的前提下进行必要的功能锻炼。功能锻炼以患者不感到疲惫、骨折部位不发生疼痛为度，活动范围由小到大，次数由少到多，时间由短到长，强度由弱到强，循序渐进地进行锻炼。在锻炼的过程中，根据患者的全身情况、骨折愈合进度、锻炼后的反应效果等，不断修订锻炼计划，增删锻炼内容。因此在微创技术治疗期间，需辅以专业护理才能在最大程度上保证治疗效果。

（二）微创骨科护理的优势

随着社会的进步，经济的发展，医学技术和生活质量的不断提高，人们对于生命和健康也有明显的趋高性，这为微创骨科提供了一定的经济支持。骨科的新理论、新技术也在不断发展与应用，从而使骨科的护理技术和理论得到了很大的发展。护理对象的转变，患者需求的增高，对我们骨科护理也是一种新的挑战。精密的内固定系统取代了传统的石膏外固定，同时患者可以在术后早期下床活动，不但减少了各种并发症的发生，而且大大方便了护理工作的完成。

1. 简化临床护理工作程序

（1）内固定技术的发展：其代表是 AO 组织，是一种设计非常精细的内固定系统，使骨折固定更加牢固，极大方便了临床护理工作。如胫骨骨折，以前通常是采用普通钢板固定后外加石膏固定，要求护士在进行不同护理的同时还要注重对石膏器材的护理与观察。如今由于内固定技术的发展，采用了坚强的钢板内固定后，不需加石膏外固定，使护理工作由繁琐变得简单。

（2）皮肤准备：术前一般不进行刮除体毛的工作，因为内镜技术手术切口小，感染的机会少，大量的实践已经表明了，过早地或者过多地刮除体毛，更容易造成感染，从而导致感染的机会增加。所以现在术前皮肤准备应改变观念，不需常规刮除体毛；如确需备皮，可在手术室进行，而且只需刮除手术切口周围的体毛即可。

2. 减少并发症 降低并发症，有利于肢体的康复。由于微创技术具有手术时间短、手术创伤小、骨折愈合率高、功能恢复快、固定更牢靠等优点，患者可在术后早期下床活动及进行康复锻炼，减少了由于长期卧床所致的并发症，例如压疮的发生、各种感染、便秘等。因此术前及术后的康复锻炼又成了重点，尤其要引起护理人员的注意，作为护理侧重点。术后的康复锻炼主要是活动患者的关节和四肢，避免长时间患病带来的局部肌肉萎缩，降低术后的后遗症风险。如关节镜下异体肌腱移植修复膝关节前交叉韧带损伤的患者，术前教会患者进行股四头肌功能锻炼，术后第二天即可让患者进行锻炼，对患者早期恢复关节的稳定，减少打"软腿"现象，恢复移植肌腱的正常张力，都有着至关重要的意义。

第三节　中医药在微创骨科护理中的应用和优势

一、中医药文化对骨科护理的影响

中医药学研究人体生命活动规律的认知方法及其个体化诊疗体系，反映了整体医学的特征。中医学认为，人和自然是"天人合一"的关系，人体的生命活动是机体在内外环境的作用下，由多种因素相互作用而维持的一种动态的相对平衡过程。人体本身是形神统一的整体，人体的功能状态是机体对内外环境作用的综合反映，掌握人体的功能状态就可以有效地掌握人体生命活动的变化规律。健康则是人体阴阳维持相对平衡的状态，即"阴平阳秘"。平衡失调，就会导致器质性和功能性的疾病状态。

中医学不是机械地、孤立地看待人患的"病"，而是把"患者"看作一个整体，把"病"作为人体在一定内外因素作用下，在一定时间的失衡状态。因此，中医通过"望闻问切"以外测内归纳为证候，作为临床诊疗的依据。治疗上，既要扶正，又要祛邪，强调机体正气的作用，通过调整机体功能状态达到治疗疾病的目的，构成中医药因人、因事、因地的个体化诊疗体系。中医药对生命活动的认识，提供了人类认识和把握人体复杂体系的有效途径。这是中医药的一大特点和优势，符合现代临床医学发展的趋势。

中医药丰富的治疗手段和灵活的方法，符合人体生理病理多样性的特点。中医药应用于骨科微创技术治疗前后，能够发挥其调补阴阳、滋养肝肾、固护脾胃、理气活血、化瘀止痛、舒筋活络、去腐生肌等功效，从而提高微创治疗的整体疗效，降低创伤造成的不良影响。中医药对疾病的治疗主要采用药物和非药物疗法，并用内治和外治方法进行整体综合调节与治疗。

中医方剂是中医最常用的药物疗法之一。唐代由政府颁布的《新修本草》是世界上最早的药典。唐代孙思邈编著的《备急千金要方》和《千金翼方》集唐代以前诊治经验之大成，对后世医家影响极大。明代李时珍的《本草纲目》，总结了 16 世纪以前的药物经验，对后世药物学的发展做出了重大的贡献。中药按加工工艺分为中成药、中药材。

骨散具有清热散瘀、消肿止痛、续筋接骨的作用，用于骨折、脱臼、软组织损伤引起的充血肿痛，同时可用于骨折愈合的全过程。如灵草活络丸能祛风除湿、舒筋活络，用于风寒湿痹、关节僵硬、屈伸不利。吊膏具有活血通络、温经止痛的作用，用于跌打损伤、关节疼痛之寒瘀证。

方剂的多种有效组分，针对人体的多因素，通过多环节、多层次、多靶点的整合调节作用，适应于人体多样性和病变复杂性的特点。

非药物疗法以针灸、推拿为主，其中针灸疗法是我国古代的一大发明和创举，通过对人体穴位的刺激，进行整体调节，疗效显著，适用范围广泛。目前，针灸技术已经在世界 100 多个国家使用。

二、骨科诊疗护理中的中医护理基础

中医药浩瀚的经典医籍，是人类生物信息的巨大宝库。中医药现存古典医籍 8000 余种，记载着数千年来中医药的理论和实践经验。这是绝无仅有的，尚未被充分开采的人类生物信息的宝库。中医药的理论体系和临床思维模式具有丰厚的中国文化底

蕴，体现了自然科学与社会科学、人文科学的高度融合和统一。中医基础理论是对人体生命活动和疾病变化规律的理论概括。

远古时期，我们的祖先身处极为恶劣的生活环境，又要为了生存而与猛兽或同类相残搏斗。风寒湿痹病及外伤创伤较多，逐渐形成了一些治疗疾病的方法。如用手按伤处，渐渐产生按摩法；在伤口用树叶、草茎等物裹扎伤口而发现止血、消肿、止痛的草药；在烤火取暖中了解到温热对风寒湿痹有一定治疗作用，发明了灸法和熨法，这些都是外治的起源。

晋代名医葛洪有《肘后救卒方》《神仙传》等著作。葛氏论述了开放创口感染的毒气之说，强调早期处理伤口的重要性，描写了骨折、关节脱位、危重创伤等，推荐小夹板的局部固定法和手法整复疗法等。葛氏对防治伤口感染和破伤风十分重视，提出伤口应用药水或盐水冲洗以除毒，他选用韭汁、葱白、板蓝所染的青布，以葛根等药煎水洗疮，然后再外敷药膏，每次换药以盐水洗疮，曰："有诸疮，先以盐水洗，乃傅上，无不差。"开创了中医骨伤科诊断治疗的新纪元。

隋代巢元方编撰的《诸病源候论》，已将伤科病列为专章，并总结了清创手术疗法的原则。一是要在创伤早期施行清创手术治疗；二是要清除异物；三是要正确地分层缝合，其曰："缝亦有法，当次阴阳，上下逆顺，急缓相望，阳者附阴，阴者附阳，腠理皮脉，复令复常。"四是要正确包扎固定，说明因缝合不当或碎骨未除，导致感染，应摘除缝合，也不再涂浆状药膏，以利引流。还提出对折断的骨骼也可用线缝合固定，曰："碎骨便更缝连，其愈后直不屈伸。"其含义是对大块的骨折片进行复位缝合固定，缝合后伸直，暂不要屈伸，这是有关骨折治疗施行内固定的最早记载。

唐代蔺道人所著的《仙授理伤续断秘方》是我国最早的一部伤科专书，它成书于846年，阐述了骨折的治疗原则为复位、夹板固定、功能锻炼和药物治疗，标志着中医骨伤科的形成。蔺道人称创伤为"伤损"，把骨、关节损伤分为骨折和脱位，骨折又分为开放性骨折和闭合性骨折两大类，且首次把骨折分为能用手法整复者和不能用手法整复者，即新鲜骨折和陈旧性骨折，书中曰："凡损，一月尚可整理，久则不可。"蔺道人对骨折的治疗，强调用手法整复，并指出复位前要先用手摸伤处，识别骨折移位情况，采用拔伸、捺正等方法，曰："凡认损处，只要揣摸；骨头平正不正便可见。凡左右损处，只相度骨缝，仔细捻捺，忖度便知大概。"此便是"手摸心会"的诊断方法。

在隋唐时期，经济文化高速发展，各民族之间交流增多。唐代，文成公主远嫁到西藏，也带去了大批医书，促进我国少数民族的医学发展，其中以蒙古族的骨伤科形成较早。

宋、金、元时期，随着医学的全面发展，出现了各种医学流派，著名的有"金元四大家"，即"寒凉派"刘完素、"补土派"李东垣、"攻下派"张从正和"滋阴派"朱丹溪等。制定了行气通经、活血祛风、寒湿并用、健脾利湿和调补肝肾等辨证论治的原则方法，并形成了活血化瘀、养血舒筋和补益肝肾等三大治则。

明清时期，伤科理论在前代成就的基础上得到不断的充实和提高，正骨手法和固定方法得到进一步完善，伤科专著也逐渐增多。

明永乐年间，朱橚等编著《普济方》，辑录内容包括了15世纪以前的正骨技术和方药疗法，十分丰富。明清时期，骨伤科学有了进一步的发展和成熟，不但出现了许多伤科专著，还出现了不同伤科流派，其中最重要的伤科学派有薛己学派。在明代，已开始形成八纲辨证，平补用药，其主要观点为：①强调整体观念，辨证论治，得脉理，轻部位；②强调元气作用，治气必补气为主，补气以脾肝肾为主；③强调脾胃肝肾的作用，主张健脾培元固肾治伤；④以八纲辨证论治为主，重内治，反对单纯手法和外治，主张平补，反对寒凉。以四物汤、补中益气汤、八珍汤和六味地黄丸为常用方剂。

中医认为人体是一个以五脏为中心的有机整体，人与自然环境、社会环境具有统一性。人体的局部与整体是辨证统一的，各脏腑、经络、形体、官窍在生理与病理上是相互联系、相互影响的，而腧穴是人体经络之气输注于体表的特殊部位，又是邪气所客之处。因此，通过对腧穴的刺激可以通经脉、调气血，使阴阳平衡、脏腑和调，从而治疗疾病。辨证施护则要求我们针对不同病情，应用标本缓急、同病异护、异病同护、正护反护、三因制宜等不同的护理原则。譬如针灸时，特别强调操作者要辨别疾病性质，尤其要辨别气血运行状态与虚实寒热，而采用相应的补虚泻实的手法，虚证用补法，实证用泻法，一般患者用平补平泻法。这种灵活而科学的理论优势是中医护理发展的不竭动力。

三、中医护理技术在微创骨科护理的应用

中医护理技术以脏腑学说为基础、经络学说为核心，通过刺激特定部位，注重内外调理，以调和气血，促进气血畅通，保护健康组织。中医护理技术方法包括拔火罐、针灸、穴位按摩、中药熏洗、中药敷贴、刮痧、耳穴埋豆等。中医护理技术优势明显，具有"简、便、验、廉"的特色优势，以及"整体观念、辨证施护"为特点的理论优势，这些技术不仅可以单独使用，也可以多项联合使用，因此中医护理技术及方法具有灵活多样的特点。

随着中医护理临床专科的发展，中医护理技术不断普及，专科专病护理逐步规范，护理人员中医护理服务能力及科研水平明显提升，中医护理特色优势逐步凸显。中医护理技术在秉承古代中医学思想的基础上，融合现代护理理念，在临床已得到越来越广泛的应用。

1.缓解疼痛、控制疼痛，提高患者生活质量 常用的方法有蜡疗、耳穴埋豆、穴位按摩、中药熏洗、艾灸等。

蜡疗技术是将加热熔解的蜡制成蜡块、蜡垫、蜡束等形状敷贴患处，或将患部浸入熔解后的蜡液中，利用加热熔解的蜡作为热导体，使患处局部组织受热，从而达到活血化瘀、温通经络、祛湿除寒的一种操作方法。适用于各种急慢性疾病引起的疼痛症状；创伤后期治疗，如软组织挫伤范围较大者、关节扭伤、骨折复位后等；非感染性炎症所致的关节功能障碍，如关节强直、挛缩等症状。

耳穴埋豆是采用针刺或其他物品（如菜籽等）刺激耳朵上的穴位和反应点，通过经络传导，达到防治疾病的一种操作方法，常常用于缓解患者各种疼痛。

对关节屈伸不利的颈椎病、腰椎间盘突出、肩周炎、关节炎等类骨质增生疾病，用中药熏洗或艾灸法可达到疏通腠理、通畅气血、清热解毒、驱风祛湿的功效。

应用中药热熨可减轻跌打损伤等引起的局部瘀血、肿痛；扭伤引起的腰背不适、行动不便；以及风寒湿痹证引起的关节冷痛、麻木、沉重、酸胀等。

2.缓解腹胀、便秘 腹部穴位按摩、穴位中药贴敷、中药灌肠等方法可缓解患者腹胀、便秘的情况。腹部按摩通过按揉可以起到泻的作用，顺着肠蠕动的方向给外力，再加上点按穴位，产生推动力，以促进肠蠕动，利于大便通畅，缓解腹胀。穴位中药敷贴技术是将中药物制成一定剂型，敷贴到人体穴位，通过刺激穴位，激发经气，达到通经活络、清热解毒、活血化瘀、消肿止痛、行气消痞、扶正强身作用的一种操作方法。中药灌肠技术是将中药药液从肛门灌入直肠或结肠，使药液保留在肠道内，通过肠黏膜的吸收达到清热解毒、软坚散结、泄浊排毒、活血化瘀等作用的一种操作方法。

3.膳食疗法促进骨折愈合 临床充分运用辨证施膳方法，对促进疾病的恢复非常有益。

骨折初期（气滞血瘀型）：饮食宜活血化瘀、清淡易消化为主，常用田七瘦肉汤、鱼片汤、金针木耳汤等。

骨折中期（气血不和型）：饮食宜补气和血、接骨续筋之品，如续断猪蹄筋汤、桂圆红枣鹌鹑汤、北芪乌鸡汤等。

骨折后期（肝肾亏虚型）：饮食宜补益肝肾、强壮筋骨之品，如杜仲、枸杞子煲乌鸡、兔肉等。

其他慢性骨病患者：根据不同体质进行饮食调护，如肾阳虚者多食温补之品，如羊肉或猪肉炖桂圆等；肝肾阳虚者，多食清补之品，如山药、鸭肉、牛肉、百合、枸杞等；一般患者可食核桃、瘦肉、骨头汤、黑芝麻等补肝肾强筋骨的食物。

四、中医药在微创骨科护理中的应用优势

中医药在微创骨科中的应用，集中西医领域之精华，博取中医学之经典，现代医

学之科技，以"无创或微创治大病"的理念，为患者提供优质高效的医疗服务。中医药是卫生事业的重要组成部分，以其良好的临床疗效和防病治病的能力与现代医学互相补充，共同为保障人民健康服务。

1. 中医医疗纳入城镇医疗保障体系　长期以来，城镇居民中 70% 的患者愿意接受中医或中西医结合治疗。全国各省、市行政区域，基本都设立了设施条件较为完善的中医医疗机构。在医疗卫生体制改革中，中医药医疗服务已纳入基本医疗保险。在社区卫生服务中，中医药服务已成为适合中国国情和具有服务特色的服务方法。

2. 中医药在农村卫生工作中发挥重要作用　中医药具有适应证广、医疗成本低、易推广应用的突出优势，在农村有着深厚的群众基础。

3. 中医药在骨科方面应用　中医药在骨科中应用，具有一定的优势和特色，深受群众的欢迎。中医药包括针灸、推拿、中西医结合等特色疗法，也日益受到世界人民的关注和接受。中医护理技术具有使用器械简单、操作方便、适用范围广、见效快、费用低、易于普及等特点。它来源于民间，不需要特殊的仪器设备，简便易行、直观安全、收费低廉、创伤小、见效快，极大迎合了患者的需求，体现了以安全、优质、高效、低耗、创新、发展为一体的护理管理模式在减轻患者痛苦、提高患者生存质量、治疗疑难病症方面具有显著的作用。

4. 现代护理模式　随着现代护理学科的发展，护理工作不再是单纯的技术操作，更应注重以人为本的护理过程，中医护理是一种整体的个性化及创造性的有效护理模式，其目的是使患者在生理－心理－社会上达到最愉快的状态，或降低不愉快的程度，使患者身心处于最佳状态，以便更好地配合治疗，减少并发症的发生，促进患者早日康复。

5. 中医护理学的趋势　中医护理学是在中医学理论体系指导下，以整体观念为主导，运用辨证施护的方法，以及独特的传统护理技术，指导临床护理、预防保健、康复养生等，贯穿全生命周期的，以促进和保护人民健康为目的的一门应用学科。实践证明，把中医护理运用到骨科患者的护理工作中是一种积极可行的选择。对微创骨科患者进行中医护理是一种主动的服务过程，可使患者积极参与。在进行护理的过程中，护理人员还可以通过心理疏导的方法对患者进行安慰和鼓励，使患者不断树立战胜疾病的信心和勇气，同时提高患者进行自我护理的知识和能力。中医护理所带来的显著疗效，也逐渐为微创骨科医师所认可。

总之，将中医护理引入微创骨科，不但可以满足患者在生理和心理上的需要，而且可以通过系统护理促进患者的康复，避免或减少并发症的发生。

第四节　中西医结合微创骨科护理的现状与展望

中西医结合护理是取中医护理、西医护理及新兴边缘学科的护理研究之长，运用现代科学知识（包括现代医学、现代护理学），结合中医理论知识和方法，探讨人类增进健康和保持健康的护理过程。现代的整体护理和中西医结合护理有着十分相似的内涵。整体护理已成为现代护理的发展趋势，体现了社会 - 生理 - 心理的整体护理观念。中西医结合护理是中医辨证施护与西医整体护理的有机结合体，是在西医整体护理的基础上，中医辨证、西医辨病提出护理问题，并对护理问题进行辨证分型，制定出护理计划，再进行实施、进行护理效果评价。

一、中西医结合微创骨科护理的现状

以患者为中心，以护理程序为框架的整体概念与中西医结合护理观念有着内在的必然联系，中西医结合护理是将现代的整体护理与中医护理两者有效结合，是具有中国特色的整体护理。

随着社会的进步和科学技术的发展，传统的护理模式已经很难满足人们日益增加的健康需求，因此谋求更为全面和科学的整体护理模式，成为护理工作者面临的首要问题。中医作为祖国宝贵的传统医学财富，其整体观念在疾病治疗中已经取得了显著成果，但由于其理论的独特性，在病理病因分析中仍存在一定不足，因此中西医结合的治疗模式应运而生。在护理工作中将传统的中医护理与先进的护理模式有机结合，使其发挥各自的学科优势，更好地解决患者的健康问题，是发展中西医结合护理学科的良好途径。

社会经济发展，健康需求也在提高。随着生活质量的提高，人们对自身的要求越来越高，越来越多的人注重对疾病的预防。中医学和西医学在理论和技术手段上尽管都有其优势，但护理对象是人，单纯中医护理和单纯西医护理不能满足人们对护理的需求。

目前中医院校毕业的护理人才非常少，在中医医院、中西医结合医院或综合性医院的中医病房工作的护士中，西医护理专业毕业的护士仍占较大比例。中医护理领域内缺少高素质的中医骨科护理人才。同时制度的不健全和不规范是制约骨科发展的问题，骨科护理科研水平仍很低，护理人员科研意识较差，护理尚处于较低水平，这些均在一定程度上限制了中医护理的发展。我们应采用多种方法，制定完善的措施，进一步完善中医护理人员的培训制度，加强中医骨科护理的人才培养，提高中医护理人员的专业水平，加大中医护理的科研投入，提高护理人员的科研能力，支持骨科中医护理科研工作，努力满足社会对骨科中医护理人才的需求。

二、中西医结合微创骨科护理的展望

中西医结合骨科微创护理在观察病情方面具有优势。现代西医护理模式，是以现代化检测手段为依托，以客观检查结果为实施根据，以对症护理为主要原则，评估患者的疾病状态，继而采取相应的护理措施。而中医护理则是结合了中医护理的理论，强调"天人合一"的思想理论。

中西医结合护理以整体观为指导，在评估骨科患者的健康状态时，将西医的生命体征和中医的"四诊"有机结合起来，综合分析、判断四诊收集来的有关病史、症状和体征，既辨病又辨证，细致完善地观察疾病的发展与转归，以便对"病"治疗，对"证"护理。

中医护理在骨科功能锻炼方面的优势明显。中医注重早期锻炼，先贤发明的五禽戏、气功、八段锦至今仍在沿用，是已证明了的康复、强身、健体的有效方法，已经充分运用在微创骨科康复与护理领域。将中医护理的丰富理论和经验结合西医护理模式加以运用，有助于改善骨科患者的生活质量，满足其对健康的要求。

随着社会生活节奏不断加快，"快速康复"成为患者的需求。现代医学微创理念在外科的不断深入，麻醉技术及药物的不断更新，规范化的围手术期护理管理，"快速康复"理念日益受到临床医生和护士的重视。"快速康复"理念是一种通过减弱患者应激反应，维持患者生理功能稳定，降低并发症与减缓器官功能下降，最终达到患者快速康复目的的一种多模式化的方案，是围手术期重要的康复模式。除常规围手术期各种管理以外，中西医结合的护理方法在"快速康复"方面起到非常重要的作用。中医护理手段丰富、简便易行，与药物治疗相比能够起到意想不到的作用。如腰椎术后患者，采用足三里穴位注射配以穴位按摩，减少术后腹胀、恶心、呕吐效果明显。又如针灸、刮痧、拔罐、耳针、推拿、穴位注射、按摩等，均能够显著改善和缓解患者的临床症状，尤其适用于体虚、不适等现代护理无法有效缓解的状况，因此采用中医丰富的护理手段，加上西医的客观诊断方法和适当的西药辅助治疗，使得中西医结合护理的临床效果显著，符合现代"快速康复"理念。

随着科技水平的不断发展，骨科微创诊断与治疗技术取得不断进步，大大改善了人们对疾病的认识，治疗领域不断拓宽，新的手术种类不断涌现。护理对象的转变，使得医生及患者对护理质量提出了更高的要求。在微创骨科护理中，中西医具有各自不同的优势，因此在未来的临床中，骨科护理应努力采用中西医结合方法，取长补短，发挥更大的临床优势，扩大中医护理的范围，提高大众对中医护理的了解和认同感，进一步加强对中医在骨科护理中作用的研究，切实提高中医骨科护理的科学性，提高患者的认识。同时对骨科护理也提出了新的挑战。为了适应现代护理模式的转变，适应社会和患者的要求，护理工作者需要不断学习，拓宽知识，想出对策，以更好地促进骨科护理的发展。

第二章　微创骨科一般护理常规

第一节　入院后护理

患者入院后，由责任护士主动接诊，并且询问病史，进行患者健康状况资料的采集，详细介绍病房环境，将主管医师、主管护士介绍给患者，根据患者的具体情况、特点、病种不同，开展不同形式的宣教，以便患者清楚自己的疾病情况，配合医师进行治疗。

一、入院后护理评估

（一）全身情况

1. 测量生命体征，包括体温、脉搏、呼吸、血压。
2. 评估疼痛的部位、性质及程度。
3. 生活自理能力评估。
4. 压疮的风险评估。
5. 跌倒、坠床的风险评估。

（二）局部情况

1. 观察患肢末梢血循、运动、感觉、肿胀情况，肢体远端皮肤颜色、温度、动脉搏动情况。
2. 卧床患者，检查受压部位皮肤情况。
3. 观察患肢有无破损、伤口有无出血、感染等情况。

二、搬动患者的力学要求与方法

患者入院后应及时给予妥善安置，在搬动患者时要掌握搬动的原则及力学要求，运用正确的搬动方法。

（一）搬动的原则

1. 骨折患者先固定，再搬动，避免因搬动加重骨折的程度。肢体肿胀者，搬动时可剪开衣袖或裤管。

2. 疑有脊柱骨折者，搬动时应保持头颈与躯干成一条直线，切忌背、抱等动作，防止脊柱扭曲。

3. 颈椎骨折、脱位者，应在颈部两侧放置沙袋制动，搬动时需专人固定头部，以防脊髓损伤。

（二）搬动的力学要求

1. 防止病损部位产生剪切应力或旋转应力，以免加重原有病理损害及疼痛。

2. 保持平衡稳定及舒适，避免患者其他部位受损。

3. 护理人员应力求省力，减轻疲劳，防止发生自身损伤（如腰部损伤）。

（三）搬动的方法

1. 了解患者的体重，确定身体各部段的重心位置，合理分配力量和选择着力点。身体各部段的重量大概为头、颈和躯干占体重的 58%，双上肢占 10%，双下肢占 32%。

2. 了解损伤部位和病情，采取相应的保护措施。如颈椎损伤患者应专人保护头颈部平直，胸腰椎损伤患者应至少 3 人平行搬运，四肢骨折及多发骨折患者应局部妥善固定，同时应尽量保护患肢，以减少搬运时的疼痛或加重损伤。

3. 搬动者应适当加大双足支撑面，双手臂尽量靠向身体两侧以减小阻力臂；两人以上搬动时要同时用力，动作应平稳、轻柔、到位，保证患者安全舒适。

三、体位的安置要求

正确安置患者体位，保持各关节于功能位，使固定关节发挥最大效能，有利于患者功能的恢复。人体各大关节的功能位如下。

（一）功能位

1. 肩关节 前屈 30°，外展 45°，外旋 15°。

2. 肘关节 屈曲 90°。

3. 腕关节 背屈 20°～30°。

4. 髋关节 前屈 15°～20°，外展 10°～20°，外旋 5°～10°。

5. 膝关节 屈曲 5°～15° 或伸直 180°。

6. 踝关节 屈曲 5°～10°。

（二）常见卧位安置要求

1. 平卧位 垫枕不要过高，要顺沿到肩部，防止头前屈、下颌前翘及胸部、凹陷；足部盖被物等不宜过重，足底应用垫枕支撑，保持踝关节背屈90°。

2. 侧卧位 用垫枕垫平头部与肩部之间的空隙；靠床侧的膝屈曲度要比另一侧稍小，用垫枕垫于上侧大腿下，以防髋内收。

3. 半坐位 臀部尽量往后靠，使上身重量落在坐骨支与股骨上，并在腰背部垫一软枕，以保持脊柱正常的生理曲线；腘窝处垫软枕，足底顶垫沙袋，防止膝过伸及足下垂，又可增大支撑面积，防止身体下滑。

4. 俯卧位 自肋缘至骨盆处垫一薄软枕，以放松脊柱肌肉；小腿下垫软枕，使踝部抬高，维持踝关节功能位。

（三）典型病例介绍

病例1：患者，女性，22岁，主因"双前足行走疼痛伴活动受限半年，加重1个月"来诊。

中医诊断：骨痹。

证型：络瘀骨突、气滞血瘀型。

在手术室局部麻醉下行双前足截骨内固定术，术后给予平卧位，如图2-1-1所示。

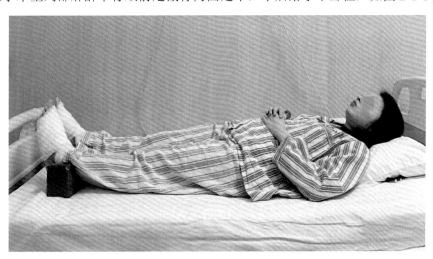

图2-1-1 术后平卧位

病例2：患者，男性，88岁，主因"不慎摔伤致左髋部疼痛、活动受限1天"来诊。

中医诊断：骨折病。

证型：气滞血瘀型。

在手术室硬脊膜外麻醉下行左股骨颈骨折人工股骨头置换术，术后可以给予侧卧位，如图2-1-2所示。

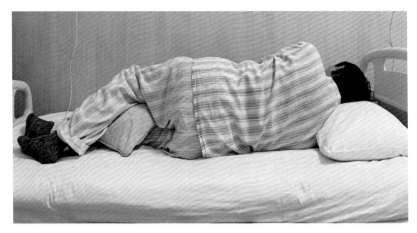

图 2-1-2 术后侧卧位

病例 3：患者，男性，51 岁，主因"外伤致左肘部肿痛、活动受限 3 天"来诊。

中医诊断：骨折病。

证型：气滞血瘀型。

在手术室左臂丛麻醉下行左桡骨头骨折切开复位内固定术，术后给予半卧位，如图 2-1-3 所示。

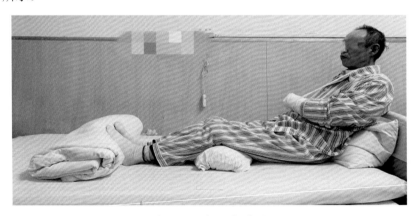

图 2-1-3 术后半卧位

病例 4：患者，男性，82 岁，主因"腰部疼痛 1 年余，加重伴左臀部放射痛 1 个月、右臀部放射痛 2 天"来诊。

中医诊断：腰痹。

证型：气滞血瘀、肝肾亏虚型。

在手术室局部麻醉下行腰 4/5 经皮低温等离子射频消融髓核成形术，术前指导患者练习术式卧位，如图 2-1-4 所示。

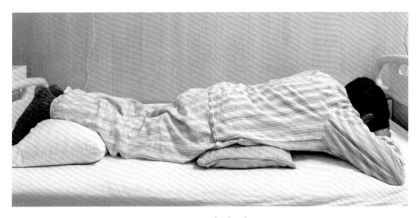

图 2-1-4　术式卧位

四、骨科患者肢体畸形的预防与护理措施

（一）足下垂畸形

足下垂畸形也称垂足畸形，即足前部向跖侧屈。这种畸形的出现导致下地走路疼痛与困难。

1. 原因

（1）长期卧床时，未重视踝关节的活动，足底无支撑，使踝关节长期处于跖屈状态。

（2）患肢行皮牵引治疗时压迫肢体。

（3）患者瘦弱，皮下脂肪少，强迫体位时，腓骨颈处极易受压，损伤腓总神经。

2. 预防与护理

（1）加强宣教，患肢保持外展中立位，避免外旋压迫腓骨颈处。

（2）每 2 ～ 3 小时按摩一次腓骨头处。

（3）指导患者踝泵锻炼，每次 20 ～ 30 下，每天 2 ～ 3 次。

（4）加强腓骨颈处的保护，可在膝关节下垫软枕，暴露腓骨颈处。

（5）长期卧床或截瘫患者使用专用支具，如防垂足板。

（二）膝关节屈曲畸形

腘绳肌是一组很容易发生痉挛的肌肉，如持续在腘窝部垫枕屈曲膝关节，此关节很快会发生挛缩。预防的方法是每天数次把枕垫拿开，进行膝关节屈伸活动，以增强股四头肌肌力。

（三）屈髋畸形

1. 原因　长期卧床患者，因床面太软、臀部凹陷，使髋部处于屈曲位，如不注意矫正卧位和进行伸髋锻炼，则可能产生屈髋畸形。

2. 预防　长期卧床患者应使用硬板床，禁用软床；如病情允许，应加强髋周肌群的锻炼。每日进行髋关节活动。

（四）肩内收畸形

1. 原因

（1）卧床患者肩臂部使用少、活动少，可发生某种程度的失用性萎缩。

（2）当患者仰卧时，常常习惯于把两上臂靠躯干，两手放于腹部，导致肩部内收。

（3）胸大肌等腋部内收肌群也很容易发生挛缩，导致内收畸形。

2. 预防

（1）使卧床患者的两上臂离开躯干放置，以防内收；用枕垫起全臂，不使其后伸。

（2）在病情允许下，鼓励患者自己梳头，扣背后的纽扣。

（3）指导患者拉住床头栏杆向床头方向移动身体，以使肩臂外旋、外展。

第二节　围手术期一般护理

微创手术是骨科的重要治疗手段，其种类很多，范围很广，包括了四肢与躯干的骨、关节、肌肉、肌腱及脊髓、周围神经和血管的各种手术，还有部分整形手术，基本涉及整个运动系统。手术能否取得预期效果，不仅仅取决于手术本身的成功，还在于手术前对患者进行细致的准备工作，手术后给予妥善的护理。可增加手术的安全性，减少术后并发症，降低病死率，使功能得到更理想的恢复。

一、微创术前护理

（一）手术前的护理评估

1. 健康史

（1）病史：了解疾病的性质，尤其对骨科疾病或损伤发生、发展的过程，需详细询问病因、症状、治疗经过及病情的发展，询问受伤时间、地点，暴力的性质、方向、着力点等因素，评估损伤的部位、严重程度以及是否发生合并伤等。

（2）手术史：了解既往是否接受过手术治疗，以及手术名称、部位、时间、术后恢复情况。

（3）用药史及过敏史：询问药物的名称、剂量、时间以及有无药物、食物、花粉、气体等过敏史。

（4）个人史：询问有无吸烟史及饮酒史。

2. 身体状况

（1）年龄：青壮年对手术耐受力较好。婴幼儿及老年人对手术的耐受力较差，易出现并发症。

（2）营养状况：营养不良会降低机体抵抗力，影响伤口愈合；肥胖者易引起伤口感染及延迟愈合。

（3）体液、电解质平衡状况：评估患者有无脱水、电解质代谢紊乱及酸碱平衡失调。

（4）体温：评估有无发热或体温不升。

（5）重要器官功能评估：心、肺、肝、肾、脑等重要脏器功能状况。

3. 心理 - 社会状况

术前最常见的心理反应是焦虑和恐惧，其发生原因多与对手术缺乏了解、担心手术效果、害怕手术后疼痛和发生术后并发症有关。故在术前应评估患者的心理活动、心理特征、压力源及其应对方式。还需要了解患者的经济承受能力、家庭及社会对患者的支持程度。

（二）术前辅助检查

1. 实验室检查　包括血、尿常规；出、凝血时间；肝肾功能；血电解质、血糖、血型、交叉配血试验等，是必须进行的检查项目。某些骨病及骨肿瘤要进行血沉、血钙、血磷、碱性磷酸酶及本周蛋白的化验检查。血液类风湿因子及抗"O"检查对于风湿关节炎、类风湿骨关节疾病的诊断有意义。

2. X 线检查　X 线检查是骨科最常用的辅助检查方法，可以了解有无骨折、脱位及损伤的部位、性状及程度；通过观察局部骨组织在 X 线片上的表现如破坏、增生及骨膜反应等，可以为骨病的诊断提供参考依据。手术前还应常规进行肺部 X 线检查，以观察肺的健康状况，评估对手术的耐受能力。

3. CT、MRI 检查　CT 及 MRI 可获得人体组织的三维结构，图像清晰。这两种检查方法已被广泛应用于骨科疾病的检查。

4. 心电图检查　术前应常规进行心电图检查，进一步了解患者的心脏功能及对手术的耐受能力，以确保患者术中及术后的安全。

5. 其他　老年患者进行骨密度检查。长期卧床的患者进行双下肢动、静脉血管彩超检查。

（三）术前常规准备

1. 协助医生及帮助患者完成术前各种检查；检查前需要做碘过敏试验的要提前做好试验；需要禁食、水的检查项目，要提前告知患者。

2. 对于术前需要进行自体、异体血备血的患者，协助血库做好术前患者血液的采集和留存。

3. 根据医嘱进行交叉配血和药物过敏试验。

4. 患者手术前 6 小时禁食，禁饮 2 小时，防止患者在麻醉过程中发生呕吐、误吸而引起吸入性肺炎、窒息或意外。

5. 术前一晚为缓解患者的紧张情绪，根据情况可给予镇静剂保证患者的休息。

6. 术日晨测量血压、脉搏、体温。如出现异常应及时通知医生进行处理，必要时停止手术。女性患者月经期间不能手术。

7. 遵照医嘱准时给予术前药物。

8. 全身麻醉患者术前应给予清洁灌肠，防止术中因麻醉导致肛门括约肌松弛，大便排出，污染术区。

（四）护理诊断

1. 焦虑、恐惧　与对手术不了解、担心预后不佳、害怕术后并发症有关。

2. 营养失调（低于机体需要量）　与消耗性疾病、禁食或进食不足有关。

3. 体液不足　与失水过多、摄入过少有关。

4. 知识缺乏　缺乏手术前后的配合知识。

（五）护理措施

1. 补充营养，维持体液、电解质平衡　手术前需改善机体营养状况，使之能承受手术创伤带来的损害。因此，应增加营养，给予高蛋白、高热量、高维生素食物。患者若有贫血或低蛋白血症，应少量多次输血或清蛋白、血浆等血制品，使患者身体处于正氮平衡、体重增加的状态。若有体液、电解质平衡紊乱，手术前应予以纠正，方能保证手术的安全性。

2. 皮肤准备　术前备皮的目的是在不损伤皮肤完整性的前提下减少皮肤细菌数量，降低手术后伤口感染概率。

（1）备皮范围

①颈部手术（前路）：上至颌下缘，下至乳头水平线，左右过腋中线。

②颈部手术（后路）：理发，头肩后至肩胛下缘，左右过腋中线。

③胸椎手术（后路）：第 7 颈椎至第 12 肋缘，左右过腋中线。

④胸椎手术（侧后方）：上至锁骨及肩上，下至肋缘下，前后胸都超过正中线 20cm。

⑤腰椎手术（前路）：乳头下方至大腿上 1/3，左右过腋中线，包括剃阴毛。

⑥腰椎手术（后路）：肩胛下角至臀沟，左右过腋中线。

⑦上肢前臂手术：上臂下 1/3 至手部，剪指甲，如果是臂丛麻醉则包括剃去腋毛。

⑧上肢手术：肩关节至前臂中段，如果是臂丛麻醉则包括剃去腋毛。

⑨手指手术：肘关节至手指，剪指甲，如果是臂丛麻醉则包括剃去腋毛。

⑩下肢髋部手术：肋缘至膝关节，前后过正中线，剃阴毛。

⑪膝部手术：患侧腹股沟至踝关节。

⑫小腿手术：大腿中段至足部。

⑬足部手术：膝关节至足趾。

（2）备皮的注意事项

①一般手术备皮在手术前一日进行。关节置换患者备皮在手术当日晨进行，备皮后用碘酒、酒精消毒手术部位，并进行消毒包扎。

②备皮前了解手术的部位、切口位置、患者的基本情况。

③备皮时尽量减少对患者躯体的暴露，最好在换药室进行备皮，如患者行动不便在床边进行时，注意保护患者隐私，注意保暖。

④有牵引和石膏的患者，在清洁皮肤后进行备皮，然后重新包石膏或维持牵引。

⑤有伤口的患者备皮后给予重新换药，并包扎伤口。

⑥备皮后嘱患者沐浴，更换衣服。

⑦备皮时不能将患者皮肤划伤，否则容易导致患者术后伤口感染。

3. 手术前指导

（1）指导患者练习床上排便：躯干或下肢手术后，患者往往不能下床活动，并且因手术和麻醉的影响，易发生尿潴留和便秘。因此，患者手术前 3 日应练习床上排尿排便的动作。

（2）指导患者练习深呼吸、咳嗽：深呼吸有助于肺泡扩张、促进气体交换、预防肺部并发症。因此，要教会患者深呼吸、有效呼吸、咳痰方法，并指导患者手术前需戒烟 2 周以上。

（3）指导患者翻身及床上活动：功能锻炼可促进肿胀消退，防止关节粘连及肌肉萎缩，对手术后功能的恢复大有帮助，因此应使患者预先熟悉手术后的功能锻炼方法。如踝泵运动、直抬腿练习、腰背肌练习等，有利于手术后早日进行功能锻炼。对于手术后需长期卧床的患者，护理人员要指导其学会向两侧翻身、双手支撑床面抬臀等方法。

4. 应用抗生素　预防手术后感染对于骨科手术来说，极为重要。如果伤口感染，所植入的内固定物将成为非常棘手的问题。如果予以取出将影响固定，不予取出则感染延续不止，难以治愈。因此，对于年老体弱的患者或预计手术时间长、损伤大的手术，可在术前 0.5 ～ 1 小时应用适量的抗生素，以预防手术后感染的发生。

5. 胃肠道准备　除局麻外，手术前禁食 6 小时，禁水 2 小时。

6. 其他准备

（1）备血与输血：较大手术及不宜应用止血带部位的手术，出血较多，手术前应做好血型检验、交叉配备试验等输血准备。如患者贫血或血容量不足，术前应给予输血，以改善全身状况。

（2）保证充足的睡眠：手术前晚酌情给予镇静催眠药。

（3）合并特殊疾病：如高血压、心脏病、糖尿病及肾病等，应遵照医嘱做好疾病的治疗及控制等特殊准备工作。

7. 手术日晨护理

（1）测量体温、脉搏、呼吸、血压、体重，如有体温升高，及时汇报给医生。

（2）检查手术前准备是否完成，如皮肤准备、禁食禁水、更换清洁衣裤。嘱患者取下首饰、义齿、眼镜、发夹、手表等。

（3）遵照医嘱进行导尿，并留置导尿管。

（4）手术前 30 分钟遵照医嘱给予术前用药。

（5）准备术中用物，如特殊药物、X 线片、CT 片或 MRI 片、绷带、石膏、支架等，送患者至手术室。

（6）根据手术大小及麻醉方式准备麻醉床及用物，包括输液架、吸引器、氧疗装置、引流袋或负压引流器、各种监护设备等。截肢手术床边应备止血带，气性坏疽手术准备隔离病房及用物。

（六）术前健康教育

微创骨科手术是治疗骨科疾病的主要手段之一。护士在术前针对患者的病情和手术情况对患者进行健康教育，指导患者做好手术前的心理准备和生理准备；正确指导患者掌握功能锻炼的方法，进行有效的康复指导和卫生宣传教育，使患者和家属积极配合治疗，以期取得满意的疗效。术前健康教育包括以下内容：

1. 讲明手术的必要性和手术治疗的目的，可能取得的效果；手术的危险性，有可能发生的并发症和预防处理措施，协助患者完成各种检查。

2. 督促患者开始练习在床上大小便，防止术后尿潴留。

3. 进行手术中和手术后适应性锻炼，例如对颈椎前路手术的患者进行气管推移训练，目的是使颈部组织在手术中的适应性增强，使手术过程中患者的血压、心率、呼吸及吞咽变化程度减少，从而降低手术的风险。让患者了解咳嗽、咳痰的重要性和方法，吸烟的患者应在术前 2 周戒烟，以减少术后肺部感染的发生。

4.督促患者做好个人卫生，如洗澡、理发、更换病号服、剪指（趾）甲等。

二、微创术中护理

微创骨科手术对患者来说也是一种创伤，可引起一系列身体损害，甚至发生严重的并发症而危及患者生命。手术进行期间，护理工作的重点是积极配合手术医生，严密监测生命体征，及早发现呼吸、心脏骤停并抢救，以保护患者免受意外伤害。

（一）常用体位

手术部位通常分为颈部、躯干（胸腰椎）及上、下肢等部分。根据微创骨科手术要求摆放体位，充分暴露术野，便于操作。但应注意：摆放体位时首先要保证患者的舒适与安全，尤其俯卧位时要保证患者呼吸顺畅，使其放松紧张的心情，主动配合；保证患者肢体支托可靠，不应有悬空，也不可强行牵拉或压迫肢体，以免造成肌肉、神经损伤。摆放体位常用物品为各种规格的海绵垫、沙袋、约束带、特殊支架等。

1.仰卧位　适用于四肢手术。

（1）物品准备：支臂架 1～2 个，约束带 2 条，海绵膝垫 1 个。

（2）固定方法：将患者仰位平卧，手臂外展放在支臂架上，用约束带固定；腘窝处放一海绵垫，以免双下肢伸直时间过长引起神经损伤，用约束带固定。

2.俯卧位　适用于腰部、背部、颈椎后路、下肢、腘窝囊肿切除术，脊柱后路的畸形矫正及椎体骨折内固定手术、骶尾部等手术。

（1）物品准备：大枕头 2 个、软膝垫 1 个、皮垫 1 个、海绵垫 1 个、侧臂板 1 个、约束带 1 个；脊柱手术可准备一个能调节高度的专用俯卧位支架。

（2）固定方法：患者俯卧，胸部、髋部各垫个大枕头，将腹部空出，以利于呼吸；膝下垫一个软垫，踝部垫一个皮垫，使踝关节自然弯曲下垂，防止足背过伸；小腿上放一个海绵垫，用约束带固定头部偏向一侧或支撑于头架上，双上肢固定于侧臂板上；男性患者防止阴茎、阴囊受压；如脊柱手术，手术部位渗血一般较多，安置体位最好用俯卧位支架，在双肩及髂前上棘支点处各垫一软垫，并在双膝下方及足部分别垫一软垫；注意保护双眼不受压。

3.侧卧位　适用于髋臼骨折合并髋关节后脱位、人工髋关节置换术、股骨头无菌性坏死、股骨颈和股骨干骨折或股骨粗隆间骨折复位内固定术等。

（1）物品多准备：腋垫 1 个、方垫 2 个、长筒海绵垫 2 个、肩托 2 个、双层托手板 1 个、约束带 2～3 条。

（2）固定方法：侧卧 90°，患侧向上；腋下垫一腋垫，用背托固定胸背部，或胸、背部各垫一长筒海绵垫，用约束带固定；将双上肢固定于托手侧架上；头下垫一软枕，两腿之间垫一大软垫，用约束带将大软垫和位于下方的下肢一起固定。

4. 侧俯卧位（45°） 适用于胸腰段椎体肿瘤、植骨术、人工椎体置换术、腰椎段结核病灶清除术。

（1）物品准备：腋垫 1 个、大软枕 1 个、方垫 2 个、长筒海绵垫 2 个、背托 2 个、双层托手板 1 个、约束带 2～3 条。

（2）固定方法：术侧向上，身体半俯卧 45°；腋下垫一个腋垫，用背托固定胸腹部，或胸部和背部各垫一长筒海绵垫，用长约束带于背部固定，将双上肢固定于托手架上；头下垫一软枕，两膝之间垫一大软垫，位于下方的下肢伸直，位于上方的下肢屈曲 90°，自然放松，用约束带将髋关节处垫软垫加以固定。

5. 膝下垂位 适用于膝部手术，如半月板切除术、膝关节镜手术等。

（二）消毒范围

1. 颈椎手术 上至颅顶，下至两腋窝连线；左右分别至身体两侧腋中线。

2. 胸腰椎手术 上至枕骨结节，下至尾骨；左右分别至身体两侧腋中线。

3. 胸椎手术 上至肩，下至髂嵴连线，左右分别至身体两侧腋中线。

4. 腰椎手术 上至两腋窝连线，下过臀部，左右分别至身体两侧腋中线。

5. 肩部手术 患侧上至颈部，下至肋缘，前后过中线；臂部至腕关节。

6. 肘部手术 前上至上臂中段，下至腕关节。

7. 手部手术 前臂过肘关节。

8. 髋部及大腿手术 上至肋缘，下至踝关节。

9. 膝部手术 大腿中上段至踝关节。

10. 小腿手术 膝关节上端至足部。

11. 足部手术 膝关节至足部。

（三）铺置无菌单

1. 铺无菌单的注意事项

（1）护士传递治疗巾或中单时，手持两端，向内翻转，遮住双手，医生接单时手持中间，可避免接触护士的手。

（2）打开无菌中单时，无菌单不可接触腰以下的无菌衣。

（3）铺置大的无菌单，在铺展开时，要手握单角向内翻转，遮住手背，以免双手被污染。

（4）已铺置的无菌单不可随意移动，只能由切口内向切口外移动，如铺置不准确时，不能向切口内移动。

（5）手术野四周及托盘上的无菌单为 4 ～ 6 层，手术野以外无菌单为 2 层以上。无菌单下垂床沿 35cm 以上。

2. 上肢手术无菌单的铺置

（1）患肢下横铺对折中单 1 个，中单全展铺 1 个。

（2）一块四折治疗巾围绕手术部位上方，裹住上臂及气囊止血带，用一把布巾钳固定，手术部位以下的前臂和手，用折合中单或治疗巾 2 块包裹，无菌绷带包扎固定。

（3）手术部位铺一大孔巾，手从孔巾中钻出。

3. 下肢手术无菌单的铺置

（1）患肢下横铺 2 层夹大单，自臀部往下并覆盖健侧下肢。

（2）治疗巾对折 1 块围绕手术部位上方，裹住消毒气囊、止血带，以布巾钳固定。

（3）折合中单包裹手术区下方未消毒区域，绷带包扎固定。

（4）手术部位上缘用夹大单盖上身，与另夹大单连接处用两把布巾钳固定。

4. 髋部手术无菌单的铺置

（1）患侧髋下垫对折中单 1 块，覆盖健侧下肢。

（2）双折夹小从大腿根部绕至髋部，再在上身铺置一夹大单与此交叉，以两把布巾钳固定。

（3）下肢用一折合中单 1 块，用绷带包扎固定。

（四）护理评估

1. 手术情况了解　麻醉种类、手术方式、手术出血量、尿量、术中输血、补液及用药情况。

2. 麻醉情况评估　患者神志、呼吸和循环功能、肢体感觉和运动等情况，判断麻醉程度。

3. 身体各系统的功能

（1）呼吸系统：观察呼吸运动、呼吸频率、深度和节律性，必要时测血气分析，以评估呼吸功能。

（2）循环系统：检测血压、脉搏的变化，评估循环功能。

（3）神经系统：评估患者感觉、运动功能。

（五）护理诊断

1. 焦虑、恐惧　与环境陌生、对手术不了解；害怕麻醉、手术不安全；害怕术后疼痛或发生并发症有关。

2. 有受伤的危险 麻醉后患者感觉减退及术中出血有关。

3. 有血管神经功能异常的危险 与手术止血带、约束带的使用过久有关。

4. 有皮肤完整性受损的危险 与手术体位固定过久、术中使用电刀有关。

5. 有感染的危险 与手术伤口开放，手术时间长有关。

（六）护理措施

1. 心理护理

（1）热情迎接患者，介绍手术室环境，以减轻患者的焦虑感。

（2）采取语言保护性措施，酌情介绍麻醉及手术程序，消除患者恐惧感。

（3）鼓励患者诉说自己的感受，给予心理安慰。

2. 体位护理 根据手术要求摆放体位，患者意识清醒时应给予解释其体位的目的及重要性，以取得患者合作。摆放体位的注意事项如下。

（1）保证患者舒适与安全。

（2）充分暴露手术部位。

（3）保持呼吸道通畅，防止颈部、胸部受压而影响呼吸。保持循环正常，避免约束带固定过紧影响肢体血液循环。

（4）保护受压部位，以防神经、肌肉过度牵拉而造成损伤。

（5）注意保暖，避免身体不必要的暴露。

3. 避免患者受到意外损伤

（1）严格遵守手术室查对制度：仔细核对患者的姓名、性别、年龄、科别、床号、诊断、手术名称、术前准备、术前用药及药物过敏试验等。接送患者途中注意保暖，防止患者坠床。

（2）严格遵守无菌操作原则：以预防伤口感染、保证患者安全。①手术人员穿上无菌手术衣后，从腰部到肩前缘以下、袖口到手肘以上的 10cm 多为无菌区。手术台及器械台的台面以上是无菌区。②传递器械，不允许在手术者背后传递。手术者同侧交换位置时，应背对背进行横向移动换位。③手套污染或破损时，必须立即更换。④接触污染区的器械应放在另一个弯盘内，不能重复使用于无菌区。

（3）维持皮肤完整：①保护受压部位，防止压疮。保持床单干燥平整，对易受压部位用软枕垫好，必要时给予按摩。②防止烫伤或灼伤。术中使用高频电刀时，电极板应摆放平整，要放在肌肉丰富的部位，以防止皮肤灼伤。③使用约束带、绷带时注意给予衬垫保护受压部位。

（4）根据麻醉要求安置体位：全身麻醉或神志不清的患者或儿童应适当约束或专人看护，防止坠床。

4. 维持四肢神经血管功能　摆放患者体位时，应使肢体处于功能位；使用约束带时，防止固定过紧导致肢体血液循环障碍及神经受压；观察肢端皮肤有无苍白或发绀，有无肿胀、感觉减退、不能活动、远端动脉搏动减弱或消失等血管神经功能异常情况。

5. 病情观察

（1）观察有无麻醉意外的发生，做到早发现、早治疗、早处理。常见的麻醉意外有：①呼吸道梗阻；②呼吸抑制及呼吸延长麻痹；③缺氧及 CO_2 蓄积；④低血压及高血压；⑤心律失常或心脏骤停。

（2）手术过程中密切观察患者生命体征情况，如出现大出血、心脏呼吸骤停等意外时，应立即配合医生及麻醉师进行抢救。

6. 药物应用的护理　手术中用药时应注意认真核对药名、浓度、剂量、有效期及药物的质量、用法等，执行后应及时记录；紧急情况下可执行口头医嘱，但需复述一遍，确认无误后再执行；使用可能导致过敏的药物前需核对病历，检查有无过敏史后再使用；应用药物后应注意观察药物反应；用过的药瓶、血袋等应放在固定位置，保留至手术结束后方可丢弃，以备查对。

三、微创术后护理

微创骨科手术后护理的工作重点是尽快恢复患者的正常生理功能，观察并预防并发症的发生，积极采取措施促进伤口愈合，以及最大限度地促进关节功能的恢复。

（一）手术后的各项准备

1. 病室准备　病室内应安静，空气清新，光线柔和，温湿度适宜，保持室温在 18 ～ 22℃，湿度 50% ～ 60%。

2. 床单位准备

（1）铺麻醉床，臀下及患肢切口处垫一次性防渗垫，避免尿液及切口渗出液污染床单，全麻患者头部也应垫防渗垫，防止呕吐物污染床单。

（2）根据患者术后体位要求备好体位垫，以达到抬高患肢及保持肢体功能位的目的。

3. 用物准备

（1）床旁常规准备输液架、一次性引流瓶（袋）等物品，全麻及大手术患者需准备心电监护仪、吸氧装置、负压吸引器等。

（2）颈椎手术，床头应备气管切开包；股骨颈骨折手术要备矫形鞋、弹力绷带，需牵引者备牵引装置；显微外科手术备烤灯、室温计、电暖器等。

（二）护理评估

1. 手术情况 了解麻醉种类、手术方式、手术出血量、尿量、术中补液、输血及用药情况；引流管的放置及外固定方式，是否应用持续镇痛泵等。

2. 身体状况

（1）麻醉恢复情况：评估患者神志呼吸和循环功能、肢体感觉和运动等情况，判断麻醉是否苏醒及苏醒程度。

（2）身体各系统的功能

①呼吸系统：观察呼吸运动，呼吸频率深度和节律性，必要时测血气分析，以评估呼吸功能。

②循环系统：监测血压、脉搏的变化，评估循环功能。

③泌尿系统：观察有无尿潴留，以及尿液的量及性状。

④消化系统：询问患者有无恶心、呕吐、腹胀、便秘等情况。

⑤神经系统：评估患者感觉、运动功能。

3. 伤口及引流情况

（1）观察伤口敷料有无渗血、渗液及其量、性状。

（2）观察伤口有无红肿、压痛、渗液等感染症状。

（3）观察引流是否通畅、有效，评估引流液的量及性状。

4. 心理情况 评估患者有无消极心理反应。手术后患者常出现焦虑、抑郁，多因渴望了解疾病的真实情况、担忧手术效果和功能的恢复、伤口疼痛等不适而发生。

（三）护理诊断

1. 有窒息的危险 与呼吸道阻塞、颈部手术后血肿等压迫气管有关。

2. 有误吸的危险 与麻醉、昏迷后咳嗽反射减弱或呕吐等因素有关。

3. 体液不足 与术中血液、体液的丢失或术后呕吐、引流等有关。

4. 疼痛 与手术有关。

5. 尿潴留 与紧张疼痛、麻醉后排尿反射受抑制、不习惯床上排尿有关。

6. 有感染的危险 与手术、呼吸道分泌物排除不畅、留置导尿管有关。

7. 焦虑、抑郁 与对手术治疗及术后正常反应认识不足有关。

8. 知识缺乏 缺乏术后功能锻炼知识。

（四）护理措施

1. 维持呼吸与循环功能

（1）监测生命体征：手术当日严密观察血压、脉搏、呼吸。大手术需给予心电监护，每15～30分钟测量1次，病情稳定后改为每1～2小时1次；中小手术每1～2小时测量1次，病情稳定后可改为4小时1次。

（2）保持呼吸道通畅：全麻未清醒患者，应去枕头平卧，头偏向一侧，有利于呼吸道分泌物或呕吐物排出，防止误吸。观察有无呼吸道阻塞现象，防止舌后坠、痰液堵塞气道引起缺氧、窒息。鼓励患者深呼吸、咳嗽、咳痰，病情允许时可给予更换卧位、拍背，促使痰液排出，必要时给予吸痰。痰液黏稠者，可行雾化吸入，稀释痰液，以利排出，保持呼吸道通畅。

（3）注意观察头、颈、胸石膏或支架固定、髋人字石膏固定患者有无因包扎过紧导致呼吸受限。

（4）观察伤口出血情况，引流物的量及性状：若术中止血不彻底、大血管结扎不牢或结扎缝线松脱，会引起持续出血，导致血压下降甚至休克而危及生命。因此，手术后需严密观察伤口出血情况，应注意敷料或石膏表面的血迹是否扩大或逐渐变干。石膏内伤口出血的观察，可用铅笔在石膏表面铺出血迹轮廓，隔1～2小时再观察血迹是否超出划痕，以判断出血是否停止。对于截肢术后患者，应常规在床旁准备橡皮止血带，以备急用。若因大血管的结扎缝线脱落而致大出血，应立即用手紧压出血的部位并抬高患肢，协助医生系好止血带，急送手术室进行止血处理。

2. 改善营养状况，维持水、电解质平衡 使患者了解营养的重要性，多食高蛋白、高热量及富含维生素的食物，如豆类、瘦肉、奶类、蔬菜、粗粮、水果等。手术后应给予静脉补液，可根据病情输血、输入葡萄糖溶液或电解质溶液，以维持营养，保持水电解质平衡。还可将止血药物、抗生素及能量合剂等经静脉通道输入。

3. 术后恶心、呕吐的护理 手术后的恶心、呕吐是麻醉反应，麻醉作用消失后即可自行停止。其护理措施如下：

（1）关心、安慰患者，讲解呕吐原因，使患者安静，避免紧张。

（2）呕吐时头应偏向一侧，以防呕吐物吸入呼吸道而引起窒息。

（3）观察呕吐物颜色、量、性状及次数，大量频繁的呕吐可引起水、电解质丢失，应注意患者全身情况，如血压、脉搏等。

（4）呕吐停止后应清理呕吐物，并加强口腔护理。

（5）遵照医嘱给予镇吐药。

4. 术后疼痛的护理 麻醉作用消失后患者即可感觉切口及手术部位疼痛，一般

24～72小时逐渐减轻。手术后外固定包扎过紧也可引起患肢肿胀和疼痛。疼痛会影响患者的休息和睡眠，需采取措施缓解疼痛，以使患者舒适。

（1）观察患者疼痛的部位、性质及程度，了解疼痛的原因。

（2）运用VAS或NSA进行疼痛强度评估。

（3）根据疼痛强度，由弱到强选择止痛药物或使用镇痛泵。

（4）指导患者运用无创伤性解除疼痛的方法，如松弛疗法、分散注意力等。

（5）保持患肢功能位，抬高患肢15°～30°，促进静脉回流，减轻肿胀。

（6）减少或消除引起疼痛的原因，如石膏包扎过紧时，可做石膏开窗或剖开，解除石膏、绷带对患部的压迫。

5. 术后腹胀的护理　手术后腹胀多因胃肠蠕动受抑制，肠腔内积气过多所致。其护理措施如下：

（1）鼓励患者早期活动，促进肠蠕动。

（2）指导患者不要进食产气食物，严重腹胀时酌情禁饮水，行腹部热敷或腹部按摩，针刺疗法。

（3）必要时遵照医嘱给予胃肠减压、肛管排气、新斯的明肌内注射。

6. 术后尿潴留的护理　手术后麻醉导致排尿反射受抑制，患者紧张、疼痛，不习惯床上排尿等，都可引起尿潴留，解除尿潴留的措施如下：

（1）安慰患者，向患者解释尿潴留的原因，消除其紧张心理。

（2）创造良好的环境，鼓励患者自行排尿，病情允许时坐起或下床排尿。

（3）按摩下腹部，应用诱导排尿法。

（4）经上述处理仍不能解除尿潴留时，可采用导尿术。

7. 促进伤口愈合

（1）保持切口敷料清洁干燥，观察切口有无渗液、渗血，及时更换敷料。

（2）观察切口有无发红、肿胀、热感、疼痛等感染症状。如有感染，应及时引流。

（3）手术后应保证及时给予足量、有效的抗生素，预防切口感染。

（4）注意引流管护理：手术中可放置引流管，连接引流袋或负压引流器，将渗出物引出体外，促进切口愈合。一般术后2～3日渗血量逐渐减少并自行停止。应妥善固定引流管，防止扭曲、受压；保持引流通畅，观察引流量及性状；每日更换引流袋，严格遵守无菌技术。

8. 患肢血液循环与神经功能的观察　手术后固定包扎过紧，原发创伤和手术创伤所致的肿胀等，均会对肢体形成压迫，引起血液循环、神经功能障碍。如长时间缺血，会造成肢体坏疽并可导致严重的全身并发症，例如休克、酸中毒、高钾血症及肾衰竭等。因此，手术后1周内必须严密观察患肢血液循环状况，以便及时发现早期缺血症状并及时处理。其护理措施如下：

（1）密切观察患肢血液循环，有无皮肤苍白或青紫、温度降低；肢端有无剧烈疼痛或麻木；肢端动脉搏动有无减弱或消失；毛细血管充盈时间是否延长，如发现异常应及时处理。

（2）切口内放置引流管，用以引流术后切口内的渗血，保持引流管的通畅，有利于减轻患肢肿胀、改善患肢血液循环。

（3）石膏、绷带包扎不可过紧，术后需严密观察有无肢体受压症状，表现为持久性局限性疼痛。

（4）抬高患肢 15°～30°，以促进静脉回流，利于消肿。

（5）密切观察、早期发现、及时消除影响患肢血液循环及神经功能的因素。

9. 心理护理　手术后消极的情绪反应能影响患者的康复。因此，患者回病房或麻醉清醒后，应及时安慰患者，告知其手术已顺利完成，手术的目的已达到，以减轻其心理负担。如手术效果不好或术后带来残疾，应同情关心患者，鼓励患者承认现实，正确面对长期的恢复过程，积极配合治疗，以取得最佳的治疗效果。对于术后疼痛的患者，应指导患者运用松弛疗法；疼痛剧烈时，遵照医嘱给予镇痛剂，以减轻疼痛，解除焦虑。

10. 功能锻炼

（1）应遵循循序渐进的原则：手术后 1～2 周，练习患肢的肌肉等长收缩运动及健肢的全关节运动，每日数次，每次 5～20 分钟，以防止肌肉萎缩与关节粘连。小夹板外固定患者在早期即可进行带夹板的关节活动练习。外固定拆除后，则需加强骨关节的各种活动练习，使之尽可能达到其应有的功能范围。锻炼的强度、时间及范围，应随全身及局部情况的好转而逐渐增加，不可使患者感到疲劳或疼痛。

（2）以恢复患者的固有生理功能为主：上肢以恢复手部灵活性为主，主要练习伸指、握拳、拇指对掌等功能；肩、肘、腕则以伸、屈、旋转练习为主；下肢功能主要是负重及行走，可通过屈伸、蹲站等练习而达到恢复功能的目的。

（3）以主动运动为主，被动运动为辅：功能锻炼应以主动运动为主，促进血液循环，防止肌肉萎缩和关节僵硬，以帮助肢体功能的恢复，而且患者可自行调整活动强度及幅度，避免疼痛或加重损伤。对于年老体弱、大手术后、截瘫或关节僵硬患者可协助做全身或肢体的被动运动。

11. 并发症的预防及护理　患者长期卧床，可能发生一些并发症，如压疮、坠积性肺炎、泌尿系感染、血栓性静脉炎等，因此手术后应注意并发症的预防。

（1）压疮：骨科手术后因用石膏、夹板、支架等固定患肢而限制肢体的活动，有些患者也因疼痛、神经麻痹而未进行活动，因而易发生压疮，尤其是截瘫患者及年老体弱、营养不良的患者。其预防措施是要勤翻身、避免骨突起部位长时间受压；受压部位给予按摩，以促进局部血液循环；保持床单平整，易受压部位用气垫及棉圈托起，使其不与床面接触而避免受压。一旦发生压疮，应积极治疗。

（2）坠积性肺炎、泌尿系感染等：其预防措施是要加强翻身拍背、协助肢体活动、鼓励患者做深呼吸及咳痰、多饮水等。截瘫患者应注意导尿管护理，防止发生尿路感染。

（3）血栓性静脉炎：由于肢体活动减少，以及静脉输液对血管的损伤与刺激，骨科术后的患者易并发下肢静脉血栓形成及血栓性静脉炎。在病情允许的情况下，应鼓励患者多进行患肢的功能锻炼。如已发生静脉血栓或静脉炎时，应立即停止活动，遵照医嘱给予抗凝治疗。

四、麻醉护理

骨科麻醉的目的是使患者在术中保持镇静、肌肉松弛、无痛感，便于术者安全地进行手术操作。可以根据患者的病情、技术力量和设备情况、手术的性质和要求、手术患者自己的意愿等情况选择全身麻醉或部分麻醉。

（一）麻醉前的准备与护理

1. 精神状态的准备 麻醉与手术不免使患者产生顾虑或紧张恐惧心理，因此应了解患者的心理状态，关心安慰和鼓励患者，对患者做一些必要的解释，取得患者的信任与合作。对于十分紧张的患者，手术前晚可用适量镇静安定药。

2. 改善营养状况 营养不良可降低麻醉与手术的耐受力。术前应经口或其他途径补充营养，提高患者耐受力。

3. 进行适应术中和术后需要的训练 有关术中体位、语言问答等的配合与术后饮食、体位、大小便、切口疼痛、长时间输液、吸氧、留置导尿管及各种引流管等，应让患者了解，争取配合。对于术后咳嗽、咳痰、排尿方法等，在术前进行训练。术前 2 周应停止吸烟。

4. 胃肠道准备 择期手术，成人一般麻醉前禁食 6 小时，禁饮 2 小时；小儿术前至少禁食 4～8 小时。禁食禁饮的目的在于防止麻醉中和术后反流、呕吐避免误吸致肺部感染甚至窒息等意外，其重要性应向患者及家属交代清楚。

5. 膀胱准备 患者上手术台前应嘱其排空膀胱，防止术中尿潴留。对于危重患者或进行大手术的患者，术前留置导尿管，以利麻醉中观察尿量。

6. 口腔准备 麻醉前应清洁口腔，有活动义齿的患者手术前应将活动义齿摘下，以防麻醉时脱落致误吸、误吞。

7. 备血　中等以上手术，麻醉前应检查血型和交叉配血，准备足量全血或成分血。

8. 皮肤准备　如进行腋下臂丛阻滞，麻醉前应剃除腋毛。

9. 其他　麻醉前应称患者体重，因为全麻大多根据体重给药。手术前晚应巡视患者，发现患者感冒、发热、妇女月经来潮等情况时，除非急症，否则应推迟麻醉手术。

（二）全身麻醉护理配合

1. 麻醉诱导

（1）麻醉诱导前准备：全身麻醉药品、麻醉机和心电监护仪及麻醉用具（气管导管、咽喉镜、舌钳、吸痰用具、胶带等），急救设备和药品，有效的负压吸引，充足的氧气，可靠的静脉输液、输血通路，配制所需的药物应有明显的标记（药品名称、剂量、浓度）。

（2）查对患者术前准备情况，如术前禁食禁饮情况、术前用药情况等。解除约束患者呼吸的所有用物，如衣、裤等。取下患者的活动义齿，女患者应取下发夹、装饰物及胸罩等，医务人员应与患者主动交流，给患者以精神上的鼓励，以减轻其恐惧。

（3）监测患者的基本生命体征，如血压、呼吸、脉搏、体温、心电图等。

（4）协助诱导，按照麻醉医师的医嘱"三查七对"后静脉给药，根据不同病情、不同的年龄及血压、呼吸、心率等情况，相应掌握给药速度。

2. 协助插管　护士应站在患者头部的左侧协助，使患者头往后仰，以助显露声门。同时导管进入声门后应迅速将导管芯拔出，口腔置入牙垫，将导管接上麻醉机上的螺纹管，手控呼吸的同时，听诊双肺呼吸音，以利于调整气管导管的深度。到位后导管气囊内适量充气，而后用胶带将气管导管及牙垫牢固固定。痰多不易显露声门的患者，护士应协助及时抽吸。

3. 协助穿刺及导尿　对于时限长、手术大或估计术中失血量多的骨科患者，应配合麻醉医师做好有创的动脉和中心静脉穿刺。如用具的准备，消毒包、输液器、三通接头、套管测压管及配有肝素的盐水冲洗液等。摆好体位，如颈深静脉穿刺取头低位；桡动脉穿刺时垫高腕部等。根据膀胱的充盈及手术时间的长短为患者导尿。

4. 摆放体位　患者麻醉后应根据手术部位及全身情况安置好适当的体位。既要利于手术操作，又不对呼吸循环产生不良影响。因患者全麻后已失去知觉，应特别注意防范引起局部压伤、烫伤、灼伤等，如受压部位是否垫上海绵垫，电极板是否平整，是否与患者全面接触等。摆放体位时应轻巧，防止体位突然改变时血流动力学的改变，使血压骤降。

5. 术中麻醉维持

（1）仔细观察患者，注意保持患者的呼吸道通畅，防止痰液及分泌物阻塞，防止误吸，发生呕吐时应及时将头摇低，尽快吸出和清除呕吐物。

（2）保持循环系统的稳定，观察血压、脉搏、尿量、皮肤颜色及心电图等，维持输液输血通畅，保证静脉用药。

（3）观察患者体温，给予保温和防止高热，注意有无膀胱充盈，保持排尿通畅，低温麻醉时防止因温度变化而致冻伤。

6. 苏醒 苏醒过程中，患者可能躁动，应防止患者坠床及不自觉地拔除输液管和引流管。术后拔管时，应将患者口腔和气管内分泌物吸净，拔管后若舌后坠，应托起下颌，置入口咽通气道。并协助麻醉医师和手术医师将患者移到推车上，以便送回病房或苏醒室。

（三）全身麻醉术后护理

1. 给予床边心电监护。严密观察生命指征，每 30 分钟测量血压脉搏、呼吸、血氧饱和度一次，注意呼吸的频率、节律、强度，记录在一般护理记录单上，平稳后改 2 小时一次。

2. 患者去枕平卧，头偏向一侧，防止麻醉后患者呕吐误吸入肺，引起窒息或肺炎。禁食禁水 6 小时。

3. 对患者意识进行判断，未完全清醒者应设专人看护，注意观察有无舌后坠、呼吸道有无分泌物，床边备吸痰器，必要时给予吸痰，防止发生窒息，同时可以指压眶上神经。刺激患者尽快清醒。

4. 防止患者坠床。某些麻醉药物，如氯胺酮麻醉，在患者未完全清醒前容易出现烦躁不安、躁动，出现幻觉等，应给予必要的保护，给患者加床档，专人看护，必要时用约束带固定患者肢体，防止患者坠床和各种引流管道、静脉管道脱落。

5. 预防压疮的发生。全身麻醉未清醒前及麻醉恢复期，由于麻醉药作用未消失，患者感觉、运动功能尚未恢复，容易出现压疮，尤其是糖尿病患者更易发生，因此要注意对骨隆突部位的保护。

6. 6 小时后给予患者流质饮食。

（四）硬膜外麻醉后的护理

1. 术后禁食禁水 4～6 小时，可改半流质或普食。

2. 去枕平卧 4～6 小时。

3. 观察麻醉平面消失情况，检查下肢感觉、运动功能情况。如果术后 4 小时仍未恢复，甚至进行性加重，出现大小便失禁，应考虑有无脊髓损伤的可能，及时通知医生进行处理。

4. 密切观察生命体征变化，并正确记录。

5. 硬膜外麻醉的患者常有尿潴留的发生，对症处理无效可以给予导尿。

6. 观察有无硬膜外血肿的发生。患者有凝血机制障碍时或术前给予低分子肝素钠等预防血栓形成的药物时，可能在穿刺部位形成血肿，压迫脊髓造成截瘫。如发现患者下肢感觉、运动障碍，及时通知医生，血肿在 8 小时内手术清除，功能可望恢复。术前凝血功能不全者，禁用硬膜外麻醉。

（五）蛛网膜下腔麻醉护理配合

1. 检查术前药是否已用，了解患者有无局部麻醉药过敏史，准备好麻醉药品，如布比卡因、利多卡因、丁卡因等，备好升压药、急救药、氧气、吸引器，以及硬膜外穿刺包和硬膜外导管。

2. 做好解释工作，取得患者配合，摆好麻醉体位，穿刺时嘱患者勿咳嗽或移动体位。使麻醉医生顺利操作。

3. 穿刺完毕，妥善固定硬膜外导管，术后需行镇痛的患者尤为重要，改变体位时，防止导管扭曲或滑脱。

4. 协助进行麻醉药的配制，并及时建立静脉通路。注意观察生命体征，适时调整输液输血速度，协助麻醉师进行术中处理。

5. 根据手术部位，调整麻醉平面，如摇床或变换体位。

6. 对麻醉的术中并发症应做到心中有数，配合处理时应及时、迅速、准确。一旦出现全身脊椎麻醉或麻醉药物中毒时，应立即协助抢救，如给氧、气管内插管、人工呼吸及注射各种急救药物等。

（六）蛛网膜下腔麻醉后的护理

1. 迎接术后回病室的患者　与麻醉师和手术室护士做好床边交接。搬动患者时动作轻稳，注意保护双下肢、手术部位及各种引流管和输液管道。正确连接各引流装置，调节负压，检查静脉输液是否通畅。

2. 患者的护理

（1）卧位：术后常规去枕头平卧 6 ～ 8 小时，以预防蛛网膜下腔麻醉后头痛的发生。

（2）血压下降：因脊神经阻滞后麻醉区域血管扩张，引起回心血量减少、心排血量减少所致，密切观察血压变化，及时对症处理。

（3）监测生命体征并记录。

①观察生命体征：密切观察患者的脉搏呼吸、血压，使用床边心电监护仪连续监测并记录。

②观察尿液的颜色和量：记录 24 小时液体出入量。

③注意保暖，给患者盖好棉被，放置热水袋取暖时，水温不超 50℃，以免烫伤。

④在麻醉的恢复过程中，观察患者双下肢温觉、触觉是否正常，运动功能是否正常，以便了解麻醉作用消失情况。

3. 静脉补液和药物治疗　由于手术野的不显性液体丢失、脊神经阻滞后麻醉区域血管扩张、手术创伤及术后禁食等原因，术后多给予静脉输液直至恢复饮食。

4. 尿潴留　临床较常见，主要因支配膀胱的 S2、S3、S4 副交感神经纤维很细，且对局麻药很敏感，被阻滞后恢复较迟，以及下腹部、肛门或会阴部手术后切口疼痛和患者不习惯卧床排尿等所致，注意术后观察排尿情况，及时观察膀胱充盈情况，必要时予以导尿。

5. 腹胀　术后早期腹胀常是由于麻醉后胃肠道蠕动受抑制，肠腔内积气无法排出所致，应协助患者按摩腹部，增加肠蠕动，随着麻醉作用消失，胃肠功能逐渐恢复，肛门排气后症状可缓解及消除。

（七）神经阻滞麻醉后的护理

1. 迎接和安置术后回病室的患者　与麻醉师和手术室护士做好床边交接。搬动患者时动作轻稳，注意保护手术部位及各引流管和输液管道；正确连接各引流装置，调节负压，检查静脉输液是否通畅；注意保暖。

2. 臂丛神经阻滞潜在并发症的预防护理

（1）卧位：臂丛神经麻醉的患者术后采取舒适卧位。

（2）全脊髓麻醉：肌间沟法有误入蛛网膜下腔和硬膜外间隙的可能性，引起全脊髓麻醉，患者表现为呼吸抑制，肋间肌运动受限，应加强对意识、呼吸及循环的观察和监测。

（3）局麻药物毒性反应：静脉丛对局麻药吸收很快，若穿刺针或导管误入血管，将局麻药直接注入血管，或导管损伤血管，均可加快局麻药的吸收速度而引起不同程度的局麻药毒性反应。轻度中毒时患者常有嗜睡、眩晕、多言、寒战、烦躁不安、复视和定向障碍等；中度中毒时可出现肌肉震颤、恶心、呕吐等；重度中毒时可出现神志丧失、抽搐或惊厥、呼吸困难、循环衰竭等，应予以及时处理。

（4）变态反应：两类局麻药中，以酯类发生概率高，酰胺类罕见。使用很少量的局部麻醉药后，如发生变态反应，可出现荨麻疹、咽喉水肿、支气管痉挛、低血压及血管神经性水肿等。对严重者应立即静脉注射肾上腺素 0.2 ～ 0.5mg，然后给予肾上腺糖皮质激素和抗组胺药物。

（5）气胸：肌间沟入路法，常在行锁骨上、下法阻滞后出现。患者回病室后，护士要观察有无胸闷、气短、呼吸困难等，如有以上症状，有发生气胸可能，要及时通知医生。

（6）膈神经阻滞：双侧膈神经阻滞可致呼吸困难，应给予面罩供氧。喉返神经阻滞可致声嘶或轻度呼吸困难，短时间内可恢复。

急救处理：立即停用局麻药，吸氧或面罩给氧，肌内注射或静脉注射地西泮。发生抽搐或惊厥者静脉注射硫喷妥钠 $1 \sim 2mg/kg$，气管插管。静脉加快输液，适当应用血管活性药维持循环稳定，心率慢者静脉注入阿托品。若出现呼吸心脏骤停，应立即进行心肺复苏。

预防：①一次用量勿超过限量。②注射药物前应回抽检查有无血液，避免麻药误入血管内。③麻醉前用巴比妥类、地西泮及抗组胺类药物，可预防和减轻毒性反应。④若无禁忌，麻醉药内加入少量肾上腺素。神经阻滞、高血压、心脏病等患者忌用肾上腺素。⑤年老体弱、幼小及病重者应减量。

3.监测生命体征并记录

（1）观察生命体征：密切观察患者的脉搏、呼吸、血压，使用床边心电监护仪连续监测并记录。

（2）注意保暖：为患者盖好棉被，放置热水袋取暖时，水温不超 50℃，以免烫伤。

4.静脉补液和药物治疗　由于术中的不显性液体丢失，术后需给患者静脉输液。

第三节　功能锻炼与康复指导

骨科康复治疗是手术或非手术的延续，二者是相辅相成的，正规的康复是实现骨科手术与治疗目的、保证骨科手术和非手术治疗成功的必要手段。

骨科康复有以下作用：①维持一定的肌肉收缩运动，可以防止失用性肌萎缩。②肌肉收缩能促进局部血液、淋巴循环，肌肉收缩产生的生物电有助于钙离子沉积于骨骼，促进骨愈合，防止骨脱钙。③改善患者情绪，增强新陈代谢，改善呼吸、循环、消化系统功能，防止并发症的发生。④关节运动能牵伸关节囊及韧带，防止其缩短，并能促进关节内滑液的分泌与循环，从而预防关节内粘连。⑤促进局部血肿及渗出液的吸收，减轻水肿与粘连。

骨科患者自己进行按摩、伸缩肌肉、活动关节，或通过他人的帮助进行被动锻炼来恢复肢体的正常活动，称为功能锻炼。其目的在于恢复躯体各部位关节固有的功能，防止肌肉僵硬或萎缩、关节挛缩、韧带短缩等并发症，尽快恢复全身健康。

一、功能锻炼的原则

（一）以恢复患肢固有功能为主

1.上肢锻炼主要为恢复手指的抓、握、捏，以及肩、肘、腕关节的屈伸旋转等功能。

2. 下肢锻炼主要为恢复站立、行走和负重。

（二）以主动活动为主，被动活动为辅

1. 鼓励患者增强信心，积极配合功能锻炼，主动进行关节活动和肌肉收缩，能促进血液循环，增强肌肉力量，软化瘢痕，恢复肢体和关节功能。

2. 对年老体弱和瘫痪的患者，应协助其进行肌肉和关节的被动活动。

（三）局部锻炼与全身锻炼兼顾

根据患者全身情况，病情平稳后再进行功能锻炼，除加强患肢活动外，还应重视全身性的锻炼，如深呼吸、扩胸运动、肛门括约肌的收缩等。

（四）锻炼要循序渐进

1. 活动强度、活动量、活动时间和活动范围，应因病制宜，因人而异，以患者未感到疲劳和疼痛为宜。

2. 不可反复强力进行被动关节活动，不可急于求成，造成关节周围骨化而丧失活动功能。

二、功能锻炼的基本要求

1. 锻炼的主动性 除失去神经支配或患者处于昏迷状态外，均应主动进行功能活动。

2. 锻炼的适应性 外伤后的患者，尤其是伤情较重而复杂者，其精神与体力状态均不同于正常人，因此，在安排功能锻炼时，应考虑到伤情的特殊性，切勿要求过高、过急和过快。

3. 锻炼的计划性 即按患者不同骨折类型、不同年龄、不同特点进行功能锻炼，每日分数次循序渐进地按预定计划进行。

4. 锻炼的科学性 各种关节具有不同的活动范围和不同的固定方式。因此，对各关节及其附近组织的功能锻炼有不同要求，这些要求均是以运动生理学的基本原则为出发点，按照各部位的生理特征，科学制定和合理安排后才可实施锻炼计划。

三、功能锻炼的分期

骨折的不同阶段其锻炼方式不同，一般为分早、中、晚 3 个时期。

（一）早期功能锻炼

1. 此期为伤后 2 周内，初期局部疼痛、肿胀明显，骨折断端复位后尚未愈合，容

易发生移位；至术后 2 周末，创口基本愈合，多疼痛缓解，鼓励患者进行主动锻炼。

2. 此期锻炼以患肢肌肉舒缩活动为主，是在关节不活动的情况下，进行肌肉主动收缩和舒张练习，即静力练习。上肢术后患者多进行握拳和手指活动；下肢术后患者多进行股四头肌静态收缩和足趾活动；脊柱或髋部术后患者要协助完成翻身及患肢的活动等。

3. 进行健康肢体关节与肌肉的活动。

（二）中期功能锻炼

1. 此期为伤后 3 ～ 6 周，此期骨折肢体的肿胀与疼痛明显缓解，骨痂逐步形成，骨折断端接近临床愈合。

2. 此期锻炼以早期锻炼为基础，加大活动强度、活动量及活动时间，进行较大幅度的关节活动：①继续进行肌肉舒缩，逐步恢复患肢关节活动；②逐渐增大活动力量和范围，循序渐进，逐步恢复肢体的功能。

3. 此期时间较长，鼓励患者坚持锻炼，促进患肢的恢复。但应注意，关节活动不要过于剧烈和粗暴，还要限制一些不利于骨折连接和稳定的活动，如上肢骨折术后，前臂不要左右摇摆，过度下垂，以免发生骨折移位或骨不连。

（三）晚期功能锻炼

1. 此期骨折已达到临床愈合，关节活动范围应逐渐恢复正常。

2. 此期康复的目的是增强肌力，克服挛缩活动关节。

（1）肌力的锻炼：主要在抗阻力下进行锻炼，也可配合实际生活从最简单的上肢提重物、下肢踢沙袋等开始，到各种机械性物理治疗如划船、蹬车等，以及配有音乐的器械锻炼。

（2）关节活动练习：对不同的关节，练习活动的范围有所不同。髋关节以伸、屈为主，也要练习内收、外展、旋转；膝关节主要为伸屈活动，应先练伸直，以便能稳定站立；踝关节则以 90° 为度位为准，有足下垂者首先练到此位，再练背屈与跖屈。上肢肩关节的活动范围大，练习的重点是外展与上举；肘关节以伸屈为重点；腕关节背屈为功能位，首先练习达到此位。前臂的旋转活动对各种生活、工作都是重要的，要采取多种锻炼方式来达到。锻炼要有针对性，如针对股骨干骨折术后的膝关节屈曲障碍、股四头肌萎缩，应重点锻炼膝关节的活动。可进行持重锻炼，如上肢捏拿物品，下肢负重行走（先以双拐及健肢支撑身体，患肢足尖轻触地面，逐渐以脚掌着地进行负重活动）。

3. 加强全身活动，配合理疗、针灸等促进肢体尽快恢复。

第四节 出院指导

骨损伤后的修复需要一个较长的愈合过程，临床上患者由于各种原因，往往在疾病未痊愈或病情稍平稳后即出院回家休养，出院后的护理与功能恢复的好坏密切相关，因此，出院指导工作显得尤为重要。

一、微创骨科患者出院指导

休息与适当运动。微创骨科患者出院后要注意休息，避免重体力劳动、跌倒和剧烈运动，防止骨折再发生，特别是农村患者，过早参加体力劳动，以致发生再次骨折，或者骨折内固定钢板断裂。鼓励患者适当运动，一是增强患者自信心，二是增强患者的自理能力，三是预防肌肉萎缩及关节僵硬。

二、功能锻炼方法及注意事项

有效的功能锻炼能促进骨折愈合，预防肌肉萎缩及关节僵硬，降低致残率，提高生存质量。但骨折患者的功能锻炼应循序渐进，持之以恒，应以骨折部位不发生疼痛为宜，切不可操之过急，注意方法及注意事项。

例如：全髋关节置换术后，应避免髋关节屈曲超过90°，避免髋关节内收、内旋位，不能使用普通的马桶，不坐过低的椅子，防止过度屈髋，引起髋关节脱位。

三、定期复查

定期复查能了解骨折愈合的进度和程度，以及内外固定物有无松动移位，关节活动、肌肉恢复情况。通过X线片复查，了解骨折愈合进展程度，并指导后期功能锻炼，很多患者出院后忽视定期复查，认为只要有内外固定，骨折会自行愈合，错过治疗的最佳时机，遗漏骨折并发症之一骨不连的发生，护士应向患者详细讲解定期复查的重要性。

四、用药指导

告知出院后所用药物的名称、用量、用法，以及药物使用的疗程和注意事项，出现症状应及时就诊。

第五节 居家护理指导

居家护理指导是以家庭为核心、社区为依托、专业化服务为基础，对患者给予正式或非正式照护支持的新型模式。该模式不仅为患者提供出院后的持续性医疗护理，也能够满足患者多样化需求，如日常生活照顾、心理支持等。

一、功能锻炼指导

1. 膝关节疾病

（1）肌肉训练：股四头肌练习、直腿抬高。

（2）关节训练：膝关节不负重的屈伸运动、踝关节背伸、跖屈活动。

（3）可适当进行散步、游泳等活动。

2. 髋部骨折疾病

（1）加强功能锻炼，患肢按摩，踝关节、膝关节屈伸，髋关节活动角度不超过90°。

（2）术后 2 周拆线，1 个月后复查，遵照医嘱扶拐或助行器下地，患肢免负重，2 ～ 3 个月复查，X 线检查骨折愈合牢靠后，可弃拐负重行走。术后 1 年根据情况取内固定。

3. 胫腓骨、踝关节骨折疾病

（1）做股四头肌的等长收缩运动及膝、踝关节的主动锻炼。

（2）扶双拐不负重步行，逐步过渡到单拐步行，逐渐负重。

（3）以患者自感稍疲劳、休息后能缓解、不引起疼痛为原则，并应循序渐进。

二、生活指导

1. 春季　春季多风，病室宜安静整洁，温度 18 ～ 22℃，湿度 50% ～ 60%，光线充足而柔和，春天白昼渐长，夜间缩短，宜夜卧早起，慎避风寒，切忌过早脱衣减被。

2. 夏季　夏季多暑病，病室宜安静整洁，温度 24 ～ 26℃，湿度 50% ～ 60%，夏天白昼最长，黑夜最短，宜夜卧早起，夏季养阳护阴，注意防暑避湿，外出尽量着浅色单衣。

3. 秋季　秋季多燥病，病室宜安静整洁，温度 20 ～ 22℃，秋天白昼间短，夜来提前，应早睡早起，以应秋天收敛之气，秋季慎寒凉，应遵循春捂秋冻的原则，早晚稍凉加衣，适当进行耐寒锻炼。

4. 冬季　冬季多寒病，病室宜安静整洁，温度 18 ～ 22℃，冬天昼短而夜长，阴气盛极，万物闭藏，应顺应人体养精固阳的需要，早睡晚起，以避寒就顺，顺应冬天潜藏之气，注意防寒保暖，衣着要厚、轻、暖、颜色宜深。

三、心理指导

1. 针对患者存在的心理疑惑，用释疑解惑法解除患者对疾病的误解、疑惑，从而增强其战胜疾病的信心，促进疾病康复。

2.使用宁神静志疗法,通过静坐或静卧,内忘思虑,扫除一切思想杂念,让患者保持精神愉快。

3.采用五音疗法,即"五音疗疾"。五音,即角、徵、宫、商、羽,对应五行,并与人的五脏和五种情志相连。常用曲目,养心(紫竹调)、肝(胡笳十八拍)、肾(梅花三弄)、脾(十面埋伏)、肺(阳春白雪)。

4.运用调气法、呼音法等气功养性方法来疏通气机,调畅情志。

第三章　微创骨科常用护理评估技术

一、疼痛评估

（一）疼痛评估规范

1. 工作目标

（1）全面动态评估患者的疼痛情况，为实施止痛方案提供依据。

（2）进行疼痛规范化管理。

（3）满足患者舒适的需要。

2. 工作规范要点

（1）根据疼痛的部位协助患者采取舒适体位。

（2）与患者或家属沟通，告知评估的目的及配合要点。

（3）评估患者的认知状态，文化程度、配合程度等，选择合适的疼痛评估工具。

（4）疼痛评估的内容

①疼痛的主观资料评估：包括疼痛的性质、程度（运用评估图、尺、量表、问卷、脸谱等，评估疼痛的分级）、区域或位置、持续的时间、增强或减缓因素等。

②疼痛的客观资料评估：包括睡眠、饮食、活动情况，伴随症状，实验室检查、手术类型及预期术后疼痛强度等。

③情绪、心理、社会状态评估。

（5）尊重患者对疼痛的主观感受和反应，体现人文关怀，做好相关知识宣教。

（6）及时记录止痛效果及药物的不良反应。正确饮食指导，避免便秘，预防恶心、呕吐等胃肠道反应。

（7）加强巡视，重点交接。

3. 结果标准

（1）患者或家属对服务满意。

（2）评估规范、准确，患者舒适。

（3）患者掌握疼痛的自我评估，能正确及时向医务人员报告疼痛。

（二）操作流程表

表 3-1 疼痛评估操作流程

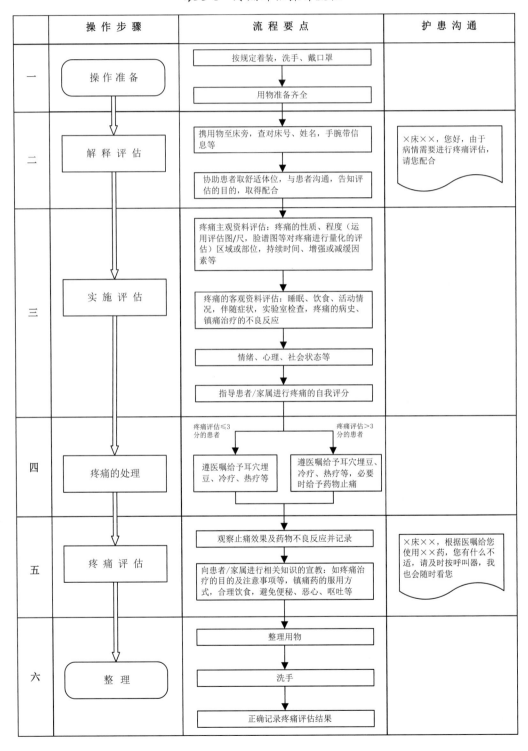

操作步骤	流程要点	护患沟通
一 操作准备	按规定着装，洗手、戴口罩 用物准备齐全	
二 解释评估	携用物至床旁，查对床号、姓名，手腕带信息等 协助患者取舒适体位，与患者沟通，告知评估的目的，取得配合	×床××，您好，由于病情需要进行疼痛评估，请您配合
三 实施评估	疼痛主观资料评估：疼痛的性质、程度（运用评估图/尺、脸谱图等对疼痛进行量化的评估）区域或部位，持续时间、增强或减缓因素等 疼痛的客观资料评估：睡眠、饮食、活动情况，伴随症状，实验室检查，疼痛的病史、镇痛治疗的不良反应 情绪、心理、社会状态等 指导患者/家属进行疼痛的自我评分	
四 疼痛的处理	疼痛评估≤3分的患者 遵医嘱给予耳穴埋豆、冷疗、热疗等　　疼痛评估>3分的患者 遵医嘱给予耳穴埋豆、冷疗、热疗等，必要时给予药物止痛	
五 疼痛评估	观察止痛效果及药物不良反应并记录 向患者/家属进行相关知识的宣教：如疼痛治疗的目的及注意事项等，镇痛药的服用方式，合理饮食，避免便秘、恶心、呕吐等	×床××，根据医嘱给您使用××药，您有什么不适，请及时按呼叫器，我也会随时看您
六 整理	整理用物 洗手 正确记录疼痛评估结果	

（三）流程说明

1. 根据疼痛的部位协助患者采取舒适体位。

2. 向患者讲解疼痛的危害性，以及及时处理疼痛对患者的益处，鼓励患者及时报告疼痛。

3. 应用止痛药缓解疼痛症状时应注意观察药物的疗效及不良反应。

（四）操作评分标准

表 3-2　疼痛评估操作考核评分标准

项目	分值	操作要点	考核要点	评分等级 A	B	C
仪表	5	按要求着护士装	仪表端庄服装整洁	5	3	1
操作前准备	7	物品准备：疼痛健康教育手册，疼痛评估工具（如0～10数字疼痛量表，面部表情量表等）环境：整洁、安静、安全、空气清新	备齐用物放置合理	4	3	1
		护士修剪指甲，洗手	方法正确	3	2	1
操作过程	80	核对床号、姓名、手腕带信息等	患者了解目的配合	5	3	1
		通过操作者解释，患者了解该项操作的目的，并愿意配合	患者了解目的配合	5	3	1
		协助患者取舒适体位	患者目的明确积极配合	5	3	1
		疼痛评估： （1）主诉：疼痛的性质、程度（运用评估图/尺、脸谱图等对疼痛进行量化的评估）区域或部位、持续的时间、增强或减缓因素等 （2）身体运动：静止不动、无规律乱动、保护动作、规律性或按摩性动作 （3）声音：呻吟、喘息、尖叫、哭泣	评估全面描述记录身体运动情况、声音情况	10	6	3
		疼痛的测量： 数字评分法（1～10） 文字描述评定法（无痛、轻度疼痛、中度疼痛、重度疼痛、剧烈疼痛、无法忍受） 目测模拟量表（无痛——最痛） 面部表情测量图（0～5）	评分准确评估工具选择恰当	10	6	3
		去除或减少使疼痛加重的因素 讲解有关疼痛的知识 减轻患者对疼痛的恐惧心理	知晓相关知识	10	5	3

（续表）

项目	分值	操作要点	考核要点	评分等级		
				A	B	C
操作过程	80	协助患者采取适当的、无创伤性的解除疼痛措施，如松弛法（骨骼肌放松技术、按摩、深呼吸等） 遵照医嘱治疗	操作方法正确	10	5	3
		遵照医嘱实施耳穴埋豆、热疗、冷疗等措施 遵照医嘱使用镇痛药 选择合适的用药途径 了解药物的作用及不良反应	患者知晓药物的作用、不良反应	5	3	1
		心理干预： 沟通与交流（调动患者积极心理因素，减轻患者心理压力） 松弛和意念干预（减轻或减少环境刺激，放松全身和提高痛觉）	干预有效	5	3	1
		向患者或家属进行相关知识宣教：疼痛治疗的目的及注意事项等，镇痛药的服用方式，合理饮食，避免便秘、恶心、呕吐等	患者或家属知晓目的、注意事项、服药方式、饮食合理	5	3	1
		协助患者取安全舒适体位，整理衣物及床单位	摆放体位正确	5	2	1
		密切观察患者反应，注意倾听患者主诉	处理用物方法正确	5	4	2
操作后	8	整理用物，按垃圾分类处理用物	处理用物方法正确	5	3	1
		洗手、记录、签字	顺序正确 记录规范 签名清楚	3	2	1
		操作时间5分钟	超时终止操作			
总分	100		实得分合计			

二、患肢末梢血运、感觉、活动的评估

（一）患肢末梢血运、感觉、活动的评估规范

1. 工作目标 有效评估，及时发现骨科手术后由于患肢制动、固定，导致的末梢血运差、感觉、活动异常的情况，进行临床护理观察并记录。

2. 工作规范要点

（1）评估患肢末梢血运：正常患肢肢体远端肤色红润，毛细血管充盈，可触及远

心端动脉搏动。用皮温仪测量皮肤温度，若患肢肢体肤色呈苍白或灰白，动脉搏动减弱或消失，皮肤温度低，提示患肢组织灌注不足；若患肢肢体肤色呈暗红或紫红，皮肤温度高，提示患肢静脉回流受阻。

（2）评估患肢感觉：若出现麻木、感觉减退及其他异常情况，提示敷料包扎过紧或患肢缺血。若感觉异常的部位与神经走向及分布位置相关，提示由神经因素引起。

（3）评估患肢运动，若出现运动障碍，应先排除神经损伤因素。

（4）若发现患肢发绀、肿胀、疼痛、麻木、动脉搏动减弱或消失，皮肤感觉、运动的患侧与健侧对比不同时，应立即通知医生，遵照医嘱及时处理。

3. 结果标准

（1）护士能及时发现问题，做到主动服务。

（2）确保及时发现患肢异常情况，不延误病情。

（二）操作流程表

表 3-3　患肢末梢血运、感觉、活动的评估操作流程

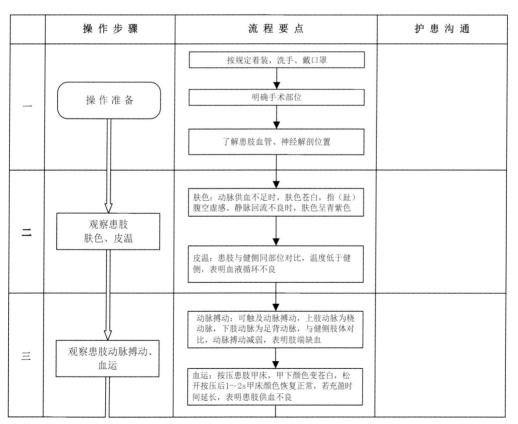

（续表）

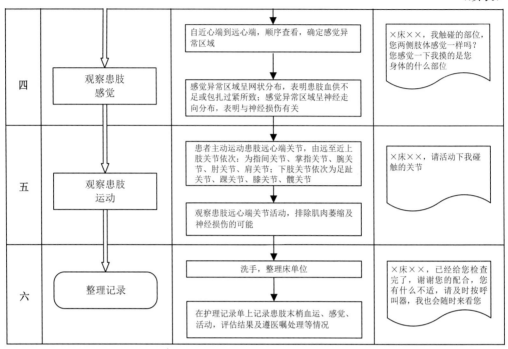

（三）流程说明

　　1. 桡动脉位置　桡动脉下端被皮肤及筋膜覆盖，是临床测量脉搏处，手拇指根部掌面桡侧。

　　2. 足背动脉位置　踝关节前方拇长肌腱和趾长肌腱之间。

（四）操作考核评分标准

表3-4　患肢末梢血运、感觉、活动的评估操作考核评分标准

项目	分值	操作要点	考核要点	评分等级		
				A	B	C
仪表	5	按要求着护士服	仪表端庄 服装整洁	5	3	1
操作 准备	7	物品准备：记录单，快速手消剂等	备齐用物 放置合理	4	3	1
		护士修剪指甲，洗手	方法正确	3	2	1
操作 过程	80	核对床号、姓名、手腕带信息等	操作前后核对正确	5	3	1
		通过操作者解释，患者了解该项操作的目的，并愿意配合	患者了解目的配合	5	3	1
		协助患者取正确体位	体位合适，保暖	5	3	1

（续表）

项目	分值	操作要点	考核要点	评分等级		
				A	B	C
操作过程	80	明确手术部位	定位准确	5	3	1
		了解患肢血管、神经解剖位置	评估准确	5	3	1
		与健侧肢体对比患肢肤色、皮温	检查部位正确	5	3	1
		与健侧肢体对比患肢动脉搏动、血运	方法规范操作熟练	15	10	5
		与健侧肢体对比患肢感觉情况	方法规范操作熟练	15	10	5
		与健侧肢体对比患肢运动情况	方法规范操作熟练	15	10	5
		协助患者取安全舒适体位，整理衣物及床单位	摆放体位正确	3	2	1
		密切观察患者反应，注意倾听患者主诉	注意患者病情变化	2	1	0
操作后	8	整理用物	处理用物方法正确	5	3	1
		洗手、记录、签字	顺序正确记录规范签名清楚	3	2	1
		操作时间5分钟	超时终止操作			
总分	100		实得分合计			

三、患肢肿胀程度的评估

（一）患肢肿胀程度的评估规范

1. 工作目标　有效评估，及时发现骨科手术后由于患肢制动、固定导致的肿胀情况，进行临床护理的观察并记录。

2. 工作规范要点

（1）评估患肢皮肤的光泽，若皮肤光泽光亮且透明，表明肿胀明显。

（2）评估患肢皮肤的张力及弹性，若张力增加、弹性差，按压骨突出处局部皮肤，皮肤1～2秒回弹为正常，回弹时间延长，表明肿胀明显。若患肢皮肤肿胀，用皮尺在固定部位进行测量，并记录数值。

（3）评估远心端关节活动度，可因明显肿胀导致手指、足趾、足踝、前臂、小腿等活动受限或活动幅度减小。

（4）评估局部有无张力性水疱，如出现张力性水疱表明局部肿胀较重。

（5）患者肿胀处疼痛明显，温度较健侧肢体高，用皮温仪测量皮肤温度，并记录数值。

3. 结果标准

（1）护士能及时发现问题，做到主动服务。

（2）确保及时发现患肢异常情况，不延误病情。

（二）操作流程表

表 3-5　患肢肿胀程度的评估操作流程

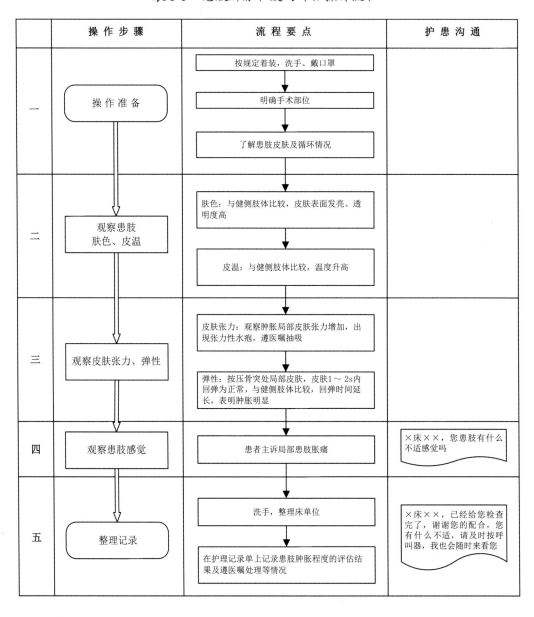

操 作 步 骤	流 程 要 点	护 患 沟 通
一　操作准备	按规定着装，洗手、戴口罩 → 明确手术部位 → 了解患肢皮肤及循环情况	
二　观察患肢肤色、皮温	肤色：与健侧肢体比较，皮肤表面发亮、透明度高 → 皮温：与健侧肢体比较，温度升高	
三　观察皮肤张力、弹性	皮肤张力：观察肿胀局部皮肤张力增加，出现张力性水疱，遵医嘱抽吸 → 弹性：按压骨突处局部皮肤，皮肤1～2s内回弹为正常，与健侧肢体比较，回弹时间延长，表明肿胀明显	
四　观察患肢感觉	患者主诉局部患肢胀痛	×床××，您患肢有什么不适感觉吗
五　整理记录	洗手，整理床单位 → 在护理记录单上记录患肢肿胀程度的评估结果及遵医嘱处理等情况	×床××，已经给您检查完了，谢谢您的配合，您有什么不适，请及时按呼叫器，我也会随时来看您

（三）流程说明

创伤后或手术后 2 周内，患肢局部肿胀反应明显，可达到最高限度，一般遵照医嘱给予药物及物理治疗后可逐渐消退。

（四）操作考核评分标准

表 3-6 患肢肿胀程度的评估操作考核评分标准

项目	分值	操作要点	考核要点	评分等级		
				A	B	C
仪表	5	按要求着护士装	仪表端庄 服装整洁	5	3	1
操作前准备	7	物品准备：皮尺，记录单，快速手消剂等 环境：温暖、舒适、光线明亮	备齐用物 放置合理	4	3	1
		护士修剪指甲，洗手	方法正确	3	2	1
操作过程	80	核对床号、姓名、手腕带信息等	操作前后核对正确	5	3	1
		通过操作者解释，患者了解该项操作的目的，并愿意配合	患者了解目的配合	5	3	1
		协助患者取正确体位	体位合适，保暖	5	3	1
		明确手术部位	定位准确	5	3	1
		了解患肢皮肤及循环情况	评估准确	5	3	1
		与健侧肢体对比患肢肤色、皮温	对比评估	5	3	1
		与健侧肢体对比患者皮肤表面光泽及透明度	观察对比	15	10	5
		观察肿胀局部皮肤张力	观察对比	15	10	5
		与健侧肢体对比患肢皮肤感觉情况	方法规范 操作熟练	15	10	5
		协助患者取安全舒适体位，整理衣物及床单位	摆放体位正确	3	2	1
		密切观察患者反应，注意倾听患者主诉	注意患者病情变化	2	1	0
操作后	8	整理用物	处理用物方法正确	5	3	1
		洗手、记录、签字	顺序正确记录规范签名清楚	3	2	1
		操作时间 5 分钟	超时终止操作			
总分	100		实得分合计			

四、伤口敷料包扎的评估

（一）伤口敷料包扎的评估规范

1. 工作目标　进行临床伤口敷料包扎评估，可有效保护伤口，预防感染。

2. 工作规范要点

（1）评估伤口敷料包扎位置，完全覆盖伤口。

（2）评估敷料的松紧度，不影响患肢血液循环。

（3）若伤口敷料渗血、渗液，遵照医嘱及时更换伤口敷料，加压包扎起到局部伤口压迫止血的作用。

3. 结果标准

（1）护士能及时发现问题，做到主动服务。

（2）评估规范、准确，患者舒适，确保伤口敷料包扎完好，保护伤口，预防感染。

（二）操作流程表

表 3-7　伤口敷料包扎的评估操作流程

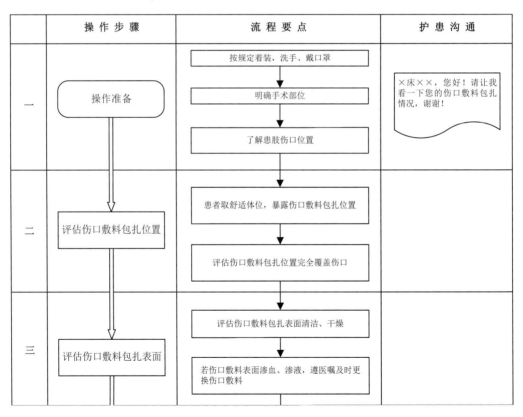

操 作 步 骤	流 程 要 点	护 患 沟 通
一　操作准备	按规定着装，洗手、戴口罩 明确手术部位 了解患肢伤口位置	×床××，您好！请让我看一下您的伤口敷料包扎情况，谢谢！
二　评估伤口敷料包扎位置	患者取舒适体位，暴露伤口敷料包扎位置 评估伤口敷料包扎位置完全覆盖伤口	
三　评估伤口敷料包扎表面	评估伤口敷料包扎表面清洁、干燥 若伤口敷料表面渗血、渗液，遵医嘱及时更换伤口敷料	

（续表）

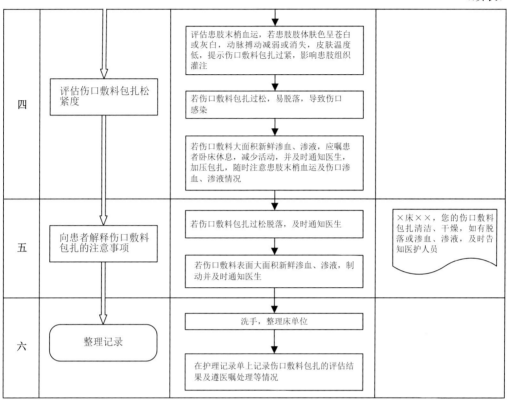

（三）流程说明

若伤口敷料表面大面积新鲜渗血、渗液，应及时通知医生，加压包扎，随时注意患肢末梢血运及伤口渗血、渗液情况。

（四）操作考核评分标准

表 3-8　伤口敷料包扎的评估操作考核评分标准

项目	分值	操作要点	考核要点	评分等级		
				A	B	C
仪表	5	按要求着护士装	仪表端庄　服装整洁	5	3	1
操作前准备	7	物品准备：伤口敷料，消毒用物，记录单，快速手消剂等 环境：温暖、舒适、光线明亮	备齐用物　放置合理	4	3	1
		护士修剪指甲，洗手	方法正确	3	2	1

（续表）

项目	分值	操作要点	考核要点	评分等级		
				A	B	C
操作过程	80	核对床号、姓名、手腕带信息等	操作前后核对正确	5	3	1
		通过操作者解释，患者了解该项操作的目的，并愿意配合	患者了解目的配合	5	3	1
		协助患者取正确体位	体位合适，保暖	5	3	1
		明确手术部位	定位准确	5	3	1
		了解患肢伤口位置	评估准确	5	3	1
		评估伤口敷料包扎位置，完全覆盖伤口	包扎完好	5	3	1
		评估伤口敷料包扎松紧度	松紧适度	15	10	5
		评估伤口敷料清洁干燥	保持干燥	15	10	5
		协助患者取安全舒适体位，整理衣物及床单位	摆放体位正确	3	2	1
		密切观察患者反应，注意倾听患者主诉	注意患者病情变化	2	1	0
操作后	8	整理用物	处理用物方法正确	5	3	1
		洗手、记录、签字	顺序正确 记录规范 签名清楚	3	2	1
		操作时间5分钟	超时终止操作			
总分	100		实得分合计			

五、引流管的评估

（一）引流管的评估规范

1. 工作目标　妥善固定引流管，排除局部或体腔内积血、积液及脓液等，有效预防及治疗伤口发生血肿及感染。

2. 工作规范要点

（1）保证伤口引流管通畅有效，避免打折、受压、堵塞。

（2）妥善固定伤口引流管，防止管路滑落。

（3）评估引流液性质、颜色、量。

（4）若引流液量超过常规引流量，或引流液颜色鲜红，提示有出血倾向，应及时遵照医嘱处理。

（5）测量引流管的外露长度，并记录，防止脱管。

3. 结果标准

（1）护士能及时发现问题，做到主动服务。

（2）确保引流管通畅。

（二）操作流程表

表 3-9 引流管的评估操作流程

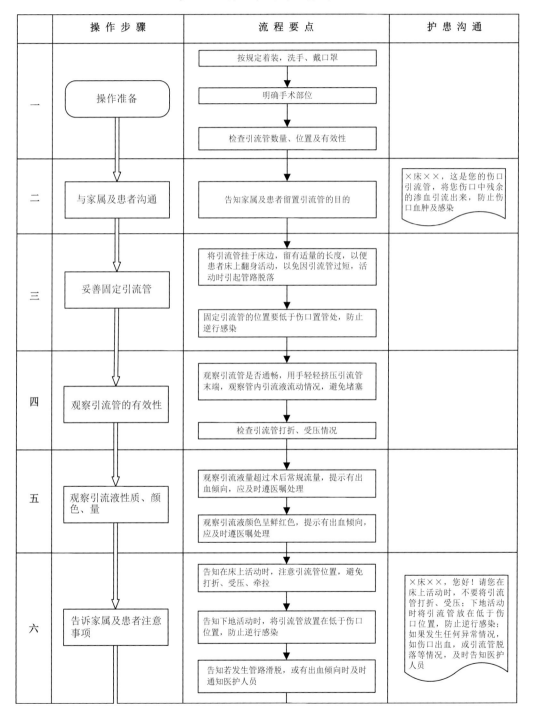

操 作 步 骤	流 程 要 点	护 患 沟 通
一 操作准备	按规定着装，洗手、戴口罩 → 明确手术部位 → 检查引流管数量、位置及有效性	
二 与家属及患者沟通	告知家属及患者留置引流管的目的	×床××，这是您的伤口引流管，将您伤口中残余的渗血引流出来，防止伤口血肿及感染
三 妥善固定引流管	将引流管挂于床边，留有适量的长度，以便患者床上翻身活动，以免因引流管过短，活动时引起管路脱落 → 固定引流管的位置要低于伤口置管处，防止逆行感染	
四 观察引流管的有效性	观察引流管是否通畅，用手轻轻挤压引流管末端，观察管内引流液流动情况，避免堵塞 → 检查引流管打折、受压情况	
五 观察引流液性质、颜色、量	观察引流液量超过术后常规流量，提示有出血倾向，应及时遵医嘱处理 → 观察引流液颜色呈鲜红色，提示有出血倾向，应及时遵医嘱处理	
六 告诉家属及患者注意事项	告知在床上活动时，注意引流管位置，避免打折、受压、牵拉 → 告知下地活动时，将引流管放置在低于伤口位置，防止逆行感染 → 告知若发生管路滑脱，或有出血倾向时及时通知医护人员	×床××，您好！请您在床上活动时，不要将引流管打折、受压；下地活动时将引流管放在低于伤口位置，防止逆行感染；如果发生任何异常情况，如伤口出血，或引流管脱落等情况，及时告知医护人员

（续表）

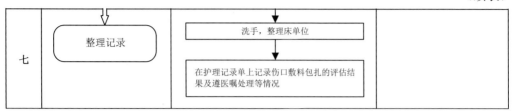

| 七 | 整理记录 | 洗手，整理床单位

在护理记录单上记录伤口敷料包扎的评估结果及遵医嘱处理等情况 | |

（三）流程说明

1. 观察 24 小时引流量，若引流量＜ 50mL，可通知医生拔出引流管。

2. 高龄、意识不清醒患者，加强约束的防护，同时告知看护人员，若发生管路滑脱及时联络医护人员。

（四）操作考核评分标准

表 3-10　引流管的评估操作考核评分标准

项目	分值	操作要点	考核要点	评分等级		
				A	B	C
仪表	5	按要求着护士装	仪表端庄　服装整洁	5	3	1
操作前准备	7	物品准备：伤口敷料，消毒用物，记录单，快速手消剂等 环境：温暖、舒适、光线明亮	备齐用物　放置合理	4	3	1
		护士修剪指甲，洗手	方法正确	3	2	1
操作过程	80	核对床号、姓名、手腕带信息等	操作前后核对正确	5	3	1
		通过操作者解释，患者了解该项操作的目的，并愿意配合	患者了解目的配合	5	3	1
		协助患者取正确体位	体位合适，保暖	5	3	1
		检查引流管数量、位置及有效性	解释检查	5	3	1
		固定引流管的位置要低于伤口置管处	妥善固定	5	3	1
		将引流管挂于床边，留有适量的长度	长度适度	15	10	5
		告知家属及患者注意事项	解释告知	15	10	5
		观察引流管是否通畅，引流液性质、颜色、量	观察记录	15	10	5
		协助患者取安全舒适体位，整理衣物及床单位	摆放体位正确	3	2	1
		密切观察患者反应，注意倾听患者主诉	注意患者病情变化	2	1	0
操作后	8	整理用物	处理用物方法正确	5	3	1
		洗手、记录、签字	顺序正确　记录规范 签名清楚	3	2	1
		操作时间 5 分钟	超时终止操作			
总分	100		实得分合计			

六、神经功能的评估

（一）神经功能的评估规范

1. 工作目标　通过对患者肌力、感觉、运动的观察，了解神经功能情况。

2. 工作规范要点

（1）神经损伤的因素：长时间受外力压迫，如使用腋拐、局部受血肿或肿瘤压迫引起。

（2）患肢肌力的评估：神经损伤后其支配的反射区出现不同程度的肌群运动功能丧失，呈现迟缓性瘫痪。使肌肉逐渐出现萎缩。

（3）患肢感觉的评估：神经损伤后其支配的反射区出现不同程度的感觉障碍，包括痛觉、触觉、温度觉和两点辨别觉的改变。在其支配区有不同程度的异常烧灼样疼痛。

（4）患肢运动的评估：神经损伤会引起运动及生理反射异常，继而判断神经元损伤程度及位置。

3. 结果标准

（1）护士能及时发现问题，做到主动服务。

（2）了解神经反射区，尽早发现神经损伤，尽早遵照医嘱治疗。

（二）操作流程表

表 3-11　神经功能的评估操作流程

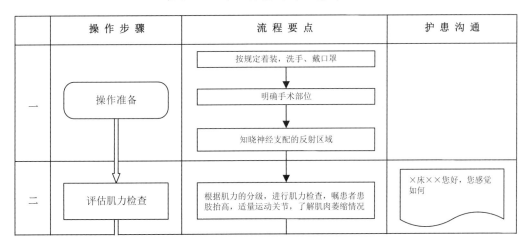

操作步骤	流程要点	护患沟通
一　操作准备	按规定着装，洗手、戴口罩　→　明确手术部位　→　知晓神经支配的反射区域	
二　评估肌力检查	根据肌力的分级，进行肌力检查，嘱患者患肢抬高，适量运动关节，了解肌肉萎缩情况	×床××您好，您感觉如何

（续表）

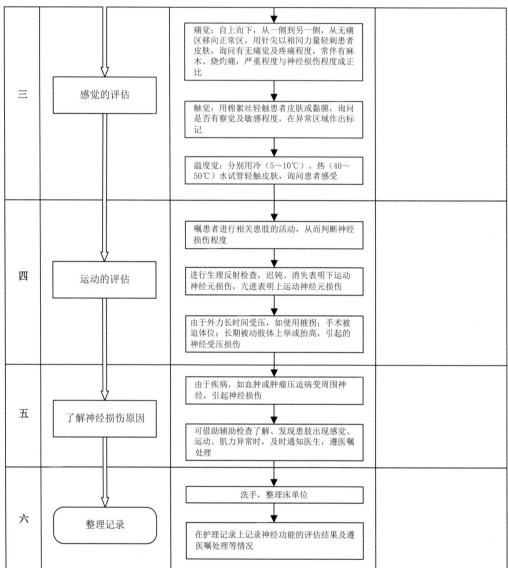

三	感觉的评估	痛觉：自上而下，从一侧到另一侧，从无痛区移向正常区，用针尖以相同力量轻刺患者皮肤，询问有无痛觉及疼痛程度，常伴有麻木、烧灼痛，严重程度与神经损伤程度成正比	
		触觉：用棉絮丝轻触患者皮肤或黏膜，询问是否有察觉及敏感程度，在异常区域作出标记	
		温度觉：分别用冷（5～10℃）、热（40～50℃）水试管轻触皮肤，询问患者感受	
四	运动的评估	嘱患者进行相关患肢的活动，从而判断神经损伤程度	
		进行生理反射检查，迟钝、消失表明下运动神经元损伤，亢进表明上运动神经元损伤	
		由于外力长时间受压，如使用拐杖；手术被迫体位；长期被动肢体上举或抬高，引起的神经受压损伤	
五	了解神经损伤原因	由于疾病，如血肿或肿瘤压迫病变围神经，引起神经损伤	
		可借助辅助检查了解、发现患肢出现感觉、运动、肌力异常时，及时通知医生，遵医嘱处理	
六	整理记录	洗手，整理床单位	
		在护理记录上记录神经功能的评估结果及遵医嘱处理等情况	

（三）流程说明

1. 可借助辅助检查项目了解神经功能，如肌电图检查、神经传导速度测定、淀粉碘试验及出汗试验等均有一定临床意义。

2. 生理反射，包括肱二头肌肌腱反射、肱三头肌肌腱反射、桡骨膜反射、跟腱反应。

3. 神经反射区域：L4/5 椎间盘突出压迫 L5 神经根引起小腿外侧及踝背侧的感觉减退；L5/S1 椎间盘突出压迫骶神经根引起小腿后侧及足底的感觉减弱。第 2、3 颈神经根受损主要引起枕部、颈部、颈部皮肤范围内感觉障碍，其中第 2 颈神经根支配头的后仰和侧转的运动功能，第 3、4 颈神经根支配颈部肌群的运动功能。第 5 颈神经根支配肩外展、肩上举的运动功能，此神经根受损伤时易引起上臂外侧、三角肌侧方3cm×3cm 的范围感觉障碍。第 6 颈神经根支配屈肘的运动功能，此神经根受损伤时易引起前臂外侧及拇指、食指范围内感觉障碍。第 7 颈根神经根支配肘、腕、指的伸直的运动功能，受损时易引起中指范围内感觉障碍。第 8 颈神经根支配手指屈曲的运动功能，受损时易引起小指、无名指和前臂尺侧范围内感觉障碍。第 1 胸神经根主管拇指对掌、对指，手指内收、外展，掌指关节屈曲及指间关节伸直。

（四）操作考核评分标准

表 3-12　神经功能的评估操作考核评分标准

项目	分值	操作要点	考核要点	评分等级		
				A	B	C
仪表	5	按要求着护士服	仪表端庄　服装整洁	5	3	1
操作准备	7	物品准备：叩诊锤、快速手消剂等 环境：温暖、舒适、光线明亮，关好门窗无对流风	备齐用物　放置合理	4	3	1
		护士修剪指甲，洗手	方法正确	3	2	1
操作过程	80	核对床号、姓名、手腕带信息等	操作前后核对正确	5	3	1
		通过操作者解释，患者了解该项操作的目的，并愿意配合	患者了解目的配合	5	3	1
		协助患者取正确体位	体位合适，保暖	5	3	1
		暴露评估的部位 确定评估部位的标志	位置正确	5	3	1
		示范讲解配合活动	患者正确配合	5	3	1
		知晓神经支配的反射区域	检查部位正确	5	3	1
		检查患肢感觉	方法规范　操作熟练	15	10	5
		检查患肢肌力	方法规范　操作熟练	15	10	5
		检查患肢运动情况	方法规范　操作熟练	15	10	5
		协助患者取安全舒适体位，整理衣物及床单位	摆放体位正确	3	2	1
		密切观察患者反应，注意倾听患者主诉	注意患者病情变化	2	1	0

（续表）

项 目	分值	操作要点	考核要点	评分等级		
				A	B	C
操作后	8	整理用物	处理用物方法正确	5	3	1
		洗手、记录、签字	顺序正确 记录规范 签名清楚	3	2	1
		操作时间 5 分钟	超时终止操作			
总分	100		实得分合计			

七、关节活动度的评估

（一）关节活动度的评估规范

1. 工作目标

（1）判定患者关节活动有无障碍及障碍的程度。

（2）发现关节活动障碍的原因。

（3）为制定康复治疗目标、计划和方案及选择适当的康复护理技术提供依据。

（4）评价治疗效果。

2. 工作规范要点

（1）做好解释工作，向患者说明关节活动度评定的目的、方法和要求，以利于患者配合。

（2）暴露待测关节，女性患者应准备单人房间和更衣室，如为异性检查，必须有第三者在场。

（3）确定测试体位及测量关节的骨性标志，并使关节处于起始位（以解剖学立位时的肢体位置为零起始位，前臂的运动以手掌面为矢状位时为 0°）。

（4）被动活动测量关节，以了解可能的活动范围和有无抵抗感。

（5）评估者示范待测关节如何活动，并在被测关节外侧放置量角器，其轴心对准关节轴，通常固定臂与构成关节的近端骨长轴平行，移动臂与构成关节的远端骨长轴平行，记录起始位置的度数。

（6）评估者固定患者被测关节的近端，要求该关节远端肢体进行规范动作运动（屈、伸、旋转等）并使量角器移动臂随着关节远端肢体的移动而移动到最大幅度后，记录终末位置的度数。

（7）进行被动的关节活动度测量时，由评估者施加适当的外力使待测关节被动运动，体会运动终末感的性质，并记录其运动范围。

3. 结果标准

（1）护士能及时发现问题，做到主动服务。

（2）了解神经反射区，尽早发现神经损伤，尽早遵照医嘱治疗。

（二）操作流程表

表 3-13　关节活动度评估操作流程

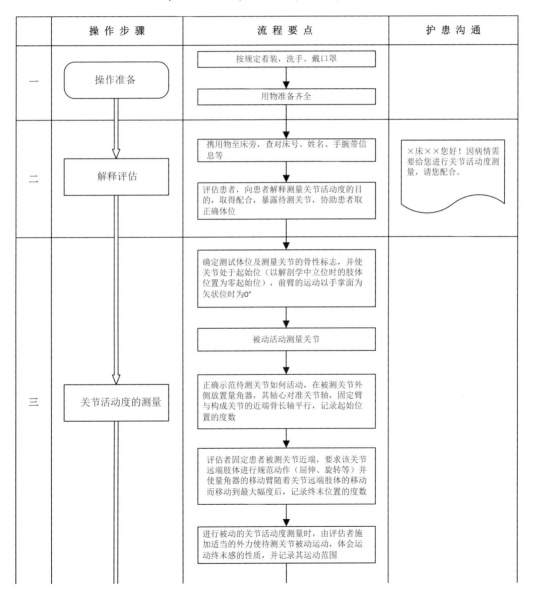

（续表）

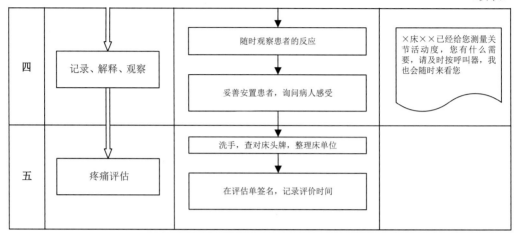

（三）流程说明

1. 让患者采取正确的体位，并协助患者保持体位的固定。防止因代偿动作对测量结果产生影响。

2. 测试前，可使患肢稍做准备活动，但应避免按摩、运动及其他康复治疗后立即进行测试。

3. 测试时严格按规范进行操作，以减少误差，如量角器要正确摆放。

4. 关节活动范围有个体差异，评估时应进行健侧、患侧对比。

5. 当主动和被动活动度不一致时，往往提示肌肉、肌腱存在瘫痪等问题，应分别记录主动和被动活动范围。

6. 测量的同时注意观察和记录关节和肌肉存在的问题及有无外伤等情况。有疼痛者要记录疼痛的部位和范围。

（四）操作考核评分标准

表 3-14　关节活动度评估操作考核评分标准

项目	分值	操作要点	考核要点	评分等级		
				A	B	C
仪表	5	按要求着护士服	仪表端庄 服装整洁	5	3	1
操作准备	7	物品准备：量角器，记录本，快速手消剂等 环境：温暖、舒适、光线明亮，关好门窗无对流风	备齐用物 放置合理	4	3	1
		护士修剪指甲，洗手 掌握关节活动度范围及测量方法	方法正确	3	2	1

（续表）

项目	分值	操作要点	考核要点	评分等级		
				A	B	C
操作过程	80	核对床号、姓名、手腕带信息等	操作前后核对正确	5	3	1
		通过操作者解释，患者了解该项操作的目的，并愿意配合	患者了解目的配合	5	3	1
		协助患者取正确体位，保持体位固定	体位合适，保暖	5	3	1
		暴露测量的关节 确定测量关节的骨性标志	骨性标志正确	5	3	1
		示范待测关节活动	患者正确活动关节	10	7	3
		在被测关节外侧放置量角器，其轴心对准关节轴，固定臂与构成关节的近端骨长轴平行，移动臂与构成关节的远端骨长轴平行，记录起始位置的度数	量角器摆放正确	15	10	5
操作过程	80	上肢：肩关节、肘关节、腕关节、指关节活动测量方法正确	运动轴、固定臂、移动臂正确起始位置的度数记录准确，方法规范，操作熟练	15	10	5
		下肢：髋关节、膝关节、踝关节活动度测量方法正确	方法规范 操作熟练	15	10	5
		协助患者取安全舒适体位，整理衣物及床单位	摆放体位正确	3	2	1
		密切观察患者反应，注意倾听患者主诉	注意患者病情变化	2	1	0
操作后	8	整理用物	处理用物方法正确	5	3	1
		洗手、记录、签字	顺序正确 记录规范 签名清楚	3	2	1
		操作时间5分钟	超时终止操作			
总分	100		实得分合计			

八、血栓风险评估

（一）血栓风险评估规范

1. 工作目标

（1）以预防为主，降低血栓的发生率。

（2）通过饮食、运动、药物等方法做好血栓的预防及治疗。

2. 工作规范要点

（1）了解引起血栓的因素：手术及创伤后大血管壁的损伤；血液处于高凝状态；血液流速缓慢。

（2）了解血栓临床表现：血栓发生起病急，患肢肿胀发硬、疼痛，活动后加重，皮肤肤色青紫，皮温下降，肢端动脉搏动减弱和消失。

（3）以预防为主，给予患者低盐低脂饮食指导，适量运动，遵照医嘱给予药物预防血栓。

（4）可借助辅助检查确诊：静脉造影，多普勒超声检查，D二聚体测定高于正常值水平。

（5）专科检查 Homans 征阳性可确诊。

3. 结果标准

（1）护士能及时发现引起血栓的因素，尽早排除影响因素。

（2）能及时根据血栓的临床表现，尽早遵照医嘱治疗。

（二）操作流程表

表 3-15　血栓风险评估操作流程

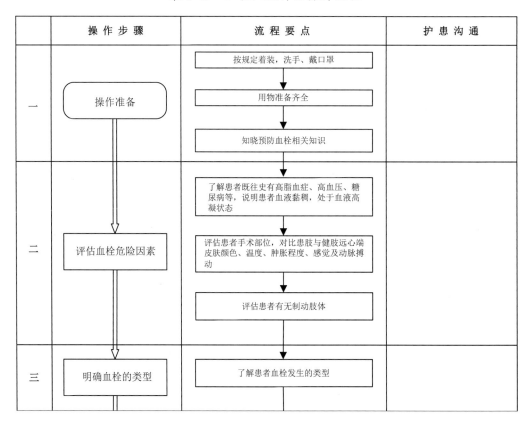

（续表）

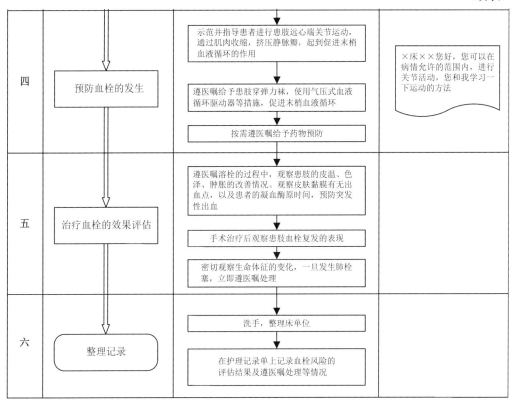

（三）流程说明

1.血栓的类型 周围性血栓部位发生在腘静脉以下，以血液倒灌为主；中央型血栓部位发生在髂股静脉，以血液回流障碍为主；混合型两者兼有。

2.肺栓塞的临床表现 呼吸困难、胸痛、咳嗽、心悸、咳血等，可闻及肺部啰音，严重时引起休克。

（四）操作考核评分标准

表 3-16 血栓风险评估操作考核评分标准

项目	分值	操作要点	考核要点	评分等级		
				A	B	C
仪表	5	按要求着护士服	仪表端庄 服装整洁	5	3	1
操作准备	7	物品准备：皮尺，记录单，快速手消剂等 环境：温暖、舒适、光线明亮	备齐用物 放置合理	4	3	1
		护士修剪指甲，洗手	方法正确	3	2	1

（续表）

项目	分值	操作要点	考核要点	评分等级		
				A	B	C
操作过程	80	核对床号、姓名、手腕带信息等	操作前后核对正确	5	3	1
		通过操作者解释，患者了解该项操作的目的，并愿意配合	患者了解目的配合	5	3	1
		协助患者取正确体位	体位合适，保暖	5	3	1
		明确手术部位	定位准确	5	3	1
		知晓预防血栓相关知识	解释检查	5	3	1
		预防血栓发生的方法	积极预防	5	3	1
		了解患者血栓发生的危险因素	询问病史	15	10	5
		了解患者血栓发生的类型	解释告知	15	10	5
		了解治疗血栓的效果	健康指导	15	10	5
		协助患者取安全舒适体位，整理衣物及床单位	摆放体位正确	3	2	1
		密切观察患者反应，注意倾听患者主诉	注意患者病情变化	2	1	0
操作后	8	整理用物	处理用物方法正确	5	3	1
		洗手、记录、签字	顺序正确 记录规范 签名清楚	3	2	1
		操作时间5分钟	超时终止操作			
总分	100		实得分合计			

九、麻醉术后临床恢复的评估

（一）麻醉术后临床恢复的评估规范

1. 工作规范要点

（1）对电话通知待接收患者信息记录完整，对特别手术患者突出重点记录。

（2）核对确认手术患者信息，迅速连接手术患者必须设备及相关监护仪器。详尽填写手术患者交接记录单。严密观察意识及神志情况、循环状况、脉搏及血氧饱和度、引流管及伤口敷料情况，如发生异常情况，及时报告医生。

（3）评估手术患者可能发生的问题，给予相关护理措施（防止患者躁动、低体温、术后疼痛及恶心呕吐、全麻术后口干、预防皮肤压疮等）；或遵照医嘱给予化验诊治，准确记录出入量，详细填写 PACU（麻醉恢复室）记录单。

（4）正确管理术后患者自控镇痛（PCA）的工作。

（5）患者转出 ICU 返回病房需要达到的要求：改良 Aldrete 复苏评分 ≥ 9 分或 Steward ≥ 4 分；VAS ≤ 3 分；无明显恶心呕吐症状；意识和神志恢复，若患者术前存在意识障碍，应达到或接近术前的意识状态；循环系统稳定，无心肌缺血症状；SpO_2 至少达到 95% 以上维持时间超过 3 分钟或达到术前水平；椎管内麻醉患者，阻滞平面及阻滞强度应消退至安全范围。

2. 结果标准

（1）患者所需物品准备充分，相关支持设备运行正常。

（2）严密监测患者生命体征，对患者在恢复期间出现的一切异常情况，做出迅速而有效的汇报及护理。

（3）符合患者临床恢复评估的标准。

（二）操作流程表

表 3-17　麻醉术后临床恢复的评估操作流程

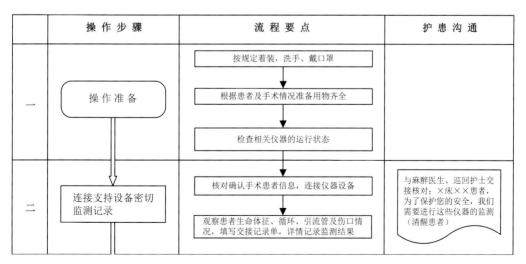

（续表）

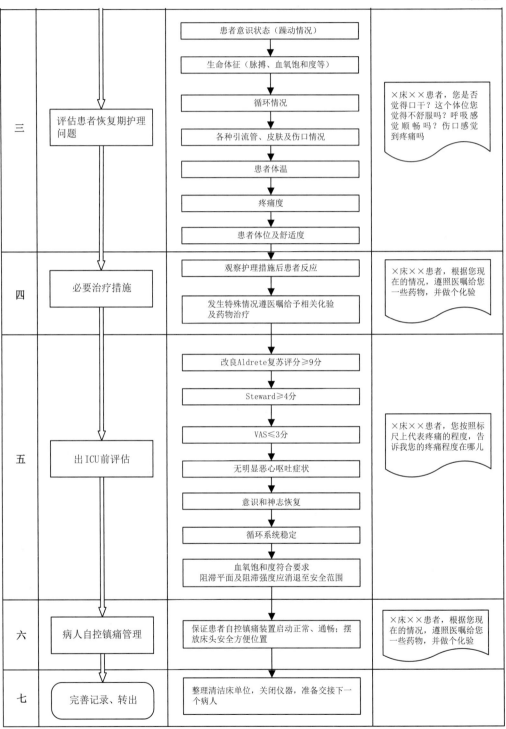

三	评估患者恢复期护理问题	患者意识状态（躁动情况） 生命体征（脉搏、血氧饱和度等） 循环情况 各种引流管、皮肤及伤口情况 患者体温 疼痛度 患者体位及舒适度	×床××患者，您是否觉得口干？这个体位您觉得不舒服吗？呼吸感觉顺畅吗？伤口感觉到疼痛吗
四	必要治疗措施	观察护理措施后患者反应 发生特殊情况遵医嘱给予相关化验及药物治疗	×床××患者，根据您现在的情况，遵照医嘱给您一些药物，并做个化验
五	出ICU前评估	改良Aldrete复苏评分≥9分 Steward≥4分 VAS≤3分 无明显恶心呕吐症状 意识和神志恢复 循环系统稳定 血氧饱和度符合要求 阻滞平面及阻滞强度应消退至安全范围	×床××患者，您按照标尺上代表疼痛的程度，告诉我您的疼痛程度在哪儿
六	病人自控镇痛管理	保证患者自控镇痛装置启动正常、通畅；摆放床头安全方便位置	×床××患者，根据您现在的情况，遵照医嘱给您一些药物，并做个化验
七	完善记录、转出	整理清洁床单位，关闭仪器，准备交接下一个病人	

（三）流程说明

1. 根据医院的不同要求，按照麻醉术后临床恢复标准进行观察。

2. 改良 Aldrete 复苏评分≥9 分（总分 10 分）。

3. Steward ≥ 4 分。

（1）清醒程度：2 分（0：呼吸道需要予以支持；1：不用支持可以维护呼吸道通畅；2：可按照医生的吩咐咳嗽）。

（2）肢体活动度：2 分（0：肢体无活动；1：肢体无意识活动；2：肢体能做有意识的活动）。

4. VAS ≤ 3 分。

5. 密切观察患者生命体征及各种监测指标，发生特殊情况，必须要及时报告医生，遵照医嘱给予诊治。

（四）操作考核评分标准

表 3-18 麻醉术后临床恢复的评估操作考核评分标准

项目	分值	操作要点	考核要点	评分等级		
				A	B	C
仪表	5	按要求着护士装	仪表端庄 服装整洁	5	3	1
操作前准备	7	物品准备：吸氧装置、负压吸引装置、灭菌的吸痰导管、吸氧管、面罩、无创血压监测、脉搏血氧饱和度、心电监护仪、有创血压、ICP、CVP 等压力监测、急救设备、除颤仪、麻醉机、气管插管设备等；有秒针的表、一次性使用医用橡胶检查手套、医疗垃圾桶、生活垃圾桶、利器盒等 环境：整洁、安静	备齐用物 放置合理	8	6	4
		洗手、戴口罩	方法正确	2	1	0
操作过程	80	接听手术间电话，患者信息记录正确	突出特殊手术准备物品	5	3	1
		与麻醉医生、巡回护士接收患者，核对确认信息	正确填写交接记录单	5	3	1
		连接各种仪器，密切观察患者监测指标	连接仪器及记录正确	5	3	1
		评估患者： （1）患者意识状态（躁动情况） （2）生命体征（脉搏、血氧饱和度等） （3）循环情况 （4）皮肤及伤口情况 （5）患者体温 （6）疼痛度 （7）患者体位及舒适度 （8）各种引流管的位置及通畅度	有整体评估意识	5	3	2
			给予适当约束及保护	5	3	0
			检查伤口遵守无菌原则，操作正确	3	2	1
			详细记录各项体位及舒适度及引流管情况	5	3	1
			与患者沟通体位及舒适度，观察引流管情况	5	3	1

（续表）

项目	分值	操作要点	考核要点	评分等级		
				A	B	C
操作过程	80	密切观察患者反应，与患者有沟通，注意倾听患者主诉	摆放体位正确注意倾听患者主诉	5	3	1
		遵照医嘱给予实施治疗药物及其他诊疗行为	操作过程遵守无菌原则	5	3	1
		出室前评估患者 （1）改良 Aldrete 复苏评分 ≥ 9 分 （2）Steward ≥ 4 分 （3）VAS ≤ 3 分 （4）无明显恶心呕吐症状 （5）意识和神志恢复 （6）循环系统稳定 （7）血氧饱和度符合要求阻滞平面及阻滞强度应消退至安全范围	各类评估方法正确	10	7	3
			注意观察患者表现	8	5	3
			如实正确记录患者各种指标情况	8	5	3
		将自控镇痛装置放置在患者伸手可及之处，告知患者：操作目的、方法、注意事项及配合	检查装置的通畅正常	6	4	2
操作后	8	整理用物，关闭机器，保证下一个患者待用	处理用物方法正确	2	1	0
		详细记录术后恢复各项指标及液体出入量，做好交接签字	记录规范 签名清楚	3	2	1
总分	100		实得分合计			

十、脊柱护理体格检查及评估

（一）脊柱外科护理体格检查规范

1. 工作目标

（1）掌握脊柱外科护理体格检查方法。

（2）为疾病诊断、治疗、护理提供依据。

2. 工作规范要点

（1）脊柱评估

①患者端坐或直立，头略前屈，评估者以食指和中指分置于棘突两侧，由颈部向腰部，由上至下滑行触诊，观察脊柱有无侧突、包块和畸形，脊柱有无压痛和叩击痛。

②观察患者做颈、腰前屈、后伸，左右侧屈、左右旋转动作有无受限、疼痛。

③四肢感觉、运动：通过触诊、肌力检查对比双上肢、双下肢感觉、运动情况。

（2）神经系统评估：肱二头肌肌腱反射、肱三头肌肌腱反射、膝反射、跟腱反射，判断有无病变。

3. 结果标准

（1）患者或家属知晓护士告知的事项，对服务满意。

（2）体格检查资料全面，详尽、准确。

（二）操作流程表

表 3-19　脊柱外科护理体格检查操作流程

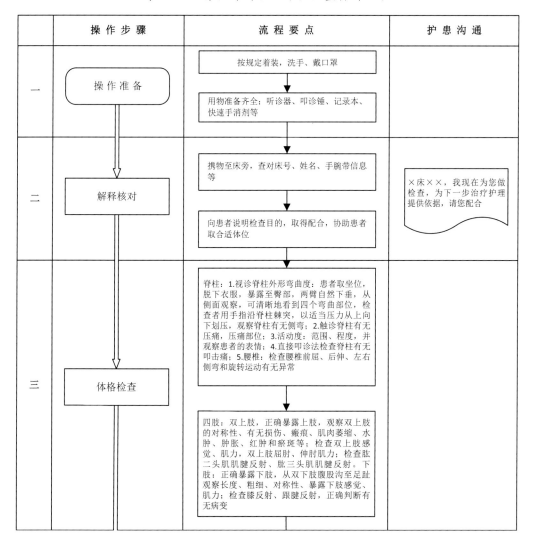

操作步骤	流程要点	护患沟通
一　操作准备	按规定着装，洗手、戴口罩 用物准备齐全：听诊器、叩诊锤、记录本、快速手消剂等	
二　解释核对	携物至床旁，查对床号、姓名、手腕带信息等 向患者说明检查目的，取得配合，协助患者取合适体位	×床××，我现在为您做检查，为下一步治疗护理提供依据，请您配合
三　体格检查	脊柱：1.视诊脊柱外形弯曲度：患者取坐位，脱下衣服，暴露至臀部，两臂自然下垂，从侧面观察，可清晰地看到四个弯曲部位，检查者用手指沿脊柱棘突，以适当压力从上向下划压，观察脊柱有无侧弯；2.触诊脊柱有无压痛，压痛部位；3.活动度：范围、程度，并观察患者的表情；4.直接叩诊法检查脊柱有无叩击痛；5.腰椎：检查腰椎前屈、后伸、左右侧弯和旋转运动有无异常 四肢：双上肢，正确暴露上肢，观察双上肢的对称性、有无损伤、瘢痕、肌肉萎缩、水肿、肿胀、红肿和瘀斑等；检查双上肢感觉、肌力，双上肢屈肘、伸肘肌力；检查肱二头肌肌腱反射、肱三头肌肌腱反射。下肢：正确暴露下肢，从双下肢腹股沟至足趾观察长度、粗细、对称性、暴露下肢感觉、肌力；检查膝反射、跟腱反射，正确判断有无病变	

（续表）

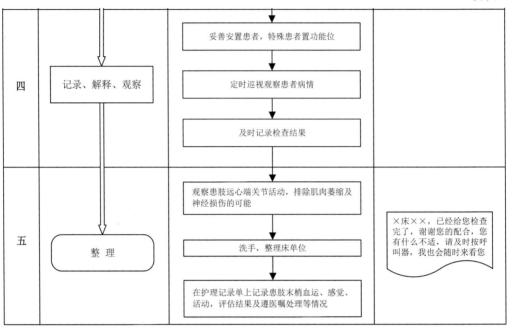

（三）流程说明

1. 检查体位 检查需要使患者处于合适体位，一般采取卧位，上肢和颈部可采取坐位。

2. 局部暴露范围 充分暴露检查部位，并暴露健侧作为对比观察。

3. 检查顺序 按望、触、动、量顺序进行，先查健侧，后查患侧；先查病变远侧，后查病变近侧，并对全身情况进行观察。

4. 自动检查与被动检查相结合 先自动检查，后被动检查。

（四）操作考核评分标准

表 3-20　脊柱外科护理体格检查操作考核评分标准

项目	分值	操作要点	考核要点	评分等级		
				A	B	C
仪表	5	按要求着护士装	仪表端庄 服装整洁	5	3	1
操作前准备	7	物品准备：评估单、记录本，快速手消剂等 环境：温暖、舒适、光线明亮，关好门窗无对流风	备齐用物 放置合理	4	3	1
		护士修剪指甲，洗手	方法正确	3	2	1

（续表）

项目	分值	操作要点	考核要点	评分等级		
				A	B	C
操作过程	80	检查者自我介绍，位于患者右侧，核对床号、姓名，手腕带信息等	方法正确	10	7	3
		专科查体（脊柱视诊）：外形、活动度、生理弯曲	方法正确	10	7	3
		专科检查（脊柱触诊）：脊柱棘突、脊柱棘突旁	方法规范操作熟练	10	7	3
		专科检查（四肢触诊、肌力）：双上肢触诊、肌力；双下肢触诊、肌力	方法规范操作熟练	10	7	3
		专科检查（肱二、三头肌止点叩诊/膝腱叩诊）：双上肢肘前、后侧、双下肢膝关节部	方法规范操作熟练	10	7	3
		专科检查（桡骨骨膜反射叩诊/跟腱叩诊）：双上肢腕部、双下肢跟腱部	方法规范操作熟练	10	7	3
		查体的顺序正确	顺序正确	5	3	0
		查体时未造成患者不应有的不适感	体现人文关怀	5	3	0
		注意与患者交流	体现人文关怀	5	3	0
		注意保护患者隐私	体现人文关怀	5	3	0
操作后	8	整理用物	处理用物方法正确	5	3	1
		洗手、记录、签字	顺序正确 记录规范 签名清楚	3	2	1
		操作时间5分钟	超时终止操作			
总分	100		实得分合计			

十一、关节护理体格检查及评估

（一）关节外科护理体格检查规范

1. 工作目标

（1）掌握关节外科护理体格检查方法。

（2）为疾病诊断、治疗、护理提供依据。

2. 工作规范要点

（1）四肢关节：观察四肢有无畸形及四肢活动范围是否正常。

（2）上肢：长度。①肩关节：外形，运动压痛点。②肘关节：形态、运动、触诊包括周围皮肤的温度，有无肿块，滑车淋巴结是否肿大，肱动脉搏动，桡骨小头是否压痛。③腕关节及手，观察外形；局部肿胀与隆起。④形态异常：桡神经损伤所致的腕垂症，正中神经损伤所致的猿掌，尺神经损伤所致的爪形手，前臂Colles骨折所致的手腕餐叉样畸形。匙状甲、杵状指（趾），肢端肥大症，腕关节及指关节活动度。

（3）下肢：观察形态，测量双下肢长度，观察外形是否对称，有无静脉曲张和红肿，有无皮肤破溃、瘀斑或色素沉着。①髋关节：观察步态、形态、活动度。②膝关节：膝外翻、膝内翻，膝反张，肿胀和肌肉萎缩，压痛，肿块，摩擦感，活动度。③踝关节及足：肿胀，局限性隆起，足内外翻，压痛点，活动度。

3. 结果标准

（1）患者或家属知晓护士告知的事项，对服务满意。

（2）体格检查资料全面，详尽、准确。

（二）操作流程表

表 3-21　关节外科护理体格检查操作流程

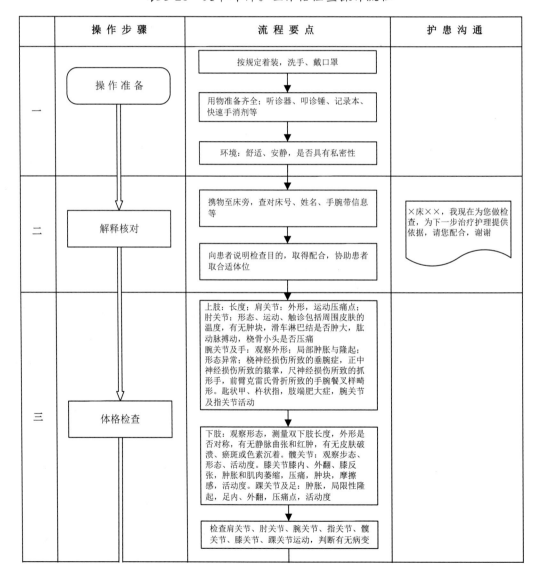

操作步骤	流程要点	护患沟通
一　操作准备	按规定着装，洗手、戴口罩 用物准备齐全：听诊器、叩诊锤、记录本、快速手消剂等 环境：舒适、安静，是否具有私密性	
二　解释核对	携物至床旁，查对床号、姓名、手腕带信息等 向患者说明检查目的，取得配合，协助患者取合适体位	×床××，我现在为您做检查，为下一步治疗护理提供依据，请您配合，谢谢
三　体格检查	上肢：长度；肩关节：外形，运动压痛点；肘关节：形态、运动、触诊包括周围皮肤的温度，有无肿块，滑车淋巴结是否肿大，肱动脉搏动，桡骨小头是否压痛腕关节及手：观察外形；局部肿胀与隆起；形态异常；桡神经损伤所致的垂腕症，正中神经损伤所致的猿掌，尺神经损伤所致的抓形手，前臂克雷氏骨折所致的手腕餐叉样畸形。匙状甲、杵状指，肢端肥大症，腕关节及指关节活动 下肢：观察形态，测量双下肢长度，外形是否对称，有无静脉曲张和红肿，有无皮肤破溃、瘀斑或色素沉着。髋关节：观察步态、形态、活动度。膝关节膝内、外翻、膝反张，肿胀和肌肉萎缩，压痛，肿块，摩擦感，活动度。踝关节及足：肿胀，局限性隆起，足内、外翻，压痛点，活动度 检查肩关节、肘关节、腕关节、指关节、髋关节、膝关节、踝关节运动，判断有无病变	

（续表）

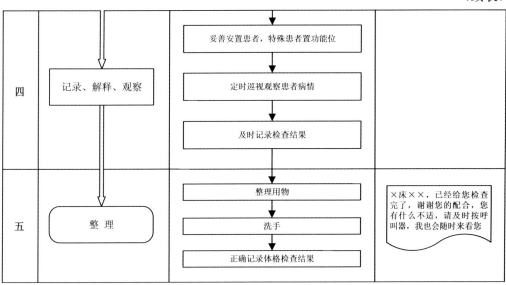

（三）流程说明

1.检查体位 检查需要使患者处于合适体位，一般采取卧位，上肢可采取坐位。

2.局部暴露范围 充分暴露检查部位，并暴露健侧作为对比观察。

3.检查顺序 按望、触、动、量顺序进行，先查健侧，后查患侧；先查病变远侧，后查病变近侧。并对全身情况进行观察。

4.自动检查与被动检查相结合 先自动检查，后被动检查。

（四）操作考核评分标准

表 3-22 关节外科护理体格检查操作考核评分标准

项目	分值	操作要点	考核要点	评分等级		
				A	B	C
仪表	5	按要求着护士装	仪表端庄 服装整洁	5	3	1
操作前 准备	7	物品准备：评估单、记录本，快速手消剂等 环境：温暖、舒适、光线明亮，关好门窗无对 流风	备齐用物 放置合理	4	3	1
		护士修剪指甲，洗手	方法正确	3	2	1

（续表）

项目	分值	操作要点	考核要点	评分等级		
				A	B	C
操作过程	80	检查者自我介绍，位于患者右侧，核对床号、姓名，手腕带信息等	方法正确	8	5	1
		专科查体（肩关节、肘关节、腕关节）：外形、长度、是否对称、活动度、压痛	方法正确	15	7	3
		专科检查（手）：外形、是否对称、动脉搏动	方法规范 操作熟练	15	7	3
		专科检查（髋关节、膝关节）：外形、长度、是否对称、活动度、压痛、步态	方法规范 操作熟练	15	7	3
		专科检查（足）：外形、是否对称、动脉搏动、活动度、压痛、有无下垂	方法规范 操作熟练	15	7	3
		查体的顺序正确	顺序正确	3	2	1
		查体时未造成患者不应有的不适感	体现人文关怀	3	2	1
		注意与患者交流	体现人文关怀	3	2	1
		注意保护患者隐私	体现人文关怀	3	2	1
操作后	8	整理用物	处理用物方法正确	5	3	1
		洗手、记录、签字	顺序正确 记录规范 签名清楚	3	2	1
		操作时间 5 分钟	超时终止操作			
总分	100		实得分合计			

第四章　微创骨科常见治疗技术与护理

第一节　骨穿针外固定器技术护理

一、医患共同关注的问题

1. 患者与家属的疑问：①穿针的针眼会疼吗？针道会感染吗？②外部有架子，怎么穿衣服？③多长时间可以下地行走？④多长时间可以拆除？

2. 医护人员关注的问题：①损伤原因分析及治疗方法？②支架佩戴时间及患者是否能耐受？③有并发症吗？④患者功能恢复如何？⑤是否有内科其他并发症？

二、概述

1. 外固定发展历史　外固定技术可追溯到 19 世纪 30 年代，1831 年美国 Amesbury 描述了第一个外固定器。法国 Malgaigne（1843 年）介绍了一种髌骨及鹰嘴骨折的外固定器，被称为 Malgaigne 外固定器（图 4-1-1），用以整复和固定髌骨骨折。Malgaigne 外固定器从临床实践中发展了穿针外固定疗法，从而使后世许多学者发展设计了各种各样的穿针外固定系统。直到 20 世纪 60 年代，苏联的加夫里尔·阿布拉莫维奇·伊利扎诺夫（G.A Ilizarov）医生设计了环形外固定器和 200 多种附件，形成了标准的牵拉组织再生临床应用技术体系。此技术应用张力 - 应力法则（LTS），实现骨再生，并运用到骨科绝大多数疑难骨科杂症中，挽救了濒临截肢的下肢残缺畸形。1981 年，这一理论与技术被传到意大利，1986 年传到美国，以后逐渐被传到世界大多数国家。研究者们将内固定技术、工程技术、数字化技术、显微外科技术等多种新的技术与其融合、渗透，使得外固定技术不断发展。

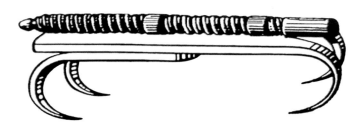

图 4-1-1　Malgaigne 外固定器

2. 治疗方法 骨外固定（ESF）是利用外固定器对骨折端进行复位和固定的一种治疗手段，它经软组织将内植物（针或钉）穿过骨折的远、近端，再通过连杆和固定夹将裸露于皮肤外的内植物彼此连接起来，构成一个新的空间力学稳定系统，在骨折端起到加压、牵拉和中和作用，以达到复位和固定骨折，重建骨骼并矫正畸形的目的。

三、护理操作流程

表 4-1-1　骨穿针外固定器技术护理操作流程

工 作 流 程	岗位职责	主 要 内 容	使 用 记 录	引 用 文 件
接 收 病 人	责任护士	安排床位，抬高患肢，测量生命体征。需要急诊手术的患者：急查血、尿常规、传染病筛查、肾功、电解质等，完善术前准备，通知手术室	[患者住院评估表] [一般护理记录单] [护士交班本]	《医学临床三基护理分册》 《骨科护理常规》 《骨科护理学》
评估护理需求	责任护士	评估生命征状况，患肢肿胀、感觉、血运情况，疼痛是否缓解。患肢感觉、活动、疼痛的处理，石膏或夹板固定者加强石膏或夹板固定后护理，手术者请注意伤口及针眼渗血情况，明确需要解决的护理问题	[一般护理记录单]	
制定护理措施	责任护士 责任组长	与经管医生沟通，根据护理评估，制定护理计划与措施，针对外固定手术病人制定护理方案	[一般护理记录单]	
实 施 护 理	责任护士	评估生命征状况，患肢肿胀、感觉、血运情况，疼痛是否缓解。患肢感觉、活动、疼痛的处理，石膏或夹板固定者加强石膏或夹板固定后护理，手术者请注意伤口及针眼渗血情况，明确需要解决的护理问题	[一般护理记录单] [患者住院评估表] [护士交班本]	
	责任组长	检查各项护理措施与护理效果，症状缓解程度，是否满足病人需求	[一般护理记录单]	
	护理学科带头人	检查病人的基础护理和功能锻炼是否到位，评估患肢肿胀、感觉、血运情况，疼痛是否缓解	[一般护理记录单] [护士交班本]	
效果评价 / 改进	责任护士 责任组长 护理学科带头人	评估病人护理措施后效果，与住院期间病情恢复程度，了解病人的意见和建议，分析护理工作不足因素，提出改进意见	[一般护理记录单] [患者满意度调查表]	
办 理 出 院	责任护士 经管医生	检查患者出院前病情评估，办理出院手续，指导饮食、日常生活，病人出院的护理问题，交代护理康复计划与复诊时间	[一般护理记录单] [患者出院评估表]	

四、护理要点

（一）术前护理

1．术前评估

（1）原发病史：既往有无饮酒、大剂量使用激素、创伤、骨质疏松等病史。

（2）患肢感染、疼痛、功能障碍的程度。

（3）辅助检查：X 线片、CT、MRI、心电图等，必要时查 SPE-CT。

（4）实验室检查：血、尿常规；血型；出凝血时间；肝、肾功能。

（5）生活自理能力及心理状况，患者对疾病的认识与治疗期望值。

2. 术前护理

（1）心理护理：首先让患者对外固定器治疗方法有所认识，向患者简单介绍手术操作，使患者对手术过程有基本了解，减少患者的思想顾虑和恐惧心理，取得合作。

（2）皮肤准备：除急诊外，手术前 1 天要观察皮肤有无破溃、疖肿等，对手术区域用肥皂水、清水清洗干净。术晨将手术区域用 75% 乙醇溶液消毒后用无菌敷料包扎。

（3）物品准备：下肢垫、尿垫、大小便器、拐杖。

3. 术前宣教与准备

（1）围手术期禁烟，时间越长越好，并做好呼吸训练，指导患者练习床上排便，以适应术后卧位。

（2）术前 8 ～ 12 小时禁食、术前 6 小时禁水，防止术中或麻醉后吸入性窒息或术后肺炎。

（3）告知高血压患者术晨常规服用降压药。

（4）告知手术时间、部位、麻醉方式，以取得患者理解与配合。

（5）观察患者有无牙龈出血等出血征象；女性患者避开月经期。

（二）术中护理

1. 患者入手术室后，护理人员应热情、主动与其交谈，介绍手术室情况、麻醉方式，手术时长，以及手术过程中可能遇到的不适，使患者对所要遇到的情况有一定的心理准备。

2. 安置患者平卧位，骨突处辅以保护，防止压疮发生。

3. 术中密切观察患者的神志、面色、呼吸、心率、血压、血氧饱和度变化，发现异常及时报告手术医生，并按医嘱及时进行处理。

4. 严格掌握抗生素给药时间；严格输血查对，密切观察患者面色、意识、血压、心率等，出现输血反应时及时有效应对。

5. 认真清点纱布、器械，无误后方可关闭伤口。

6. 患者出手术室前认真评估，保证各种引流管正确连接、固定牢固、引流通畅，伤口包扎妥当、无渗血，受压皮肤完好。

（三）术后护理

1. 专科护理要点

（1）抬高患肢，应高于心脏水平为宜，减轻肢体肿胀（图 4-1-2）。

（2）术后注意观察术肢肢端血运，皮肤肿胀情况。有无血管神经损伤，如皮肤温度降低，指甲苍白或青紫，按之不变色，疼痛剧烈，肢端不能自主活动，肢体远端动脉搏动不能触及等情况，应立即报告医师处理。

（3）手术后根据针道渗液情况定期更换敷料，保持皮肤针孔部清洁干燥。针道周围渗液停止，暴露针道并定期使用消毒液进行针道处的消毒。当出现明显的针道感染时，应制动、加强针道护理及根据医嘱口服或静脉输注敏感抗生素。

（4）合理的功能锻炼，可以起到理气、活血、舒筋活络、强壮筋骨、加速接骨续筋的作用。

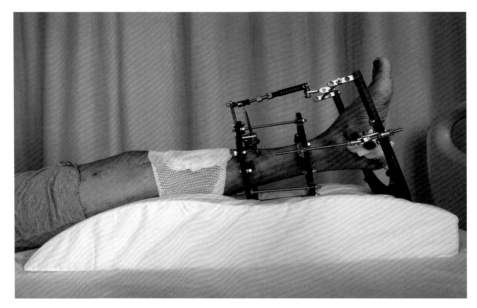

图 4-1-2　术后患侧肢体垫高

2. 术后康复指导　包括生活起居指导、饮食指导、心理指导、功能锻炼指导等。

（1）生活起居指导

①指导患者多食高蛋白、高热量、高钙、易消化的食物，保持合适的体重。

②适当进行户外活动，多晒太阳，以防止骨质疏松。

③指导患者从床上移到椅子或轮椅上，防止跌伤。使用拐杖、助行器时避免肢体负重。穿着合适的鞋子，当心潮湿的地面、台阶、地毯，避免摔倒。

④保持针道周围皮肤干燥，针道渗出时可用 75% 乙醇、碘伏等消毒液消毒针眼，每日 2 次（图 4-1-3），稳定的痂皮不必祛除（图 4-1-4）；出院后避免任何可能的感染因素，如用手抠除针道痂皮或频繁接触外固定支架等。可用无菌敷料擦净并消毒针道、包扎。如出现针道感染情况，如脓性分泌物较多、疼痛、皮肤肿胀或饱满紧绷、螺钉插入部位周围异样感觉，出现发热等症状时，应及时就诊，至医院处理。

⑤保持乐观心态和良好的治疗依从性，禁止自行松解或过早拆除外固定支架，防止发生再次骨折或畸形愈合。

⑥出院后定期门诊复查，是获得良好治疗效果的重要保证。

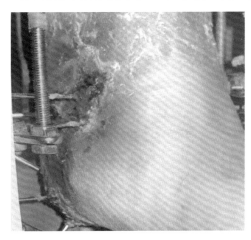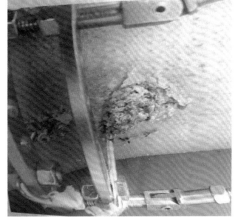

图 4-1-3　针道渗出　　　　　　　图 4-1-4　稳定的痂皮

（2）各部位功能锻炼与护理：骨外固定术最大的优势就是可以在术后早期进行肢体的功能训练，有利于防止术后的关节僵直等功能障碍。一般外固定器固定术，在麻醉恢复后即可进行肢体主动或被动的功能锻炼。坚持功能锻炼，循序渐进。由于钢针与软组织摩擦，针道周围皮肤可能出现红肿、微痛及少量浆液渗出，可酌情减少或停止锻炼，加强针孔护理。

①肱骨干骨折功能锻炼：应用外固定器后，肘关节屈曲90°，前臂中立位，用三角巾兜住，术后第1天即可练习握拳，2周后练习屈肘及抬肩，3周后可做肩关节活动及"小云手"锻炼。

②尺桡骨骨折功能锻炼：应用外固定器后，肘关节屈曲90°，前臂中立位，术后第1天即可练习握拳，用力屈伸手指，握紧拳。1周后可以练习肘关节屈伸活动，肘关节弯曲度由小到大，次数由少到多，2周后开始做"小云手"锻炼，3周后做"大云手"锻炼，直至骨折愈合。骨折愈合，拆除外固定架时可做前臂旋前、旋后活动。

③股骨颈骨折的功能锻炼：应用外固定器后即可进行股四头肌的舒缩和足背伸、跖屈活动；1周后即可拄双拐辅助下地，初下地时患肢不负重，经过4周锻炼后可轻负重、多活动，过早负重容易发生股骨头坏死，半年后可部分负重行走。在治疗过程中，忌腿内收、盘腿及侧卧。

④股骨粗隆间骨折的功能锻炼：应用外固定器后即可进行股四头肌的舒缩和足背伸、跖屈活动；1周后即可拄双拐辅助下地，全足着地，患肢轻负重，2～3周可逐渐加力负重；下地锻炼时健肢鞋底垫高1cm，使骨盆轻度向患侧倾斜，使患髋处于外

展，防止发生髋内翻。在治疗全过程中忌腿内收、盘腿及侧卧。

⑤股骨干骨折功能锻炼：应用外固定器后即可进行股四头肌的舒缩和足背伸、跖屈活动；1周后在维持骨折对位、对线良好的基础上可挂双拐下地轻负重，防止患肢旋转、成角或侧移位。随着骨折端稳定性增加，负重力逐渐加大。8～12周可拆除外固定器，骨折愈合不够坚强时可用夹板辅助固定。

⑥胫腓骨骨折功能锻炼：应用外固定器术后第1天即可进行股四头肌的舒缩和足背伸、跖屈活动；3～5天即可下床锻炼，加速骨折愈合。

⑦跟骨骨折功能锻炼：应用外固定器术后第1天即可进行足趾屈伸及膝关节屈伸活动；3～5天即可扶双拐下地，患肢不负重。6～8周拆除外固定器，加强踝关节功能活动，扶双拐或单拐轻负重行走，直到3～4个月才可逐渐负重。

⑧膝内外翻患者功能锻炼：术后第1天即可进行股四头肌的舒缩和足背伸、跖屈活动；1周后即可下床锻炼。

五、常见并发症及预防措施

1.针道感染预防措施

（1）手术操作保持周围环境清洁，尽量减少穿越软组织，以减轻其损伤。针孔处皮肤有张力时应及时在张力侧切开减张（图4-1-5）。

（2）术后根据渗出情况及时更换敷料，2周左右针孔无渗出或有纤维性包裹，此时可暴露针孔，保持皮肤清洁、干燥。

（3）发生钢针切割皮肤时应适当减少活动，加强针孔护理，必要时将患肢垫高休息。当针孔出现"红、肿、痛、渗出"时，应加强针孔管理，针孔护理时要避免交叉使用消毒物品，预防针孔交叉感染（图4-1-6）。必要时应用抗生素治疗，出院患者出现此类情况应及时复诊。在调整骨外固定器或改变构型时均要注意无菌操作，对针孔周围皮肤和钢针进行常规消毒。

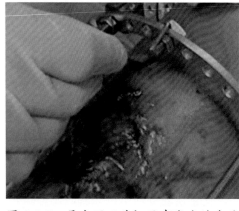 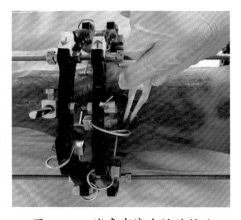

图4-1-5　局麻下刀片切开有张力的皮肤　　图4-1-6　消毒有渗出性的针孔

2. 骨折延迟愈合与不愈合预防措施　去除骨折延迟愈合、不愈合与外固定有关的原因。如外固定器结构设计不合理；外固定器力学性能不佳；骨块间的接触不良；原有损伤严重；患者全身情况不佳，如感染、营养不良或代谢性疾病均能影响骨折愈合。

3. 骨骼畸形预防措施

（1）术中、术后定时拍片，可以发现畸形并及时进行处理。

（2）选择具有矫形功能的外固定器，当治疗过程中发现畸形可随时进行矫正。

4. 神经与血管损伤预防措施

（1）手术医生熟悉解剖，在术中避开神经、血管穿针；在危险区内尽可能采用半针。

（2）在大腿的危险区穿全针时应由内向外，并先用 10cm 长的 7 号注射针试穿无误后再沿试穿方向穿针。

（3）作皮肤切口时，手术刀的平面须与神经、血管走行方向平行刺入。

5. 关节功能障碍预防措施

（1）穿针时必须置上、下关节于中立位或功能位。

（2）选择合适钢针，长骨中段尽可能不穿全针，改穿半针。如小腿踝上及胫骨结节处穿全针，其他部位虽无法避免不穿越肌肉，但穿针点应尽可能选择在肌间隙。

（3）切开深筋膜：穿针前进行稍大长度的深筋膜切开，可预防深筋膜的阻挡。

（4）术后尽早进行被动与主动功能锻炼：早期主动和被动活动固定骨骼两端的关节。下肢要尽早负重行走，上肢应尽可能行生活自理。若软组织创伤严重，早期可应用托板等支具维持关节功能位，待软组织损伤修复后再行被动、主动功能锻炼。

6. 钢针折断预防措施

（1）根据体重不同和外固定结构选择适合的钢针直径。

（2）使每根钢针受力均匀，避免某一钢针受力集中。

（3）钢针勿重复使用。

（4）固定细钢针的紧固力拉力要适宜，防止张力过大。

7. 皮肤压迫坏死预防措施

（1）设计、安装外固定器应保留皮肤与外固定器之间的间隙，同时要考虑到手术后肿胀的因素。

（2）术中穿钢针时，应在肢体自然位置，软组织自然张力状态下进针。在全部固定器装配完毕后，一定要再次检查每个钢针穿出皮肤的情况，将肢体放在不同位置，检查钢针与皮肤之间的张力状态。如有张力，应不姑息地切开减张，保持皮肤与钢针间无张力。

（3）术后肢体水肿时，应抬高患肢，以减轻肿胀。

（4）术后要及时巡视患者，检查皮肤与外固定器之间的空隙，不断调整。术后应主动活动患肢，促进肢体肿胀消退，防止皮肤压疮。

8. 针道骨折预防措施

（1）钢针直径不应大于骨直径的 20%，采用与骨直径比例不相适应的钢针，有可能在针道处发生骨折。

（2）对于严重的骨质疏松患者，更要选择较细钢针固定，要防止患者遭受外伤，减少针道骨折的机会。

9. 再骨折预防措施

（1）拆除骨外固定器时要准确判断骨折愈合情况。

（2）要采取去除部分连接的方式，在患者试负重 3 ～ 7 天无再骨折征象再行拆除。不能确定时，宁可推迟拆除骨外固定器时间或拆除外固定器后卧床及辅助石膏固定。

六、病案分析与导入

【病案】

刘某，男性，52 岁，农民，已婚，2017 年 8 月 17 日因"右胫骨骨折外固定术后伴伤口针道流脓 3 个月"入院。

患者 3 个月前因车祸致创伤性失血性休克、右小腿开放性粉碎性骨折、右侧多发肋骨骨折，于当地医院急诊行右小腿清创复位单臂外固定支架固定 VSD 负压引流术。半个月前再次入院进行清创术。近期发热，为进一步治疗，以右胫骨骨髓炎收入住院。查体全身情况良好，右小腿有外固定架固定，伤口及针道可见脓性分泌物。患者平素身体情况良好，否认其他疾病及输血、药物、食物过敏史。

专科查体：T：37.2℃，P：79 次 / 分，R：19 次 / 分，BP：125/75mmHg。肋骨骨折愈合良好，右小腿单臂外固定支架固定，右小腿中部前内侧约 15cm×10cm 点状植皮，肤色暗红，愈合尚可，右小腿肿胀，前内侧及前侧可见两个手术切口，分别长约 8cm、20cm，未拆线，前侧切口及近端针道可见脓性分泌物（图 4-1-7）。局部无反常活动。右膝关节活动度：屈曲 120°～伸直 0°；右踝明显受限，活动度：跖屈 10°～背伸 5°。

辅助检查：X 线片示右胫骨可见骨折线及骨缺损（图 4-1-8），局部骨质疏松明显；检查化验提示：WBC：$10.33×10^9$/L，中性粒细胞：$8.91×10^9$/L，中性粒细胞比率：86.2%，CRP：36mg/L，ESR：21mm/h；SPE-CT 示胫骨大段骨骼区域骨感染，局部骨坏死；分泌物提示鲍曼不动杆菌、溶血葡萄球菌。

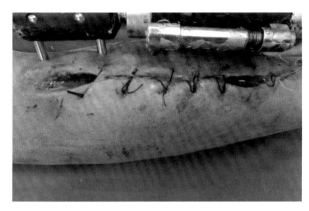

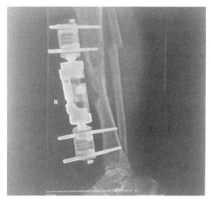

图 4-1-7 胫骨外固定感染 　　　　图 4-1-8 胫骨骨缺损

【提出问题】

1. 本例患者目前所患的是何病？请具体分析。

2. 本例患者存在的护理问题有哪些？如何解决？

【分析思路】

1. 疾病分析 患者右小腿单臂外固定支架固定，肿胀，皮肤暗红色，前内侧及前侧可见两个手术切口，前侧切口及近端针道可见脓性分泌物。根据临床表现，并结合X线、SPE-CT，化验检查及分泌物细菌培养结果，诊断本病为右胫骨骨髓炎，右胫骨骨折术后不愈合合并感染，右胫骨骨缺损。

2. 辨证分析 患者车祸致失血性休克，病后体虚，余邪未清，湿邪内感，毒邪侵犯筋骨，以致经络阻隔、气滞血瘀；右小腿开放粉碎骨折，累及骨骼，继而感染毒邪，以致血络瘀阻。综上，本病辨为附骨疽。治以清热解毒、祛瘀除湿。

3. 辅助检查 右小腿X线片示右胫骨骨折术后，右胫骨可见骨折线及骨缺损，局部骨质疏松明显。SPE-CT示胫骨大段骨骼区域骨感染，局部骨坏死。

4. 存在的护理问题

（1）疼痛：与炎症反应及脓液产生致髓腔压力增大有关。

（2）营养缺乏：低于机体需要量。与食欲差、高热致基础代谢率增高有关。

（3）潜在并发症：皮肤完整性受损、深静脉血栓形成、关节僵硬、肌肉萎缩。

（4）知识缺乏：与受教育程度及知识来源匮乏有关。

【护理方案】

1. 术后平卧，患肢垫高30cm左右，伤口处给予冰袋外敷。

2. 鼓励患者术后6～8小时多饮水，评估带尿管必要性，及时拔出尿管。

3. 严密观察穿针部位有无渗血及血肿，观察肢体血运及感觉，触摸患肢足背动脉搏动情况，及时发现血管、神经损伤的早期症状。

4. 观察患者体温变化，随时更换衣裤，保持干燥，骶尾部定时按摩，观察皮肤是否完好。

5. 观察患肢足趾活动度情况，鼓励患者床上活动。给予下肢足底肢体循环泵持续应用，预防下肢深静脉血栓。

6. 指导患者进食高蛋白、高维生素、高热量、高钙饮食，鼓励少食多餐。

【护理评估】

通过治疗、护理和评估，本阶段护理目标未全部实现。具体情况如下。

1. 患者症状和体征方面　患者术后血压 97/61mmHg，HR94 次 / 分，血流动力学欠稳定，潜在失血性休克的危险。

2. 疾病相关知识方面　患者了解外固定支架，截骨、骨搬移治疗方法和潜在并发症等知识。了解营养摄入、钙剂补充的相关知识。

3. 调护技能方面　患者已掌握术后功能锻炼方法。

【治疗进展】

1. 治疗经过　患者住院 8 天后，在硬腰联合麻醉下行单臂外固定支架取出，骨髓炎清创感染胫骨切除，胫骨远端、近端干骺端截骨，万古霉素医用硫酸钙（Wright）植入，伊利扎诺夫（Ilizarov）环形外固定支架外固定骨搬移术（图 4-1-9 至图 4-1-12）。术后收入 ICU 病房，第 2 日病情稳定转入骨科病房。给予输血、补液、抗炎、止痛、消肿、骨搬移对症治疗护理，适当功能锻炼。术后第 10 日开始进行双向骨搬移，持续抗感染治疗，加强针道护理及功能锻炼。支架调整 44 天后，患者病情平稳，未发生严重并发症，针道轻度感染，已治愈。患者及家属学会支架调节及支架照护方法，顺利出院。患者出院后继续遵照医嘱进行支架调节，每月按时门诊复查。2018 年 3 月 17 日，骨延长达到标准，骨折愈合良好，顺利拆除外固定支架。

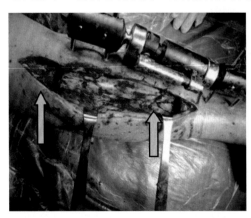

图 4-1-9　胫骨远端、近端截骨

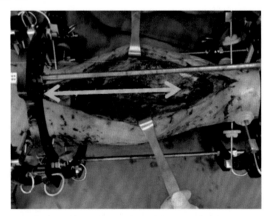

图 4-1-10　感染胫骨切除 Ilizarov 环形外固定支架外固定

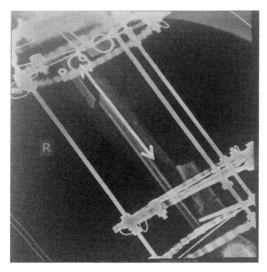 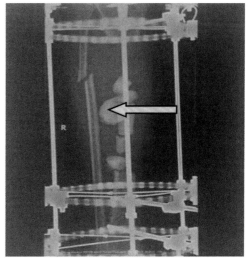

图 4-1-11　感染胫骨切除　　　　　　图 4-1-12　万古霉素＋医用硫酸钙植入

2. 对症护理

（1）术后收入 ICU 病房，持续吸氧、生命体征监测及血流动力学监测，快速补液，纠正贫血，维持有效循环血量，改善凝血功能；麻醉消退后，教会并协助患者适度踝关节背伸锻炼，防止踝关节跖曲畸形。

（2）术后第 2 日再给予输注悬浮红细胞 2U，血浆 400mL 纠正贫血；根据药敏试验选用抗生素，密切观察体温及炎性指标变化，对症支持治疗、护理。

（3）术后第 10 日遵照医嘱进行外固定支架调节进行骨搬移，胫骨近端每日调节 0.75mm，分 3 次进行调整，胫骨远端每日调节 0.5mm，分 2 次进行调整（图 4-1-13 至图 4-1-16）。密切观察，防止并发症的发生，尤其是针道有渗出的情况且每日 2 ～ 3 次消毒。每日 3 ～ 5 次膝、踝、足趾功能锻炼，遵循数量由少及多，幅度由小及大的原则。

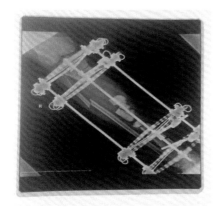 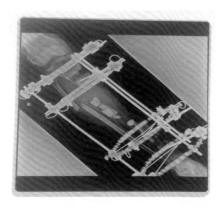

图 4-1-13　支架调节 12 天　　　　　　图 4-1-14　支架调节 33 天

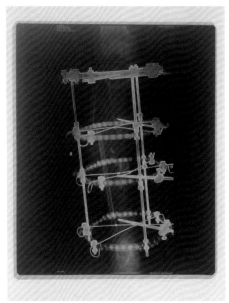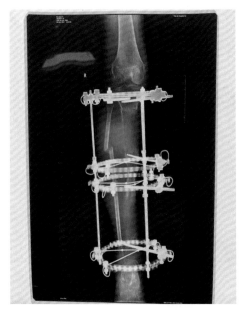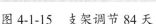

图 4-1-15　支架调节 84 天　　　　图 4-1-16　支架调节 112 天

【转归与护理原则】

转归一：患者经过手术治疗与护理，患肢流脓、胀痛症状得以缓解。

转归二：术后经过快速补液、输血，贫血症状得以纠正，血流动力学稳定。

转归三：术后根据药敏试验选用敏感抗生素，观察体温及炎性指标变化，对症支持治疗，未见体温升高。

转归四：患者未发生血管、神经等严重并发症，未发生膝、踝关节挛缩畸形。

转归五：外固定针道轻度感染，经减少功能锻炼及加强针道护理，针道感染控制良好。

七、外固定护理评价与标准

（一）术前护理评价

1. 评估充分，包括原发病、患肢疼痛、功能障碍的程度、化验检查的异常结果、深静脉血栓评估、生活自理能力及心理状况。

2. 术区皮肤及软组织感染、渗出情况。

3. 术前宣教内容已知晓

（1）手术时间、部位、麻醉方式，术后带外固定支架时间及管理方法。

（2）术前戒烟、术后功能锻炼的重要性。

（3）患者练习床上排便。

（4）患者无牙龈出血等出血征象。

（二）术中护理评价

1. 手术顺利，术中生命体征平稳，术后血流动力学欠稳定。

2. 术中未发生麻醉意外，外固定支架安装稳定。

（三）术后护理评价

1. 术后快速输血、补液，严密监测生命体征及血流动力学变化，能有效维持患者循环血量、生命体征平稳。

2. 保持正确体位：患肢抬高制动，冰袋外敷；持续应用足底泵预防深静脉血栓。

3. 皮肤完好：骶尾部、肢体绑扎止血带处、外固定架相邻皮肤均完好。

4. 潜在并发症

（1）无神经、血管并发症：患肢血运良好，足趾活动良好，足背动脉搏动良好。

（2）无压疮、泌尿系感染、深静脉血栓形成。

5. 患者已知晓麻醉恢复后的肢体功能锻炼及外固定架调整方法。

八、外固定护理路径

（一）肱骨干骨折外固定器治疗护理路径

表 4-1-2　肱骨干骨折外固定器治疗护理路径

住院号：_____　床号：_____　姓名：_____　性别：_____　年龄：_____

住院日期：_____ 年 ____ 月 ____ 日　出院日期：_____ 年 ____ 月 ____ 日

预期住院天数：10 ～ 14 天　　　　　实际住院天数：____天

住院天数	住院第 1 ～ 2 天（住院日）	住院第 3 天（手术日）	住院第 4 天（术后第 1 天）
临床评估	病史询问及体格检查、术前检查 评估基本生命体征 对疾病的认知 心理状态 护理级别：____级 评估患肢肿胀程度及疼痛、桡动脉搏动、肢体感觉活动情况	术后基本生命体征评估 护理级别：____级 评估患肢肿胀程度及疼痛、桡动脉搏动、肢体感觉活动情况 评估针眼渗血情况 评估外固定并发症	评估基本生命体征 护理级别：____级 评估患肢肿胀程度及疼痛、桡动脉搏动、肢体感觉活动情况 评估针眼渗血情况 评估外固定并发症
处置	监测生命体征，了解既往史 定于明日在麻醉下行肱骨骨折闭合复位外支架固定术 术区备皮	术前预防性使用抗生素 手术，术后监测 24 小时，观察患肢感觉运动及血运情况、注意伤口渗血情况及呼吸情况	术后预防性使用抗生素、消肿药物 针眼换药

（续表）

检查	三大常规＋血型 凝血三项 心电图 肝肾功能 传染病检查 X线片检查		复查X线片
饮食	普食 术前6小时禁食，4小时禁饮	术后6小时后清淡饮食	普食 特殊饮食 清淡饮食
排泄	顺畅　未解　腹泻	顺畅　未解　腹泻	顺畅　未解　腹泻
活动	肩关节制动 指导患者进行握拳活动锻炼，但禁止肩关节旋转活动 抬高患肢	肩关节制动 指导患者进行握拳活动锻炼，但禁止肩关节旋转活动 抬高患肢	肩关节制动 患肢功能训练：患肢各指、腕关节的活动 抬高患肢
护理及宣教	测量生命体征 介绍医院、病房环境，介绍经管医生及责任护士 了解既往病史及过敏史 告知术前行各项化验及检查的目的、意义及注意事项 落实基础护理 告知手术安排的时间，术前、术中的配合，及术后可能出现的情况，听取患者意见并做好解释 术前心理护理，注意患者的睡眠情况，必要时使用镇静药 皮肤的准备	术前交代注意事项 监测术日晨生命体征，观察有无异常情况 术后观察重点 神志情况 疼痛情况 肢端血运及感觉活动情况 针眼情况 注意有无并发症发生*	继续行术后观察（同手术当日） 预防并发症 伤口敷料及患肢针眼的观察，患肢肿胀是否消退，继续观察病情 观察患肢症状，与术前进行比较，向患者讲解外固定支架的护理 注意事项
变异情况及处理	有　　无 变异情况简单描述：	有　　无 变异情况简单描述：	有　　无 变异情况简单描述：
护士签名			

住院天数	住院第5～7天 （术后第2～4天）	住院第8天到出院 （术后第5天到出院日）
临床评估	评估基本生命体征 护理级别：＿＿＿级 评估患肢肿胀程度、桡动脉搏动、肢体感觉活动情况 评估伤口渗血情况 外固定支架者注意针眼的观察	评估基本生命体征 护理级别：＿＿＿级 评估患肢肿胀程度、桡动脉搏动、肢体感觉活动情况 评估伤口愈合情况 评估功能锻炼情况 外固定支架者注意针眼的观察

（续表）

处置	停用抗生素 针眼消毒 针眼换药	予促骨痂生长药物 针眼消毒 针眼换药 办理出院手续
检查	复查血常规	复查 X 线片
饮食	普食、特殊饮食、清淡饮食	普食、特殊饮食、清淡饮食
排泄	顺畅　未解　腹泻	顺畅　未解　腹泻
活动	肩关节制动 患肢功能训练：患肢腕、肘、肩关节	肩关节制动 患肢功能训练：患肢腕、肘、肩关节的活动
护理 及宣教	告知术后用药情况 加强饮食营养指导 注意针眼情况，保持针眼清洁干燥	指导患者出院后日常生活护理，饮食调理，功能锻炼 出院宣教 * 出院带药的指导 患者财产的归还 提供联系方式 办理出院手续
变异情况 及处理	有　　无 变异情况简单描述：	有　　无 变异情况简单描述：
护士签名		

*：护理重点

（二）尺桡骨骨折外固定治疗护理路径

表 4-1-3　尺桡骨骨折外固定治疗护理路径

住院号：_____　床号：_____　姓名：_____　性别：_____　年龄：_____

住院日期：_____ 年 ____ 月 ____ 日　出院日期：_____ 年 ____ 月 ____ 日

预期住院天数：10 ～ 14 天　　　　实际住院天数：____ 天

住院天数	住院第 1 ～ 2 天（术前日）	住院第 3 天（手术日）	住院第 4 天（术后第 1 天）
临床评估	病史询问及体格检查、术前检查 测量生命体征 护理级别：____级 评估患肢肿胀程度及疼痛、肢体血运、感觉活动情况	术前术后测量生命体征 护理级别：____级 评估患肢肿胀程度及疼痛、肢体血运、感觉活动情况 评估针眼渗血情况	评估基本生命体征 护理级别：____级 评估患肢肿胀程度，肢体血运、感觉活动情况 评估伤口、针眼情况
处置	监测生命体征 定于明日在麻醉下行尺桡骨骨折闭合复位外支架固定术术区备皮	术前预防性使用抗生素 术后监测 24 小时，观察患肢感觉运动及血运情况、注意伤口渗血情况及呼吸情况 抬高患肢	术后查体 术后预防性使用抗生素、消肿药物 抬高患肢 针眼换药

（续表）

检查	三大常规＋血型 凝血三项 心电图 肝肾功能＋传染病检查 X线片检查 骨密度		复查前臂全长正侧位X线片
饮食	术前6小时禁食，4小时禁饮	禁食6小时后清淡饮食	普食 特殊饮食 清淡饮食
排泄	顺畅　未解　腹泻	顺畅　未解　腹泻	顺畅　未解　腹泻
活动	肘、腕关节制动	肘、腕关节制动，行主动握拳运动	肘、腕关节制动，行主动握拳运动
护理及宣教	介绍医院、病房环境，介绍经管医生及责任护士 了解既往病史及过敏史 告知术前行各项化验及检查的目的、意义及注意事项 落实基础护理 告知手术安排的时间，术前、术中的配合，及术后可能出现的情况，听取患者意见并做好解释 术前心理护理，注意患者的睡眠情况，必要时使用镇静药* 皮肤的准备	术前交代注意事项 监测术日晨生命体征，观察有无异常情况 术后观察重点* 神志情况 疼痛情况 肢端血运及感觉活动情况 渗血情况 注意有无并发症发生*	继续行术后观察（同手术当日） 预防并发症 了解术后饮食情况，行术后饮食指导* 观察二便情况 了解睡眠情况
变异情况及处理	有　　无 变异情况简单描述：	有　　无 变异情况简单描述：	有　　无 变异情况简单描述：
护士签名			

住院天数	住院第5～7天 （术后第2～4天）	住院第8天 （术后第5天）至出院
临床评估	评估基本生命体征 护理级别：＿＿级 评估患肢肿胀程度，肢体血运、感觉活动情况	评估基本生命体征 护理级别：＿＿级 评估患者功能锻炼情况
处置	停用抗生素 针眼消毒 针眼换药	予促骨痂生长药物 针眼消毒 针眼换药
检查	复查血常规	复查X线片
饮食	普食 特殊饮食 清淡饮食	普食 特殊饮食 清淡饮食

（续表）

排泄	顺畅　未解　腹泻	顺畅　未解　腹泻
活动	卧床休息 患肢的活动训练 *	卧床休息 患肢的活动训练
护理及宣教	告知术后用药情况 指导患者尽量卧床休息	继续观察病情 出院准备（包括病历整理） 预约复诊时间月日 出院宣教 检验患者住院期间对本病的掌握情况，尤其在日常生活中注意事项是否了解，并根据患者不同的职业及工作内容进行指导 出院带药指导 财产归还 提供联系方式 办理出院手续（包括各类保险患者各种出院手续的办理）
变异情况及处理	有　　无 变异情况简单描述：	有　　　无 变异情况简单描述：
护士签名		

*：护理重点

（三）股骨颈骨折微创治疗护理路径

表 4-1-4　股骨颈骨折微创治疗护理路径

住院号：_____　床号：_____　姓名：_____　性别：_____　年龄：_____

住院日期：_____ 年 ____ 月 ____ 日　出院日期：_____ 年 ____ 月 ____ 日

预期住院天数：12 ～ 17 天　　　　　实际住院天数：____ 天

住院天数	住院第 1 ～ 2 天（术前日）	住院第 3 天（手术日）	住院第 4 天（术后第 1 日）
临床评估	评估生命体征 患肢是否畸形 肢体疼痛、足背动脉搏动、肢体感觉活动情况 对疾病的认知 心理状态 护理级别：____级	术后生命体征评估 肢体疼痛、足背动脉搏动情况，肿胀、肢体感觉活动情况 伤口渗血情况 护理级别：____级	评估生命体征 肢体疼痛、足背动脉搏动情况，肿胀、肢体感觉活动情况 针眼渗血情况 护理级别：____级
处置	测血压，准备影像学资料及病史资料，抽血化验 手术区备皮 执行术前医嘱 落实基础护理	准备氧气，吸痰器等急救物品 术前静脉滴注 术前导尿	留置尿管护理 落实各项治疗

（续表）

检查	三大常规＋血型 凝血三项＋肝肾功能 传染病检查 X 线片 心电图 骨密度	复查血常规	复查血常规 复 X 线片
饮食	清淡饮食 术前 6 小时禁食，4 小时禁饮	术后 6 小时半流质饮食	普食 特殊饮食 清淡饮食
排泄	顺畅　未解　腹泻	顺畅　未解　腹泻	顺畅　未解　腹泻
活动	不受限制 卧床休息 限制活动	平卧位休息，予"丁"字鞋外固定，保持外展中立位，鼓励患者行患肢股四头肌静力收缩及足、踝部训练	卧床休息 进行正确翻身、坐起继续行患肢股四头肌静力收缩及足、踝部训练，并行侧卧屈伸膝关节训练
护理及宣教	介绍医院环境，介绍经管医生及责任护士 了解既往史及过敏史 告知术前行各项化验及检查目的、意义及注意事项，抽血检查 术前床上大小便训练，并确认患者是否成功在床上进行 术前心理护理，注意患者的疼痛和睡眠情况，必要时给予止痛镇静药 抬高患肢 *	确认术前禁食、备皮、更衣、清理卫生，督促患者排空大小便 与手术室人员做好带入手术室物品的交接清点工作 术后观察重点 * 神志、呼吸、体温情况 镇痛泵效果 抬高患肢 患肢血液循环、肿胀、感觉、活动情况 伤口渗血情况 * 尿管情况 予气压治疗仪协助下肢静脉血液回流 注意有无并发症发生 *	预防卧床并发症 了解患者术后饮食情况行术后饮食指导 观察大小便情况 了解睡眠情况 行术后饮食指导宜清淡、富营养、易消化的食物，禁忌油炸刺激食品，同时多饮水 抬高患肢
变异情况及处理	有　　无 变异情况简单描述：	有　　无 变异情况简单描述：	有　　无 变异情况简单描述：
护士签名			
住院天数	住院第 5～10 日 （术后第 2～7 日）	住院第 11～16 日 （术后第 8～13 日）	住院第 17 日至出院 （术后第 14 日至出院）

（续表）

临床评估	评估生命体征 伤口愈合情况 护理级别：＿＿级	评估生命体征 伤口愈合情况 护理级别：＿＿级	体格检查 伤口愈合情况 评估功能锻炼情况 护理级别：＿＿级
处置	针眼换药	抽静脉血 针眼换药	针眼换药 针眼消毒
检查		血常规	复查血常规
饮食	普食 特殊饮食 清淡饮食	普食 特殊饮食 清淡饮食	普食 特殊饮食 清淡饮食
排泄	顺畅　未解　腹泻	顺畅　未解　腹泻	顺畅　未解　腹泻
活动	卧床休息 进行正确翻身、坐起 行患肢股四头肌静力收缩及足、踝部训练，并行侧卧屈伸膝关节训练，CPM 角度不超过 90°。卧床期间双下肢不交叉，坐于床沿时，让患肢自然下垂，不屈身向前	离床活动，患肢不感疼痛情况下扶双拐下地不负重行走 行患肢股四头肌静力收缩及足、踝部训练，并行侧卧屈伸膝关节训练 防止跌倒再次骨折	离床活动，患肢不感疼痛情况下扶双拐下地不负重行走 行患肢股四头肌静力收缩及足、踝部训练，并行侧卧屈伸膝关节训练
护理及宣教	观察患肢肿胀情况 保持伤口外敷料清洁干燥，观察伤口有无红肿等感染迹象 使用药物作用告知 化验结果的告知 功能锻炼指导 * 日常生活指导 *	观察针眼情况，患肢肿胀是否消退 向患者说明各种症状的原因，做好解释	康复训练指导 预约复诊时间 整理出院病案 出院状况评估 针眼评估 康复训练效果评估 出院宣教 患者下床活动时间及方法，拐杖使用时间方法是否了解 出院带药的指导 复查的时间 提供联系方式 办理出院手续
变异情况及处理	有　　无 变异情况简单描述：	有　　无 变异情况简单描述：	有　　无 变异情况简单描述：
护士签名			

　*：护理重点

（四）股骨粗隆间骨折外固定器治疗护理路径

表 4-1-5　股骨粗隆间骨折外固定器治疗护理路径

住院号：＿＿＿＿＿　床号：＿＿＿＿＿　姓名：＿＿＿＿＿　性别：＿＿＿＿　年龄：＿＿＿＿＿

住院日期：＿＿＿ 年 ＿＿ 月 ＿＿ 日　出院日期：＿＿＿ 年 ＿＿ 月 ＿＿ 日

预期住院天数：14～21 天　　　　　　实际住院天数：＿＿＿ 天

住院天数	住院第 1 天	住院第 2～7 天	住院第 8 天（术前日）
临床评估	病史询问及体格检查 评估生命体征，患肢是否畸形、短缩 患肢观察：有无肿痛、皮下青紫瘀斑，足背动脉搏动情况，肢体感觉活动情况 * 对疾病的认知 心理状态 护理级别：＿＿＿级	生命体征评估 患肢肿胀、疼痛、足背动脉搏动情况，肢体感觉活动 心理状态 护理级别：＿＿＿级	评估生命体征 术前讨论 患肢肿胀、疼痛、足背动脉搏动情况，肢体感觉活动 护理级别：＿＿＿级
处置	测生命体征，准备影像学资料及病史资料，掌握股骨髁上骨牵引护理，了解患者心理状态，对患者可能担心的问题进行疏导 * 个人卫生要求及检查	牵引术后了解患者对体位的适应程度 了解患者的牵引针眼渗血情况，患肢肢端血运感觉运动情况	了解患者术前心理状态，针对患者可能担心的问题进行疏导 * 术前 6 小时禁食，4 小时禁饮 个人卫生要求及检查
饮食	普食 特殊饮食 清淡饮食	普食 特殊饮食 清淡饮食	清淡饮食，术前 6 小时禁食，4 小时禁饮
检查	三大常规＋血型 凝血三项 肝肾功能 传染病检查 X 线片 心电图 骨密度		
排泄	顺畅　未解　腹泻	顺畅　未解　腹泻	顺畅　未解　腹泻
活动	患肢制动鼓励患者行患肢股四头肌静力收缩锻炼 进行患肢踝关节及足趾的活动 扩胸运动引体向上	患肢制动，行患肢踝关节及足趾活动 股四头肌静力锻炼 扩胸运动引体向上	卧床休息 进行患肢踝关节及足趾的活动 股四头肌静力锻炼 扩胸运动引体向上
护理及宣教	介绍医院、病房环境，介绍经管医生及责任护士了解既往史及过敏史 告知行各项化验及检查目的、意义及注意事项落实基础护理床上大小便训练，并确认患者是否成功在床上进行	生命体征 牵引眼换药 患肢肿胀是否消退，继续观察病情 观察患肢症状，向患者说明各种症状的原因，做好解释。向患者告知牵引固定后注意事项及可能并发症	术前心理护理，注意睡眠及情绪情况 * 皮肤的准备，观察二便情况，了解睡眠情况
变异情况及处理	有　　无 变异情况简单描述：	有　　无 变异情况简单描述：	有　　无 变异情况简单描述：

（续表）

	住院第 9 天 （手术日）	住院第 10～16 天 （术后第 1～7 日）	住院第 17 天 （术后第 8 日）至出院
护士签名			
住院天数	住院第 9 天 （手术日）	住院第 10～16 天 （术后第 1～7 日）	住院第 17 天 （术后第 8 日）至出院
临床评估	评估生命体征患肢肿胀、疼痛、足背动脉搏动情况，肢体感觉活动 * 患肢外固定针眼渗血情况 护理级别：＿＿级	评估生命体征 患肢肿胀、疼痛、足背动脉搏动情况，肢体感觉活动 外固定针眼渗血情况 护理级别：＿＿级	评估生命体征 体格检查 外固定针眼渗血情况 评估患肢功能锻炼情况 护理级别：＿＿级
处置	行术前静脉滴注 术前导尿 准备氧气，吸痰器等急救物品 补液、抗炎、消肿治疗	针眼换药 补液、抗炎、消肿治疗	针眼换药
检查	复查血常规 复查电解质 复查凝血四项	血常规 复查 X 线片	血常规 复查 X 线片
饮食	禁食 6 小时后半流质饮食	普食 特殊饮食 清淡饮食	普食 特殊饮食 清淡饮食
排泄	顺畅　未解　腹泻	顺畅　未解　腹泻	顺畅　未解　腹泻
活动	卧床休息 给予抬高患肢 行患肢踝关节及足趾活动 股四头肌静力收缩锻炼 患肢"丁"字鞋外固定，并予外展中立位	进行患肢踝关节及足趾的活动 股四头肌静力收缩锻炼 CPM 协助患肢作 45°范围内的屈髋屈膝活动	扶拐部分负重进行活动锻炼 3 个月弃拐完全负重行走 4 个月后随访，骨折临床愈合，予拆除外支架
护理及宣教	交代术前注意事项，行术前静脉滴注 确认术前禁食、备皮、更衣、清理卫生，督促患者排空大小便，监测术日晨生命体征，观察有无异常情况与来接患者的手术室人员做好带入手术室物品的交接清点工作。观察恢复情况，与术前对比，向医生反馈。保持针眼处敷料清洁干燥，渗血较多时给予及时更换，静脉输液药物作用的讲解：消炎、消肿为主	生命体征、外固定支架针眼渗血的观察，患肢肿胀是否消退。继续观察病情 * 观察患肢症状，与术前进行比较，向患者说明各种症状的原因，做好解释 术后饮食指导 * 术后观察重点 * 神志、呼吸、体温情况 疼痛情况 肢体血运、肿胀、感觉、活动情况 术后小便情况，注意有无并发症发生	针眼护理，指导康复训练，指导出院准备（包括病历整理） 出院状况评估 出院宣教 * 复查的时间，提供联系方式，办理出院手续
变异情况及处理	有　　无 变异情况简单描述：	有　　无 变异情况简单描述：	有　　无 变异情况简单描述：
护士签名			

*：护理重点

（五）胫腓骨骨折外固定器治疗护理路径

表 4-1-6 胫腓骨骨折外固定器治疗护理路径

住院号：_____ 床号：_____ 姓名：_____ 性别：_____ 年龄：_____

住院日期：____ 年 ___ 月 ___ 日 出院日期：____ 年 ___ 月 ___ 日

预期住院天数：14 ～ 21 天   实际住院天数：____ 天

住院天数	住院第 1 天	住院第 2 ～ 7 天	住院第 8 天（术前日）
临床评估	病史询问及体格检查、术前检查 评估基本生命体征，患肢是否畸形、短缩，观察有无肿胀、疼痛、皮下青紫瘀斑、足背动脉搏动情况、肢体感觉活动情况 * 对疾病的认知 心理状态 护理级别：____ 级	基本生命体征评估 评估患肢肢端血运、感觉情况 评估疼痛是否耐受 评估肿胀情况 观察针眼有无红、肿、热、痛 护理级别：____ 级	评估基本生命体征 评估患肢肢端血运、感觉情况 评估疼痛是否耐受 评估肿胀情况 观察针眼有无红、肿、热、痛 护理级别：____ 级
处置	测血压，准备影像学资料及病史资料。跟骨牵引了解患者心理状态，针对患者可能担心问题进行疏导，个人卫生要求及检查	抽血化验 牵引术后了解患者对体位的适应程度，了解患者牵引针眼渗血情况，患肢肢端血运感觉运动情况	了解患者术前心理状态，针对患者可能担心的问题进行疏导 * 术前 6 小时禁食，4 小时禁饮。个人卫生要求及检查
饮食	普食 特殊饮食 清淡饮食	普食 特殊饮食 清淡饮食	清淡饮食，术前 6 小时禁食，4 小时禁饮
检查	三大常规＋血型凝血三项肝肾功能传染病检查 X 线片心电图		
排泄	顺畅 未解 腹泻	顺畅 未解 腹泻	顺畅 未解 腹泻
活动	患肢制动，鼓励患者行患肢股四头肌静力收缩锻炼	患肢制动，进行患肢踝关节及足肢的功能训练	卧床休息
护理及宣教	介绍医院、病房环境，介绍经管医生及责任护士了解既往史及过敏史 告知行各项化验及检查目的、意义及注意事项落实基础护理床上大小便训练，并确认患者是否成功在床上进行 跟骨骨牵引护理 *	生命体征 牵引针眼敷料观察，患肢肿胀是否消退。继续观察病情观察患肢症状，向患者说明各种症状的原因，做好解释。向患者告知牵引固定后注意事项及可能的并发症	术前心理护理，注意睡眠及情绪情况，皮肤的准备，观察二便情况，了解睡眠情况
变异情况及处理	有 无 变异情况简单描述：	有 无 变异情况简单描述：	有 无 变异情况简单描述：

（续表）

	住院第 9 天 （手术日）	住院第 10～16 天 （术后第 1～7 日）	住院第 17 天 （术后第 8 日）至出院
护士签名			
住院天数	住院第 9 天 （手术日）	住院第 10～16 天 （术后第 1～7 日）	住院第 17 天 （术后第 8 日）至出院
临床评估	评估基本生命体征评估患肢肢端血运、感觉情况 评估伤口渗血情况 评估疼痛是否耐受 评估肿胀情况 观察外固定针眼渗血情况 护理级别：＿＿级	评估基本生命体征 评估患肢肢端血运、感觉情况 评估疼痛是否耐受 评估肿胀情况 观察针眼渗血情况及有无红、肿、热、痛 护理级别：＿＿级	评估基本生命体征 患肢功能锻炼情况 伤口愈合情况，观察针眼有无红、肿、热、痛 护理级别：＿＿级
处置	行术前静脉滴注 拔除骨牵引 术后心电监测 6 小时 观察生命体征，患肢肢端血运、感觉运动情况及伤口渗血情况 遵照医嘱给予消炎、消肿药物治疗	针眼换药 遵医嘱给予消炎、消肿药物治疗	针眼换药
检查	血常规	血常规 复查 X 线片	复查 X 线片
饮食	禁食 术后 6 小时半流质饮食 术后清淡饮食	普食 特殊饮食 清淡饮食	普食 特殊饮食 清淡饮食
排泄	顺畅　未解　腹泻	顺畅　未解　腹泻	顺畅　未解　腹泻
活动	卧床休息 给予抬高患肢 患肢股四头肌静力收缩锻炼	指导患者行患肢功能锻炼 抬高患肢	指导患者行患肢功能锻炼 抬高患肢
护理及宣教	术前交代注意事项，术前静脉滴注 确认术前禁食、备皮、更衣、清理卫生，督促患者排空大小便，监测术日晨生命体征，观察有无异常情况与来接患者的手术室人员做好带入手术室物品的交接清点工作。观察恢复情况，与术前对比，向医生反馈保持针眼处敷料清洁干燥，渗血较多时给予及时更换。静脉输液药物作用的讲解：消炎、消肿为主	观察生命体征，患肢肿胀是否消退 * 术后饮食指导 术后观察重点 * 神志、呼吸、体温情况 疼痛情况 肢体血运、肿胀、感觉、活动情况 外固定针眼情况 小便情况，注意有无并发症发生 *	针眼护理，指导康复训练，指导出院准备（包括病历整理） 出院状况评估 出院宣教 * 复查的时间，提供联系方式办理出院手续
变异情况及处理	有　　无 变异情况简单描述：	有　　无 变异情况简单描述：	有　　无 变异情况简单描述：
护士签名			

*：护理重点

（六）跟骨骨折外固定器治疗护理路径

表 4-1-7　跟骨骨折外固定器治疗护理路径

住院号：_____　床号：_____　姓名：_____　性别：_____　年龄：_____

住院日期：_____ 年 ____ 月 ____ 日　出院日期：_____ 年 ____ 月 ____ 日

预期住院天数：12 ～ 14 天　　　　　实际住院天数：____ 天

住院天数	住院第 1 ～ 2 天（术前日）	住院第 3 天（手术日）	住院第 4 天（术后第 1 日）
临床评估	病史询问及体格检查、术前护理专科检查。评估基本生命体征，对疾病的认知心理状态术前讨论 护理级别：____ 级	评估基本生命体征，患肢肢端血运感觉运动情况 针眼渗血情况 患肢疼痛情况 针眼及外支架有无松动 护理级别：____ 级	评估基本生命体征，患肢肢端血运感觉运动情况 患肢疼痛情况 针眼渗血及外固定支架有无松动 护理级别：____ 级
处置	进行床上大小便训练 进食清淡易消化饮食。嘱按时禁食水，患者有抽烟史，劝其戒烟 监测生命体征，关注患者的睡眠情况，必要时使用镇静药 进行心理疏导 * 皮肤的准备	术后监测 24 小时生命体征 抬高患肢，观察患肢感觉、血运和渗血情况 给患者心理护理，分散注意力，减轻疼痛，必要时给予止痛药 遵照医嘱用药治疗，消肿、抗感染 支架固定后护理 *	抬高患肢，观察患肢感觉、血运和渗血情况 给患者心理护理，分散注意力，减轻疼痛 遵照医嘱用药治疗，消肿、抗感染 支架固定术后护理
检查	三大常规＋血型凝血三项肝肾功能、传染病检查、X 线片、心电图		复查 X 线片 复查血常规
饮食	清淡饮食，术前 6 小时禁食，4 小时禁饮	禁食 6 小时后半流质饮食 清淡饮食	普食 特殊饮食 清淡饮食
排泄	顺畅　未解　腹泻	顺畅　未解　腹泻	顺畅　未解　腹泻
活动	卧床休息抬高患肢	平卧位休息，患肢抬高，鼓励患者行足趾活动	卧床休息，患肢抬高。进行股四头肌及膝关节功能训练，进行足趾的功能训练
护理及宣教	介绍医院、病房环境，介绍经管医生及责任护士，了解既往史及过敏史 告知术前行各项化验及检查目的、意义及注意事项，抽血检查，落实基础护理，术前床上大小便训练，并确认患者是否成功在床上进行 通知术前 6 小时禁食、4 小时禁水，术前心理护理，注意睡眠及情绪情况 * 皮肤的准备	交代术前注意事项，行术前静脉滴注。确认术前禁食、备皮、更衣、清理卫生，督促患者排空大小便 监测术日晨生命体征，观察有无异常情况与手术室人员做好带入手术室物品的交接工作 术后观察重点 神志、呼吸、体温情况 疼痛情况 患肢外支架情况 肢体血运、肿胀、感觉、活动情况 术后小便情况，注意有无并发症发生	观察恢复情况，保持针眼处敷料清洁干燥，渗血较多时给予及时更换 静脉输液 药物作用的讲解：消炎、消肿为主 预防卧床并发症，饮食指导 观察二便情况，了解睡眠情况

（续表）

变异情况及处理	有　　无 变异情况简单描述：	有　　无 变异情况简单描述：	有　　无 变异情况简单描述：
护士签名			

住院天数	住院第 5～8 天（术后第 2～5 日）	住院第 9 天（术后第 6 日）至出院
临床评估	评估生命体征 针眼渗血及有无红、肿、热、痛的症状 外固定支架有无松动 患肢肿胀是否消退 护理级别：____级	评估生命体征 针眼及外支架有无松动 患肢肿胀是否消退 护理级别：____级
处置	针眼换药 针眼消毒 支架固定后护理 抬高患肢	针眼换药 针眼消毒 支架固定后护理 抬高患肢
检查		复查 X 线片
饮食	普食 特殊饮食 清淡饮食	普食 特殊饮食 清淡饮食
排泄	顺畅　未解　腹泻	顺畅　未解　腹泻
活动	行患肢功能锻炼，禁止做踝关节的活动	嘱患肢不可下地负重，注意安全，避免碰到外固定支架
护理及宣教	生命体征、伤口敷料、针眼及外支架有无松动，患肢肿胀是否消退 观察患肢症状，与术前进行比较。向患者说明各种症状的原因，做好解释	针眼护理，指导康复训练，指导出院准备（包括病历整理） 出院状况评估，康复训练效果评估 出院宣教 * 检验患者住院期间对本病的掌握情况，尤其在日常生活中注意事项是否了解，功能锻炼方法及注意事项是否掌握出院带药的指导 提供联系方式，办理出院手续
变异情况及处理	有　　无 变异情况简单描述：	有　　无 变异情况简单描述：
护士签名		

*：护理重点

103

（七）膝骨性关节炎截骨外固定治疗护理路径

表 4-1-8　膝骨性关节炎截骨外固定治疗护理路径

住院号：＿＿＿＿　床号：＿＿＿＿　姓名：＿＿＿＿　性别：＿＿＿＿　年龄：＿＿＿＿

住院日期：＿＿＿年＿＿月＿＿日　出院日期：＿＿＿年＿＿月＿＿日

预期住院天数：10 ～ 14 天　　　　　实际住院天数：＿＿＿ 天

住院天数	住院第 1 ～ 3 天（术前日）	住院第 4 天（手术日）	住院第 5 天（术后第 1 日）
临床评估	评估基本生命体征，有无合并其他疾病 患肢内外翻角度及活动情况 对疾病的认知，心理状态 护理级别：＿＿＿级	术后基本生命体征评估 护理级别：＿＿＿级	评估基本生命体征 住院心理变化情况 疾病症状改善情况 护理级别：＿＿＿级
处置	执行医嘱 完成基础护理 准备影像学资料及病史资料 抽血化验	准备氧气，心电监护仪，做好麻醉后护理物品准备 术后监测生命体征 建立静脉通道	针眼换药 拔出引流管
检查	血、尿、粪常规＋血型凝血三项、肝肾功能、传染病检查、X 线片、骨密度、心电图		复查血常规
饮食	清淡饮食，术前 6 小时禁食，4 小时禁饮	禁食，6 小时后半流质饮食	普食，清淡、富营养、易消化的食物，同时多饮水
排泄	顺畅　未解　腹泻	顺畅　未解　腹泻	顺畅　未解　腹泻
活动	卧床休息 *	平卧位休息，患肢抬高，鼓励患者行患肢股四头肌静力收缩及踝关节背伸趾屈锻炼	卧床休息进行患肢股四头肌静力收缩及踝关节背伸趾屈活动
护理及宣教	告知医院环境，介绍经管医生及责任护士 了解疼痛情况，协助患者取舒适体位，进行相应处理 * 了解患者肢体感觉及运动情况 * 告知次日各项化验及检查的注意事项 术区备皮 了解手术简单知识，了解患者术前心理状态，进行心理疏导 * 告知手术时间 简要介绍麻醉的配合 协助医生测量力线及对手术肢体标识	监测术日晨生命体征 术后观察重点 麻醉后护理，观察有无恶心、呕吐 手术伤口疼痛情况 手术针眼渗血情况 观察绷带的松紧程度，了解患者肢体肿胀、感觉及运动情况 * 避免膝关节负重屈曲 患处负压引流情况	继续术后观察 预防卧床并发症 了解患者的职业，有无加重疾病影响因素 观察大小便情况 保持患处敷料清洁干燥，渗血较多时给予及时更换 患肢抬高 30°
变异情况及处理	有　　无 变异情况简单描述：	有　　无 变异情况简单描述：	有　　无 变异情况简单描述：

（续表）

护士签名			
住院天数	住院 6～12 天（术后 2～7 日）	出院前	出院当日
临床评估	评估基本生命体征 评估疾病恢复情况 护理级别：____级	评估基本生命体征 评估疾病恢复情况 护理级别：____级	评估基本生命体征 护理级别：____级
处置	针眼换药	针眼换药 针眼消毒	办理出院手续
检查			
饮食	普食 特殊饮食 清淡饮食	普食 特殊饮食 清淡饮食	普食 特殊饮食 清淡饮食
排泄	顺畅　未解　腹泻	顺畅　未解　腹泻	顺畅　未解　腹泻
活动	离床活动,也可坐在床沿,患肢下垂。行直腿抬高,活动时力度不可太猛,锻炼时应循序渐进,以患肢不感疼痛为度 * 行患肢膝关节屈伸功能锻炼	离床活动	嘱患肢不可负重,防止跌倒再次骨折
护理及宣教	了解患者对疾病的认识 日常生活指导 * 观察恢复情况,与术前对比,向医生反馈 指导使用拐杖	伤口敷料、针眼情况的观察,患肢肿胀是否消退,继续观察病情 * 观察患肢症状,与术前进行比较 家庭锻炼及保健指导 *	出院准备（包括病历整理） 讲解出院带药的使用方法 约定复查时间 提供与医院联系的方式 家庭康复指导 * 患者能够负重无疼痛等异常时可开始下蹲 膝关节内旋、外旋练习,提高关节活动度 日常锻炼以平地步行为宜,不宜上坡登山
变异情况及处理	有　　无 变异情况简单描述：	有　　无 变异情况简单描述：	有　　无 变异情况简单描述：
护士签名			

*：护理重点

第二节 微创内固定技术护理

一、医患共同关注的问题

1. 患者与家属的疑问：①严重吗，要怎么治疗？②有后遗症吗？③多长时间可恢复？④手术效果，具体的手术方式，手术是否安全有效？

2. 医护人员关注的问题：①损伤原因分析？②有并发症吗？③功能恢复的如何？④是否有其他内科合并症？

二、概述

1. 微创内固定治疗胸腰椎骨折的理论依据 胸腰椎骨折大约占脊柱骨折的50%，常伴有不同程度的神经损伤，合并神经功能损伤的患者需手术治疗。传统后路开放减压、复位内固定术是临床常用的术式，可矫正脊柱畸形，复位骨折，维持脊柱的稳定性。由于传统开放手术时间较长，对椎旁肌肉及周围组织反复牵创，造成患者术后长期腰背部功能障碍与疼痛。随着微创技术的发展，骨折微创内固定术已应用于临床，通过微创手术对椎旁肌肉结构进行小范围剥离，具有创伤小、出血量低、术后腰部疼痛程度减轻的优点。近年来微创脊柱外科得到较快发展，Sextant 经皮系统则是微创脊柱内固定系统的典型代表。

2. 治疗方法 Sextant 椎弓根螺钉内固定系统（图 4-2-1）：手术方法全麻，俯卧位，胸部及两髂棘部垫软枕，腹部悬空，常规 C 型臂 X 线机定位伤椎。标记损伤节段椎体和上、下位椎弓根体表投影。经皮腰椎椎弓根螺钉固定术，皮肤进针点为椎弓根上缘与外侧缘连线的交点（通常旁开中线 2～3cm），根据术中透视定位椎弓根，取长度为 1.5～2cm 的纵形切口，依次切开皮肤与筋膜，使用扩张器扩张软组织至椎旁肌，沿克氏针以空心钻钻孔至椎体，拧入相应长度、直径的空心椎弓根螺钉。将固定棒按弧形轨迹穿于皮肤并置入螺钉的头部，实现微创置螺钉连接杆。使用撑开器将其纵向撑开，复位满意后分别拧紧固定螺帽。对侧同法，X 线透视伤椎高度，复位理想后冲洗缝合。

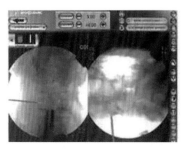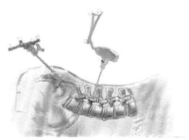

图 4-2-1 Sextant 经皮内固定系统

三、护理操作流程

表 4-2-1　脊柱病变行微创内固定技术护理操作流程

工作流程	岗位职责	主要内容	使用记录	引用文件
接收病人	责任护士	安排硬板床位，入院后即采用胸腰段垫软枕行仰卧位体位，使脊柱处于过伸位，测量生命体征，通知经管医生与护士	[一般护理记录单] [临床护理记录单] [护士交班本]	《医学临床三基护理分册》 《中医护理常规》 《骨科护理学》
评估护理需求	责任护士	观察病人肢体感觉、运动、反射和括约肌功能是否随着病情发展而变化，及时发现脊髓损伤征象，注意患者有无进行性神经功能损伤及下肢循环障碍的表现，报告医师并协助处理。尽量减少搬动病人，搬运时保持病人的脊柱中立位，以免造成或加重脊髓损伤。判断病人需解决的护理问题	[临床护理记录单]	
制定护理措施	责任护士 责任组长	与经管医生沟通，根据护理评估，制定护理计划与措施	[临床护理记录单]	
实施护理	责任护士	实施各种治疗方案的护理措施，做好相应护理。微创病人做好围手术期护理，充分了解患者对治疗方案了解接受程度和心理反应，提高病人对手术的耐受能力	[长、短期医嘱记录单] [一般护理记录单] [临床护理记录单] [护理路径单]	
	责任组长	检查各项护理措施实施情况与护理效果，查看护理措施，是否符合病人需求	[临床护理记录单]	
	护理学科带头人	检查病人治疗后的护理效果，护理是否规范，病人的基础护理，心理状态，健康宣教是否到位，指导护士工作	[护士长工作记录本]	
效果评价/改进	责任护士 责任组长 护理学科带头人	评估病人护理措施后效果，与住院期间病情恢复程度，了解病人的意见和建议，分析护理工作不足因素，提出改进意见	[临床护理记录单]	
办理出院	责任护士 经管医生	出院前进行病情评估，办理出院手续，指导饮食、解释及指导日常生活的护理问题，交代出院后护理康复计划与复诊时间	[临床护理记录单] [护士交班本]	

四、护理要点

（一）术前护理

1．术前评估

（1）受伤史：受伤的时间、原因和部位。受伤时的症状和体位、搬运方式、现场急救情况，有无昏迷史和复合伤。

（2）既往史：包括既往健康状况，有无脊柱受伤或既往史，是否服用激素类药物。

（3）身体状况：生命体征和意识；有无尿潴留或尿失禁；有无便秘或大便失禁；神经系统功能：躯体痛觉、温度觉、触觉及位置觉的丧失平面及程度；脊髓功能是否受损。

（4）辅助检查：X 线、CT、MRI、骨密度、心电图等。

（5）实验室检查：血常规、血小板、出凝血时间、肝功能、肾功能。

（6）心理状况：患者及家属对疾病心理承受能力，以及对康复知识的认识与需求。

2. 术前宣教与准备

（1）心理护理：了解患者病情及需要，安慰患者。向患者讲述实行手术的必要性、方法、麻醉方式，术中、术后可能出现的问题和应急处理措施，使其有充分的心理准备。动员患者及家属参与护理计划，建立有效的社会支持系统，向患者介绍治疗成功的病例，缓解心理压力。

（2）饮食和休息：鼓励摄入营养丰富、易消化的食物。创造安静舒适的环境，告知放松技巧，必要时给予镇静药，保证充足的睡眠。

（3）皮肤准备：手术切口周围 15 ～ 20cm，将皮肤褶皱内的汗毛剃净。

（4）适应性训练：床上便盆使用，以适应床上排便和排尿；教会患者床上翻身方法；指导其练习术中体位，以及正确深呼吸、咳嗽咳痰的方法，向患者解释吸烟的危害，严禁吸烟。

（5）胃肠道准备：手术前禁食 6 小时，禁饮 2 小时。

（6）术日晨护理：认真确认各项工作落实；女性月经来潮需延迟手术；遵照医嘱术前用药，建立留置针静脉通路；取下活动性义齿、首饰等物品；备好病历、药品等物品；铺麻醉床备用，备好氧气、吸痰器、心电监护仪等。

（二）术中护理

1. 患者进手术室后，护理人员应热情、主动接待患者，介绍手术情况、手术操作过程及可能遇到的不适，安慰患者，缓解其紧张情绪。

2. 术中密切观察患者的呼吸、心率、血压、血氧饱和度变化，遵照医嘱给予术中药物，发现异常时及时报告并处理。

3. 通过患者清醒状态下实施手术或通过术中唤醒试验以及电子计算机技术收集整理脊髓神经的电生理信息，监测神经功能。

（三）术后护理

1. 专科护理要点

（1）麻醉未清醒者头偏向一侧。平卧 6 小时后开始翻身，每 2 小时协助翻身 1 次，进行轴线翻身，保持颈、胸、腰椎在同一轴线上（图 4-2-2 轴线翻身）。

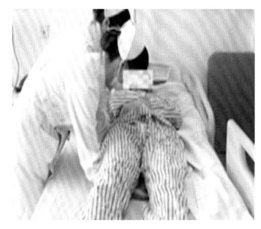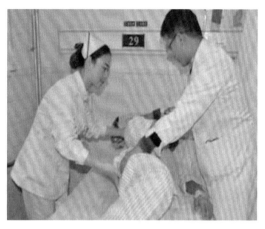

图 4-2-2 轴线翻身

（2）密切观察生命体征、尿量：每 30 分钟观察一次并详细记录。

（3）观察伤口：观察敷料渗血及局部肿胀等情况，防止伤口感染。

（4）观察双下肢感觉、活动情况：术后每日检查椎体平面以下的感觉、运动功能及括约肌功能。检查双下肢感觉和运动功能是否存在，肌力有无改善，神经反射及脊髓功能是否恢复。

（5）引流管护理：保持引流管通畅，观察并记录引流液的颜色、性状和量。

（6）预防压疮：脊髓损伤患者易发生压疮，卧气垫床，每 2 小时翻身、抬臀 1 次，加强骨突受压处的按摩，每日 2 ～ 4 次，每次 3 分钟。

（7）预防泌尿系感染：导尿时严格无菌操作；保持尿管通畅，勿打折、扭曲、受压，每 4 小时开放 1 次。每日 6 次，用 0.5% 碘伏棉球擦洗会阴部，每日更换引流袋；鼓励多饮水，保持尿量 1500mL/d；观察尿液并及时送检。

2. 术后康复指导 包括生活起居指导、饮食指导、心理指导、功能锻炼指导等。

（1）心理指导：患者普遍存在恐惧、焦虑心理，应注意患者的心理健康。护理人员应告知患者及其家属本病治疗过程和预后，使患者对疾病有充分的思想准备，以积极的态度配合治疗和护理工作。

（2）生活指导

①起床方法指导：平卧位带好腰围，将身体移至床旁，侧卧，一边用手撑起上身，一

边将双腿放置于床下，必要时可由旁人辅助托起颈部，一同用力坐起，停留 30 秒，感觉无头晕、心慌不适等可在床旁站立，30 秒后，再在原地走动（图 4-2-3）。

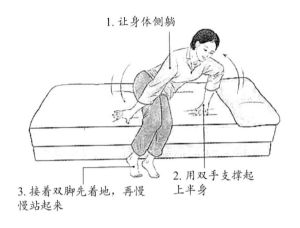

图 4-2-3　起床指导

②体位改变指导：起立时，臀部先移于椅子的前 1/3，再用手支撑站立起来，若患者上肢或股四头肌肌力差，可借助扶手。坐位时要保持上身直立 90°，不可斜靠在椅子上。

③提重物指导：保持腰椎中立位，负重支点尽量落在髋、膝关节上。术后 6 周，不推荐患者提拿超过 5kg 的重物（图 4-2-4）。

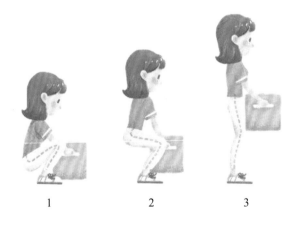

图 4-2-4　提重物指导

（3）各部位功能锻炼与护理：制定行之有效的康复计划，讲解预期目标，使患者积极主动地配合锻炼，要遵循循序渐进的原则。

①股四头肌等长收缩运动和踝部运动：麻醉消失后，可进行股四头肌收缩、舒张运动和踝关节屈伸运动，如图 4-2-5 所示，一般每日 3 ～ 4 组，每组 20 次，每

次持续 5 ～ 10 秒。

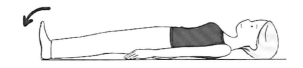

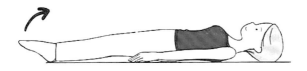

图 4-2-5 踝泵运动

②下肢关节活动及肌力运动：术后第 1 天，进行直腿抬高运动，如图 4-2-6 所示，从 30°开始，逐渐加大，每天 3 组，每组 20 次，每次维持 10 秒，并进行屈髋屈膝运动。

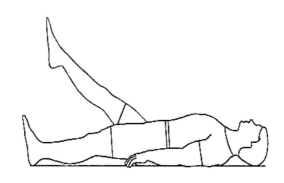

图 4-2-6 直腿抬高运动

③腰背肌运动，见图 4-2-7：术后第 7 ～ 10 天，根据患者情况循序进行桥式 5 点支撑法、3 点支撑法、4 点支撑法和飞燕式腰背肌锻炼。

"5 点支撑法"：患者平卧于床，用头、双脚、双肘 5 点支撑，将臀部抬起尽量抬高。

"3 点支撑法"：即在 5 点支撑法的基础上慢慢地将双上肢抬离床面。

"4 点支撑法"：患者平卧于硬板床上，双手双脚 4 点支撑呈拱桥状。

"飞燕式"：患者俯卧于床，双手放松于身体两侧，上半身及下半身尽量离床，腹部接触床，一般每天 10 次。

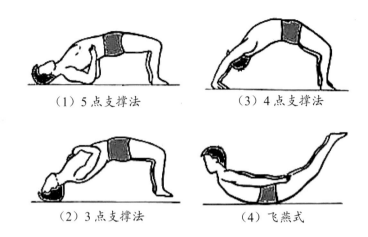

（1）5点支撑法　　　　　　　　（3）4点支撑法

（2）3点支撑法　　　　　　　　（4）飞燕式

图 4-2-7　腰背肌锻炼

五、常见并发症及预防措施

1. 腹胀便秘预防措施　术前训练患者床上排便动作，锻炼肛提肌的收缩，同时请陪护人员暂时离开病室，病床间用隔帘遮蔽；协助患者床上每 2 小时翻身等；观察患者腹部膨隆程度、肠鸣音情况；注意饮食护理，待肛门排气后进食清淡的流质，如米汤、菜汤，进食纤维丰富的食物，避免进牛奶、豆浆等产气食物，每日饮水量 2000mL以上；腹部穴位按摩，每日以脐为中心顺时针环形按摩腹部 3～4 次，每次 15～30分钟；遵照医嘱使用促进肠蠕动的药物。

2. 下肢深静脉血栓预防措施　麻醉清醒后，鼓励患者进行肢体的主动和被动运动（双下肢股四头肌等长收缩及趾、踝关节的主动伸屈活动）；按摩下肢，促进血液循环或物理方法如下肢充气加压装置等；对于有危险因素的患者可应用低剂量普通肝素、低分子量肝素，对有多个危险因素的患者推荐联合使用肝素和物理方法；术后注意观察下肢皮肤温度、颜色、肿胀情况及有无感觉异常。

3. 伤口感染预防措施　保持伤口清洁、敷料干燥；保持引流管通畅；遵照医嘱应用抗生素，加强局部换药；注意加强营养支持，提高抗感染能力；注意体温变化，观察创口有无渗血、红肿等情况。

4. 压疮预防措施　每 2 小时翻身一次；保持患者皮肤和床单位清洁干燥，使用便盆时协助患者抬高臀部；鼓励患者进行主动或被动运动；加强营养；加强皮肤观察，去除危险因素。

六、病案分析与导入

【病案】

患者，男，40 岁，因"高处坠落致腰部疼痛，活动受限半小时"入院。未行任何处理送至医院急诊科。

专科查体：T：36.8℃；P：80 次 / 分；R：20 次 / 分；BP：120/80mmHg。神清，精神差，痛苦表情。腰 2 椎体周围软组织肿胀，腰 1、2、3 椎体棘突压痛，局部无骨擦感，弯腰活动受限，活动腰部时疼痛明显。会阴部皮肤无感觉麻木，肛门括约肌无松弛，双下肢感觉正常，足趾、膝关节活动良好。膝、踝反射正常，双侧巴氏征（-）。患者既往体健，否认外伤史、手术史，否认肝炎和结核病史。

辅助检查：X 线片显示腰 2 椎体压缩骨折；腰 4 椎体可疑压缩性骨折。CT 显示腰椎退行性变；腰 2 椎体压缩骨折，椎体高度丢失超过一半以上，椎体不稳定。腹部 B 超示肝、胆、脾、胰未见异常。

临床诊断：腰 2 椎体压缩性骨折。

【提出问题】

1. 本例患者目前所患的是何病何证？请具体分析。

2. 本例患者存在的护理问题有哪些？如何解决？

【分析思路】

1. 辨病分析　患者因高处跌落受伤史并伴有活动受限，根据临床表现、体征、X 线、MRI 结果，诊断为腰 2 椎体压缩骨折、腰椎退行性变。

2. 辨证分析　患者有疼痛、腹胀、纳差、舌暗、舌淡、脉弦、脉细等临床症状及体征；受伤部位淤血肿胀，经络不通，气血阻滞，故腰部疼痛，活动受限。气虚，机体功能减退，则神疲乏力。综上，本病辨为气滞血瘀型腰椎骨折。

3. 存在的护理问题

（1）疼痛：与脊柱骨折、手术有关。

（2）身体移动障碍：与脊柱骨折、手术有关。

（3）焦虑：与担心脊柱术后预后有关。

（4）潜在并发症：脊髓损伤、腹胀、便秘、压疮、深静脉血栓。

【护理方案】

1. 患者平卧硬板床，绝对卧床休息。

2. 可通过听音乐、遵照医嘱予以止痛药缓解疼痛。

3. 密切观察双下肢感觉、运动情况及双下肢肌力。

4. 评估患者是否肛门排气，有无腹胀。

5. 严密观察切口部位敷料情况，有无渗血及皮下血肿。

6. 观察引流液性质、颜色、量，警惕失血性休克。

7. 观察骶尾部、足跟部皮肤是否完好，预防压疮。

8. 有针对性进行心理疏导，消除紧张，增强其康复信心。

9. 指导患者进行四肢肌肉、关节的功能锻炼。

【治疗进展】

治疗经过：患者住院 12 天，入院后第 2 天在全身麻醉下行经皮腰椎复位内固定术。术后伤椎椎体前缘高度、椎间隙恢复正常。通过治疗、护理和评估，本阶段护理目标基本实现。具体情况如下：

（1）患者症状和体征方面：患者腰痛症状减轻；未出现腹胀，能维持正常排便，无便秘发生。

（2）疾病相关知识方面：患者了解腰椎骨折治疗方法和预防潜在并发症相关知识。

（3）技能方面：患者掌握术后功能锻炼方法和注意事项。

【转归与护理原则】

转归一：患者经过手术、康复、活血化瘀治疗，腰部疼痛、活动受限改善。

转归二：术后伤口恢复良好，未出现脊髓损伤、伤口感染、血肿等并发症。

转归三：术后电话随访并交代患者定期复查，内固定良好，无腰酸背痛，后期遵照医嘱考虑取出内固定。

七、微创内固定技术护理评价与标准

（一）术前护理评价

1. 评估充分　评估包括受伤史、受伤的时间、原因和部位；既往史；身体状况：生命体征、意识、心功能、肺功能、神经功能、脊髓功能；辅助检查；实验室检查和心理状况。

2. 术前宣教内容已知晓

（1）手术时间、部位、麻醉方式。

（2）术后卧床、轴线翻身和功能锻炼的重要性。

（3）床上能正确使用便器，适应床上排尿和排便；掌握正确深呼吸、咳嗽咳痰方法，禁烟。

（4）紧张不安情绪好转。

（二）术中护理评价

手术顺利，术中生命体征平稳。

（三）术后护理评价

1. 保持正确体位：麻醉未清醒者头偏向一侧，平卧 6 小时能进行轴线翻身。

2. 伤口干燥，敷料无渗血现象。

3. 皮肤完好：骶尾部、足跟部皮肤完好。

4. 脊髓、神经功能未损伤，双下肢感觉、运动功能及括约肌功能存在。

5. 潜在并发症

（1）无便秘：术后 6 小时肛门排气、能正常排便。

（2）无下肢静脉血栓：卧床期间进行主动和被动肢体锻炼，按摩下肢。

（3）未出现伤口感染、血肿：伤口敷料清洁干燥，并予以营养支持，手术切口恢复良好。

（4）皮肤未发生压疮，未出现红、肿、破溃等。

6. 患者已知晓功能锻炼方法和注意事项，患者出院前能进行基本日常活动（穿衣、如厕、体位变换等）。

八、护理路径

（一）胸腰椎骨折微创内固定治疗护理路径

表 4-2-2　胸腰椎骨折微创内固定治疗护理路径

住院号：_____　床号：_____　姓名：_____　性别：_____　年龄：_____

住院日期：____ 年 ____ 月 ____ 日　出院日期：____ 年 ____ 月 ____ 日

预期住院天数：12 ～ 15 天　　　　实际住院天数：____ 天

住院天数	住院第 1 ～ 2 天（术前）	住院第 3 天（手术日）	住院第 4 天（术后第 1 日）
临床评估	评估生命体征 评估排尿排便有无困难、肌力水平、营养状况、身体状况、肢体感觉运动情况 了解患者术前神经功能 对疾病的认知 心理状况及睡眠情况 护理级别：____级	术晨生命体征评估 评估疼痛、肿胀、肢体感觉活动情况 伤口渗血情况 心理状况及睡眠情况 护理级别：____级	评估生命体征 辨别有无神经再损伤 伤口渗血情况 观察患者双下肢运动感觉及足趾、关节活动情况 评估营养状态 心理状况及睡眠情况 护理级别：____级
处置及手术	测血压，准备影像学资料及病史资料，抽血化验 术区备皮 执行术前医嘱 落实基础护理 定于明日上午在____麻醉下行腰椎骨折微创内固定手术	准备氧气、吸痰器等急救物品 预防性使用抗生素 术前留置尿管 术后安装镇痛泵对患者进行镇痛，不愿安装镇痛泵的患者，视情况给予镇痛药物	留置尿管护理 给予持续低流量吸氧 每间隔 2 小时协助患者进行轴线翻身 预防性使用抗生素、营养神经药物，若出现并发症，给予对症处理

（续表）

检查	三大常规＋血型 凝血三项＋肝肾功能 传染病检查 胸腰椎 X 线片、CT 片、 MRI 片 心电图 骨密度检查	复查血常规	复查血常规
饮食	普食 清淡饮食 特殊饮食	禁食 术后 6 小时半流质饮食 补充钙剂	普食 清淡饮食 特殊饮食
排泄	顺畅　未解　腹泻	顺畅　未解　腹泻	顺畅　未解　腹泻
活动	不受限制 卧床休息 限制活动	常规去枕平卧 6 小时，每间隔 1～2 小时轴线翻身 麻醉完全清醒后，指导患者在床上做踝泵训练、直腿抬高训练、腓肠肌和股四头肌的等长收缩训练	卧床休息 进行轴线翻身 踝泵训练、直腿抬高训练、腓肠肌和股四头肌的等长收缩训练 进行肩关节内收、外展训练、双上肢屈伸锻炼
护理及宣教	介绍医院环境，介绍经管医生及责任护士 了解既往史及过敏史 告知术前行各项化验及检查目的、意义及注意事项，抽血告知患者手术时间及麻醉方式，术前一天叮嘱患者禁饮禁食 疼痛护理 导尿及留置尿管 术前床上大小便训练 进行深呼吸、吹气球及有效咳嗽训练 俯卧位体位训练* 了解患者术前心理状态，针对患者可能担心的问题进行疏导	清理卫生、更衣，督促患者排空大小便 术前禁食 备皮 与手术室护士做好带入手术室物品的交接工作 术后观察重点 * 监测生命体征，神志情况 镇痛效果 检查胸腰部、双下肢感觉、活动及血运情况 伤口渗血情况 * 尿管情况 膀胱功能训练 注意有无并发症发生 *	预防卧床并发症 术后饮食指导 观察大小便情况 膀胱功能训练 了解睡眠情况 了解患者术后心理状态，进行疏导 遵照医嘱正确使用脱水剂、肾上腺皮质激素等，以预防反应性脊髓水肿，减少神经系统的并发症
变异情况及处理	有　　无 变异情况简单描述：	有　　无 变异情况简单描述：	有　　无 变异情况简单描述：
护士签名			
住院天数	住院第 4 天 （术后第 2 天）	住院第 5～8 天 （术后第 3～6 天）	住院第 9 天～出院前 （术后第 7 天～出院前）
临床评估	评估生命体征 伤口愈合情况 留置导尿 评估营养状态 心理状况及睡眠情况 护理级别：＿＿级	评估生命体征 伤口愈合情况 评估营养状态 心理状况及睡眠情况 护理级别：＿＿级	体格检查 伤口愈合情况 评估功能锻炼情况 评估营养状态 心理状况及睡眠情况 护理级别：＿＿级

（续表）

处置	术后 48 小时内拔除尿管 伤口换药	抽静脉血 伤口换药	拆线 复查胸腰椎 X 线片、CT片、MRI 片
检查	血常规 血电解质检查	血常规	复查血常规
饮食	普食 清淡饮食 特殊饮食	普食 清淡饮食 特殊饮食	普食 清淡饮食 特殊饮食
排泄	顺畅　未解　腹泻	顺畅　未解　腹泻	顺畅　未解　腹泻
活动	卧床休息 进行正确轴线翻身 指导患者在床上做踝泵训练、直腿抬高训练、腓肠肌和股四头肌的等长收缩训练，训练强度循序渐进 进行双上肢力量训练，包括肩关节内收和外展训练、双上肢屈伸锻炼、握拳、伸指等训练	卧床休息 指导患者在床上做踝泵训练、直腿抬高训练、腓肠肌和股四头肌的等长收缩训练，训练强度循序渐进 进行双上肢力量训练，包括肩关节内收和外展训练、双上肢屈伸锻炼、握拳、伸指等训练 进行胸腰肌五点支撑、三点支撑法训练 在护士的陪同下，佩戴胸腰部支具可以下床轻微活动 防止体位性低血压 防止跌倒再次骨折 避免弯腰、搬重物等动作	在护士陪护下正确佩戴腰围（支具）下地活动 胸腰肌五点、三点支撑法训练 同时进行双上肢力量训练，包括肩关节内收和外展训练、双上肢屈伸锻炼、握拳、伸指，双手上举等训练。或举小哑铃练习、扩胸运动等 防止跌倒再次骨折 避免弯腰、搬重物等动作
护理及宣教	观察胸腰部、下肢疼痛情况 保持尿管通畅，定时夹闭、开放尿管，酌情拔除尿管 保持伤口外敷料清洁干燥，观察伤口有无红肿等感染迹象 告知使用药物作用 告知化验结果 抗栓泵应用 功能锻炼指导 *	观察伤口情况 观察症状的恢复情况，与术前进行比较。向患者说明各种症状的原因，做好解释 抗栓泵应用 功能锻炼指导 * 日常生活指导 *	告知影像报告结果 康复训练指导 预约复诊时间 整理出院病案 出院状况评估 伤口评估 康复训练效果评估 抗栓泵应用 出院宣教 * 患者下床活动时间及方法 腰围（支具）佩戴方法及注意事项 出院用药的指导 告知复查时间 提供联系方式 办理出院手续
变异情况及处理	有　　无 变异情况简单描述：	有　　无 变异情况简单描述：	有　　无 变异情况简单描述：
护士签名			

　*：护理重点

（二）腰椎管狭窄症微创内固定治疗护理路径

表 4-2-3　腰椎管狭窄症微创内固定治疗护理路径

住院号：_____　床号：_____　姓名：_____　性别：_____　年龄：_____

住院日期：_____年____月____日　出院日期：_____年____月____日

预期住院天数：8～11 天　　　　　实际住院天数：____天

住院天数	住院第 1 天	住院第 2 天（术前日）	住院第 3 天（手术日）
临床评估	评估生命体征 评估患者对疾病的认知情况 评估疼痛的性质、强度、疼痛放射的部位 评估肢体麻木、感觉平面及病理征 评估步态、有无间歇性跛行 评估排尿排便有无困难 饮食状况 心理状况及睡眠情况 护理级别：____级	评估生命体征 评估疼痛的性质、强度、疼痛放射的部位 饮食状况 心理状况及睡眠情况 评估排尿排便有无困难 护理级别：____级	评估生命体征 评估疼痛的性质、强度、疼痛放射的部位及感觉活动情况 观察患者双下肢运动感觉及足趾、关节活动情况 伤口渗血情况 评估营养状态 心理状况及睡眠情况 护理级别：____级
处置	接待患者，合理安排床位 测量生命体征 根据疼痛情况，给予局部理疗、休息制动 遵照医嘱用药	留取各标本送检 术区备皮及术前禁食 了解二便情况，便秘者必要时行灌肠 留置尿管，备好供氧装备及吸痰器等急救装置 监测生命体征，患者睡眠情况，必要时使用镇静药 定于明日上午在____麻醉下行腰椎管狭窄症微创内固定手术	监测生命体征 留置尿管护理 给予持续低流量吸氧，每间隔 2 小时协助患者进行轴线翻身 预防性使用抗生素，若出现并发症，给予对症处理
检查	血常规＋血型 凝血三项 肝肾功能 传染病检查 心电图 腰椎 X 线片、CT 片、MRI 片 骨密度检查	复查血常规	凝血三项 血常规
饮食	普食 清淡饮食 特殊饮食	普食 清淡饮食，午夜后禁饮食	禁食 6 小时后改为半流质饮食 普食
排泄	顺畅　未解　腹泻	顺畅　未解　腹泻	顺畅　未解　腹泻
活动	不受限制 限制活动 卧床休息	不受限制 限制活动 卧床休息	卧床休息

（续表）

护理及宣教	介绍医院、病房环境 介绍经管医生及责任护士 介绍查房、探视、陪伴制度 落实基础护理 讲解当日及次日进行的各项辅助检查的注意事项及意义 了解既往病史及过敏史 了解排泄情况进行床上大小便训练 进行深呼吸，吹气球及有效咳嗽训练	告知疾病的名称、有关知识、基本的治疗方法 告知各项化验及检查目的 麻醉及手术中的配合 行术前饮食指导 指导俯卧位体位训练 * 了解患者术前心理状态，针对患者可能担心的问题进行疏导 * 术前禁食时间的告知 个人卫生要求及检查	卧床休息，去枕平卧 监测生命体征 术后饮食指导 观察疼痛及感觉活动情况，麻醉消退后指导行下肢活动 观察切口渗血及引流情况 * 术后轴线翻身，做好皮肤护理 镇痛泵护理
变异情况及处理	有　　无 变异情况简单描述：	有　　无 变异情况简单描述：	有　　无 变异情况简单描述：
护士签名			
住院天数	住院第 4 天 （术后第 1 日）	住院第 5 ～ 10 天 （术后第 2 ～ 6 日）	住院第 11 天～出院前 （术后第 7 天～出院前）
临床评估	评估生命体征 评估疼痛的性质、强度、疼痛放射的部位及感觉活动情况 观察切口渗血及引流情况 心理状况及睡眠情况 评估营养状态 护理级别：____级	评估生命体征 评估疼痛的性质，肿胀、血运及感觉活动情况 伤口渗血情况 心理状况及睡眠情况 护理级别：____级	评估生命体征 对住院治疗及护理工作的意见 评估切口愈合情况 功能锻炼情况 心理状况及睡眠情况 护理级别：____级
处置	伤口换药 预防性使用抗生素、营养神经药物	伤口换药	伤口换药、拆线
检查		复查血常规 血电解质检查	术后复查 X 线片、CT 片、MRI 片
饮食	普食 清淡饮食 特殊饮食	普食 清淡饮食 特殊饮食	普食 清淡饮食 特殊饮食
排泄	顺畅　未解　腹泻	顺畅　未解　腹泻	顺畅　未解　腹泻
活动	卧床休息	卧床休息 下床活动	卧床休息 下床活动

（续表）

护理及宣教	饮食清淡易消化、多饮水 监测生命体征 术后适当床上运动，进行深呼吸，行扩胸运动 抗栓泵应用 指导其行踝泵训练，直腿抬高练习 预防术后各种并发症* 告知使用药物作用 告知化验结果 抗栓泵应用 功能锻炼指导	加强饮食营养指导 抗栓泵应用 观察症状的恢复情况，与术前进行比较。向患者说明各种症状的原因，做好解释 保持切口清洁干燥 指导踝泵训练、直腿抬高练习下肢膝、髋屈伸活动，股四头肌肌力训练 进行双上肢力量训练，包括肩关节内收和外展训练、双上肢屈伸锻炼、握拳、伸指等训练 介绍腰围的佩戴方法、注意事项 在护士的陪同下，佩戴胸腰部支具可以下床轻微活动 下地活动的注意事项 防止体位性低血压 防止跌倒再次骨折	复查的时间 出院用药的指导 提供联系方式 办理出院手续 主动活动无疼痛情况时，可以做五点支撑法、三点支撑法，训练腰背肌功能 防止跌倒 避免弯腰、搬重物等动作 日常生活的注意事项
变异情况及处理	有　　无 变异情况简单描述：	有　　无 变异情况简单描述：	有　　无 变异情况简单描述：
护士签名			

*：护理重点

（三）颈椎病微创内固定治疗护理路径

表4-2-4　颈椎病微创内固定治疗护理路径

住院号：_____　床号：_____　姓名：_____　性别：_____　年龄：_____

住院日期：____年____月____日　出院日期：____年____月____日

预期住院天数：8～11天　　　　实际住院天数：____天

住院天数	住院第1天	住院第2天（术前日）	住院第3天（手术日）
临床评估	病史询问及体格检查 评估生命体征 评估患者对疾病的认知情况 评估疼痛的性质、强度、疼痛放射的部位 评估肢体感觉平面，运动情况及病理征 评估健康状况，有无慢性疾病 饮食状况 评估排尿排便有无困难 心理状况及睡眠情况 护理级别：____级	评估生命体征 评估疼痛的性质、强度、疼痛放射的部位 评估健康状况，有无慢性疾病 饮食状况 评估排尿排便有无困难 心理状况及睡眠情况 护理级别：____级	评估生命体征 评估伤口敷料及引流液的变化 伤口渗血情况 评估营养状态 心理状况及睡眠情况 护理级别：____级

（续表）

处置	接待患者，合理安排床位 测量生命体征 根据疼痛情况，给予局部理疗、休息制动，或应用止痛药 遵医嘱用药	留取各标本送检 术区备皮及术前禁食 留置尿管，备好供氧装备及吸痰器等急救装置 了解二便情况，便秘者必要时行灌肠 监测生命体征、患者睡眠情况，必要时使用镇静药	预防性使用抗生素 监测生命体征
检查	血常规＋血型 凝血三项 肝肾功能 传染病检查 心电图 腰椎X线片、CT片、MRI片 骨密度检查	血常规＋血型 凝血三项 肝肾功能 血沉 传染病检查 心电图	凝血三项 血常规
饮食	普食 清淡饮食 特殊饮食	普食 清淡饮食，午夜后禁饮食	禁食6小时后改为半流质饮食 普食
排泄	顺畅　未解　腹泻	顺畅　未解　腹泻	顺畅　未解　腹泻
活动	不受限制　限制活动 卧床休息	不受限制　限制活动 卧床休息	不受限制　限制活动 卧床休息
护理及宣教	介绍医院、病房环境 介绍经管医生及责任护士 介绍查房、探视、陪伴制度 落实基础护理 讲解当日及次日进行的各项辅助检查的注意事项及意义 卧床进食训练 了解既往病史及过敏史 了解排泄情况，进行床上大小便训练 指导气管、食管牵拉训练*	告知疾病的名称、有关知识、基本的治疗方法 告知各项化验及检查目的 指导麻醉及手术中的配合 行术前饮食指导 指导气管、食管牵拉训练 了解患者术前心理状态，针对患者可能担心的问题进行疏导* 告知术前禁食时间 个人卫生要求及检查	卧床休息，去枕平卧 监测生命体征 术后饮食指导 观察疼痛及感觉活动情况，麻醉消退后指导行下肢活动 观察切口渗血及引流情况* 术后轴线翻身，做好皮肤护理 交代镇痛泵的使用
变异情况及处理	有　　无 变异情况简单描述：	有　　无 变异情况简单描述：	有　　无 变异情况简单描述：
护士签名			
住院天数	住院第4天 （术后第1日）	住院第5～10天 （术后第2～6日）	住院第11天～出院前 （术后第7天～出院前）

（续表）

临床评估	评估生命体征 评估疼痛的部位、性质、强度情况 评估四肢感觉，运动情况 观察切口渗血及引流情况 心理状况及睡眠情况 评估营养状态 护理级别：＿＿级	评估生命体征 评估疼痛的部位、性质、强度情况 伤口渗血情况 心理状况及睡眠情况 护理级别：＿＿级	评估生命体征 对住院治疗及护理工作的意见 评估切口愈合情况 功能锻炼情况 心理状况及睡眠情况 护理级别：＿＿级
处置	伤口换药 预防性使用抗生素、营养神经药物	伤口换药	伤口换药、拆线
检查		复查血常规 血电解质检查	术后复查 X 线片、CT 片、MRI 片
饮食	普食 清淡饮食 特殊饮食	普食 清淡饮食 特殊饮食	普食 清淡饮食 特殊饮食
排泄	顺畅　未解　腹泻	顺畅　未解　腹泻	顺畅　未解　腹泻
活动	不受限制 卧床休息 限制活动	不受限制 卧床休息 限制活动	加强下肢功能训练，在不感觉疼痛情况下可以下地不负重行走
护理及宣教	饮食清淡易消化、多饮水 监测生命体征 术后适当床上运动，进行深呼吸，行扩胸运动 指导手功能锻炼，做拇指对应练习 预防术后各种并发症 * 告知使用药物作用 告知化验结果 抗栓泵应用 功能锻炼指导 *	加强饮食营养指导 抗栓泵应用 观察症状的恢复情况，与术前进行比较。向患者说明各种症状的原因，做好解释 保持切口清洁干燥 指导其行手握拳后用力伸指，分指练习外展内收，用手指夹纸，捏橡皮球与拧毛巾 指导踝泵训练、直腿抬高练习下肢膝、髋屈伸活动，股四头肌肌力训练 在护士的陪同下，佩戴颈托可以下床轻微活动 防止跌倒 下地活动的注意事项	复查的时间 出院用药的指导 提供联系方式 办理出院手续 送患者出病区 防止跌倒 避免颈部过度扭曲、旋转等动作 日常生活的注意事项
变异情况及处理	有　　无 变异情况简单描述：	有　　无 变异情况简单描述：	有　　无 变异情况简单描述：
护士签名			

*：护理重点

第三节 腔镜技术护理

一、医患共同关注的问题

1.患者与家属的疑问：①损伤后该怎么办，除了腔镜技术，还有其他治疗方法吗？②正规治疗后还会有后遗症吗？③我们要如何配合？

2.医护人员关注的问题：①损伤原因如何？②什么类型的损伤？③有并发症吗？④如何让患者正确地进行康复训练？

二、概述

（一）腔镜治疗疾病的理论依据

1.关节镜治疗相关疾病的理论依据 关节镜技术用于关节内疾病观察、诊断及治疗，是伴随现代工业技术进步而发展的骨科先进手术技术，符合现代外科微创化发展趋势，与骨折内固定、人工关节置换并称为20世纪骨科领域的三大进展。目前全世界约有13.4%的人患有各种关节疾病，我国关节炎的患者已超过1亿。被称为"人类致残头号杀手"的骨性关节炎，其患者在50岁以上的人群中占5%，55岁以上人群的发病率则高达80%，有症状和活动障碍者占1/8左右。随着临床治疗手段的快速发展，关节镜技术逐步发展应用到肩、肘、腕、髋、踝等关节，更有在小关节手术中应用到关节镜技术者（图4-3-1）。

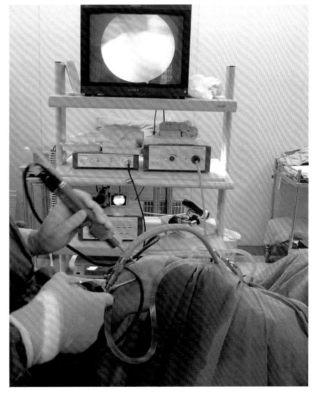

图4-3-1 关节镜技术

2. 脊柱内镜治疗相关疾病的理论依据 脊柱内镜微创手术来源于 20 世纪 40 年代，Vails 与 Craig 利用套管针对深部组织进行操作。1997 年美国亚利桑那州骨科中心 AnthoyT.Yeung 教授首先将侧路镜应用于脊柱外科领域，同年此项技术引入中国，为中国微创脊柱外科技术的发展奠定了基础。

传统脊柱手术需暴露术野而剥离大量椎旁肌，甚至破坏部分关节突关节和椎板等脊柱稳定结构，进而影响到脊柱手术节段的稳定性，导致术后脊柱不稳定及肌肉去神经支配引起的长期疼痛不适，越来越受到人们诟病。与传统开放手术相比，经皮完全内镜下脊柱手术极少甚至无须破坏脊柱稳定结构，不需要牵拉神经根和硬脊膜囊，有效地规避了这一缺点，具有创伤小、术后恢复快、对脊柱稳定性影响小、疗效确切等优势，已逐渐成为微创治疗脊柱退变性疾病的主流技术。

目前，脊柱内镜主要应用于颈椎疾病、胸椎间盘突出症、慢性腰痛及脊柱感染等相关疾病的治疗当中（图 4-3-2）。

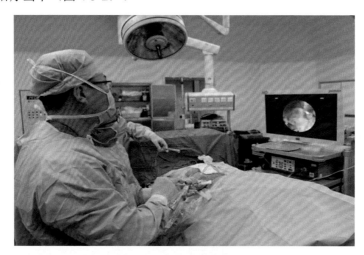

图 4-3-2　脊柱内镜技术

（二）治疗方法

关节镜技术是一种高新微创技术，近年来光导纤维的发展也为关节镜的小型化创造了条件。光导纤维只有铅笔或者筷子粗细，常用直径只有 4mm，在皮肤上做小于 1cm 的小切口，就可以把关节镜放入关节内，通过光纤照明系统和计算机呈像系统，把关节内情况清晰显示在荧光屏上进行手术。

脊柱内镜手术技术是近几年来新兴的脊柱微创手术技术。医生将脊柱内镜器械，经皮肤上一个小切口建立通道，深入病变部位，以水作为媒介，通过内镜系统将内部病变放大后显示于电视屏幕上，外科医生通过电视屏幕观察病变部位，应用器械经工作通道摘除突出的椎间盘或扩大狭窄的椎管，以达到缓解腰腿痛等症状的目的。

三、操作流程表

表 4-3-1　关节镜技术护理操作流程

工　作　流　程	岗位职责	主　要　内　容	使　用　记　录	引　用　文　件
接　收　病　人	责任护士	安排硬板床床位，测量生命征，通知医生，与医生共同体检病人，处理医嘱	[一般护理记录单] [临床护理记录单] [护士长交班本]	《医学临床三基护理分册》 《中医护理常规》 《骨科护理学》
评估护理需求	责任护士	评估病人疼痛、肿胀、畸形等情况，明确需要解决的护理问题	[临床护理记录单]	
制定护理计划	责任护士 责任组长	与经管医生沟通，根据护理评估，制定护理计划与措施	[临床护理记录单]	
实施护理措施	责任护士	实施治疗方案的护理措施，做好腔镜手术病人的围手术期护理，了解患者对治疗方案接受程度	[长、短期医嘱记录单] [一般护理记录单] [临床护理记录单] [护理路径单]	
	责任组长	检查各项护理措施实施情况与护理效果，了解症状的缓解程度	[临床护理记录单]	
	护理学科带头人	检查责任护士工作质量，检查病人治疗后的护理效果，护理是否规范，指导责任护士工作	[护士长工作记录本]	
效果评价/改进	责任护士 责任组长 护理学科带头人	评估病人护理措施后效果，与住院期间病情恢复程度，了解病人的意见和建议，对护理不足的问题进行原因分析，提出护理措施	[临床护理记录单]	
办　理　出　院	责任护士 经管医生	检查患者出院前病情评估，办理出院手续，指导饮食、日常生活，病人出院的护理问题，交代护理康复计划与复诊时间	[临床护理记录单] [护士交班本]	

四、护理要点

（一）术前护理

1. 术前评估

（1）原发病史：既往有无高血压、冠心病、糖尿病、大剂量使用激素及其他手术病史，了解患者的用药史及过敏史。

（2）辅助检查：X 线、CT、MRI、心电图等。

（3）实验室检查：血常规、血小板、出凝血时间、肝、肾功能等常规检查。

（4）评估手术部位肢体的功能障碍、疼痛程度等。

（5）生活自理能力及心理状况，患者对疾病的认识与治疗的预期。

2. 术前准备与宣教

（1）心理护理：向患者说明手术的重要性，告知微创手术的优点，介绍麻醉方式、体位、手术方式，使患者和家属做好充分的思想准备，减轻心理焦虑。

（2）皮肤准备：清除皮肤上的微生物，减少感染，为手术创造良好的皮肤条件。必要时备皮。

（3）物品准备：毛巾、尿壶、尿垫、中单。

（4）术前宣教

①指导正确使用便器。

②入睡困难者，可遵照医嘱给予镇静剂。

③饮食指导：术前禁食6小时，禁水2小时，防止术中或麻醉后吸入性窒息或术后肺炎。

④手术时间、部位、麻醉方式。

⑤女性患者避开月经期。

⑥术前一天指导患者洗澡，避免皮肤感染。

（二）术中护理

在腔镜手术过程中，护理配合主要包括以下几个方面。

1. 麻醉配合　即护士帮助麻醉师进行对麻醉药、急救类药品的检查，对患者的血压、心率等生命体征进行密切的监控。主动与患者交谈，介绍手术相关情况，使患者做好充分的准备。为患者选取适合的位置建立静脉通路，并辅助进行麻醉操作，密切观察患者生命体征变化，发现异常及时报告手术医生并遵照医嘱进行处理。

2. 体位配合　需要在手术的过程中控制好患者的体位，使其处于功能位，避免如神经受损或是坠床等意外的发生。在给患者进行腹腔冲洗时，对其出血量需要进行严密计算，以便为医生的后续工作提供有利的数据支持。

3. 清点手术器械　术前或腹腔闭合前需要对手术器械进行严格的清点，在进行器械配合时需要根据不同的部位提供不同的手术器械及物品。

（三）术后护理

1. 关节镜术后护理要点

（1）术后6小时平卧位，头偏向一侧，定期观察并记录体温、脉搏、呼吸、血压。

（2）肢体体位：患肢用软枕抬高15°～30°，并处于外展中立位。关节适当屈曲，处于放松状态，以减轻术后切口疼痛及患肢肿胀。

（3）患肢血运观察：术后患肢给予弹力绷带或棉垫加压包扎，松紧适宜。密切观察患肢血运、皮肤温度、神经感觉、踝及足趾的活动情况、末梢循环充盈度以及患肢足背动脉搏动情况。

（4）伤口处理：观察伤口敷料有无渗血情况，并注意观察关节肿胀程度及周围皮肤颜色，可进行局部冷敷。冰袋置于关节两侧，以减轻水肿程度，防止进一步渗血，减轻疼痛。

（5）疼痛护理：评估疼痛部位、程度、时间，首先应排除是否为并发症所致。术后 8 ～ 24 小时，患肢有轻度的疼痛，一般不给予镇静剂，疼痛严重则遵照医嘱应用止痛药物。

2. 脊柱内镜术后护理要点

（1）一般要求：术后平卧 6 ～ 8 小时，严密观察生命体征的变化，床旁配备监护仪监测，严密观察切口有无渗血、渗液、敷料异味，必要时及时更换。保持切口敷料干燥、清洁，防止出血感染。

（2）肢体观察：注意患者双下肢肌力及浅感觉变化。术后要绝对平卧 6 小时，及时对患者进行轴线翻身。下床活动时必须佩戴腰围，每天下床活动 3 ～ 5 次，每次不超过 10 分钟。

（3）用药护理：术后遵照医嘱给予脱水剂及抗生素，预防伤口感染的发生。

3. 术后康复指导 包括生活起居指导、饮食指导、心理指导、功能锻炼指导等。

（1）饮食护理：进食高热量、高蛋白、高维生素易消化食物。

（2）各部位功能锻炼与护理

①关节镜术后功能锻炼

a. 膝关节主动活动：术后当天进行股四头肌等长收缩，防止肌肉萎缩（图 4-3-3）。

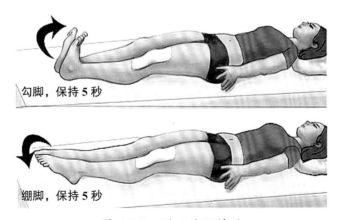

图 4-3-3 股四头肌练习

术后第一天开始直腿抬高练习（图 4-3-4）。

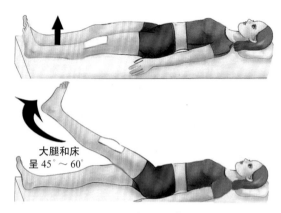

大腿和床
呈 45°～60°

图 4-3-4　直腿抬高练习

术后第三天，开始进行伸膝关节锻炼及膝活动范围练习，增强股内侧肌肌力、扩大膝关节活动范围（图 4-3-5）。

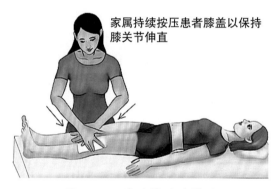

家属持续按压患者膝盖以保持
膝关节伸直

图 4-3-5　膝关节活动练习

b. 膝关节被动活动：膝关节的被动锻炼主要通过下肢康复功能仪器 CPM 机进行，以缓解损伤或术后引起的疼痛，消除关节粘连，促进关节功能恢复。每天 2 次，每次 1 小时。角度从 30° 开始，每日增加 10°，直到 100°～110°。速度也逐渐增强，以患者不感到疲劳和疼痛为度（图 4-3-6）。

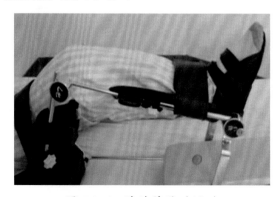

图 4-3-6　膝关节被动活动

②脊柱内镜术后功能锻炼

a.直腿抬高练习：在术后 6～8 小时即可以开始进行，由护士协助抬高练习。患者平卧，保持躯干不动，膝关节伸直，抬高角度以患者感到腰部、臀部或下肢有痛感并产生抵抗为止。以后逐渐增加直腿抬高角度及次数，一般要求每天 4 次，每次 100 下，坚持 2 个月。若出现下肢疼痛或麻木，可能是神经根局部摩擦水肿所致，应减少活动次数和角度。

b.腰背肌锻炼：手术伤口小、损伤轻、恢复快，术后 3 天即可以开始腰背肌锻炼。开始时由护士指导并讲解动作要领、次数及时间，以防止不正确锻炼产生的不良反应。常用的方法有"5 点支撑法（仰卧位锻炼法）、3 点支撑法、飞燕式（俯卧位锻炼法）"。

c.下床活动指导：术后 3 天即可下床活动，佩戴腰围以防患者用力不当造成腰肌扭伤而加重症状（图 4-3-7）。

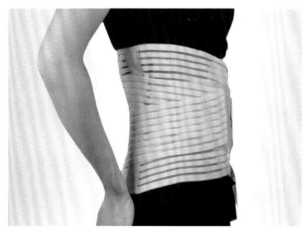

图 4-3-7　腰围佩戴方法

五、常见并发症及预防措施

1.关节镜术后并发症及预防措施

（1）骨筋膜室综合征：出现小腿疼痛和肿胀应打开伤口观察，嘱患者抬高患肢，早期冷敷每天 2 次，每次 20 分钟，利于水肿的消退。

（2）关节内血肿：是最常见的并发症，见于双侧支持带松解和外侧半月板全切除术后。术后采取加压包扎，同时密切观察患肢肿胀、疼痛、肢体活动情况，保持引流管的通畅。

（3）血栓性静脉炎：指导患者进行患肢足趾的伸屈活动及肌肉收缩运动。踝关节运动发挥的作用可以促进静脉血的回流，防止静脉炎发生。

（4）感染：膝关节是全身最大的滑膜关节，一旦发生感染将很难控制。遵照医嘱，围手术期应用抗生素，加强引流管的护理，保持敷料清洁干燥。严密观察伤口局部有无红、肿、热、痛及体温的变化。

（5）止血带麻痹：手术中需用止血带，一般标准设定值为下肢 300～350mmHg，如果连续捆扎 90 分钟或以上，易引起止血带麻痹。若出现膝关节以下袜套样感觉、麻木感觉过敏，可进行局部按摩、理疗，给予神经营养药物恢复。

2. 脊柱内镜术后并发症及预防措施

（1）切口内血肿形成：术后应严密观察切口局部渗血量，有无肿胀，以防止出血造成血肿，压迫硬膜或血肿，形成粘连，导致手术效果不佳。

（2）脑脊液漏：脑脊液漏多为镜下切除黄韧带时硬膜囊损伤，一旦发生，应采取头低脚高平卧位 2～3 天，使硬膜囊萎缩，漏口粘连闭合。

（3）切口或椎间隙感染：术后测量体温，询问切口疼痛情况，有无刺激性神经痛、不敢活动、腰肌挛缩等椎间隙感染征象，检查伤口有无红肿，一旦发生，应及时向医生报告。

（4）神经损伤：下肢疼痛、麻木不消失或较术前加重、下肢及肛门周围感觉丧失加重或范围扩大、术后出现大小便功能障碍，应及时报告医生进行处理。

六、病案分析与导入

【病案】

患者陈某，女性，35 岁。入院前 1 年无明显诱因出现左膝关节疼痛，给予消炎、关节穿刺抽液等治疗后有所好转。近期腿部疼痛、肿胀症状加重，伴随左膝关节活动受限，影响行走，来院就诊，行左膝 MRI 检查示左膝关节积液。

患者既往体健，无高血压、冠心病、糖尿病病史。2017 年 10 月 15 日在硬腰联合麻醉下行关节镜下左膝关节清理术＋外侧半月板修复成形术。术后遵照医嘱给予消炎、消肿、止痛、功能锻炼等处理措施。

专科查体：患者神志清楚，头颅无畸形；胸廓无畸形，双肺呼吸音清晰，未闻及干湿性啰音；心前区无隆起，各瓣膜听诊区未闻及病理性杂音；腹平坦，腹肌软，无反跳痛，未触及包块，肝脾肋下未触及；双肾区无叩击痛，移动性浊音阴性。T：36.4℃，P：73 次/分，R：19 次/分，BP：101/76mmHg。左膝关节轻度肿胀，外侧间隙及髌上囊处压痛明显。膝关节活动度 5°～115°，活动时偶有弹响，麦氏征阳性，前后抽屉试验阴性，浮髌试验阳性，双下肢肌力、感觉、足趾活动正常，足背动脉搏动正常。

辅助检查：左膝关节 MRI 示左膝内侧半月板后角损伤，关节腔积液。心电图示窦性心律，正常范围心电图。胸部平片示未见明显异常。血常规：中性粒细胞百分比 72.60%，白细胞计数 10.18×10^9/L。生化免疫、出凝血时间等检查结果均正常。

【提出问题】

1. 本例患者目前所患的是何病？请具体分析。

2. 本例患者目前存在哪些护理问题？如何解决？

【分析思路】

1. 辨病分析 患者诊断为"左膝关节滑膜炎"。由于关节疼痛致使活动受限，保守治疗后情况未见好转，根据专科查体，结合影像学检查可以确诊。

2. 辨证分析 膝关节长期慢性劳损，加之风寒、湿邪侵袭，可使膝部逐渐出现肿胀，功能障碍。同时软骨遭受损伤，可使关节滑膜同时受损。伤后积瘀积液，湿热相搏，使膝关节发热、胀痛、灼热、肌肉拘挛，关节屈伸障碍，形成滑膜炎。

3. 存在的护理问题

（1）疼痛：与手术组织损伤有关。

（2）躯体移动障碍：与手术创伤有关。

（3）焦虑：与担心疾病的预后有关。

（4）潜在并发症：关节内出血、深静脉血栓形成、伤口感染。

【护理方案】

1. 术后为患者采取舒适体位，患肢下垫软枕，使之抬高 15°～20°。

2. 患者疼痛时，指导患者采取一些预防或减轻疼痛的方法，中度疼痛时可遵照医嘱口服止痛剂。

3. 术后应用镇痛泵，帮助患者舒适、轻松地度过急性疼痛期。

4. 将呼叫器等日常用物放到患者床旁等易于取到的地方。

5. 及时提供便器，协助做好便后的清洁卫生。

6. 移动患者躯体时，动作稳、准、轻，以免加重肢体损伤，指导患者进行功能锻炼，预防关节僵直或强直。

7. 做好心理护理，用通俗易懂的语言向患者进行解释。

8. 手术后会出现关节内少量出血，不用处理，可自行吸收，不会影响关节功能的恢复。如果患肢皮肤淤血，范围不断扩大、敷料渗血、疼痛加重，应及时通知医生并进行处理。

【护理评估】

患者住院 10 天期间通过治疗、护理和评估，实现患者的护理目标。具体情况如下：

1. 患者症状和体征：患者通过关节镜手术后，疼痛、肿胀情况缓解。

2. 疾病相关知识：患者了解关节镜手术相关知识及潜在并发症等知识。

3. 患者掌握术后功能锻炼的方法。

【治疗进展】

患者入院后 1 周，在硬腰联合麻醉下进行关节镜下左膝关节清理术、外侧半月板修复成形术，术后恢复良好，未出现并发症。

【转归与护理原则】

转归一：患者经过关节镜治疗与护理，膝关节肿胀、疼痛症状减轻。

转归二：术后伤口恢复良好，未出现关节腔血肿、伤口感染等并发症。

转归三：通过术后功能锻炼，未发生关节挛缩畸形。

【病案】

患者李某，女性，50 岁。入院前 3 个月患者无明显诱因出现腰痛伴随左下肢麻木，久坐久行后疼痛麻木加重，弯腰翻身明显困难，穿脱衣服需要家人帮忙，遂来我院就诊。

病程中患者无恶心、呕吐、头晕、头痛及畏寒等不适症状，精神、饮食、睡眠可，大小便正常。患者既往体健，无高血压、冠心病、糖尿病。于 2017 年 12 月 25 日在局部麻醉下行"经皮 L5/S1 椎间孔镜髓核摘除术"。术后遵照医嘱给予消炎、消肿、止痛、功能锻炼等处理措施。

专科查体：患者神志清楚，头颅无畸形；胸廓无畸形，双肺呼吸音清晰，未闻及干湿性啰音；心前区无隆起，各瓣膜听诊区未闻及病理性杂音；腹平坦，腹肌软，无反跳痛，未触及包块，肝脾肋下未触及；双肾区无叩击痛，移动性浊音阴性。T：36.5℃，P：72 次 / 分，R：18 次 / 分，BP：121/81mmHg。脊柱生理弯曲度存在，前屈活动正常，L4～S1 棘突减轻压痛（+）、叩击痛（-），两侧腰背肌肌肉紧张，左侧直腿抬高试验、加强试验（-），右侧直腿抬高试验、加强试验 45°（+），L4/5、L5/S1 棘突间及棘突旁明显压痛及叩击痛，双下肢运动感觉功能基本正常，双下肢肌力均为 5 级，双侧踝阵挛试验（-）。

辅助检查：胸部平片示未见明显异常。腰椎 CT 示 L5/S1 椎间隙变窄、椎体边缘增生、椎板及黄韧带肥厚、小关节增生肥大、椎管及侧隐窝狭窄。心电图示窦性心律，正常范围心电图。

【提出问题】

1. 本例患者目前所患的是何病？请具体分析。

2. 本例患者目前存在的护理问题有哪些？如何解决？

【分析思路】

1. 辨病分析 患者诊断为"腰椎间盘突出症"，由于患者腰部疼痛，伴随压迫坐骨神经引起下肢麻木，根据专科查体，结合影像学检查可以确诊。

2. 辨证分析 患者有苔白腻、脉沉缓、纳差等临床症状，同时伴有腰部经络不通、气血筋脉运行不利而引起的疼痛，伴随左下肢发凉、活动受限，气虚、机体功能减退、神疲乏力，辨证为劳损性腰椎间盘突出。

3. 存在的护理问题

（1）疼痛：与椎间盘突出压迫神经有关。

（2）知识缺乏：缺乏疾病认知及治疗相关知识。

（3）自理能力缺陷：与腰痛、压迫神经有关。

【护理方案】

1. 患者绝对卧床休息，平卧硬板床。

2. 倾听患者诉说，评估患者疼痛的原因、部位、性质及持续时间。

3. 进行各项操作动作宜轻柔，观察疼痛发生情况，必要时应用消炎镇痛药物或镇痛泵减轻疼痛。

4. 保持床单位清洁干燥，如有污染，及时更换，每 2 小时轴线翻身一次，定时按摩身体受压部位，预防压疮。

5. 密切观察双下肢感觉、运动及双下肢肌力恢复情况，警惕发生血肿压迫神经现象。

6. 严密观察切口部位敷料情况，观察引流液性质、颜色、量，防止发生伤口渗血、伤口感染、脑脊液漏等并发症。

7. 增加患者食物中纤维素含量，嘱其多食水果蔬菜。鼓励多饮水，每日不少于2000mL；每日饮用蜂蜜温开水，增加肠蠕动，预防便秘。

8. 指导患者进行四肢肌肉、关节的功能锻炼，做好疾病相关知识指导与健康教育。

【护理评估】

患者住院期间通过治疗、护理和评估，实现患者的护理目标。具体情况如下。

1. 患者症状和体征：患者通过脊柱内镜手术后腰痛情况得到缓解。

2. 疾病相关知识：患者了解脊柱内镜手术与护理等相关知识。

3. 患者掌握术后功能锻炼的方法。

【治疗进展】

患者入院后 1 周，在局部麻醉下行"经皮 L5/S1 椎间孔镜髓核摘除术"。术后恢复良好，未出现并发症。

【转归与护理原则】

转归一：患者经过正确的腔镜治疗与护理，腰部疼痛症状减轻。

转归二：术后伤口愈合良好，未出现伤口感染等情况。

转归三：患者术后无神经损伤的发生，通过功能锻炼，肢体活动良好。

七、腔镜技术护理评价与标准

（一）术前护理评估

1. 评估充分，包括既往史、原发病、用药史及过敏史、化验及辅助检查结果有无异常、肢体功能障碍程度、生活自理能力、心理状况。

2. 术前心理准备情况，如消除紧张焦虑情绪等，为手术做好充分的准备。

3. 术区皮肤完好，物品准备齐全。

4. 知晓术前宣教内容

（1）患者练习床上排便成功。

（2）患者术前睡眠良好。

（3）做好术前饮食指导。

（4）知晓手术时间、部位和麻醉方式。

（5）做好皮肤准备，避免伤口感染。

（二）术中护理评价

1. 麻醉配合，观察患者生命体征。

2. 体位配合。

3. 器械配合，不同手术提供不同器械，并进行严格清点。

（三）术后护理评价

1. 关节镜术后护理评价

（1）一般要求：注意保暖，并保护各种管路，防止脱落。

（2）肢体体位：患肢用软枕抬高 15°～30°，并处于外展中立位。

（3）患肢血运及足背动脉搏动良好。

（4）伤口无渗血情况发生，愈合良好。

（5）患者疼痛消失或减轻。

2. 脊柱内镜术后护理评价

（1）一般要求：术后平卧 6～8 小时，严密观察生命体征。

（2）患肢血运及足背动脉搏动良好。

（3）伤口无渗血情况发生，愈合良好。

（4）患者疼痛消失或减轻。

（5）术后安全与合理用药。

3. 潜在并发症

（1）关节镜术后潜在并发症

①无骨筋膜室综合征及关节内血肿的发生：手术后切口愈合良好。

②无血栓性静脉炎的发生：卧床期间进行主动和被动肢体锻炼，按摩下肢。

③未出现伤口感染：伤口敷料清洁干燥，并予以营养支持。

（2）脊柱内镜术后潜在并发症

①无切口内血肿形成及椎间隙感染的发生：患者术后伤口愈合良好。

②无神经损伤的发生：术后患者肢体活动良好。

4. 患者已知晓功能锻炼方法

八、护理路径

（一）膝关节前交叉韧带损伤关节镜手术护理路径

表 4-3-2　膝关节前交叉韧带损伤关节镜手术护理路径

住院号：_____　床号：_____　姓名：_____　性别：_____　年龄：_____

住院日期：_____ 年 ___ 月 ___ 日　出院日期：_____ 年 ___ 月 ___ 日

预期住院天数：14～16 天　　　　实际住院天数：____ 天

住院天数	住院第 1 天（术前日）	住院第 2 天（手术日）	住院第 3 天（术后第 1 天）
临床评估	病史询问及体格检查、术前检查 评估基本生命体征 患肢是否畸形，有无肿胀、疼痛、皮破出血，肢体感觉活动情况 对疾病的认知心理状态术前讨论 护理级别：____ 级	术后基本生命体征 评估手术后护理记录 伤口渗血情况 评估营养状态 心理状况及睡眠情况 护理级别：____ 级	评估基本生命体征 护理级别：____ 级

（续表）

处置及手术	测血压，准备影像学资料及病史资料，抽血化验定于明日上午在麻醉下行膝关节交叉韧带损伤修复术 术区备皮执行术前医嘱，术前手术室护士随访了解患者术前心理状态，针对患者可能担心的问题进行疏导，入室前排空二便。术前6小时禁食，2小时禁饮、个人卫生要求及检查简要麻醉体位、麻醉平面测试的配合及要求	术后监测生命体征 患肢肢端血运、感觉运动情况 伤口渗血情况	术后查体
检查	三大常规+血型凝血三项肝肾功能传染病检查膝关节X线片、CT片、MRI片心电图		复查血常规
饮食	清淡饮食，术前6小时禁食，2小时禁饮	禁食，6小时后半流质饮食	普食 清淡饮食 特殊饮食
排泄	顺畅　未解　腹泻	顺畅　未解　腹泻	顺畅　未解　腹泻
活动	不受限制 卧床休息限制活动	平卧位休息 患肢抬高 鼓励行患肢踝泵运动及股四头肌静力收缩 使用抗栓泵，促进血运，消肿，预防下肢静脉血栓、预防肌肉萎缩，保持肌力	卧床休息鼓励行患肢踝泵运动及股四头肌静力收缩，防止肌肉萎缩 使用抗栓泵，促进血运，消肿，预防下肢静脉血栓、预防肌肉萎缩，保持肌力
护理及宣教	介绍医院、病房环境，介绍经管医生及责任护士 了解既往史及过敏史，告知术前行各项化验及检查目的、意义及注意事项，抽血检查落实基础护理术前床上大小便训练，并确认患者是否成功在床上进行 提醒术前6小时禁食、2小时禁水术前心理护理，注意睡眠及情绪情况，皮肤的准备	术前交代注意事项，术前静脉滴注 确认术前禁食、备皮、更衣、清理卫生，督促患者排空大小便监测术日晨生命体征，观察有无异常情况与来接患者的手术室护士做好带入手术室物品的交接检查工作术后观察重点 神志、呼吸、体温情况 疼痛情况 肢体血运、肿胀、感觉、活动情况 伤口情况 小便情况注意有无并发症发生	继续行术后观察（同手术当日） 预防卧床并发症了解患者术后饮食情况，行术后饮食指导观察二便情况了解睡眠情况行术后饮食指导，宜清淡、富营养、易消化的食物，禁忌油炸、刺激食品，同时多饮水
变异情况及处理	有　　无 变异情况简单描述：	有　　无 变异情况简单描述：	有　　无 变异情况简单描述：
护士签名			

（续表）

住院天数	住院第 4 天 （术后第 2 天）	住院第 5～8 天 （术后第 3～6 天）	住院第 9 天～出院前 （术后第 7 天～出院前）
临床评估	评估基本生命体征 护理级别：＿＿级 护程记录	评估基本生命体征 护理级别：＿＿级 护程记录	评估基本生命体征 体格检查
处置	换药	抽静脉血	
检查		血常规	复查血常规、X 线片及 MRI
饮食	普食 清淡饮食 特殊饮食	普食 清淡饮食 特殊饮食	普食 清淡饮食 特殊饮食
排泄	顺畅　未解　腹泻	顺畅　未解　腹泻	顺畅　未解　腹泻
活动	卧床休息为主，禁忌做膝关节屈曲活动	离床活动，配合髌骨固定带或石膏托外固定制动，注意其松紧度 扶拐下地，患肢不负重行走，时间不可过久 锻炼时应循序渐进，以患肢不感疼痛为度 禁忌做膝关节屈曲活动	离床活动，石膏或髌骨固定带更换为支具 扶拐下地，患肢不负重行走，时间不可过久 锻炼时应循序渐进，以患肢不感疼痛为度。防止跌倒再次损伤
护理及宣教	观察恢复情况，与术前对比，向医生反馈保持敷料清洁干燥，渗血较多时给予及时更换 患肢抬高讲解静脉输液药物作用：消炎、消肿为主告知化验结果了解伤口情况、术后小便等了解镇痛泵的效果及不良反应询问术中个人感受，或征求患者意见	生命体征 伤口敷料、患肢石膏的观察，患肢肿胀是否消退观察患肢症状，与术前进行比较，向患者说明各种症状的原因，做好解释	伤口护理指导 影像报告结果的告知 伤口拆线 功能训练指导 支具外固定制动，可进行小幅度及小范围的膝关节屈曲功能锻炼 出院准备（包括病历整理）预约复诊时间（月日）整理旧病案 出院状况评估：伤口评估（疼痛、血肿和感染情况）评估功能训练效果 出院宣教告知功能锻炼方法及注意事项出院用药的指导复查的时间提供联系方式办理出院手续
变异情况及处理	有　　无 变异情况简单描述：	有　　无 变异情况简单描述：	有　　无 变异情况简单描述：
护士签名			

（二）肩袖损伤关节镜手术护理路径

表 4-3-3　肩袖损伤关节镜手术护理路径

住院号：_____　床号：_____　姓名：_____　性别：_____　年龄：_____

住院日期：____ 年 ___ 月 ___ 日　出院日期：____ 年 ___ 月 ___ 日

预期住院天数：14～16 天　　　　实际住院天数：____ 天

住院天数	住院第 1 天（术前日）	住院第 2 天（手术日）	住院第 3 天（术后第 1 天）
临床评估	病史询问及体格检查、术前检查评估基本生命体征，患肢是否畸形有无肿胀、疼痛、皮破出血，肢体感觉活动情况 对疾病的认知 术前讨论 饮食状况 评估排尿排便有无困难 心理状况及睡眠情况 护理级别：____ 级	术后基本生命体征评估 手术后护理记录 护理级别：____ 级	评估基本生命体征 护程记录 护理级别：____ 级
处置及手术	测血压，准备影像学资料及病史资料，抽血化验定于明日上午在麻醉下行肩袖损伤修复术 术区备皮，执行术前医嘱 术前手术室护士随访：了解患者术前心理状态，针对患者可能担心的问题进行疏导。了解手术时间、入室时间，入室前排空二便 术前 6 小时禁食，2 小时禁饮。个人卫生要求及检查简要麻醉体位、麻醉平面测试的配合及要求	术后监测生命体征 患肢肢端血运、感觉运动情况 伤口渗血情况	术后查体
检查	三大常规＋血型、凝血三项、肝肾功能、传染病检查、肩袖关节 X 线片、CT 片、MRI 片、心电图		复查血常规
饮食	清淡饮食，术前 6 小时禁食，2 小时禁饮	禁食，6 小时后半流质饮食	普食 清淡饮食 特殊饮食
排泄	顺畅　未解　腹泻	顺畅　未解　腹泻	顺畅　未解　腹泻
活动	不受限制 卧床休息限制活动	平卧位休息，患肢抬高鼓励患肢行肱三头肌静力收缩，促进血运，消肿，预防肌肉萎缩，保持肌力	卧床休息，患肢行肱三头肌静力收缩，防止肌肉萎缩

（续表）

护理及宣教	介绍医院、病房环境，介绍经管医生及责任护士 了解既往史及过敏史，告知术前行各项化验及检查目的、意义及注意事项，抽血检查落实基础护理术前床上大小便训练，并确认患者是否成功在床上进行 提醒术前 6 小时禁食、2 小时禁水术前心理护理，注意睡眠及情绪情况，皮肤的准备	术前交代注意事项，术前静脉滴注 确认术前禁食、备皮、更衣、清理卫生，督促患者排空大小便监测术日晨生命征，观察有无异常情况与来接患者的手术室护士做好带入手术室物品的交接检查工作术后观察重点 神志、呼吸、体温情况疼痛情况 肢体血运、肿胀、感觉、活动情况 伤口情况注意有无并发症发生	继续行术后观察（同手术当日） 预防卧床并发症了解患者术后饮食情况，行术后饮食指导观察二便情况了解睡眠情况行术后饮食指导，宜清淡、富营养、易消化的食物，禁忌油炸刺激食品，同时多饮水
变异情况及处理	有　　无 变异情况简单描述：	有　　无 变异情况简单描述：	有　　无 变异情况简单描述：
护士签名			
住院天数	住院第 4 天 （术后第 2 天）	住院第 5 ～ 8 天 （术后第 3 ～ 6 天）	住院第 9 天～出院前 （术后第 7 天～出院前）
临床评估	评估基本生命体征 护理级别：____级 护程记录	评估基本生命体征 护理级别：____级 护程记录	评估基本生命体征 体格检查
处置	换药	抽静脉血	
检查		血常规	复查血常规、X 线片、CT片及 MRI
饮食	普食 清淡饮食 特殊饮食	普食 清淡饮食 特殊饮食	普食 清淡饮食 特殊饮食
排泄	顺畅　未解　腹泻	顺畅　未解　腹泻	顺畅　未解　腹泻
活动	卧床休息为主，禁忌做肩关节屈曲活动	离床活动，配合石膏托外固定制动 注意其松紧度，锻炼时应循序渐进，禁忌做肩关节屈曲活动	离床活动，石膏固定更换为支具 锻炼时应循序渐进，以患肢不感疼痛为度

（续表）

护理及宣教	观察恢复情况，与术前对比，向医生反馈 保持敷料清洁干燥，渗血较多时给予及时更换 患肢抬高，静脉输液药物作用的讲解：消炎、消肿为主 化验结果的讲解 术后随访：了解伤口情况、术后小便等 了解镇痛泵的效果及不良反应，询问术中个人感受，或征求患者意见	生命体征 伤口敷料、患肢石膏的观察，患肢肿胀是否消退 继续观察病情 观察患肢症状，与术前进行比较，向患者说明各种症状的原因，做好解释	伤口护理指导 影像报告结果的告知 伤口拆线功能训练指导 支具外固定制动，可进行小幅度及小范围的肩关节屈曲功能锻炼 出院准备（包括病历整理）预约复诊时间（月日）整理旧病案 出院状况评估：伤口评估（疼痛、血肿和感染情况）功能训练效果评估 出院宣教，告知功能锻炼方法及注意事项，出院带药的指导，复查的时间，提供联系方式，办理出院手续
变异情况及处理	有　　无 变异情况简单描述：	有　　无 变异情况简单描述：	有　　无 变异情况简单描述：
护士签名			

（三）腰椎间盘突出症脊柱内镜手术护理路径

表 4-3-4　腰椎间盘突出症脊柱内镜手术护理路径

住院号：_____　床号：_____　姓名：_____　性别：_____　年龄：_____
住院日期：____年____月____日　出院日期：____年____月____日
预期住院天数：14～16 天　　实际住院天数：____天

住院天数	住院第 1 天（术前日）	住院第 2 天（手术日）	住院第 3 天（术后第 1 天）
临床评估	病史询问及体格检查、术前检查，评估基本生命体征有无肿胀、疼痛、肢体感觉活动情况，对疾病的认知，术前讨论，饮食状况 评估排尿排便有无困难 心理状况及睡眠情况 护理级别：____级	术后基本生命体征评估 手术后护理记录 预防性使用抗生素 监测生命体征 护理级别：____级	评估基本生命体征 护理级别：____级

（续表）

项目			
处置及手术	测血压，准备影像学资料及病史资料，抽血化验。定于明日上午在____麻醉下行腰椎间盘突出孔镜摘除术　术区备皮执行术前医嘱　术前手术室护士随访：了解患者术前心理状态，针对患者可能担心的问题进行疏导。了解手术时间、入室时间，入室前排空二便。术前6小时禁食，2小时禁饮。个人卫生要求及检查简要麻醉体位、麻醉平面测试的配合及要求	术后监测生命体征　患肢肢端血运、感觉运动情况　伤口渗血情况　预防性使用抗生素　监测生命体征	伤口换药　预防性使用抗生素、营养神经药物
检查	三大常规＋血型、凝血三项、肝肾功能、传染病检查、腰椎X线片、CT片、MRI片骨密度检查、心电图		复查血常规
饮食	清淡饮食，术前6小时禁食，2小时禁饮	禁食，6小时后半流质饮食	普食　清淡饮食　特殊饮食
排泄	顺畅　未解　腹泻	顺畅　未解　腹泻	顺畅　未解　腹泻
活动	不受限制　卧床休息限制活动	平卧位休息　鼓励患者行股四头肌静力收缩，下肢抬高肌力练习，足背伸练习，促进神经根修复　使用下肢静脉泵，促进血运，消肿，预防下肢静脉血栓、预防肌肉萎缩，保持肌力	卧床休息，患者行股四头肌静力收缩，下肢抬高肌力练习，足背伸练习，防止肌肉萎缩
护理及宣教	介绍医院、病房环境，介绍经管医生及责任护士　了解既往史及过敏史，告知术前行各项化验及检查目的、意义及注意事项，抽血检查　落实基础护理，术前床上大小便训练，并确认患者是否成功在床上进行　提醒术前6小时禁食、2小时禁水，术前心理护理　注意睡眠　备皮	术前交代注意事项，术前静脉滴注　确认术前禁食、备皮、更衣、清理卫生，督促患者排空大小便。监测术日晨生命体征，观察有无异常情况，与来接患者的手术室护士做好带入手术室物品的交接检查工作　术后观察重点：心理护理、神志、呼吸、体温情况，疼痛情况，肢体血运、肿胀、感觉、活动、反射情况，伤口情况，小便情况，注意有无并发症发生	继续行术后观察（同手术当日）　预防卧床并发症。了解患者术后饮食情况，行术后饮食指导，观察二便情况，了解睡眠情况　心理护理，行术后饮食指导，宜清淡、富营养、易消化的食物，禁忌油炸刺激食品，同时多饮水
变异情况及处理	有　　无　变异情况简单描述：	有　　无　变异情况简单描述：	有　　无　变异情况简单描述：

（续表）

护士签名			
住院天数	住院第 4 天 （术后第 2 天）	住院 5 ～ 8 天 （术后第 3 ～ 6 天）	住院第 9 天～出院前 （术后第 7 天～出院前）
临床评估	评估基本生命体征 护理级别：＿＿级 护程记录	评估基本生命体征 护理级别：＿＿级 护程记录	评估基本生命体征 体格检查
处置	换药	抽静脉血	
检查		血常规	复查血常规 复查 X 线片、CT 片及 MRI
饮食	普食 清淡饮食 特殊饮食	普食 清淡饮食 特殊饮食	普食 清淡饮食 特殊饮食
排泄	顺畅　未解　腹泻	顺畅　未解　腹泻	顺畅　未解　腹泻
活动	卧床休息为主 采用轴线翻身法	离床活动，佩戴腰围，注意其松紧度 下床行走时间不可过久，锻炼时应循序渐进，以不感疼痛为度	离床活动，时间不可过久 锻炼时应循序渐进，以不感疼痛为度。防止跌倒再次损伤
护理及宣教	观察恢复情况，与术前对比，向医生反馈 保持敷料清洁干燥，渗血较多时给予及时更换、讲解静脉输液的药物作用、告知化验结果、了解伤口情况、术后小便等 了解镇痛泵的效果及不良反应询问术中个人感受，或征求患者意见	生命体征 伤口敷料的观察 继续观察病情观察腰部、下肢症状，与术前进行比较，向患者说明各种症状的原因，做好解释	伤口护理指导 告知影像报告结果 伤口拆线功能训练指导 腰围外固定，可进行小幅度的腰椎背伸功能锻炼 出院准备（包括病历整理）预约复诊时间（月日）整理旧病案 出院状况评估：伤口评估（疼痛、血肿和感染情况）评估功能训练效果 出院宣教告知功能锻炼方法及注意事项，出院带药的指导，复查的时间，提供联系方式，办理出院手续
变异情况及处理	有　　无 变异情况简单描述：	有　　无 变异情况简单描述：	有　　无 变异情况简单描述：
护士签名			

（四）神经根型颈椎病脊柱内镜手术护理路径

表 4-3-4 神经根型颈椎病脊柱内镜手术护理路径

住院号：_____ 床号：_____ 姓名：_____ 性别：_____ 年龄：_____

住院日期：_____ 年 ___ 月 ___ 日 出院日期：_____ 年 ___ 月 ___ 日

预期住院天数：14～16 天　　　　　实际住院天数：___ 天

住院天数	住院第1天（术前日）	住院第2天（手术日）	住院第3天（术后第1天）
临床评估	病史询问及体格检查、术前检查评估基本生命体征有无肿胀、疼痛，肢体感觉、活动情况对疾病的认知心理状态护理级别：___级术前讨论	术后基本生命体征护理级别：___级手术后护理记录	评估基本生命体征护理级别：___级护程记录
处置及手术	测血压，准备影像学资料及病史资料，抽血化验定于明日上午在___麻醉下行经皮内镜颈椎间盘切除手术术区备皮，执行术前医嘱术前手术室护士随访：了解患者术前心理状态，针对患者可能担心的问题进行疏导，了解手术时间、入室时间，入室前排空二便术前10小时禁食，4小时禁饮。个人卫生要求及检查简要麻醉体位、麻醉平面测试的配合及要求	术后监测生命体征四肢血运、感觉运动情况伤口渗血情况预防性使用抗生素	伤口换药预防性使用抗生素、营养神经药物
检查	三大常规＋血型凝血三项肝肾功能传染病检查颈椎X线片、CT片、MRI片骨密度检查、心电图	凝血三项血常规	复查血常规
饮食	清淡饮食，术前12小时禁食，4小时禁饮	禁食，6小时后半流质饮食	普食清淡饮食特殊饮食
排泄	顺畅　未解　腹泻	顺畅　未解　腹泻	顺畅　未解　腹泻
活动	不受限制卧床休息限制活动	平卧位休息鼓励患者行股四头肌静力收缩，双手握拳训练，使用下肢静脉泵，促进血运，消肿，预防下肢静脉血栓、预防肌肉萎缩，保持肌力	卧床休息，患者行股四头肌静力收缩，双手握拳训练，防止肌肉萎缩

（续表）

护理及宣教	介绍医院、病房环境，介绍经管医生及责任护士 了解既往史及过敏史，告知术前行各项化验及检查目的、意义及注意事项，抽血检查落实基础护理、术前床上大小便训练，并确认患者是否成功在床上进行提醒术前6小时禁食、2小时禁水 术前心理护理 注意睡眠 备皮	术前交代注意事项，术前静脉滴注 确认术前禁食、备皮、更衣、清理卫生，督促患者排空大小便监测术日晨生命体征，观察有无异常情况与来接患者的手术室护士做好带入手术室物品的交接检查工作。术后观察重点 神志、呼吸、体温情况 疼痛情况 肢体血运、肿胀、感觉、活动、反射情况 伤口情况 小便情况注意有无并发症发生	继续行术后观察（同手术当日） 预防卧床并发症了解患者术后饮食情况，行术后饮食指导观察二便情况了解睡眠情况行术后饮食指导，宜清淡、富营养、易消化的食物，禁忌油炸刺激食品，同时多饮水
变异情况及处理	有　　无 变异情况简单描述：	有　　无 变异情况简单描述：	有　　无 变异情况简单描述：
护士签名			
住院天数	住院第4天 （术后第2天）	住院第5～8天 （术后第3～6天）	住院第9天～出院前 （术后第7天～出院前）
临床评估	评估基本生命体征 护理级别：＿＿级 护程记录	评估基本生命体征 护理级别：＿＿级 护程记录	评估基本生命体征 体格检查
处置	换药	抽静脉血	
检查		血常规	复查血常规 复查X线片、CT片、MRI片
饮食	普食 清淡饮食 特殊饮食	普食 清淡饮食 特殊饮食	普食 清淡饮食 特殊饮食
排泄	顺畅　未解　腹泻	顺畅　未解　腹泻	顺畅　未解　腹泻
活动	卧床休息为主 采用轴线翻身法	离床活动，佩戴颈托外固定支具制动，注意其松紧度 功能锻炼时应循序渐进，以不感疲劳和疼痛为度。禁忌做颈椎过度旋转活动	离床活动，锻炼时应循序渐进，以患者不感疲劳和疼痛为度防止跌倒再次损伤
变异情况及处理	有　　无 变异情况简单描述：	有　　无 变异情况简单描述：	有　　无 变异情况简单描述：
护士签名			

第四节　股骨头坏死血管介入技术护理

一、医患共同关注的问题

1.患者与家属的疑问：①该病的严重程度，能治愈吗？②对以后生活影响很大吗？③治疗后多久可正常弃拐行走？④采取哪些治疗方案，效果如何？

2.医护人员关注的问题：①损伤原因是什么？②疾病分期？③有并发症吗？④功能恢复的如何？⑤患者身体条件如何，是否合并有自身免疫性疾病？

二、概述

股骨头坏死（股骨头缺血性坏死）是由于过量饮酒、使用激素史、髋部创伤、髋关节发育畸形、炎症及吸烟等多种因素导致的股骨头局部血运不良，从而引起骨细胞进一步坏死、骨小梁断裂、股骨头塌陷的一种病变。其中长期大量饮酒引起的酒精性骨坏死在我国多见。股骨头坏死开始多表现为髋关节或其周围关节的隐痛、钝痛，活动后加重，进一步发展可能导致髋关节的功能障碍，严重影响生活质量和劳动能力，不经过早期正规治疗，继续负重行走后，极易发生股骨头塌陷，甚至残疾，无法行走。临床上根据 X 线表现分为 Ⅰ～Ⅳ期（图 4-4-1 至图 4-4-4）。

股骨头坏死的治疗手段有两种：一是中药保髋治疗，通过中医药辨证治疗改善股骨头的血供。二是行人工髋关节置换术，一般适应于病情严重影响生活质量的 50 岁以上患者。

1. 介入治疗股骨头坏死的理论依据　1992 年，国内学者率先在总结介入治疗脑血栓、脑动脉畸形、冠心病等的原理基础上，对股骨头缺血性坏死进行了介入方法的动物实验性研究和临床应用研究。有些学者通过动物实验发现，股动脉介入治疗股骨头坏死后，已经阻塞的血管得到疏通，从而促进血管内皮细胞生长因子（VEGF）等细胞因子的分泌，加速了股骨头的再血管化和再骨化。

而大量的临床实践也证明，作为目前仍没有满意治疗方法的股骨头坏死，采用介入治疗，在缓解临床的症状、延缓病程的进展、延长自身股骨头的使用寿命等方面均有其重要的作用。其作用机制在于通过局部直接给药，保证了病变部位血管内的药物浓度，达到溶解血栓、解除血管痉挛、增加动脉灌注、促进有效循环血量，从而改善坏死股骨头的血运，创造有利于新生骨生成、修复骨坏死的微环境。因此，介入中的常用药就包括扩血管溶栓药物：西药，如低分子右旋糖酐、尿激酶、蝮蛇抗栓酶；中药，如丹参、川芎嗪、三七总苷等制剂和促进骨修复重建的药物，如骨肽等。

2. 治疗方法　　介入治疗股骨头坏死是一种简便、微创、疗效可靠的治疗方法，适用于可疑股骨头坏死或股骨头坏死Ⅰ、Ⅱ期的患者，可起到减轻疼痛，改善股骨头、髋部的血运，恢复骨关节功能的作用。

中药动脉血管灌注：将中药制剂超选择性灌注至为股骨头提供血供的旋股内、外动脉。

操作方法：患侧大腿中下 1/3 处上充气止血带备用，术侧腹股沟中点股动脉搏动下 2cm 处，采用 Seldinger 穿刺技术，经股动脉插管，将 5F-Cobra 导管超选择至患侧股深动脉，造影证实导管已达旋股内、外侧动脉处后，上充气止血带（压力为 35～45kPa），然后分别经导管依次快速注入丹参注射液及血塞通注射液等活血祛瘀中药针剂。灌注结束后拔管，穿刺点压迫止血 10～15 分钟，局部加压包扎。术后平卧，穿刺侧肢体制动 24 小时。

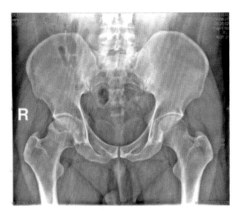

图 4-4-1　Ⅰ期

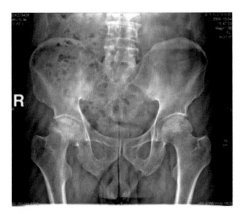

图 4-4-2　Ⅱ期

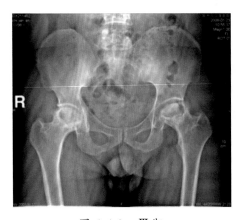

图 4-4-3　Ⅲ期

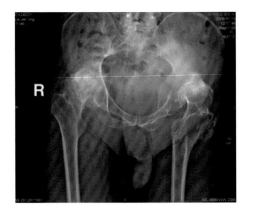

图 4-4-4　Ⅳ期

三、护理操作流程

表 4-4-1 股骨头坏死护理操作流程

工 作 流 程	岗位职责	主 要 内 容	使 用 记 录	引 用 文 件
接 收 病 人	责任护士	更换被服整理床单位，测量生命体征，通知主管医生及责任护士，了解疾病诊断	[一般护理记录单] [生命体征记录单]	《医学临床三基护理分册》 《中医护理常规》 《骨科护理学》
评估护理需求	责任护士	评估病人一般情况、患肢疼痛程度，髋关节活动度、对疾病的认知、心理状态等主要护理问题，明确需要解决的护理问题	[首次护理评估单] [疼痛评估单]	
制定护理措施	责任护士 责任组长	与主管医生沟通，根据护理评估，制定护理计划与措施，遵照医嘱针对保守、微创、手术制定不同护理方案（中医护理方案）	[一般护理记录单] [中医护理方案效果评价表]	
实 施 护 理	责任护士	实施各治疗方案的护理措施，应用适宜护理技术。微创、手术病人做好围手术期护理。充分了解患者对治疗方案接受程度和心理反应，提高病人对手术的耐受能力，对患肢疼痛，髋关节活动度、疾病的认知进行观察	[静脉治疗单] [一般护理记录单] [护理治疗单] [护理路径单]	
	责任组长	检查各项护理措施实施情况与护理效果，评估护理措施是否符合病人需求，疼痛症状缓解程度，协助责任护士工作	[一般护理记录单] [疼痛评估单] [中医护理方案效果评价表]	
	护理学科带头人	抽查病人治疗后的效果，护理是否规范，评估护理措施是否符合病人需求，健康教育知晓率，指导责任护士工作	[护士长手册-科室质控记录]	
效果评价/改进	责任护士 责任组长 护理学科带头人	评估病人护理措施后效果，与病情恢复程度，了解病人的意见和建议，分析护理工作不足因素，提出改进意见	[护士长手册-公休座谈记录] [满意度调查]	
办 理 出 院	责任护士 经管医生	检查患者出院前病情评估，出院指导：饮食、日常生活起居、功能锻炼，康复计划与复诊时间	[一般护理记录单] [护士交班报告]	

四、护理要点

（一）术前护理

1．术前评估

（1）原发病史，既往有无饮酒、大剂量使用激素、创伤、骨质疏松等病史。

（2）患肢疼痛、功能障碍的程度。

（3）辅助检查，如 X 线、CT、MRI、心电图等。

（4）实验室检查，如血常规、血小板、出凝血时间、肝功能、肾功能。

（5）生活自理能力及心理状况，患者对疾病的认识与治疗期望值。

2. 术前护理

（1）皮肤准备：脐以下、会阴部及双侧大腿至膝关节。

（2）物品准备：毛巾、尿壶、尿垫。

3. 术前宣教与准备

（1）手术时间、部位、麻醉方式。

（2）告知术后绝对卧床 12～24 小时的重要性，已取得患者理解与配合。

（3）指导患者练习床上排便，以适应术后卧位。

（4）观察患者有无牙龈出血等出血征象。

（5）女性患者避开月经期。

（二）术中护理

1. 患者进导管室后，护理人员应热情、主动与其交谈，介绍导管室情况、手术操作过程及可能遇到的不适，使患者对所要遇到的情况有一定的心理准备。

2. 术中密切观察患者的神志、面色、呼吸、心率、血压、血氧饱和度变化，发现异常及时报告手术医生，并按医嘱及时进行处理。

3. 严格掌握给药顺序、速度，观察患者面色、意识、血压、心率及其对药物的反应，发生血管痉挛时，应立即停止操作并于导管内推注利多卡因。

4. 观察造影剂反应，并及时处理。造影过程中也会出现变态反应，如恶心、呕吐、打喷嚏、皮肤发红、寒战、血压下降，甚至出现过敏性休克，应停止注药，进行抗过敏治疗。

（三）术后护理

1. 专科护理要点

（1）术后平卧，穿刺部位"8"字绷带加压包扎，外用冰袋、1kg 沙袋压迫止血 24 小时。

（2）患肢制动，下肢持续皮牵引 24 小时，避免穿刺部位血凝块脱落引起出血或皮下血肿（图 4-4-5）。

（3）严密观察穿刺部位有无渗血及皮下血肿。

（4）观察双下肢末梢血运、感觉及足趾活动度情况。

（5）触摸患肢足背动脉搏动情况。

（6）观察骶尾部、双髋绷带包扎处皮肤是否完好。

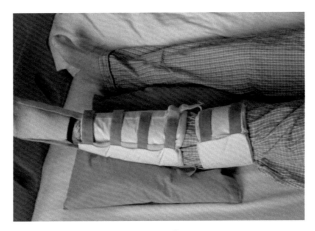

图 4-4-5　皮牵引制动

2. 术后康复指导　包括生活起居指导、饮食指导、心理指导、功能锻炼指导等。

（1）饮食指导

①鼓励患者术后 6 ～ 8 小时多饮水，以促进造影剂排泄。

②宜进食清淡易消化食品，禁食辛辣之品。

（2）各部位功能锻炼与护理：介入治疗 24 小时后指导患者进行床上功能锻炼，髋关节功能锻炼以主动为主、被动为辅，关节运动要循序渐进，动作要协调，运动量要由小到大。根据病情，指导患者卧位锻炼和坐位锻炼法交替进行。

①卧位抬腿法：取仰卧位，一侧下肢伸直成一直线，抬高下肢，两侧交替，反复进行。动作要领：勾脚绷腿，10 次 / 组，3 组 / 日。

②卧位抱膝法：取仰卧位，双手抱膝，屈髋，大腿尽量贴腹为宜。动作要领：持续用力最重要，5 次 / 组，3 组 / 日。

③卧位空蹬法：取仰卧位，屈膝屈髋，膝盖尽量靠近腹部，双足作蹬自行车样动作，带动膝、髋关节匀速活动。动作要领：持续快步 5 次 / 组，3 组 / 日。

④卧位分腿法：取仰卧位，双下肢最大限度地外展，内收。动作要领：最大角度髋关节外展内收，2 次 / 组，3 组 / 日。

⑤坐位分合法：坐位，双手扶膝，双足离地。双脚与肩同宽，左腿向左，右腿向右，同时充分外展及内收。动作要领：动作连续练力量，10 次 / 组，3 组 / 日。

⑥推膝分足法：取坐位，双手扶两膝不离手，并拢两膝，左足向左、右足向右，充分外展再收回。动作要领：推举膝盖不抬手，5 次 / 组，3 组 / 日。

⑦坐位交叉法：取坐位，伸直双腿，双下肢左右交叉。动作要领：上下交替不偏废，10 次 / 组，3 组 / 日。

⑧坐位盘腿法：双下肢盘腿，双手压膝，使髋关节外旋。动作要领：压膝要靠体重帮，5 次 / 组，3 组 / 日。

五、常见并发症及预防措施

1. 穿刺部位出血、血肿预防措施 术后准确压迫 10～15 分钟，绷带加压包扎，使用沙袋做到定位、定质量、定时间。穿刺侧肢体制动，踝套持续牵引 24 小时，保持绝对伸直平卧。

2. 动脉血栓形成和栓塞预防措施 动脉血栓形成是该手术最主要的并发症，可因多次反复穿刺使血管内膜严重破坏，内壁不光滑，或术后穿刺处长时间压迫止血等因素所致。主要表现为患肢疼痛，肤色苍白，肢体发凉，足背动脉搏动减弱或消失。术中避免在同一部位反复穿刺，穿刺处加压包扎时压力适中，加压包扎期间观察患肢皮肤颜色，足背动脉搏动强弱。

3．股动脉损伤预防措施 当股动脉硬化、扭曲，以往多次动脉穿刺插管或操作者不熟练时，有可能导致股动脉严重损伤，发生假性动脉瘤、动静脉瘘、动脉夹层等并发症，一旦发生则需采用血管成形术和外科血管修补术来治疗。术后密切注意穿刺点局部有无肿胀、异常血管波动及血管杂音。

4. 高血压预防措施 目前认为术中、术后高血压可提高脑组织血液灌注，减少脑细胞损害并有助于预防脑梗死。因此术后通常收缩压＞150mmHg，可适当应用降压药。

六、病案分析与导入

【病案】

郭某，男性，64 岁，工人，已婚，2017 年 11 月 15 日就诊。

主诉：双髋关节疼痛伴活动不利 1 年。

患者双髋关节疼痛伴活动不利 1 年。步态跛行，双髋关节疼痛活动受限，活动后加重，休息后缓解。发病以来，无发热畏寒，神疲乏力伴头晕目眩，自汗。食纳可，夜寐安，二便调。

患者既往有高尿酸血症 10 年，5 年前曾间断口服地塞米松 1 年。否认高血压、糖尿病、冠心病病史。分别于 2017 年 11 月 17 日和 2017 年 11 月 24 日行旋股内外动脉插管造影溶栓术（图 4-4-6、图 4-4-7）。

专科查体：T：36.7℃，P：82 次 / 分，R：20 次 / 分，BP：124/76mmHg。左侧腹股沟中点压痛（+）；左侧"4"字试验（+）；左侧骨直肌起点压痛（+）。左髋关节活动度：屈曲 110°、后伸 0°、内收 20°、外展 20°、内旋 0°、外旋 10°。右侧腹股沟中点压痛（+）；右侧"4"字试验（+）；右侧骨直肌起点压痛（+）；右侧髂前上棘压痛（+）。右髋关节活动度：屈曲 110°、后伸 0°、内收 25°、外展 35°、内旋 5°、外旋 40°。舌质暗，苔白，脉沉涩。

辅助检查：双髋关节 X 线片（正位、蛙式位）示双侧股骨头关节面欠光滑，密度不均增高，双髋臼关节面硬化，双髋关节间隙变窄。双侧股骨头坏死，继发轻度骨性关节炎。

【提出问题】

1. 本例患者目前所患的是何病何证？请具体分析。

2. 本例患者存在的护理问题有哪些？如何解决？

【分析思路】

1. 辨病分析　患者双髋部钝痛，向膝部放射，下肢拘挛，屈伸困难。步态跛行，活动后加重，休息后缓解。根据临床表现，并结合 X 线、MRI 结果，本病属西医之股骨头坏死。

2. 辨证分析　患者应用激素药物伤及人体正气，正气不足。瘀毒不能排出体外，瘀结于内，阻塞髋部经脉气血，故髋部疼痛。气血不通，筋脉失于濡养，故下肢拘挛，屈伸困难；气虚机体功能减退则神疲乏力，气虚清阳不升，故头晕目眩；气虚卫表不固则自汗；舌质暗，苔白，脉沉涩，皆为经脉痹阻并重之象。综上，本病辨为经脉痹阻证。

3. 辅助检查　双髋关节 MRI 示双侧股骨头可见异常信号区，边缘可见双线征，双侧股骨头塌陷。

4. 存在的护理问题

（1）体位与饮食的需要：与知识缺乏有关。

（2）潜在并发症：皮肤完整性受损、出血、血肿。

【护理方案】

1. 术后平卧，伤口处给予冰袋、1kg 沙袋压迫止血 24 小时。

2. 患肢制动，给予下肢踝套持续牵引 24 小时。

3. 鼓励患者术后 6 ～ 8 小时多饮水。

4. 严密观察穿刺部位有无渗血及皮下血肿。

5. 观察双下肢末梢血运、感觉及足趾活动度情况。

6. 触摸患肢足背动脉搏动情况。

7. 观察骶尾部、足跟部、双髋绷带包扎处皮肤是否完好。

8. 宜进食清淡易消化食品，禁食辛辣、刺激之品。

【护理评估】

患者住院 16 天。通过治疗、护理和评估，本阶段护理目标未全部实现。具体情况如下。

1. 患者症状和体征方面　患者行二次介入术后伤口周围出现血肿。

2. 疾病相关知识方面　患者了解有关介入术后调护、潜在并发症等知识。

3. 调护技能方面　患者已掌握术后功能锻炼方法。

【治疗进展】

1. 治疗经过 患者住院 1 周后，行另一侧（右侧）介入手术。术后 24 小时拆除绷带后发现伤口周围有 4cm×5cm 血肿，并有压痛。查体：右侧腹股沟周围有 4cm×5cm 血肿。右下肢末梢血运、感觉及足趾活动度良好，足背动脉搏动良好。

2. 对症护理 减少活动，右下肢屈髋＜90°。

3. 术后观察 术后第 3 日，观穿刺处伤口愈合后给予中药外敷疗法，以活血散瘀，消肿止痛。每次 8 小时，连续 3 次。

【转归与护理原则】

转归一：患者经过正确的介入治疗护理，髋关节气血通畅，双髋疼痛症状减轻。

转归二：筋脉得养，下肢拘挛，屈伸困难得以改善。

转归三：气血调和，阳气上升，神疲乏力、头晕目眩的症状消失。

转归四：术后伤口周围血肿，经中医护理技术中药外敷疗法，血肿逐渐消散，局部压痛症状消失。

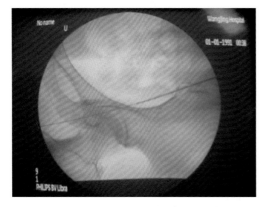

图 4-4-6 术前

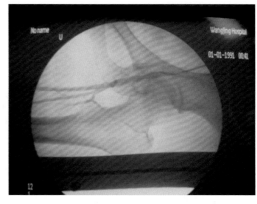

图 4-4-7 术后

七、血管介入技术护理评价与标准

（一）术前护理评价

1. 评估充分包括：原发病、患肢疼痛、功能障碍的程度、化验检查的异常结果、生活自理能力及心理状况。

2. 术区皮肤完好，双髋皮肤完好无破损。

3. 术前宣教内容已知晓。

（1）手术时间、部位、麻醉方式。

（2）术后绝对卧床的重要性。

（3）患者练习床上排便成功。

（4）患者无牙龈出血等出血征象。

（二）术中护理评价

1. 手术顺利，术中生命体征平稳。

2. 术中未发生造影剂及变态反应。

（三）术后护理评价

1. 保持正确体位，患肢制动，下肢踝套牵引，冰袋，1kg 沙袋加压 24 小时。

2. 伤口无渗血。

3. 皮肤完好，骶尾部、双髋绷带包扎处皮肤完好。

4. 潜在并发症。

（1）无动脉血栓形成和栓塞：足背动脉搏动良好。

（2）穿刺部位周围出现血肿：右侧介入术后 24 小时，拆除绷带后发现伤口周围有 4cm×5cm 血肿，并有压痛。

5. 患者已知晓功能锻炼方法。

八、护理路径

表 4-4-2　股骨头无菌性坏死介入治疗护理路径

住院号：_____　床号：_____　姓名：_____　性别：_____　年龄：_____ 住院日期：_____ 年 ____ 月 ___ 日　出院日期：_____ 年 ____ 月 ___ 日 预期住院天数：14～21 天　　　　实际住院天数：____ 天		
住院天数	住院第 1 天	住院第 2 天	住院第 3～5 天
临床评估	生命体征测量 患肢疼痛，有无畸形 对疾病的认知 心理状态 护理级别：____级 各种护理风险评估	生命体征测量 护理级别：____级	生命体征测量 护理级别：____级
处置与治疗	皮牵引护理 个人卫生清洁，更衣 医生为患者查体	遵照医嘱落实各项物理治疗措施 中药双足泡洗 中成药静脉输注	查看各项检查结果 确定治疗方案

（续表）

检查	X线片 心电图	血、尿、粪常规＋血型 肝肾功能 凝血四项	磁共振
饮食	指导患者0：00后禁食，以便明日晨抽血检查	普食	普食
二便排泄	顺畅　未解　腹泻	顺畅　未解　腹泻	顺畅　未解　腹泻
活动	卧床休息 限制活动 暂时减少下地负重行走 拐杖应用是否正确	平卧位下肢皮牵引，患肢外展中立位 指导患者行股四头肌、臀中肌及踝泵训练，以及髋关节各方向活动训练	行股四头肌、臀中肌及踝泵训练，以及髋关节各方向活动训练 暂时减少下地负重行走
护理及宣教	介绍医院环境，介绍主管医生及责任护士 了解患者既往病史、健康情况、经济情况、提出护理问题，制订护理措施 向患者讲解住院治疗过程 了解患者心理状态，对患者可能担心的问题进行疏导 完善护理记录书写	了解患者的需求 介绍疾病的相关知识 指导功能锻炼方法 检查牵引情况，观察患肢末梢血运、感觉、运动情况 观察中医治疗后患者的反应，有无药物过敏 指导扶双拐行走方法 介绍护理治疗目的及方法	加强患髋关节的功能锻炼 饮食指导 观察物理治疗部位的皮肤情况 戒烟酒，进行用药指导 正确掌握双拐行走方法
变异情况及处理	有　　无 变异情况简单描述：	有　　无 变异情况简单描述：	有　　无 变异情况简单描述：
护士签名			
住院天数	住院第6天（术前1天）	住院第7天（手术当日）	住院第8天（术后第1天）
临床评估	生命体征测量 心理状态	生命体征测量 术区皮肤	生命体征测量
处置	皮肤准备 领取术中用药 填写手术交接单	更换病服 取下饰品、佩戴腕带 准备术中用药，带往手术室	按时撤除冰袋、沙袋及牵引 医生拆除固定"8"字绷带
检查			复查血RT
饮食	清淡易消化饮食	清淡易消化饮食	普食
二便排泄	顺畅　未解　腹泻	顺畅　未解　腹泻	顺畅　未解　腹泻
活动	同前	制动24小时	拆除绷带后可以挂拐下地行走

（续表）

护理及宣教	准备术后必备物品 练习床上排便 沐浴清洁皮肤、剪指、趾甲 男性患者戒烟 告知患者术后卧床 24 小时重要性	术后平卧 24 小时，患肢制动 术后 6 小时内多饮水，以利造影剂排出 伤口处压冰袋、沙袋防止出血及血肿 观察伤口敷料有无渗血 患肢足背动脉搏动情况 观察骶尾部、"8"字绷带固定处皮肤情况 指导患者下床活动正确时间与方法	观察伤口敷料情况 观察伤口周围有无血肿 指导患者运用练功八法功能锻炼 继续中药口服、外用、静脉治疗
变异情况及处理	有　　无 变异情况简单描述：	有　　无 变异情况简单描述：	有　　无 变异情况简单描述：
护士签名			
住院天数	住院第 9 ～ 14 天	住院第 15 ～ 20 天	出院当天
临床评估	关节功能 行走步态	关节功能 行走步态	关节功能 行走步态
处置	术后 3 天拆除敷料，观察穿刺部位皮肤愈合情况 如双侧介入，术后 1 周做另一侧，术前准备同前	术后处置同前	
饮食	清淡易消化饮食	忌食生冷、辛辣刺激食物	忌食生冷、辛辣刺激食物
二便排泄	顺畅　未解　腹泻	顺畅　未解　腹泻	顺畅　未解　腹泻
活动	同前	同前	同前
护理及宣教	术前宣教同前 慎起居、避风寒、调情志 保守治疗程较长，加强情志护理，使患者积极配合治疗护理工作 观察用药后的反应及各种物理治疗后的皮肤情况 做好饮食调护	术后护理同前 加强患肢功能训练 扶拐行走，避免患肢负重 日常生活及运动指导	出院准备（病历整理） 出院宣教 复诊时间：出院后 3、6、12 个月 告知患者出院后坚持拄拐 日常生活及运动指导 继续口服中药治疗
变异情况及处理	有　　无 变异情况简单描述：	有　　无 变异情况简单描述：	有　　无 变异情况简单描述：
护士签名			

第五节　微创矫形技术护理

一、医患共同关注的问题

1. 患者与家属的疑问：①该治疗方式可靠吗？②会复发吗？③多久可以恢复正常行走？

2. 医护人员关注的问题：①患者是否有该技术的相关禁忌证？②该患者是否有其他基础疾病？③功能恢复得如何？

二、概述

1. 微创矫形技术起源与发展　骨科矫形技术的起源，远溯至古希腊即希波克拉底（Hippocrates）时代就将这门医学的主要意义归纳起来，并分别在各种著述中论及它和其他学科的关系与明显的区别处。

我国的第一个矫形外科（骨科）学组于 1937 年由胡兰生等人在上海成立。微创技术在骨科的运用始于 20 世纪 70 年代末的美国，1983 年传入我国。经过国内同仁的探索和实践，微创技术在足外科的应用越来越广泛，适应证不断扩大。中西医结合治疗拇外翻正是将微创技术与传统中医骨伤理论相结合的产物。

足拇外翻（halluxvalgus）是指拇趾偏离中线，向外倾斜大于正常生理性角度的一种足部畸形。足拇外翻是临床上一种足部常见病、多发病，能占足踝外科门诊就诊患者的一半以上，多见于中老年妇女。按第三届全国足外科会议统计，我国妇女拇外翻的发病率约为 20%。拇外翻畸形形成后，难以自行矫正，由于长期穿鞋局部摩擦，可在拇趾跖趾关节内侧骨性凸起处形成疼痛性滑囊即拇囊炎，影响日常穿鞋和行走。拇外翻经常伴有其余足趾的畸形和前足痛等症状，如锤状趾、疼痛性胼胝、跖趾关节脱位、小趾内翻等。

2. 中西医结合治疗方法　在中医"筋束骨""筋出槽、骨错缝"理论指导下，结合中医整复骨折畸形的手法、小夹板纸压垫原理及中药治疗骨折的经验，创立了中西医结合治疗拇趾外翻新方法。该技术将微创技术引用到拇外翻的治疗，具有术式简便、矫形满意、畸形不复发、术后少痛、不做内固定、术后能下地活动、恢复快、合并症少等优点。

手术步骤：①松解外侧关节囊：如关节囊外侧紧张或外侧拇收肌挛缩，可在拇趾背外侧作一 0.5cm 切口，松解外侧关节囊及跖趾联合结构、拇内收肌斜头。②入路及削磨骨赘：用 15 号小圆刀在拇趾近节趾骨近端内侧做弧形切口，长约 1cm，切开皮肤、皮下组织直达趾骨。用足外科小骨膜剥离器从远端向近端在关节囊和内侧跖骨头之间分离关节囊；用削磨钻磨去内侧跖骨头骨赘（宽不超过跖骨干内侧缘连线，不要超过矢状沟），骨赘可磨成糊状或成骨片取出。用小骨锉锉平跖骨头内侧，不使其有棱角。③截骨：在第 1 跖骨头颈内侧切开皮肤直达骨膜，切口约 0.5cm，用削磨钻做一斜形截骨。在水平面，截骨线从远端内侧至近端外侧，与第 1 跖骨轴线的夹角为 10°～30°，在矢状面，截骨线从远端背侧至近端跖侧，与第 1 跖骨轴线的夹角为 5°～15°。④截骨完毕冲洗切口：由近端向远端冲洗，冲洗要彻底，避免骨渣残留在关节腔内。

手法整复：通过手摸心会、拔伸牵引、推挤、端提等正骨手法纠正畸形及跖趾关节半脱位。整复标准：用手法将远端跖骨头由内向外推开约一骨皮质（在跖骨头内侧手感可触及小凹陷），并使截骨远端不向背侧移位（背侧截骨处无台阶），拇趾置于内翻位 0°～5°。

包扎固定：用 4 列绷带卷成直径约 2cm 的圆形夹垫，放于 1、2 趾蹼之间，将绷带从第 1、2 趾蹼夹垫间通过踝关节作"8"字形包扎（因个体差异不同，夹垫大小有异），将拇指固定在内翻位 0°～5°，然后用黏膏从足背内侧通过第 1、2 趾蹼间，绕过足跖内侧到足背作"8"字形，加强拇趾的内翻位固定。

固定完毕，用手提式 X 线机透视，如位置不满意，可用手法整复，直至位置满意为止。术后患足拍正侧位片。术后穿硬底、前开口的矫形鞋，步行走出手术室，轮椅推至放射科摄像（双足正侧位）。若 X 线显示位置不满意，即刻回手术室重新整复，再次轮椅推至放射科摄像（图 4-5-1 至图 4-5-4）。

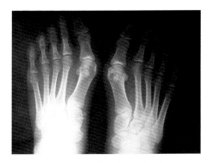

图 4-5-1　术前 X 线片

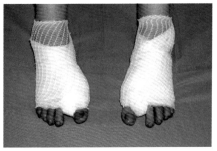

图 4-5-2　术后体位相

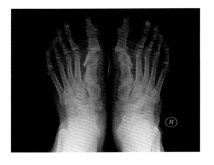

图 4-5-3　术后 X 线片

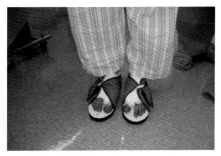

图 4-5-4　术后站立行走

三、护理操作流程

表 4-5-1　微创小切口截骨矫形技术治疗拇外翻的护理操作流程

工 作 流 程	岗位职责	主 要 内 容	使 用 记 录	引 用 文 件
接 收 病 人	责任护士	安排床单位，测量生命体征，入院宣教，通知主管医生与责任护士	[护士交班本] [入院患者登记本]	《中医护理常规》 《骨科护理学》
评 估 护 理 需 求	责任护士	评估患者的现病史、既往史、过敏史、心理状况、跌倒风险、压疮风险、生活自理能力，判断患者需解决的护理问题	[入院患者评估单] [跌倒、坠床风险评估单] [ADL评估单] [压疮风险评估单]	
制 定 护 理 措 施	责任护士 责任组长	与主管医生沟通，根据护理评估，制定护理计划与措施	[护理记录单]	
实 施 护 理	责任护士	根据护理方案实施护理措施，做好围手术期护理	[长期医嘱和临时医嘱记录单] [护理记录单]	
	责任组长	督促、检查护理流程、操作是否规范，指导责任护士落实患者的基础护理，健康宣教等护理措施，评估护理效果，满足患者的护理需求	[护理记录单]	
	护理学科带头人	提出前瞻性思维，指导护士工作，督促开展新技术、新业务，组织收集临床病例信息，开展学术研究	[护理质量控制记录单]	
效 果 评 价/改 进	责任护士 责任组长 护理学科带头人	评价患者实施护理措施后的效果，了解患者的意见和建议，分析护理工作中存在的不足，提出改进意见和建议	[护理讨论记录本]	
办 理 出 院	责任护士 经管医生	做好患者出院前病情评估，办理出院手续，指导患者出院后的饮食、日常生活的护理问题，交代出院后护理康复计划与复诊时间	[护理记录单] [护士交班本]	

四、护理要点

（一）术前护理

1．术前评估

（1）原发病史：既往有无家族遗传史，有无长期穿尖头高跟鞋、久行久站史等。

（2）症状：患肢疼痛度、活动度、第1跖趾关节稳定性、合并畸形的程度、Footscan足底压力步态分析情况、足部神经血管功能等。

（3）辅助检查：X线（包括负重正、侧位摄片）、CT、心电图等。

（4）实验室检查：血常规、凝血系列、肝功能、肾功能、病毒系列。

（5）生活自理能力及心理状况：患者对疾病的认识与治疗期望值。

（6）其他：如患者的主诉、职业、运动爱好、吸烟、饮酒等。

2. 术前护理宣教与准备

（1）皮肤准备：患肢膝关节以下部位，皮肤清洁完整，无硬结，修剪趾甲。

（2）物品准备：浴巾、肢体垫、成人护理垫等。

（3）术前宣教

①手术时间、部位、麻醉及手术方式。

②告知术后注意事项，取得患者理解与配合。

③女性患者避开月经期。

④吸烟患者劝其戒烟，预防感冒。

⑤做好心理护理，消除患者焦虑恐惧心理，使其积极配合手术。

（二）术中护理

1. 患者进手术室后，护理人员应热情、主动与其交谈，介绍手术操作过程及可能遇到的不适，使患者有一定的心理准备。

2. 术中密切观察患者生命体征及神志、面色、血氧饱和度变化，协助术者顺利完成手术。

（三）术后护理

1. 专科护理要点

（1）术后平卧，足部抬高 $15° \sim 20°$，次日着前足减压鞋下地行走。

（2）严密观察患者生命体征变化，观察手术部位敷料包扎情况及有无渗血等。

（3）观察患肢疼痛程度、末梢血运、足背动脉搏动、感觉及足趾活动度等。

（4）观察足跟处皮肤是否完好。

（5）指导患者尽早功能锻炼。

2. 术后康复指导 包括生活起居指导、饮食指导、心理指导、功能锻炼指导等。

（1）生活起居指导

①病室应保持安静、整洁，阳光充足，温湿度适宜，定时开门窗通风，避免患者受凉。

②禁止吸烟，以免影响伤口愈合。

③术后穿戴 6 周分趾垫，以维持内侧关节囊的稳定性。

（2）饮食护理指导

①术后患者若无不适，即可进食。

②宜进食清淡易消化、富含蛋白、高维生素、多纤维素饮食，禁食辛辣刺激之品。

（3）心理护理指导

①术后患者疼痛不适，担心手术效果及预后，应及时给予心理疏导，告知手术效果，减轻患者的焦虑情绪，树立战胜疾病的信心。

②鼓励患者怡情悦志，安心养病。讲解成功病例，解除患者思想顾虑。

③思虑过多影响睡眠者，配合耳穴埋豆镇静催眠，取神门、枕、额、肾、心、皮质等穴。

（4）各部位功能锻炼指导：术后指导患者进行床上功能锻炼，包括拇趾锻炼，患肢踝、膝、髋关节主动活动及股四头肌等长收缩训练，关节运动要循序渐进，动作协调，运动量由小到大。

①踝关节主动锻炼：患者取仰卧位，主动伸屈踝关节活动，患者术后当天即可做此项锻炼，运动时尽量拉伸小腿肌肉，3 分钟 / 组，5 组 / 日。

②足趾背伸跖屈：患者取仰卧位，主动进行足趾背伸、跖屈，循序渐进进行锻炼，特别是第 1 跖趾关节的练习尤为重要，3 分钟 / 组，5 组 / 日。

③肌肉等长收缩：指导患者对患肢进行股四头肌、腓肠肌等长收缩训练。如患者取仰卧位或者端坐位，膝关节尽量伸直，用尽可能大的力度绷紧下肢肌肉 5 秒后放松，反复多次，循序渐进，5 分钟 / 组，3 组 / 日。

④第 1 跖趾关节的被动锻炼：患者一只手紧握截骨端保持位置不变，另一只手握住第 1 跖趾的关节处远端，让关节做伸屈活动，3 分钟 / 组，3 组 / 日。根据跖趾关节功能恢复情况指导患者在手术 2 周后进行此练习，直到跖趾关节活动正常，注意要循序渐进。

⑤第 1 跖趾关节的粘连松解法：患者取平卧位，一手紧握截骨端保持位置不变，另一手握住第 1 跖趾的关节处远端，让关节尽力跖屈和背伸，嘱患者每天进行主动和被动活动，10 分钟 / 组，3 组 / 日，维持关节的活动范围。若关节粘连，一般在术后第 4 周和第 6 周进行 1 次，以后根据患者关节恢复情况再进行此法。注意此方法锻炼时患者疼痛明显，要循序渐进，逐渐增加活动的时间和次数，年老体弱者应采取平卧位以防摔伤等事故发生。

⑥第 1 跖趾关节滑动法：患者取仰卧位，膝盖弯曲，其中一手放在跖骨上，拇指在足底，食指放在足背上，另外一只手放在拇趾近节趾骨近端，拇指放在足底，食指放在足背，近端用手固定好，在远端手上下推动趾骨，可使跖趾关节处变松动，此方法一般在手术后第 6 周后开始进行，10 分钟 / 组，4 组 / 日，直至跖趾关节活动变为正常。

五、常见并发症及预防措施

1. 跖痛预防措施　术前根据患者的具体病理特点选择合适的手术，术后嘱患者选择穿柔软且弹性较好的鞋子，在鞋内加衬前足跖骨垫或特制的足弓垫，可使前足及跖骨头处的应力平均再分布，改善疼痛。足底胼胝体的局部磨除可减少难治性角化病跖侧压力，暂时缓解疼痛。加强患者的小腿肌肉锻炼，腓肠肌或腓肠肌 - 比目鱼肌伸展活动，可延长小腿三角肌，从而降低前足应力。胫骨后肌、腓骨长肌功能锻炼，能增加足纵弓及横弓的维持力，避免足弓的塌陷。加强患者的跖趾关节主动、被动锻炼，局部手法松解，理疗如温热疗法、电脑中频治疗，自我运动训练等，均能减少跖痛并发症的发生。

2. 感染预防措施 术前做好皮肤准备，对皮肤破溃者应提前治疗，待愈合后方可手术。术后及时换药，密切观察伤口情况。改善营养状况，治疗基础病，预防感染的发生。

3. 畸形复发预防措施 术者应熟悉各种手术的适应证与禁忌证，根据患者的病理变化选择合适的手术方式。加强患者的术后管理：术后使用绷带或支具等固定足趾于合适的位置，防止畸形复发。定期 Footscan 分析康复情况，术后 6～8 周内应每 1～2 周随诊，及时调整固定位置，正确指导患者功能锻炼。

六、病案分析与导入

【病案】

王某，女性，48 岁，工人，已婚，2017 年 2 月 23 日就诊。

主诉：右双足疼痛不适伴拇趾活动受限半年余。

步态跛行，双足疼痛活动受限。发病以来，无发热畏寒，神清、精神可。食纳可，夜寐安，二便调。患者 4 年前行"子宫肌瘤术"。否认高血压、糖尿病、冠心病等病史。

专科查体：T：36℃，P：86 次 / 分，R：23 次 / 分，BP：120/76mmHg。双足第 1 跖趾关节外翻畸形，跖趾关节半脱位，跖趾关节内侧拇囊增生，局部压痛（+），第 2、3 跖趾关节跖侧痛性胼胝形成，局部压痛（+），第 2、3 跖趾关节成爪形趾畸形，双足末梢血运及皮肤感觉正常。舌质淡红，舌苔薄白，脉弦细。

辅助检查：双足 X 线片（正斜位）示右足第 1、2 跖骨头间距增大，拇趾近节趾骨与第 1 跖骨中轴线夹角增大。第 1 趾骨向腓侧倾斜，第 1 跖趾关节半脱位，关节面下骨质硬化。侧位示跟骨长轴与距骨长轴夹角增大，跟骨中轴线与第 1 跖骨中轴线不成一条直线，而形成向上的开角。

【提出问题】

1. 本例患者目前所患的是何病何证？请具体分析。

2. 本例患者存在的护理问题有哪些？如何解决？

【分析思路】

1. 辨病分析 患者双足钝痛，步态跛行，活动后加重，休息后缓解。根据临床表现，并结合 X 线结果，本病属西医之拇外翻。

2. 辨证分析 患者因外力伤害，肢体损于外，则气血伤于内，气伤痛，形伤肿，气本无形，故郁滞则气聚，聚则似有形而实无质，气机不通，不通则痛，故右足部疼痛。经脉受损，则血流不畅或因血溢脉外，局部离经之血停滞，故见肿胀、青紫；骨体筋而植立，筋附骨而萦旋，故筋骨受损则活动受限，望诊舌质紫暗、苔白、脉弦，皆为中医气滞血瘀之象。综上，本病辨为气滞血瘀证。

3. 辅助检查　双足正斜位 X 线片示双足第 1、2 跖骨头间距离增大，拇趾近节趾骨与第 1 跖骨中轴线夹角增大。第 1 趾骨向腓侧倾斜，第 1 跖趾关节半脱位，关节面下骨质硬化。侧位示跟骨长轴与距骨长轴夹角增大，跟骨中轴线与第 1 跖骨中轴线不成一条直线，而形成向上的开角。

4. 存在的护理问题

（1）疼痛：与手术创伤有关。

（2）焦虑：与担心疾病的预后有关。

（3）知识缺乏：缺乏疾病相关知识。

（4）潜在并发症：皮肤完整性受损、出血或畸形复发等。

【护理方案】

1. 术后平卧，伤口处给予冰敷。

2. 及时反馈手术效果，同时讲解成功病历，解除患者思想顾虑，树立战胜疾病的信心。

3. 多与患者交流，讲解疾病相关知识。

4. 术后严密观察患肢有无渗血，观察双下肢末梢血运、感觉、足背动脉搏动及足趾活动度情况，并嘱患者术后从膝关节处垫肢体垫，将足部抬高 15°～ 20°，观察足跟部皮肤是否完好。讲解并使其了解疾病相关知识。

5. 告知患者术后使用绷带或支具等固定足趾于合适的位置的意义，协助患者次日着前足减压鞋下地行走，正确指导患者功能锻炼，预防畸形发生。

【护理评估】

患者住院 4 天。通过治疗、护理和评估，本阶段护理目标未全部实现。具体情况如下：

1. 患者症状和体征方面　患者术后伤口疼痛不适。

2. 疾病相关知识方面　患者了解有关拇外翻术后调护知识。

3. 潜在并发症　未发生感染、畸形等并发症。

4. 调护技能方面　患者已掌握术后功能锻炼方法。

【治疗进展】

患者术后 2 天主诉右足疼痛明显好转。查体：双足伤口无红肿，无渗出，足部外观良好，双下肢末梢血运、感觉及足趾活动度良好，足背动脉搏动良好。

【护理方案】

1. 嘱患者减少活动，功能锻炼要循序渐进，逐渐增加活动量。

2.疼痛较重的患者术后 3 天给予冰敷；取风市、伏兔、梁丘、昆仑透太溪针刺疗法，留针 20 分钟，每日 1 次，取神门、交感、皮质下、肝、肾耳穴埋豆，每 3 日 1 次，必要时遵照医嘱根据患者疼痛程度调整，给予口服止痛药并配合穴位贴敷。

【转归与护理原则】

转归一：患者经过治疗护理，双足部疼痛症状减轻。

转归二：筋脉得养，筋骨受损得以改善。

转归三：术后伤口疼痛患者经局部冷疗、耳穴埋豆、口服药疗法，疼痛症状消失。

七、微创矫形技术护理评价与标准

（一）术前护理评价

1.评估充分 包括原发病、患肢疼痛、功能障碍的程度、Footscan 足底压力步态分析情况、化验检查的结果、生活自理能力、心理状况及治疗期望值。

2.术区皮肤完好 双足部皮肤完好无破损，足趾趾甲修剪可。

3.术前宣教内容已知晓

（1）手术时间、部位、麻醉方式。

（2）术后功能锻炼的重要性。

（3）与患者积极沟通，减轻术前焦虑。

（二）术中护理评价

手术顺利，术中生命体征平稳。

（三）术后护理评价

1.保持正确体位，足部抬高 15°～ 20°。

2.伤口无渗血，患肢感觉、皮温正常，足背动脉搏动可。

3.足跟部皮肤完好。

4.患者主诉伤口疼痛不明显，不影响活动及睡眠。

（四）潜在并发症

1.无术区感染：术后伤口愈合良好。

2.无跖痛发生。

3.无畸形复发：患者出院遵照医嘱定时复查，伤口愈合良好，折断对位线可，足部外观良好。

4.患者已知晓功能锻炼方法。

八、护理路径

表 4-5-2 微创小切口截骨矫形技术治疗拇外翻的护理路径

住院号：_____ 床号：_____ 姓名：_____ 性别：_____ 年龄：_____

住院日期：____年____月____日 出院日期：____年____月____日

预期住院天数：4～7 天 实际住院天数：____天

住院天数	住院第 1 天	住院第 2 天（手术日）	住院第 3 天（术后第 1 日）
临床评估	生命体征 患肢畸形程度 现病史、既往史、过敏史、心理状况、跌倒坠床风险、压疮风险、生活自理能力 * 对疾病的认知 护理级别：____级	生命体征 伤口渗血情况 伤口疼痛程度、末梢血运温度、足背动脉搏动、患肢感觉及足趾活动度 护理级别：____级	生命体征 伤口渗血情况 伤口疼痛程度、末梢血运温度、足背动脉搏动、患肢感觉及足趾活动度 患者功能锻炼掌握情况 护理级别：____级
处置	落实基础护理 执行术前医嘱 准备前足减压鞋	术前静脉滴注 准备术后急救物品	落实各项治疗
检查	三大常规＋血型＋凝血系列＋肝肾功能＋传染病五项 负重位足部正、侧、轴位 X 线片 心电图		复查血常规 复查 X 线片
饮食	清淡饮食	普食	普食
排泄	顺畅　未解　腹泻	顺畅　未解　腹泻	顺畅　未解　腹泻
活动	不受限制 卧床休息	平卧位休息 鼓励患者行患肢踝关节主动运动，股四头肌、腓肠肌等长收缩训练	鼓励患者行患肢踝关节主动运动，股四头肌、腓肠肌等长收缩训练 穿前足减压鞋在家属或护士陪同下地行走 防止跌倒
护理及宣教	介绍医院环境，主管医生，责任护士及住院注意事项 告知术前行各项化验及检查目的、意义及注意事项，完善各项检查 讲解疾病的相关知识 做好术前心理护理，注意患者的疼痛和睡眠情况，必要时给予止痛镇静药	落实术前医嘱，协助搞好患者个人卫生，入手术室前督促患者排空大小便 与手术室护士做好手术物品的交接工作 做好术后患者临床评估抬高患肢 注意有无并发症发生 * 指导夜间使用外固定支具	告知患者的检查结果 了解睡眠情况 了解患者饮食情况并指导饮食 观察大小便情况 做好患者的心理护理 抬高患肢

（续表）

变异情况及处理	有　　无 变异情况简单描述：	有　　无 变异情况简单描述：	有　　无 变异情况简单描述：
护士签名			
住院天数	住院第 4 天 （术后第 2 ～ 7 日）	住院第 5 天 （术后第 8 ～ 13 日）	住院第 6 天至出院 （术后第 14 日至出院）
临床评估	生命体征 伤口愈合情况 评估功能锻炼情况 护理级别：＿＿级	生命体征 伤口愈合情况 评估功能锻炼情况 护理级别：＿＿级	生命体征 伤口愈合情况 评估功能锻炼情况 护理级别：＿＿级
处置	换药	换药	拆线
检查		血常规	复查血常规
饮食	普食	普食	普食
排泄	顺畅　未解　腹泻	顺畅　未解　腹泻	顺畅　未解　腹泻
活动	足趾背伸跖屈 着前足减压鞋下地行走	足趾背伸跖屈 着前足减压鞋下地行走	足趾背伸跖屈 着前足减压鞋下地行走
护理及宣教	保持伤口外敷料清洁干燥，观察伤口有无红肿等感染迹象 治疗用药作用告知 功能锻炼指导 * 日常生活指导 *	告知患者的检查结果 注意有无并发症发生	康复训练指导 伤口评估 ADL 评估、跌倒、坠床风险评估、压疮风险评估、压疮风险评估 康复训练效果评估 预约复诊时间 整理出院病案 出院宣教 * 指导夜间外固定支具使用 复查的时间 随诊联系方式 办理出院手续
变异情况及处理	有　　无 变异情况简单描述：	有　　无 变异情况简单描述：	有　　无 变异情况简单描述：
护士签名			

*：护理重点

第六节　小针刀治疗腰椎间盘突出症技术护理

一、医患共同关注的问题

1. 患者与家属的疑问：①该病严重吗，要怎么治疗？②效果如何？③会有疼痛吗？④对生活是否有影响，需注意什么？

2. 医护人员关注的问题：①该患者是否适合此项治疗？②是否有禁忌证？③患者是否理解并愿意配合？④功能恢复得如何？

二、概述

1. 小针刀治疗腰椎间盘突出症理论依据　小针刀疗法是在中医理论指导下，吸收现代西医及自然科学成果，再加以创造而成的新疗法，具有疗效好、见效快、疗程短、无毒不良反应、适应范围广等优点，是一种深受广大患者欢迎的治疗方法。

小针刀疗法是朱汉章教授在中医理论指导下，借鉴西医外科手术原理，以小针刀为主要治疗手段而创立的一门新疗法。2004 年 12 月，教育部组织的鉴定会结论为：小针刀医学在理疗、技术、器械等方面具有原创性，特别在临床治疗方面达到了国际领先水平。著名骨科专家尚天裕教授评价："针刀医学是熔中西医学于一炉的新学科，既有中医的长处，又有西医的优点。"

在理论方面，小针刀医学以中医理论为指导，结合现代科学，借鉴外科手术原理并加以创新，形成了闭合性手术的理论、慢性软组织损伤病因病理学的新理论、骨质增生新的病因学理论等，对临床治疗有重要指导意义，提高了疗效，由于小针刀医学在病因学基础研究方面有所突破，所以该疗法逐步在内、妇、儿、皮肤等科得到广泛应用。

2. 治疗方法

（1）体位的选择以俯卧位、完全暴露操作部位为原则。

（2）在选好体位及治疗点后，做一标记，确认进针部位。

（3）对于身体大关节部位或操作较复杂的部位可敷无菌洞巾，以防止操作过程中的污染（图 4-6-1 至图 4-6-4）。

（4）常用的剥离方式如下：

①顺肌纤维或肌腱分布方向做铲剥，即针刀尖端紧贴着欲剥的组织做进退推进动作（不是上下提插），使横向粘连的组织纤维断离、松解。

②做横向或扇形的针刀尖端的摆动动作，使纵向粘连的组织纤维断离、松解。

③做斜向或不定向的针刀尖端划摆动作，使无一定规律的粘连组织纤维断离松解。剥离动作视病情有无粘连而采纳，注意各种剥离动作切不可幅度过大，以免划伤

重要组织如血管、神经等。

（5）每次每穴切割剥离 2 ～ 5 次即可出针，一般治疗 1 ～ 5 次即可治愈，两次相隔时间可视情况，5 ～ 7 天不等。

（6）小针刀的应用指征

①患者自觉某处有疼痛症状。

②医生在病变部位可触到敏感性压痛。

③触诊可摸到皮下有条索状或片状、球状硬物、结节。

④用指弹拨病变处有响声。

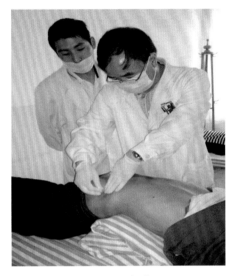

图 4-6-1　髋关节小针刀

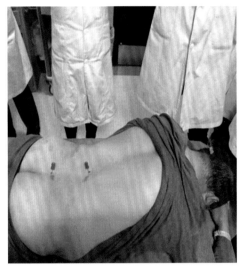

图 4-6-2　腰椎小针刀

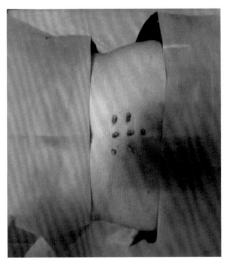

图 4-6-3　腰骶部小针刀

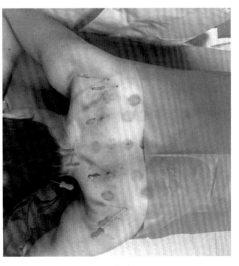

图 4-6-4　肩部小针刀

三、护理操作流程

表 4-6-1 小针刀治疗腰椎间盘突出症技术护理

工作流程	岗位职责	主 要 内 容	使 用 记 录	引 用 文 件
接 收 病 人	责任护士	安排床单位，测量生命体征，了解疾病的诱因，介绍科室环境及科主任、主管医生、责任护士	[入院患者登记本]	《常见风湿骨病针刀规范治疗》《中医护理常规》《骨科护理学》
评估护理需求	责任护士	评估患者一般情况，与患者沟通，评估腰痛程度、大小便等问题，了解患者对治疗方案接受程度和心理反应，明确需要解决的护理问题	[护理记录单][入院患者评估单][跌倒、坠床风险评估单][ADL评估单]	
制定护理措施	责任护士责任组长	与主管医生沟通，根据护理评估，制定相关护理计划与措施	[护理记录单]	
实 施 护 理	责任护士	做好微创治疗前后患者护理，密切观察患者伤口出血、感觉等	[护理记录单][护理路径单]	
	责任组长	检查各项护理措施实施情况与护理效果，了解患者疾病恢复情况，及功能训练方法是否得当，协助护理工作	[护理记录单]	
	护理学科带头人	评价护理疗效，指导责任护士工作，督促开展新业务、新技术、收集资料开展学术研究	[护理讨论记录本]	
效果评价/改进	责任护士责任组长护理学科带头人	评估患者护理疗效，分析护理存在不足的因素，提出改进意见	[患者满意度调查表][科室质量控质记录单]	
办 理 出 院	责任护士经管医生	协助医生完成患者出院前评估，办理出院手续，指导饮食、日常生活，交代护理康复计划与复诊时间	[护理记录单][护士交班本]	

四、护理要点

（一）术前护理

1．术前评估

（1）原发病史，既往有无饮酒、高血压、糖尿病等病史。

（2）辅助检查，X线片、CT、MRI、心电图等，排除各种严重的内脏器质性病变。

（3）实验室检查，血常规、出凝血时间、肝肾功能，病毒系列。

（4）患者对疾病的了解情况，配合程度。

（5）生活自理能力及心理状况，患者对疾病的认识与治疗期望值。

2.术前护理宣教与准备

（1）严格掌握治疗指征。

（2）皮肤准备：清洁治疗部位皮肤，检查治疗部位皮肤是否有红肿、破损、感染等，若有此类问题则应暂停治疗。

（3）宣教

①治疗时间、部位、方式。

②女性患者应避开月经期。

③对于有顾虑的患者，鼓励患者多与治疗成功的患者交流，耐心解释患者提出的疑问，减轻其焦虑紧张情绪。

（二）术中护理

1.核对患者治疗部位。

2.协助医生定位、定点，进行皮肤消毒、铺巾。

3.严密观察患者病情变化，询问患者感受，若有头晕、心悸、面色苍白等异常反应，应及时与医生沟通，暂停进行针刀治疗，待症状缓解后方可继续治疗。

4.注意与患者交流，分散患者的注意力，缓解患者的紧张情绪。

（三）术后护理

1. 专科护理要点

（1）小针刀治疗后要求患者必须卧硬板床24小时。

（2）伤口护理：小针刀在患处分层剥离后会有少量血从针眼处渗出，用无菌纱布吸掉后贴上创可贴即可；无渗血者直接贴上创可贴，按压片刻即可。

（3）12～24小时之内避免重力挤压，揉搓伤口，禁止在患处做中药热敷或中药熏洗、理疗、按摩等治疗，以防治疗部位出现水肿或血肿，48小时内禁止淋浴。

（4）治疗后建议口服活血止痛等药物配合治疗，减轻不适感。

（5）避免做以下活动：弯腰拱背动作；腰部侧弯、扭曲的突然用力动作；重体力劳动和激烈运动。避免穿高跟鞋；少坐，多卧床，适当活动。

2. 术后康复指导 包括生活起居指导、饮食指导、心理指导、功能锻炼指导等。

（1）生活起居指导

①保持病房安静、整洁，温湿度适宜，光线充足，通风良好，避免空调直吹患者腰背部；保持床单位整洁、干燥。

②戒烟、戒酒。

（2）饮食护理指导：宜选择清淡、易消化、营养丰富的食物；饮食应多样化，合理搭配，少量多餐；多食新鲜蔬菜水果，避免进食油腻、辛辣、刺激食物。

（3）心理指导：耐心倾听患者感受，主动解释患者提出的疑问，鼓励患者多与治疗成功的患者交流，增强患者的自信心，使患者以最佳的心态积极配合治疗和护理。

（4）各部位功能锻炼与护理：小针刀治疗后即可进行功能锻炼，包括双下肢的伸肌和屈肌的锻炼，腰背肌功能锻炼，运动量由小到大，循序渐进。

①伸肌锻炼：仰卧位，伸直膝关节，足用力背屈，坚持 5 ～ 10 秒再放松，两腿交替为一组。开始时每次 10 ～ 20 组，每日 2 ～ 3 组，逐渐递增锻炼次数。

②屈肌训练：仰卧位，伸直膝关节，做足跖屈训练，每日 2 ～ 3 次，开始时每组做 10 ～ 20 次，以后逐渐递增锻炼次数；术后第 3 ～ 14 天，做综合下肢肌肉的功能锻炼。

方法：仰卧位，做伸、屈膝髋关节的活动，两腿交替反复进行，每日 2 ～ 3 次，开始时每次 10 ～ 20 次，以后逐渐递增。

注：足背屈即向上勾脚尖，足跖屈即足尖向下踩。

③腰背肌功能锻炼：其锻炼原则是每日 2 ～ 3 次，每次持续 5 ～ 10 秒，然后放下休息 5 ～ 10 秒，再重复上述动作，如此反复 5 ～ 10 个为 1 次，循序渐进，逐渐增加训练数量和次数，以腰部肌肉无酸痛为适度。具体锻炼方法参考前章"5 点支撑法""4 点支撑法""3 点支撑法"和"飞燕式"。

五、常见并发症及预防措施

1. 晕针　较为常见。为预防晕针，应确保室内安静、清洁，营造轻松氛围，缓解患者焦虑及紧张。

2. 血肿　治疗部位发生红肿，应考虑血肿形成的可能，给予局部冷敷及抗感染药，24 小时后给予局部热敷和理疗。

3. 感染　遵照医嘱给予抗感染用药，做好伤口护理，保持周围环境清洁，床单位整洁干燥。

六、病案分析与导入

【病案】

患者刘某，女性，65 岁，汉族，2018 年 3 月 5 日就诊。

主诉：腰骶部疼痛 10 年余，加重伴活动受限两月。

步态跛行，腰骶部疼痛，伴活动受限。发病以来，神清、精神可，偶有胸闷，无恶心、呕吐，无头晕、头痛，食纳可，夜寐安，二便调，舌质红，苔薄白，脉弦。患者高血压病史 20 余年。20 年前行"子宫切除术"。否认糖尿病、心脏病、慢性心源性心脏病等病史。

专科查体：T：36.2℃，P：76 次 / 分，R：20 次 / 分。脊柱未见侧弯畸形，腰部自主活动受限，双侧椎旁压痛（+）。椎体叩击痛（+），"4"字试验（+），左臀部压痛（+），右臀部压痛（+）。直腿抬高试验：右（－）70°，左（－）50°。闭气挺腹试验（－）。病理反射：Hoffmann 征（－），Babinski 征（－），Chaddock 征（－），髌阵挛（－），踝阵挛（－）。生理反射存在，病理反射未引出。

辅助检查：腰椎正侧位 X 线示① L3/4、L4/5、L5/S1 椎间盘病变；②腰椎骨质增生。

【提出问题】

1. 本例患者目前所患的是何病何证？请具体分析。

2. 本例患者存在的护理问题有哪些？如何解决？

【分析思路】

1. 辨病分析 腰骶部不适 10 余年，加重伴活动受限 2 个月，活动后加重，休息后缓解。根据临床表现，并结合 X 线结果，本病属西医之腰椎间盘突出症。

2. 辨证分析

（1）望诊：患者神清，精神可，形体适中，表情自然，舌质红，苔薄白，脉弦。

（2）闻诊：语言清晰，呼吸均匀。

（3）问诊：腰骶部不适 10 余年，加重伴活动受限 2 个月。

（4）切诊：脉弦。中医四诊合参，本病当属中医学"腰痛病"范畴。患者因劳损致腰部气血受损，血运不通，气机不畅，气血瘀滞，不通则痛，故见诸症，结合舌脉均为气滞血瘀之象，故本病证属气滞血瘀。

3. 辅助检查 腰椎正侧位 X 线示，L3/4、L4/5、L5/S1 椎间盘病变；腰椎骨质增生。

4. 存在的护理问题

（1）知识缺乏：缺乏疾病相关知识。

（2）疼痛：与疾病有关。

（3）活动受限：与疾病有关。

（4）焦虑：与陌生环境，担心疾病预后有关。

（5）潜在并发症：晕针、感染、血肿。

【护理方案】

1. 给予骨科护理常规、二级护理。

2. 完善相关检查。

3. 予以中药塌渍、射频电疗以舒筋活络，对症治疗。

4. 予以修复骨质、活血化瘀对症治疗。

5.严密观察有无晕针、穿刺部位有无渗血及皮下血肿。

6.观察患肢末梢血运、感觉及下肢活动度情况。

7.嘱患者保暖避风寒、畅情志、适劳逸。

8.宜进食清淡、易消化食品，禁食辛辣、刺激之品。

【护理评估】

患者住院共4天。通过治疗、护理和评估，本阶段护理目标全部实现。具体情况如下。

1.患者症状和体征方面　患者行小针刀治疗后生命体征相对平稳，无特诉。

2.疾病相关知识方面　经护士宣教，患者家属基本了解有关小针刀治疗后注意事项和饮食等相关知识。

3.调护技能方面　患者已掌握功能锻炼方法。

【治疗进展】

1.治疗经过　患者2018年3月5日入院，3月6日行腰椎小针刀治疗，过程顺利，给予二级护理；3月7日查房见患者神清、精神可，病情平稳；3月8日查房见患者神清、精神可，患者自诉疼痛较前有明显减轻，纳可，夜寐安，二便调，建议出院，定期复查。

2.对症护理

（1）遵照医嘱给予骨科护理常规。

（2）治疗后第一日，查房见患者神清、精神可，病情平稳，予以中药塌渍、射频电疗以舒筋活络，对症治疗。

（3）治疗后第二日，查房见患者神清、精神可，诉疼痛较前有明显减轻，纳可，夜寐安，二便调，建议出院，给予患者出院注意事项和复查时间指导。

（4）指导患者进行功能锻炼。

【转归与护理原则】

转归一：患者经过正确的护理，腰骶部疼痛症状减轻。

转归二：筋脉得养，下肢拘挛，活动受限得以改善。

转归三：治疗后经中医护理技术中药塌渍、射频电疗、中医定向透药疗法，疼痛逐渐消散。

七、小针刀技术护理评价与标准

（一）治疗前护理评价

1.评估充分包括原发病、患肢疼痛、功能障碍的程度、化验检查的异常结果、生活自理能力及心理状况。

2.检查皮肤完好。

3.宣教内容已知晓。

（1）治疗目的。

（2）治疗时间、部位、方式。

（3）患者不在月经期，无牙龈出血等出血征象。

（4）患者有高血压但控制良好，无糖尿病等其他基础病。

（二）治疗中护理评价

1.过程顺利，生命体征平稳。

2.未发生晕针、药物过敏等意外情况。

（三）治疗后护理评价

1.保持正确体位，卧硬板床休息24小时。

2.伤口无渗血。

3.受压处皮肤完好。

4.患者伤口疼痛较轻，治疗后第一日疼痛评分为1分，第二、第三日疼痛评分均为0分，均未做特殊处理。

5.潜在并发症穿刺部位无血肿，伤口无感染，穿刺时未发生晕针。

6.患者已知晓功能锻炼方法。

八、护理路径

表4-6-2 小针刀治疗腰椎间盘突出症技术护理

住院号：_____ 床号：_____ 姓名：_____ 性别：_____ 年龄：_____

住院日期：____ 年 ___ 月 ___ 日 出院日期：____ 年 ___ 月 ___ 日

预期住院天数：4 天　　　　　　　　 实际住院天数：___ 天

住院天数	住院第 1 天	住院 2 天	住院第 3～4 天
临床评估	病史询问及体格检查 评估基本生命体征 评估疼痛的性质、感觉活动情况 观察有无合并、并发症 X 线片、MRI 片 护理级别：___级	基本生命体征评估 评估患者心理状况 评估疼痛是否影响睡眠 护理级别：___级	基本生命体征评估 评估患者有无疼痛 评估局部皮肤情况 心理评估 护理级别：___级

（续表）

处置	接待患者，合理安排床位 留取各标本送检 测量生命体征 根据疼痛性质，遵照医嘱给予止痛药 遵照医嘱用药 落实基础护理	测量生命体征 皮肤准备 了解排泄情况 了解睡眠情况 讲解治疗方式及注意事项	遵照医嘱用药 生活起居护理 戒烟戒酒 饮食指导 功能锻炼
检查	三大常规＋血型＋凝血系列＋肝肾功能＋病毒 X 线片、MRI 检查、CT 检查 心电图		
饮食	普食	清淡饮食	普食
排泄	顺畅　未解　腹泻	顺畅　未解　腹泻	顺畅　未解　腹泻
活动	不受限制 卧床休息 限制活动	不受限制 卧床休息 指导活动	不受限制 卧床休息 指导活动，指导床上功能训练
护理及宣教	介绍病房环境及设施使用方法 介绍主管医生及责任护士 介绍查房、探视、陪床制度 讲解当日及次日进行的各项辅助检查的注意事项及意义 讲解绝对卧床休息的意义及注意事项，并做好皮肤护理 给予止痛药物服用指导 了解既往史及过敏史	疾病的名称、有关知识、基本的治疗方法 告知各项化验及检查目的 交待注意事项 交待饮食宜忌 指导训练床上大小便 嘱患者戒烟 给予心理干预	治疗后要求患者必须仰卧卧硬板床 2～4 小时，压迫止血 观察出血情况 观察患者睡眠质量 12～24 小时内避免重力挤压 观察疼痛性质，指导口服止痛药 避免弯腰弓背、腰部侧弯、扭曲、避免穿高跟鞋、少坐多卧 教会患者 5 点式、3 点式、飞燕式等增强腰背肌功能
变异情况及处理	有　　无 变异情况简单描述：	有　　无 变异情况简单描述：	有　　无 变异情况简单描述：
护士签名			

第七节　经皮骨活检技术护理

一、医患共同关注的问题

1. 患者与家属的疑问：①该病严重吗，要怎么治疗？②术中出血多吗？③术中损伤大吗？④会很痛苦吗？⑤穿刺完会影响正常生活吗？⑥会有后遗症吗？

2. 医护人员关注的问题：①患者是否存在禁忌证？②患者是否理解并配合？③是否耐受穿刺？④是否存在潜在并发症？

二、概述

1. 经皮骨活检术诊断骨肿瘤的理论依据　经皮骨活检术用于诊断骨肿瘤可以追溯到 19 世纪 30 年代，此后这一技术被延伸到骨髓炎的诊断。目前，经皮骨活检术的主要优势是创伤小、价值高。但必须指出的是骨骼系统疾患，尤其是骨肿瘤，有其特殊性，正确诊断有赖于与经验丰富的细胞学和病理学医师的合作，还必须与临床紧密结合。

2. 治疗方法　经皮骨活检术穿刺所用活检针种类繁多，因此选择方法也有所不同，每一方法均有其特殊的价值和限度。合理选择使用不同的活检方法，对提高诊断准确率、减少不必要的创伤和并发症发生率具有重要意义。

（1）锯齿针：为骨活检术中最常用、最有效获取足够标准的活检针，此类活检针共同特点为由一导入套管针和锯齿切割针组成。操作时先将套管针引入病变之处，再加锯齿针导入切割，切割多为手动操作，但近几年也用电机旋转切割。

（2）切割针：以 Tru-cut 活检针和 Sure-cut 活检针为代表。主要适用于软组织疾患和溶骨性病变的活检。

（3）抽吸针：千叶（Chiba）针为目前最常用的活检针之一，主要用于软组织病变的活检。

3. 手术操作方法

（1）腰椎活检：由于脊髓、椎管和神经根的阻挡，不适合从脊柱中线穿刺进针，目前最常用、最安全的进针途径是侧后方进针法。该方法由 Craig 首先报道，故也称 Craig 穿刺法，其进针点一般取脊柱中线旁开 7 ～ 10cm，上腰椎为 7cm，下腰椎可延至 10cm，不同体型的患者可取不同的距离，体形强壮宽大者可取 10cm，而体形消瘦者则可适当旁开少许。最好根据 CT 和 MRI 的横断扫描像作测量，确保避开大血管、神经和其他重要脏器。

活检针与椎体平面的角度可影响获取的标本量。做第 1 腰椎至第 3 腰椎椎体活检时，穿刺针略向上倾斜；做第 3 腰椎至第 1 骶椎的椎体活检时则应将穿刺针略向下倾斜；若做椎间盘活检则应与椎间隙平行。

穿刺体位为标准侧卧位，选择穿刺点，定位后用细针沿穿刺途径注射 1% 利多卡因做局部麻醉，在穿刺点皮肤切一小口，在侧位透视下插入活检导引针或直接插入活检针至病变部位。穿刺部位准确无误后，引入外套管。活检时应将外套管紧抵骨皮质，用锯齿针沿套管插入病变部位获取病变标本。活检过程中必须双相透视监测锯齿活检针所到部位。另一种较常用的穿刺方法为患者取标准侧位，将 X 线球管转至与患者腰椎冠状面呈 50°～ 60° 角，该穿刺过程无需做正侧位双相透视，只要看到穿刺针呈一金属点状影就可视为穿刺准确无误。若在非 C 臂 X 线下用这种定位方法穿刺活检时，由于不能转动 X 线球管，可将患者置于斜位下进行穿刺，但是必须在有经验的术者指导下，必须熟悉斜位下脊椎的 X 线解剖。

（2）胸椎活检：一般情况下，胸椎活检可采用与腰椎活检相同的方法，即后侧位进针法，患者可采用侧位，或可设计一个 30°～ 35° 的三角垫，使患者俯斜位下行活检术。大多数情况下，采用常规 X 线透视即可完成。但是，由于肋骨重叠等原因，有时在透视下很难分辨，此时可考虑 CT 导引下活检术。术前在 CT 片上测量确定进针点和进针途径有助于手术的顺利进行。一般而言，穿刺点与脊柱中线距离为 4.5cm，横膈以上胸椎穿刺时为了避免误入胸腔，穿刺点应更接近脊柱中线。进针角度（穿刺针与脊柱冠状面成角）约为 55°。若采用斜位下穿刺活检则应熟悉胸椎斜位下的 X 线解剖。为了严防神经、血管、胸腔等邻近组织脏器损伤，活检过程中，应不断行多方向透视监视。

（3）颈椎活检：由于相对较厚实的附件结构，颈椎活检不能从侧后方进针。目前均采用前侧方进针，在普通 X 线透视或 CT 监视下进行。前侧方进针的要点是使穿刺针在喉部与颈动脉鞘之间穿行。由于其周围均为重要脏器和组织，穿刺必须仔细和准确无误，并尽可能用较细的活检针。穿刺时患者取仰卧位，术者在侧方，用两手指平行触及喉部和颈动脉，另一手则将穿刺针沿指间穿刺，进针角度与颈椎冠状面呈 20° 角。行活检前必须双相透视，证实其部位准确无误。

（4）四肢长骨和扁骨的活检：行长骨活检，为避免穿刺针沿其圆柱状骨皮质滑动，穿刺针应与其长轴垂直。正常情况下的骨皮质通常十分坚韧，需要用手钻或电钻才能穿通。当穿刺针突入骨髓腔时，尤其是骨髓炎患者，常剧痛难忍，需用强镇痛剂。行扁骨活检时，例如肋骨活检，穿刺针应沿肋骨长轴作切线位穿刺，才能获得最多的标本量，并易避免穿刺针滑落时损伤肋骨下方组织。

4. 标本的采集与处理 任何病变做活检最好能同时获取组织标本和液性标本。前者做组织学切片染色诊断，后者则用于细胞培养。为了能做出细胞和组织的病理学诊断，需用锯齿针获取较大块的组织。因此，尽管用针吸活检可获取足够量的标本，若可能，仍有必要再用锯齿针活检。其原因为有时很难从脓液中分离出微生物，而结核杆菌的培养需 1 个月之久。

获取相应的组织标本后应立即用 10% 甲醛溶液固定。

细胞学涂片所诊断也可用于软组织或软骨疾病的诊断。

若疑为肿瘤，必须取得组织，以便定性与分析，既可用 10% 甲醛溶液固定后作组织学切片，也可作涂片检查。

若做电镜或免疫组化检查，则应根据其特殊要求采集和处置标本（图 4-7-1 至图 4-7-7）。

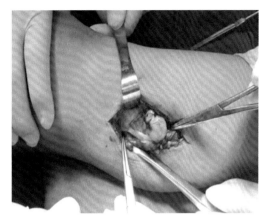

图 4-7-1　骨肿瘤

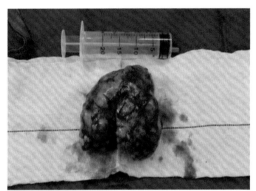

图 4-7-2　骨肿瘤

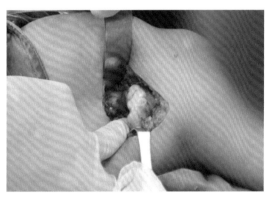

图 4-7-3　骨肿瘤

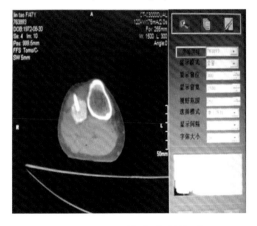

图 4-7-4　骨肿瘤影像学

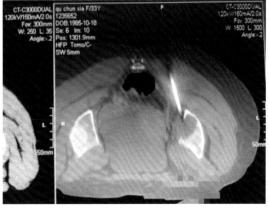

图 4-7-5　骨肿瘤影像学

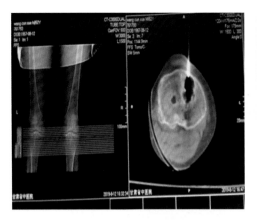

图 4-7-6　骨肿瘤影像学

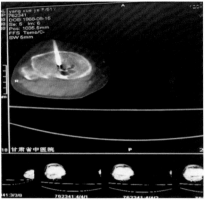

图 4-7-7　骨肿瘤影像学

三、护理操作流程

表 4-7-1　经皮骨活检术诊断骨肿瘤技术护理

工作流程	岗位职责	主要内容	使用记录	引用文件
接收病人	责任护士	安置患者，介绍科室环境及相关工作人员，如主管医生、护士长、责任护士、同室病友等，告知医生查房时间及护士治疗时间	[入院患者登记本]	《医学临床三基护理分册》
评估护理需求	责任护士	评估患者疼痛情况、患处肿胀程度、功能障碍以及心理状况，判断患者需解决的护理问题	[护理记录单] [入院患者评估单] [跌倒、坠床风险评估单] [ADL评估单]	《中医护理常规》
制定护理措施	责任护士 责任组长	与主管医生沟通，根据护理评估，制定护理计划与措施，针对一骨单发或一骨多发且骨膜受累的骨纤维异样增殖症采取制定不同护理方案	[护理记录单]	《骨科护理学》 《实用骨科学》
实施护理	责任护士	微创、手术患者做好围手术期护理，充分掌握患者对治疗方案的了解接受程度和心理反应。重视基础护理，对于术后绝对卧床的患者加强皮肤护理，及时更换体位，防止并发症的发生	[护理记录单] [护理路径单]	《骨与关节损伤》
	责任组长	检查各项护理措施实施情况与护理效果，查看护理措施，是否符合患者需求	[护理记录单]	
	护理学科带头人	评价护理疗效，指导责任护士工作，督促开展新技术、新业务、开展学术研究	[护理讨论记录本]	
效果评价/改进	责任护士 责任组长 护理学科带头人	评估患者护理疗效，分析护理存在不足的因素，提出改进意见	[患者满意度调查表] [科室质量控质记录单]	
办理出院	责任护士 经管医生	协助医生指导指导饮食、日常生活，患者出院的护理问题，交代护理康复计划与复诊时间	[护理记录单] [护士交班本]	

四、护理要点

（一）术前护理

大多数活检术可在门诊局麻下进行。深部组织的活检，术后需留院观察 24 小时。对于儿童、不能制动的患者及上段颈椎活检（要求绝对制动）则需全麻下进行。

1．术前评估

（1）原发病史：既往有无糖尿病、心脏病、高血压、严重出血倾向、创伤等病史。

（2）患肢疼痛、活动度、功能障碍的程度。

（3）辅助检查：X 线片、CT、MRI、心电图等，对血管丰富的病变，术前一天作动脉栓塞术或准备吸收性明胶海绵。

（4）实验室检查：血常规、出凝血时间、肝肾功能、病毒系列。

（5）生活自理能力及心理状况，患者对疾病的认识与治疗期望值。

（6）患者的配合程度。

2. 术前护理准备

（1）皮肤准备：根据手术部位做好皮肤准备，检查术野皮肤是否有红肿、破损、感染等，若有此类情况则应暂停手术。

（2）物品准备：按需准备护理垫、接尿器等。

（3）术前用药：根据医嘱需要做麻醉用药皮试；对于疼痛敏感患者，局部麻醉术前 15 分钟肌内注射镇静止痛剂；必要时术前 1 小时遵照医嘱口服镇静剂。

（4）急救药品及急救器材准备：行骨活检穿刺，应具有急救设施、急救药品及器材，以备出现特殊情况时能及时处理。

3. 术前宣教

（1）与医生做好沟通，告知患者做活检术的目的，取得患者理解与配合。

（2）手术时间、部位、麻醉方式。

（3）指导患者练习床上排便和深呼吸、有效咳嗽的方法，以适应术后卧位。

（4）女性患者避开月经期。

（5）对于有高血压或糖尿病等基础病的患者，应告知患者按时用药的重要性。

（6）吸烟患者劝其戒烟，预防感冒。

（7）心理护理：主动耐心向患者解释其提出的问题，介绍成功案例以解除患者的心理压力，增强其治病的信心及勇气。

（二）术中护理

1.患者进入手术室，护理人员应热情、主动与其交谈，介绍手术室情况、手术操作过程及可能遇到的不适，使患者有一定的心理准备。

2. 协助患者摆好舒适的体位，暴露穿刺点。

3. 术中密切观察患者的神志、面色、呼吸、心率、血压、血氧饱和度变化，发现异常及时报告手术医生，并按医嘱及时进行处理。

4. 严格掌握给药顺序、速度，观察患者用药后的反应，发生异常情况遵照医嘱及时处理。

5. 穿刺整个过程中，护士守在患者身边，给予精神安慰，给患者讲穿刺进展情况，目的是分散患者注意力，更好地配合骨活检穿刺。

（三）术后护理

1. 专科护理要点

（1）术后卧床休息 24 小时，以防活动时引起出血。

（2）术后包扎穿刺点，密切观察穿刺点出血情况。若出血较多，应及时更换敷料，并加压包扎，防止穿刺部位污染及感染。

（3）观察患者生命体征的变化，若病情变化应立即通知医生处理。

（4）对术后疼痛影响睡眠的患者，遵照医嘱给予中医适宜技术护理，如耳穴埋豆，取穴神门、心、交感、皮质下等，必要时肌内注射或口服止痛药。

（5）观察受压部位皮肤是否完好。

（6）观察患肢血运、感觉、活动度情况。

2. 术后康复指导 包括生活起居指导、饮食指导、心理指导、功能锻炼指导等。

（1）生活起居护理

①保持病房安静、整洁，温湿度适宜，光线充足，通风良好。

②保证充足的睡眠，严禁吸烟。

（2）饮食护理

①对于局麻的患者，术后即可饮水，没有不适即可进食；全麻患者术后 6 小时进食水。

②进食清淡、易消化、富含营养之品，禁食辛辣刺激之品。

（3）心理护理：患者情绪紧张，有担心病情预后者，应列举一些成功案例，及时与患者解释和沟通，减轻其焦虑情绪。

（4）各部位功能锻炼与护理

①经皮骨穿刺治疗 24 小时后指导患者进行床上功能锻炼。脊柱功能锻炼以主动为主，被动为辅，关节运动要循序渐进，动作要协调，运动量要由小到大。

②上肢活动：握拳、屈肘、抬高上臂。

③下肢活动：直腿抬高，抬高角度以患者自身耐受程度为限，指导抬高腿在空中停留 10 ～ 15 秒，屈伸膝关节。

④足部活动：足跖屈、背伸、踝部旋转。

五、常见并发症及预防措施

1. 穿刺部位出血、血肿　术后准确压迫 10 ～ 15 分钟，绷带加压包扎，穿刺侧肢体制动，保持绝对伸直平卧。

2. 感染　遵照医嘱给予抗感染用药，做好伤口护理。

六、病案分析与导入

【病案】

患者张某，男性，9 岁，学生，汉族，2018 年 3 月 8 日就诊。

家属代诉：右膝关节周围疼痛伴活动受限 1 月余。

步态跛行，右膝关节周围疼痛伴活动受限，休息后缓解，发病以来，无发热畏寒，神疲乏力伴头晕目眩，自汗。食纳可，夜寐安，二便调，舌白，苔腻，脉滑。既往否认高血压、冠心病、糖尿病、慢性肾炎病史，否认输血史，预防接种史不详。

专科查体：T：36.6℃，P：84 次 / 分，R：20 次 / 分。右下肢皮肤肤色、皮温未见异常，右膝关节轻度肿胀，右下肢皮肤感觉及末梢血运可，右膝关节内侧压痛（＋）、未触及明显肿块，浮髌试验（－），"4"字试验（－），研磨试验（－），右膝关节活动受限，生理反射存在，病理反射未引出。

辅助检查：右股骨正侧位 X 线片示右股骨远端纤维性骨皮质缺损，考虑右股骨远端非骨化性纤维瘤。MRI 检查示右股骨下端病变，多考虑：骨巨细胞瘤或软骨黏液样纤维瘤。CT 检查示右股骨下端囊性病变。

【提出问题】

1. 本例患者目前所患的是何病何证？请具体分析。

2. 本例患者存在的护理问题有哪些？如何解决？

【分析思路】

1. 辨病分析　患者右下肢皮肤肤色、肤温未见异常，右膝关节轻度肿胀，内侧有压痛，行走困难，步态跛行，活动后加重，休息后缓解。根据临床表现，结合 X 线结果，本病属西医之右股骨远端骨肿瘤。

2. 辨证分析

望诊：患者神清，精神可，形体适中，表情自然，舌白，苔腻，脉滑。

闻诊：语言清晰，呼吸均匀。

问诊：右膝关节痛1月余。

切诊：脉滑。

四诊合参，本病当属中医学"骨肿瘤"范畴。患者因饮食失调、久居湿地导致痰凝气滞，气滞则血行不畅，痰凝也可致气行受阻，营卫失调，闭而不通，不通而致肿胀，而舌脉符合痰凝气滞之象，故本病证属气滞痰凝。

3.辅助检查 X线检查示右股骨远端纤维性骨皮质缺损，考虑右股骨远端非骨化性纤维瘤。MRI示右股骨下端病变：骨巨细胞瘤或软骨黏液样纤维瘤。CT检查示右股骨下端囊性病变。

4.存在的护理问题

（1）焦虑：与陌生环境、担心疾病预后有关。

（2）躯体移动障碍：与患肢疼痛肿胀、肢体制动有关。

（3）有皮肤完整性受损的危险：与患者长期卧床有关。

（4）疼痛：与疾病有关。

（5）潜在并发症：感染、血肿。

【护理方案】

1.患肢制动，保持外展中立位。

2.观察患肢末梢血运、感觉及足趾活动度情况。

3.触摸患肢足背动脉搏动情况。

4.观察骶尾部、足跟部等受压处皮肤是否完好。

5.指导患者多进食易消化、富于营养、少油腻的食物，如肉、蛋、奶、鱼，多吃新鲜水果蔬菜，以增强机体的抵抗力；禁食辛辣刺激之品。

6.给予患者心理安慰，及时巡回病房，使患者得到安全感。

7.疼痛明显影响睡眠时，遵照医嘱给予中医适宜技术护理，如耳穴埋豆，取穴神门、心、交感、皮质下等，必要时口服或肌内注射止痛药。

【护理评估】

患者共住院期5天。通过治疗、护理和评估，本阶段护理目标未全部实现。具体情况如下。

1.患者症状和体征方面 患者行经皮骨活检手术后给予持续心电监护，一级护理，生命体征相对平稳，无特殊主诉。

2.疾病相关知识方面 经护士宣教，患者家属基本了解有关经皮骨活检手术术后注意事项和饮食等相关知识。

3.调护技能方面 患者已掌握术后功能锻炼方法。

4.心理方面 由于保护性医疗措施的实施，家属及患者未完全了解疾病相关知识。

【治疗进展】

1. 治疗经过　患者 2018 年 3 月 8 日入院，3 月 9 日在全麻下行右股骨远端骨肿瘤 C 臂 X 线引导下穿刺活检术，术程顺利，术后安返病房，遵照医嘱给予骨科一级护理。3 月 10 日早查房见患者神清、精神可，患者自诉疼痛较术后第一日有所减轻，给予骨科二级护理。3 月 11 日查房见患者神清、精神可，患者自诉患肢疼痛较术前有明显减轻，伤口无疼痛，纳可，夜寐安，二便调，术部敷料清洁、干燥无渗出，末梢血运及皮肤感觉良好。现患者术后病情平稳，指导患者功能锻炼。查体：患者伤口愈合良好，右下肢末梢血运、皮肤感觉及足趾活动度良好，足背动脉搏动良好。建议 3 月 12 日出院。

2. 对症护理

（1）全麻术后遵照医嘱给予一级护理，全麻术后患者护理常规。

（2）鼓励患者术后 6～8 小时进食水。

（3）严密观察穿刺部位有无渗血及皮下血肿。

（4）麻醉清醒后对患者进行疼痛评估，评分为 4 分，遵照医嘱给予中医适宜技术护理，如耳穴埋豆，取穴位神门、心、交感、皮质下等，每次按压 10 分钟，每 0.5 小时按压 1 次，共按压 3 次。

（5）3 月 10 日，术后第一日晨查房后，遵照医嘱给予骨科二级护理，停吸氧，停心电监测和血氧饱和度监测，给予活血化瘀、修复骨质等治疗，继续给予耳穴埋豆。

（6）3 月 11 日，术后第二日主任查房后，指导患者功能锻炼。

（7）3 月 12 日，术后第三日患者出院，给予患者出院指导，建议患者定期复查。

【转归与护理原则】

转归一：患者经过正确的术后护理，穿刺部位疼痛消失。

转归二：术后患肢疼痛经中医适宜技术治疗后有所缓解，整个病程未使用止痛药。

七、经皮骨活检技术护理评价与标准

（一）术前护理评价

1. 评估包括原发病、患肢疼痛程度、功能活动、生活自理能力、配合程度、心理状况。

2. 术区皮肤完好。

3. 术前宣教内容已知晓

（1）手术目的。

（2）手术时间、部位、麻醉方式。

（3）患者练习床上排便成功，掌握有效咳嗽的方法。

（4）患者凝血功能良好，无牙龈出血等征象。

（5）患者术前无高血压、糖尿病等基础疾病。

（二）术中护理评价

1. 手术顺利，术中生命体征平稳。

2. 术中未发生药物过敏等不良反应。

（三）术后护理评价

1. 保持正确体位，术后卧床休息 24 小时。

2. 伤口无渗血。

3. 全身皮肤完好，受压部位无压疮发生。

4. 患者术后当天疼痛明显，疼痛评分为 4 分，给予相应处理后有所缓解；术后第一、第二日疼痛评分为 1 分，第三日为 0 分，均未做特殊处理。

5. 患者已知晓功能锻炼方法。

（四）潜在并发症

穿刺部位无血肿，伤口无感染。

八、护理路径

表 4-7-2　经皮骨活检技术护理

住院号：_____　床号：_____　姓名：_____　性别：_____　年龄：_____
住院日期：_____ 年 ___ 月 ___ 日　出院日期：_____ 年 ___ 月 ___ 日
预期住院天数：5 天　　　　　　实际住院天数：____ 天

住院天数	住院第 1 天	住院第 2 天	住院第 3～5 天
临床评估	评估生命体征 对疾病的认知 心理状态 患处疼痛、活动度、功能障碍的程度 护理级别：____级	术前皮肤准备 物品准备 术前患处疼痛者可评估疼痛性质，遵照医嘱给予止痛药物干预	评估生命体征 评估穿刺点有无出血 评估患者有无疼痛情况 观察患肢血运、感觉、活动度情况 观察患者睡眠情况 观察受压皮肤情况 护理级别：____级
处置与治疗	落实基础护理 做好入院宣教	落实各项治疗 介绍手术方式，缓解紧张情绪	落实各项治疗 生活起居护理 心理护理 功能锻炼

（续表）

检查	三大常规＋血型＋凝血系列＋肝肾功＋病毒 X 线片、MRI 检查、CT 检查 心电图 全腹彩超		
饮食	普食	清淡饮食	普食
排泄	顺畅　未解　腹泻	顺畅　未解　腹泻	顺畅　未解　腹泻
活动	不受限制 卧床休息 限制活动	不受限制 卧床休息 限制活动	术后卧床休息 24 小时 监测生命体征并记录 观察穿刺点出血情况 观察疼痛对患者睡眠的影响 观察患者皮肤情况
护理及宣教	介绍病区环境 介绍责任护士与主管医生 了解既往史、健康状况、药物及食物过敏史 讲解次日进行的各项辅助检查的注意事项及意义 评估疼痛性质，给予止痛药物干预	交待禁食禁水的时间及目的 疾病的名称、有关知识、基本的治疗方法 练习床上排便 练习有效咳嗽 嘱患者戒烟	病房及病床要求 患肢高置 观察组织血液循环 防止血管痉挛 预防感染 观察用药反应 功能锻炼 重视基础护理
变异情况及处理	有　　无 变异情况简单描述：	有　　无 变异情况简单描述：	有　　无 变异情况简单描述：
护士签名			

第八节　Ilizarov 技术治疗马蹄内翻足技术护理

一、医患共同关注的问题

1. 患者与家属的疑问：①该外架治疗有效吗，多久能拆除外架？②会有后遗症吗？③多长时间可恢复正常行走？

2. 医护人员关注的问题：①患者是否有该技术的相关禁忌证？②该患者是否有其他基础疾病？③功能恢复的如何？

二、概述

1. 理论依据　20 世纪 50 年代，俄国骨科医生加·阿·伊利扎洛夫（G.A.Ilizarov）教授在进行骨折后牵伸实验和人体创伤骨折断端外固定下的牵拉成骨研究中，创造性地设计了环形固定器及微侵袭技术用于矫形和创伤的治疗，后以自己的名字命名这种治疗方法及治疗器械为"Ilizarov 技术及 Ilizarov 治疗器"，从此，Ilizarov 技术得到广泛传播。该技术治愈了大批因二战导致严重骨病的患者，因此 Ilizarov 教授被授予国家英雄称号，四次获得俄罗斯国家最高奖——列宁勋章，被俄罗斯人视为民族英雄，获得了巨大的荣誉，并享誉世界医学界。俄罗斯 Ilizarov 医疗中心隶属于俄罗斯国家科学院，其矫形外科技术和牵拉成骨学说被国际骨科界誉为骨科发展史上新的里程碑。20世纪 90 年代初，Ilizarov 技术即为西方国家所普遍接受，至今，Ilizarov 技术依然是世界上最先进的骨科技术之一，已经使世界上 50 多个国家的几百万名创伤和肢体畸形、肢体缺损者恢复了健康。

先天性马蹄内翻足是儿童足部常见畸形之一，以前足内收、足内翻、跖屈和马蹄畸形为特征，表现为步行时足外侧缘或足尖着地，步态异常。随年龄增长畸形逐渐加重，早期足骨排列异常，后期骨性结构形态改变，软组织挛缩广泛而僵硬，造成足部畸形外观、功能障碍和疼痛。大龄儿童（一般 5 岁以上）及成人残留和复发的马蹄内翻足往往与早期未及时治疗有关，其保守治疗效果不佳，需要手术矫形。但传统畸形矫治术（包括多种软组织松解术骨畸形矫治术）往往难以实现满意的矫正，并容易导致皮肤坏死、畸形残余、复发、瘢痕挛缩、过度矫正及切口感染，甚至足骨缺血坏死，最终可能导致足功能严重丢失。运用 Ilizarov 技术治疗僵硬型马蹄内翻足主要是使用 Ilizarov 外固定架。Ilizarov 外固定架应用基于牵拉、延伸、固定矫形的原理对患足进行持续三维矫形，实现马蹄内翻足畸形的多方位同时矫正。

大量的临床实践证明，应用 Ilizarov 外固定架治疗僵硬型马蹄内翻足安全性高，患者创伤小、痛苦少，治疗费用低，术后足功能恢复好。其治疗机制是在其生物学与生物工程力学理论主导下，在临床规范标准化的操作下，使用 Ilizarov 外固定架，通过稳定、缓慢的牵拉，可激发活体组织（骨与软组织）的再生和活跃生长，其生长方式如同胎儿组织一样是细胞分裂。人的骨骼和人体的上皮组织、结缔组织一样，具有很大的再生潜力和可塑性，给骨骼一个合适的应力性牵拉，骨骼及其附属的肌肉、筋膜、血管、神经就会同步生长，使人体某些先天性缺如和后天性畸形获得矫正和修复。

2. 治疗方法　运用 Ilizarov 技术安全、微创、并发症少、效果可靠，能最大限度减轻软组织损伤。适用于大龄儿童（一般 5 岁以上）及成人残留和复发的马蹄内翻足，术后畸形得到矫正，足外形良好，行走步态明显改善，足的功能接近或达到正常。

Ilizarov 外固定架采用基础麻醉＋骶管麻醉或全身麻醉。患者保持仰卧位，将患肢垫高，上止血带后实行手术。

首先，采用两组直径为 2.5mm 的钢针，交叉穿过胫骨下端对牵伸器上的两个钢环进行固定。

其次，采用直径为 2mm 的钢针交叉穿过跟骨，将其固定在足后部的 C 形钢环上，并在另一个半环上将前足钢针贯穿 5 个跖骨进行固定，在足内侧和外侧的固定过程中，则应该采用单螺纹杆进行前足和后足两个半环的连接与固定，该固定方法不仅从多个平面缓慢拉伸了前足，而且改变了后足和前足的相对位置，对前足内收和凹弓足畸形进行了矫正。而采用内侧和后外侧螺纹杆可将足环与胫骨远端环进行连接，以达到矫正后足跖屈内翻畸形的目的。操作完成后，检查各个足趾末梢及跖内侧皮肤血运，避免术中纠正过度而致缺血性坏死。

最后，用无菌敷料包扎切口及针道处。

术后第 5～7 天，待患者度过戴架适应期后，允许患肢部分负重行走，同时开始逐日调整各环间相对位置。在矫正的过程中，其基本顺序是以足内收、内翻及跟骨内翻为最先矫正的内容，其次矫正的内容为足下垂畸形。调整各部分环之间的螺杆，其频率、速度均应根据患者跖内侧皮肤的张力及血管、神经反应来确定，调节远心端铰链器上的螺母。一般每次调整 0.25mm（1/4 圈），每日 4 次调整，在三维空间对患足延长、压缩及旋转，逐步矫正足内收、内翻、跖屈畸形。

Ilizarov 外固定架固定 3 个月，逐步牵张。3 个月后复查 X 线，拆除 Ilizarov 外固定架，穿戴支具式矫形鞋 6～8 周，术后 6 个月后改为夜间佩戴，逐渐减少佩戴时间至完全弃用支具。

术后定期换药，避免针道感染。如出现不良反应，立即停止过度牵拉（图4-8-1a～图4-8-1d）。

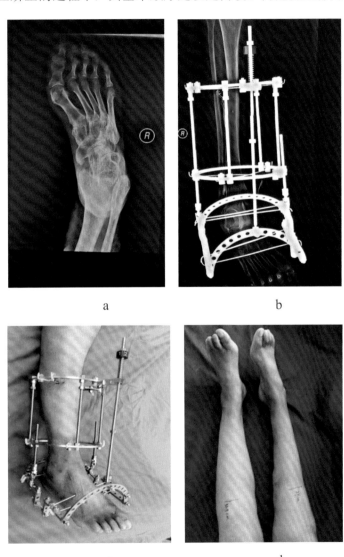

a　　　　　　　　b

c　　　　　　　　d

图 4-8-1　伊利扎洛夫技术

三、护理操作流程

表 4-8-1 Ilizarov 技术治疗马蹄内翻足的护理操作流程

工作流程	岗位职责	主要内容	使用记录	引用文件
接收病人	责任护士	安排床单位，测量生命体征，入院宣教，通知主管医生与责任护士	[护士交班本] [入院患者登记本]	《中医护理常规》 《骨科护理学》
评估护理需求	责任护士	评估患者的现病史、既往史、过敏史、心理状况、跌倒风险、压疮风险、生活自理能力，判断患者需解决的护理问题	[入院患者评估单] [跌倒、坠床风险评估单] [ADL评估单] [压疮风险评估单]	
制定护理措施	责任护士 责任组长	与主管医生沟通，根据护理评估，制定护理计划与措施	[护理记录单]	
实施护理	责任护士	根据护理方案实施护理措施，做好围手术期护理	[长期医嘱和临时医嘱记录单] [护理记录单]	
	责任组长	督促、检查护理流程、操作是否规范，指导责任护士落实患者的基础护理，健康宣教等护理措施，评估护理效果，满足患者的护理需求	[护理记录单]	
	护理学科带头人	提出前瞻性思维，指导护士工作，督促开展新技术、新业务，组织收集临床病例信息，开展学术研究	[护理质量控制记录单]	
效果评价/改进	责任护士 责任组长 护理学科带头人	评价患者实施护理措施后的效果，了解患者的意见和建议，分析护理工作中存在的不足，提出改进意见和建议	[护理讨论记录本]	
办理出院	责任护士 经管医生	做好患者出院前病情评估，办理出院手续，指导患者出院后的饮食、日常生活的护理问题，交代出院后护理康复计划与复诊时间	[护理记录单] [护士交班本]	

四、护理要点

（一）术前护理

1. 术前评估

（1）既往史，如病史、遗传史、既往有无吸烟、饮酒等病史。

（2）患肢活动度、合并畸形的程度、Footscan 足底压力步态分析情况。

（3）辅助检查，如踝关节 CT 平扫＋三维重建、双下肢正位片、心电图、电生理检查等。

（4）实验室检查，如血常规、血小板、出凝血时间、肝肾功能、病毒系列。

（5）生活自理能力及心理状况、患者对疾病的认识、长期佩戴外固定架的耐受度、治疗期望值。

（6）其他如患者的主诉，足部神经、血管功能等。

2. 术前护理

（1）皮肤准备：患肢膝关节以下部位，修剪趾甲。

（2）物品准备：毛巾、肢体垫、成人护理垫、柠檬等。

3. 术前宣教

（1）手术时间、部位、麻醉及手术方式。

（2）告知术前术后注意事项，取得患者理解与配合。

（3）女性患者避开月经期。

（4）吸烟患者劝其戒烟，预防感冒。

（5）告知患者需要长期佩戴和调整外固定架，取得患者及家属的理解与配合。

（6）做好心理护理，消除患者焦虑恐惧心理，使其积极配合手术。

（二）术中护理

1. 患者进手术室后，护理人员应热情、主动与其交谈，介绍手术操作过程及可能遇到的不适，使患者对所要遇到的情况有一定的心理准备。

2. 保持关节或者肢体在相应的位置，有利于医生准确进针。

3. 术中密切观察患者的神志、面色、呼吸、心率、血压、血氧饱和度变化，发现异常及时报告手术医生，并遵照医嘱及时进行处理。

（三）术后护理

1. 专科护理要点

（1）术后平卧，保持足部中立位并抬高 15°～ 30°，减轻患肢肿胀及疼痛。

（2）严密观察患者生命体征变化，观察手术部位渗血情况。

（3）观察患肢的肿胀程度、肢端皮肤温度、颜色、感觉，足背动脉搏动情况及生命体征变化。

（4）Ilizarov 外固定架构成部件多、结构复杂，术后每班检查各旋钮及接头，一旦发现外固定器、螺栓、钢针有松动脱落，应及时通知医生处理。

（5）观察外固定架针眼处皮肤情况，每日用酒精消毒外固定架针眼 1 ～ 2 次，遵照医嘱静脉输注抗生素预防感染，及时更换手术切口敷料。

（6）做好患者的皮肤护理，协助患者更换体位，尤其是外固定架摆放的体位需要定时变换，以免局部组织受压过久而引起压疮。

（7）术后1周患肢肿胀消退后，医生会开始旋转患肢外固定器上的各个铰链对患肢进行矫正，此时护士应陪伴在旁，观察患者的耐受情况及患肢局部的情况，采取相应的护理措施，并嘱咐患者家属不要随意拆卸或松动外固定支架的任何部件。

（8）调整外固定架，每日分次操作，要做好护理记录，要求旋转螺帽准确、不能有遗漏，调节方向不能颠倒，并仔细观察患肢外观是否完善。操作开始时由医护人员操作，注意给患者及家属说明、演示操作步骤和目的，然后在医护人员指导下让患者或家属操作，使其掌握旋转螺帽的方法，以便其出院后自己操作。

2. 术后康复指导　包括生活起居指导、饮食指导、心理指导、功能锻炼指导等。

（1）生活起居指导

①顺应四时调阴阳，春夏养阳，秋冬养阴，避时邪、养形神。

②病室应保持安静、整洁，空气流通，阳光充足，温湿度适宜，定时开门窗通风，避免患者受凉。病室内定期消毒，保持地面、床、椅等用品的清洁。

③请勿吸烟，以免影响伤口愈合。

（2）饮食护理指导

①术后禁食水6小时，无呕吐不适可开始进食。

②术后宜进食清淡易消化、高蛋白、高热量、高维生素、富含纤维素饮食，如牛肉、鸡蛋、木耳、牛奶、芹菜等，避免辛辣刺激之品。

（3）心理护理指导：长期的行走不便和畸形的外观，加之手术后患者疼痛不适，担心手术效果及预后，Ilizarov外固定架佩戴时间较长，部分患者无法耐受等，给家属及患者带来了严重的心理负担，应及时给予心理疏导，鼓励患者怡情悦志，安心养病，医生与患者沟通并告知手术效果，给患者讲解成功病例，理性讲解与感性安慰相结合，减轻患者的焦虑情绪，树立其战胜疾病的信心。对于思虑过多，影响睡眠的患者，配合耳穴埋豆镇静催眠，取神门、枕、额、肾、心、皮质下，每日按压3～5次，每次2～3分钟，每3日更换另一侧耳朵。

（4）各部位功能锻炼与护理：指导患者及家长进行有目的、有计划的个性化康复训练，早期患者以被动运动为主，后期则以主动运动为主。运动量以患者耐受为基础，遵循由小到大、由轻到重、循序渐进的原则。锻炼中如出现肿胀，予按摩及热敷，避免锻炼过度。

①术后24小时内，主要是等长收缩锻炼，在床上进行股四头肌、小腿肌群的绷紧、踝关节的肌肉锻炼，指导患者做踝关节的跖屈和背伸动作。

②术后2～6日，指导患者在床上进行肌肉的等张收缩锻炼，主要是膝关节和踝关节屈伸活动。

③术后1周，进行直腿抬高、患肢外展运动。

④术后 2 周，在床边进行膝关节屈伸活动；身体垂直，患侧足放平，足跟着地，膝踝关节轻微伸曲，无负重慢走。

⑤在延长期要积极进行股四头肌等长收缩练习，关节的背伸、跖屈练习。收缩 10 秒、放松 10 秒交替进行，有利于术后血管、神经的恢复，防止发生足下垂，促进患肢伤口早日愈合。

⑥在延长期牵拉过程中加以理疗，主被动屈伸膝、踝及趾间关节活动，以改善关节活动度，避免关节挛缩。

⑦术后 1 个月，鼓励患肢带外固定架下地，需用助行器，予半负重行走，有助于骨痂的生长。

⑧术后 3 个月左右行踝关节屈伸练习，达到全负重行走。

五、常见并发症及预防措施

1. 针道感染预防措施　针道感染是外固定器治疗最常见的并发症，术后一周尤需密切观察针道及体温的变化，预防针道感染。针眼处以 0.5% 聚维酮碘纱布覆盖，每日更换。同时保持针眼部位的清洁和干燥，及时更换渗湿敷料。注意不要将针眼周缘的纤维痂皮强行擦除，因其具有屏障作用，可防止细菌及污染物进入针道。如针眼部位出现感染应及时告知医生，加强换药，控制感染，遵照医嘱应用敏感抗生素。

2. 血管、神经损伤预防措施　手术医生术前应熟悉解剖关系，调整外架时密切观察患肢的感觉、关节活动、动脉搏动及末梢循环情况，发现异常应及时采取措施。如发现足趾主动活动消失、剧烈疼痛、麻木等神经损伤迹象，或出现足部发绀、苍白、肿胀等血管危象表现则需要检查，去除肢体压迫、包扎过紧等外部因素，报告医师给予处理。术后护士应经常注意观察局部血液循环功能方面的改变，如皮温、皮肤颜色、血管充盈度、趾端活动等，有无血运障碍，有无麻木等感觉障碍，如有异常，及时汇报医生并处理。

3. 疼痛预防措施　术后将患肢中立位抬高。麻醉清醒的患者，应根据超前镇痛和多模式镇痛原则，遵照医嘱给予镇静止痛治疗。教会患者松弛疗法，指导家长多安抚患者，分散其注意力。动态做好疼痛评分，同时可取风市、伏兔、梁丘、昆仑透太溪针刺疗法，留针 20 分钟，每日 1 次；取神门、交感、皮质下、肝、肾耳穴埋豆，每 3 日 1 次。

4. 足踝关节僵硬预防措施　术后功能锻炼要注意各个关节的屈伸锻炼，注意被动牵伸锻炼，促进肌肉组织延长再生。术后踝关节固定于中立位，一般 2～3 日开始进行功能锻炼，加强膝踝关节伸屈功能锻炼或理疗，防止出现关节活动受限和失用性肌肉萎缩。

5.延迟愈合和骨不连预防措施 骨端骨痂一般在术后 3 ～ 5 周时出现，此种并发症与延长过快和外固定架不稳及营养不良有关。为预防本并发症的发生，术后应暂缓牵拉，在牵拉过程中协助医生拍片，维持支架固定的稳固并对患者进行饮食指导，嘱其多食高热量、高蛋白和高钙食物，加强营养，增强机体抵抗力。

六、病案分析与导入

【病案】

患者马某，男性，16 岁，农民，未婚，2018 年 6 月 22 日就诊。

主诉：右足跛行步态 13 年。

10 年前于某医院手术治疗（具体诊断及治疗不详）。右足跛行步态，右下肢较健侧短缩 7cm，右下肢末梢血运可，感觉减退。无发热畏寒，神清、精神可，食纳可，夜寐安，二便调。否认高血压、糖尿病、冠心病病等病史。

专科查体：T：37℃，P：89 次 / 分，R：19 次 / 分，BP：128/78mmHg。脊柱无侧弯畸形，骨盆向左侧倾斜，右膝关节内翻畸形，右踝内踝畸形，右下肢轻度肌肉萎缩，髋关节活动受限。右踝关节活动受限：跖屈畸形（跖屈角度为 30°），跖屈 10°-0°-5° 背伸，内收 5°-0°-5° 外展。右下肢髌骨上 10cm 周径较对侧减少 2cm，右下肢髌骨下 10cm 周径较对侧减少约 2cm，右踝关节上 5cm 周径较对侧减少 2cm，右小腿中段周径较对侧减少约 4cm，右侧股四头肌肌力约为 4- 级，右股二头肌肌力约为 4- 级，右侧胫骨前肌肌力约为 4- 级，右侧腓骨长短肌肌力约为 4- 级，右侧拇伸肌肌力约为 4- 级，右侧拇屈肌肌力约为 4- 级，右侧腓骨长短肌肌力约为 4- 级，右侧趾伸肌肌力约为 4- 级，右侧趾屈肌肌力约为 4- 级，患肢末梢血运及感觉尚可。舌质淡红，舌苔薄白，脉弦细。

辅助检查：右踝关节三维重建 CT 平扫示右踝关节对应关系失常，胫骨关节面呈喇叭口样改变，关节面欠规整，可见局限性不规则凹陷，边缘硬化，腓骨下端向内侧弯曲，似呈近直角状改变，同平面腓骨旁见"门"字形金属样密度影，右例距骨形态欠规则，呈轻度扭曲状，右足内翻改变，右踝关节腔内见液性密度影。双下肢全长正位示左髋、左膝、左踝关节对应关系良好，间隙适度，诸构成骨骨质未见明显异常。右侧下肢踝关节呈内翻状，外踝缘见内固定器影，余右髋、右膝关节对应关系良好，间隙适度，诸构成骨骨质未见明显异常。肌电图和神经传导检查示：右腓肠神经感觉神经传导诱发电位未引出；右腓浅神经感觉神经传导速度减慢；左腓浅神经、右胫后神经感觉神经传导速度均正常；右腓总神经、右胫神经运动神经传导速度均正常。

【提出问题】

1. 本例患者目前所患的是何病何证？请具体分析。

2. 本例患者存在的护理问题有哪些？如何解决？

【分析思路】

1. 辨病分析　患者右足跛行步态，根据临床表现，并结合 CT 加三维重建结果，本病属西医之右足马蹄内翻足畸形术后。

2. 辨证分析　患者因先天不足，劳累日久，气血亏虚，无法荣养筋脉，导致筋脉失荣，筋骨失养，不荣故痛，故疼痛；血不养筋，筋脉失养，故挛缩、畸形。望诊舌淡、苔白、脉滑。综上，故本病证属肝肾不足。

3. 存在的护理问题

（1）疼痛：与手术创伤有关。

（2）焦虑：与担心疾病的预后有关。

（3）知识缺乏：缺乏疾病。

（4）潜在并发症：针道感染、血管或神经损伤、足踝关节僵硬、延迟愈合和骨不连等。

【护理方案】

1. 术后平卧，保持足部中立位并抬高 15°～ 30°。

2. 及时反馈手术效果，同时讲解成功病例，解除患者思想顾虑，助其树立战胜疾病的信心。

3. 多与患者交流，讲解疾病相关知识。

4. 术后严密观察患肢有无渗血，观察双下肢皮温、皮肤颜色、末梢血运、肿胀、感觉、足背动脉搏动及足趾活动度，并嘱患者术后从膝关节处垫肢体垫将足部抬高 15°～ 30°，观察足跟部皮肤是否完好。

5. 告知患者术后长期佩戴 Ilizarov 外固定架的意义，正确指导患者功能锻炼。

6. 指导患者加强营养，改善患儿的营养状况。

【护理评估】

患者住院 14 天，通过治疗、护理和评估，本阶段护理目标未全部实现。具体情况如下。

1. 患者症状和体征方面　患者术后针道局部皮肤红肿，皮温升高。

2. 疾病相关知识方面　患者了解有关马蹄内翻足术后调护、潜在并发症等知识。

3. 调护技能方面　患者及家属已掌握术后功能锻炼方法。

【治疗进展】

1. 治疗经过　患者术后 8 天，右下肢针眼处红肿。查体：右足针眼处皮肤红肿，有少量渗出，皮温升高，右下肢末梢血运、感觉及足趾活动度良好，足背动脉搏动良好。

2. 对症护理

（1）嘱患者功能锻炼要循序渐进，逐渐增加活动量。

（2）调整支架可减少为每日 0.5mm，待症状缓解后再继续。

（3）遵照医嘱复查血常规、血沉及 C 反应蛋白。

（4）监测患者生命体征，尤其是体温的变化。

（5）及时更换渗湿敷料，做好针眼处酒精滴架，保持针眼部位的清洁和干燥。

【转归与护理原则】

转归一：患者经过治疗护理，右下肢伤口恢复好。

转归二：筋脉得养，筋骨受损得以改善。

转归三：术后外架周围红肿经处理后局部症状消失。

转归四：患者及家属掌握延长方法。

七、Ilizarov 技术护理评价与标准

（一）术前护理评价

1. 评估充分，包括患肢活动度、功能障碍的程度、Footscan 足底压力步态分析情况、化验检查的结果、生活自理能力、对疾病的认知、心理状况及治疗期望值。

2. 术区皮肤完好，右足部皮肤完好、无破损，足趾趾甲修剪可。

3. 术前宣教内容已知晓

（1）手术时间、部位、麻醉方式。

（2）术后功能锻炼的重要性。

（3）与患者积极沟通，减轻术前焦虑。

（二）术中护理评价

手术顺利，术中生命体征平稳。

（三）术后护理评价

1. 保持正确体位，足部抬高 15°～30°。

2. 患肢无渗血，感觉、皮温正常，足背动脉搏动可。

3. 皮肤完好，足跟部皮肤完好。

4. 患者主诉伤口疼痛不明显，不影响活动及睡眠。

5. 患者已知晓功能锻炼方法。

（四）潜在并发症

1. 有术区感染：术后 8 天，针眼处皮肤红肿，有少量渗出，皮温升高。

2. 无血管、神经损伤。

3. 无延迟愈合和骨不连：患者出院遵照医嘱定时随访，伤口愈合良好，足部外观改善。

八、护理路径

表 4-8-2 Ilizarov 技术治疗马蹄内翻足的护理路径

住院号：_____ 床号：_____ 姓名：_____ 性别：_____ 年龄：_____ 住院日期：____ 年 ___ 月 ___ 日 出院日期：____ 年 ___ 月 ___ 日 预期住院天数：12～17 天 实际住院天数：____ 天			
住院天数	住院第 1～2 天	住院第 3 天（手术日）	住院第 4 天（术后第 1 日）
临床评估	生命体征 患肢是否畸形 现病史、既往史、过敏史、心理状况、跌倒坠床风险、压疮风险、生活自理能力 * 对疾病的认知 护理级别：____级	生命体征 伤口渗血情况 观察患肢的肿胀、肢端皮肤温度、颜色、感觉、足背动脉搏动情况 护理级别：____级	生命体征 伤口渗血情况 患肢血液循环、肿胀、感觉、活动情况 患者功能锻炼掌握情况 护理级别：____级
处置	落实基础护理 执行术前医嘱	术前静脉滴注 术前导尿 准备术后急救物品	留置尿管护理 落实各项治疗
检查	三大常规+血型+凝血系列+肝肾功能+病毒系列 心电图 踝关节 CT 平扫+三维重建、双下肢正位片		复查血常规 复查 X 线片
饮食	清淡饮食 术前 6 小时禁食，4 小时禁饮	禁食 术后 6 小时半流质饮食 普食	普食
排泄	顺畅 未解 腹泻	顺畅 未解 腹泻	顺畅 未解 腹泻
活动	不受限制 卧床休息 限制活动	术后平卧，保持足部中立位并抬高 15°～30° 指导患者股四头肌、小腿肌群的绷紧放松、踝泵运动	卧床休息 床上进行肌肉的等张收缩锻炼，主要是膝关节和踝关节屈伸活动
护理及宣教	介绍医院环境、主管医生、责任护士及注意事项 告知术前行各项化验及检查的目的、意义及注意事项，完善各项检查 讲解疾病的相关知识 术前床上大小便训练 做好术前心理护理，注意患者的疼痛和睡眠情况，必要时给予止痛镇静药	落实术前医嘱、协助搞好患者个人卫生，督促患者入手术室前排空大小便 与手术室护士做好手术物品的交接工作 做好术后患者临床评估 抬高患肢 外架固定情况 * 伤口渗血情况 * 尿管情况 注意有无并发症发生 *	告知患者的检查结果 预防卧床并发症 了解患者饮食情况并指导饮食 观察大小便情况 了解睡眠情况 做好患者的心理护理 抬高患肢

（续表）

变异情况及处理	有　　无 变异情况简单描述：	有　　无 变异情况简单描述：	有　　无 变异情况简单描述：
护士签名			
住院天数	住院第5～10天 （术后第2～7日）	住院第11～16天 （术后第8～13日）	住院第17天至出院 （术后第14日至出院）
临床评估	生命体征 伤口愈合情况 护理级别：＿＿级	生命体征 伤口愈合情况 护理级别：＿＿级	生命体征 伤口愈合情况 评估功能锻炼情况 护理级别：＿＿级
处置	换药	换药	拆线
检查		血常规	复查血常规
饮食	普食	普食	普食
排泄	顺畅　未解　腹泻	顺畅　未解　腹泻	顺畅　未解　腹泻
活动	卧床休息 进行直腿抬高，患肢外展运动	卧床休息 床边进行膝关节屈伸活动，膝踝关节轻微伸屈，无负重慢走 防止跌倒	床边进行膝关节屈伸活动，膝踝关节轻微伸屈，无负重慢走 防止跌倒
护理及宣教	保持伤口外敷料清洁干燥，观察外固定架针眼处皮肤情况 旋转患肢外固定器上的各个铰链，对患肢进行矫正，观察患者的耐受情况及患肢局部的情况 治疗用药作用告知 功能锻炼指导 * 日常生活指导 *	告知患者的检查结果 观察伤口情况，外固定架针眼处皮肤情况 调整外固定架，做好护理记录，指导患者或家属操作，使其掌握旋转螺帽的方法	康复训练指导 伤口评估 ADL评估、跌倒坠床风险评估、压疮风险评估 康复训练效果评估 预约复诊时间 整理出院病案 出院宣教 * 复查的时间 随诊联系方式 办理出院手续
变异情况及处理	有　　无 变异情况简单描述：	有　　无 变异情况简单描述：	有　　无 变异情况简单描述：
护士签名			

*：护理重点

第九节　经皮穿刺腰椎间盘激光汽化减压技术护理

一、医患共同关注的问题

1.患者与家属的疑问：①该手术风险高吗？②手术效果如何？③术后有哪些注意事项？④术后如何康复和锻炼？

2.医护人员关注的问题：①如何把握该手术的适应证？②如何规范操作，预防并发症？③如该手术效果欠佳，下一步该如何处理？

二、概述

1.经皮穿刺腰椎间盘激光汽化减压术的理论依据　1984年Choy首先报道运用Nd：YAG激光进行腰椎间盘髓核切除术，其原理是运用激光汽化部分髓核，从而降低椎间盘内压力，减轻突出的髓核对神经根的压迫。本理论最早由Hijikata提出，根据此理论Hi-ja于1975—1985年开展了136例经皮椎间盘穿刺髓核摘除术（percutaneous lumber diskectomy，PLD），有效率达72%。经过数十年的临床实践检验，这种经皮穿刺介入手术疗效已得到公认。尽管PLD手术创伤小于经典的外科手术，但创伤和椎间盘感染等并发症仍不可避免，而经皮穿刺椎间盘激光汽化减压术（percutaneous laser disk decompression，PLDD）创伤很小，椎间盘感染率几乎为零。通过激光汽化部分椎间盘髓核组织使椎间盘内压力降低，从而减轻对神经根的压迫，达到缓解和消除神经症状的目的。

2.髓核激光减压的病理改变　髓核组织学的改变主要是强激光的热效应引起的，不同类型的激光对髓核产生的作用不同，髓核是否损伤或损伤程度除了与髓核对激光的吸收、髓核散热等因素有关，还与髓核照射处的激光功率、激光照射方式、照射时间、照射面积、能量密度等因素有关。激光功率越大、照射时间越长，髓核损伤越大。一般来说，温度达到55～60℃时蛋白质凝固变性，温度达到300～400℃时出现炭化，温度达到500℃以上时出现燃烧，千度以上出现汽化。手术强激光接触髓核后，髓核很快汽化，在病理组织学上可出现以下病理改变。

术后即刻：辐射中心可见一空腔，腔内无组织及细胞，仅存少量炭化颗粒。

术后2周：空腔与周边组织的界面清楚，但腔内可见纤维细胞及成纤维细胞分布在新生的毛细血管周围；整个组织结构比较疏松，仍可见少许炭化颗粒。

术后4周：空腔被肉芽组织及纤维组织所充填，以后者为主。

术后8周：空腔内纤维组织更加致密。

术后12周：空腔的边界变得不甚清楚，腔内为软骨组织，炭化颗粒近乎消失，见外层纤维环的纤维细胞向软骨细胞转换的征象。

术后 40 周：空腔的边缘已不易辨认，空腔已完全被致密的软骨组织所充填，炭化颗粒不复存在。

3. 治疗方法 常规消毒铺单后，透视定位，局部浸润麻醉。透视监视下，穿刺针于症状侧穿入病变椎间盘的后 1/3。抽出针芯，顺针道置入光纤，光纤尖端超过针尖 0.5cm，裸露于椎间盘髓核中。然后进行激光汽化，通过 Y 形接头负压抽吸。在 CT 引导下穿刺手术有利于观察穿刺针的位置、光纤位置、盘内气体、椎间盘回纳情况，缺点是不能实时观察。操作步骤如图 4-9-1 所示。

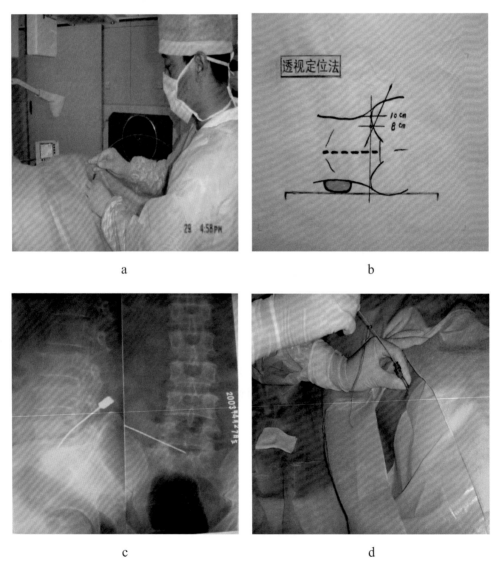

图 4-9-1　经皮穿刺腰椎间盘激光汽化减压术操作步骤

三、护理操作流程

表 4-9-1　经皮穿刺腰椎间盘激光汽化减压术护理操作流程

工作流程	岗位职责	主　要　内　容	使用记录	引用文件
接 收 病 人	责任护士	安排硬板床卧位，保持平卧位，测量生命体征，通知主管医生与护士	[一般患者护理记录单] [护理病历记录单] [护士交班本]	《医学临床三基护理分册》 《中医护理常规》 《骨科护理学》
评估护理需求	责任护士	评估基本生命体征，重点评估患者下肢有无疼痛、麻木，下肢活动度情况及下肢肌力情况。判断患者需解决的护理问题	[一般患者护理记录单]	
制定护理措施	责任护士 责任组长	与主管医生沟通，根据护理评估，制定护理计划与措施	[一般患者护理记录单]	
实 施 护 理	责任护士	实施治疗方案的护理措施，做好围手术期护理，充分了解患者对治疗方案接受程度和心理反应，提高患者对手术的耐受能力。观察患者术后伤口渗血、生命体征、疼痛、下肢活动度及肌力情况，加强术后饮食指导和疼痛心理干预等	[长期、临时医嘱记录单] [一般患者护理记录单] [临床治疗护理路径单]	
	责任组长	检查术前准备落实情况，了解病患者术前心理状态。根据患者需求协助护理工作	[一般患者护理记录单]	
	护理学科带头人	提出前瞻性思维，指导护士工作，督促开展新技术、新业务，组织收集临床病例信息，开展学术研究	[一般患者记录单]	
效果评价/改进	责任护士 责任组长 护理学科带头人	评估患者护理措施后效果，与住院期间病情恢复程度，了解患者的意见和建议，对护理疗效差的护理问题进行原因分析，根据患者病情提出护理改进措施	[护理记录讨论单]	
办 理 出 院	责任护士 经管医生	检查患者出院前病情评估，办理出院手续，指导加强功能锻炼，告知注意事项和复诊时间	[一般患者护理记录单] [护士交班本]	

四、护理要点

（一）术前护理

1．术前评估

（1）原发病史：椎间盘的退变、腰部损伤、椎间盘自身解剖因素的弱点、遗传因素、腰骶先天异常。

（2）症状：腰痛，下肢放射性疼痛、麻木。

（3）辅助检查：腰椎正侧位 X 线片、腰椎 CT 或 MRI、心电图、血压。

（4）实验室检查：血常规、风湿系列、出凝血时间。

（5）生活自理能力及心理状况及疼痛程度：患者对疾病的认识及治疗期望值。

2. 术前护理准备

（1）皮肤准备：清洁皮肤，观察术部皮肤有无破损、硬结。

（2）物品准备：浴巾、尿壶、护理垫、治疗巾。

3. 术前宣教

（1）手术时间、部位、手术责任节段、麻醉方式、手术大致过程。

（2）告知患者术前清淡饮食，无需禁食水。

（3）观察患者术前有无发热、感冒、咳嗽咳痰、心慌胸闷等不适。

（4）女性要避开月经期。

（5）若有服抗凝药物如阿司匹林、华法林的患者需术前 5 天停药，使用低分子肝素钙的患者术前 12 小时停药。

（6）评估患者的心理状况，做好心理疏导，消除其紧张焦虑情绪。讲解手术的优越性（微创、安全、有效，痛苦小、住院时间短、费用低），改变患者的心理状态，对手术充满信心。

（二）术中护理

1. 进入手术室后，护理人员应主动与患者交谈，介绍手术室情况、手术操作过程及可能遇到的不适，使患者对所遇到的情况要有心理准备并及时告知术者。

2. 做好激光损伤的防护措施，避免患者直视光源。

3. 术中密切观察患者的生命体征及神志、面色、血氧饱和度的变化，协助术者顺利完成手术。

（三）术后护理

1. 专科护理要点

（1）术后卧床休息，尽量减少腰部活动。

（2）密切观察术区有无渗血，敷料包扎是否完好。

（3）观察下肢末梢血运、感觉及足趾活动、大小便情况。

（4）腰部有无疼痛，下肢有无疼痛麻木。

2. 术后康复指导　包括生活起居指导、饮食指导、心理指导、功能锻炼指导等。

（1）生活起居指导

①病室应保持安静、整洁，阳光充足，温湿度适宜，定时开门窗通风，避免患者受凉。

②请勿吸烟饮酒，以免影响伤口愈合。

③指导患者下床时正确使用腰围，并且在腰围保护下适度下地行走，避免腰椎超范围前屈动作，以保证损伤的腰椎间盘得到充分的休息。

（2）饮食指导

①进食清淡易消化食物，少进牛奶、豆制品、含糖食物等易产气之品。

②指导患者多饮水，每日应少量多餐，食用高蛋白、高维生素、低脂肪、含钙高的食物，如多吃新鲜蔬菜、水果、瘦肉等，保持大便通畅。

（3）心理护理指导

①及时告知手术效果，向患者传达有利的信息，给予鼓励和支持，消除术后焦虑情绪。

②结合患者的性格、心理特点，主动与患者交谈，及时给予心理疏导。

（4）各部位功能锻炼与护理：腰椎间盘激光汽化减压术后当天可做双下肢直腿抬高功能锻炼及踝泵运动，3天后可以开始做康复锻炼，主要目的是使腰骶部和骨盆等相关软组织有足够的柔韧性，与下腰部功能相关的肌肉获得或恢复足够的力量。通过锻炼增强背部肌群的张力，提高脊柱的稳定性，从而有效预防腰椎间盘突出。方法如前阐述的腰背肌功能训练。

五、常见并发症及预防措施

手术并发症较少，可能出现的并发症如下。

1. 椎间盘炎 病因尚不明确，PLDD 为高温环境，细菌性感染概率极小，有学者认为，PLDD 引起的椎间盘炎多为无菌性炎症，常合并邻近椎体改变。预防措施包括手术中注意无菌操作，一旦出现感染应绝对卧床，并大剂量给予抗生素。必要时应穿刺引流冲洗或外科手术切除坏死组织。

2. 神经热损伤 发生率较低，主要与光纤位置接近神经根有关。对神经激光热损伤重在预防，若怀疑神经热损伤，应给予皮质激素、维生素 B_{12}，行高压氧对症治疗并加强功能锻炼。

3. 血管损伤 PLDD 引起血管损伤，文献未见报道。理论上来说，激光作用于血管是否引起出血，与血流速度、血管大小、激光种类有关。YAG 激光对直径 2.1 ～ 3mm 的静脉有凝固止血作用。Ho:YAG、半导体激光穿透深度较浅，安全性较高，只要穿刺定位较准，一般不会损伤周围器官和组织。椎旁血管损伤引起椎旁血肿多可自动吸收，大血管损伤后果凶险，应立即外科手术止血。

4. 椎体终板损伤 主要原因是光纤位置太靠近终板软骨。椎体终板损伤时可见穿刺针内有暗红色骨髓抽出。此时应立即停止激光烧灼，术后给予止血药，多不会引起严重后果，患者一般无特别不适，因此 PLDD 术后应常规 MRI 检查，以监测和防止椎体骨坏死发生。

5. 腰痛 PLDD 术后一过性腰痛发生率较高，原因不明，通常认为可能与以下几种原因有关：①髓核汽化过程中未及时抽气，椎间盘内的气体积聚过多，导致盘内压力增加。②髓核内气体通过破裂的纤维环进入椎管，对神经根和硬膜囊产生压迫和刺激。③未完全汽化变性或炭化的胶原蛋白通过纤维环裂缝对神经根产生化学刺激。另外椎间盘过度汽化引起脊柱不稳及小关节综合征也可能是导致腰痛的主要原因之一。术后腰痛主要采用对症治疗。

6. 便秘 嘱患者多食新鲜蔬菜水果，行腹部按摩等。

六、病案分析与导入

【病案】

患者陈某，男，48 岁，以"腰痛 3 年，加重，伴右下肢疼痛麻木 2 月余"入院。

患者无明显诱因出现右小腿外侧疼痛，呈持续性胀痛伴麻木，劳累及受凉后疼痛加重，卧床休息时减轻，药物治疗效果不佳。

专科查体：腰椎无明显畸形，腰椎活动无明显受限。L5/S1 棘间右侧 1.5～2cm 处压痛（+），叩击痛（+），双臀上皮神经处压痛（-），双梨状肌下孔体表投影处压痛（-），直腿抬高试验（+），仰卧挺腹征（+）。右小腿外侧皮肤浅感觉稍减退并伴痛觉过敏。右拇背伸肌力 Ⅳ 级，左侧 Ⅴ 级，双侧巴氏征（-），末梢血运可。

辅助检查：腰椎 MRI 示 L3/4、L4/5 椎间盘膨出、L5/S1 椎间盘右后突出，腰椎退行性变。

【提出问题】

1. 本例患者目前所患的是何病何证？请具体分析。

2. 本例患者存在的护理问题有哪些？如何解决？

【分析思路】

1. 辨病分析 患者腰痛 3 年，加重伴右下肢疼痛麻木 2 月余，无明显诱因出现右小腿外侧疼痛，呈持续性胀痛伴麻木，疼痛于活动或受凉时加重，卧床休息时减轻，药物治疗疗效不佳，经 2 次椎管内阻滞，疗效不能维持，诊断为腰椎间盘突出症。

2. 辨证分析 患者正气不足，无力推动血运，久病多瘀，瘀结于内，阻塞腰腿经脉，不通则痛，故腰腿疼痛。气血不足，筋脉失于濡养，不荣而木，故下肢麻木。舌质暗，苔白，脉沉涩。皆为气滞血瘀之象。综合上述，本病当属中医痹证范畴。中医辨证为气滞血瘀证。

3. 辅助检查 腰部 CT 示 L3/4、L4/5 椎间盘膨出、L4/5 椎间盘右后突出，腰椎退行性变。

4. 存在的护理问题

（1）疼痛：与气滞血瘀、不通则痛有关。

（2）焦虑：与担心手术是否成功有关。

（3）知识缺乏：缺乏疾病相关知识。

5. 潜在并发症　椎间盘炎、神经热损伤、血管损伤、椎体终板损伤、便秘。

【护理方案】

1. 术后予以平卧位，伤口处压迫止血，疼痛者给予止痛药或采用耳穴埋豆治疗。

2. 观察术区是否有红肿、渗出以及双下肢的运动、感觉情况，如有异常应立即汇报给医生。

3. 做好患者的心理护理，耐心讲解疾病相关知识及健康教育，给予心理疏导，缓解焦虑情绪。

4. 在治疗过程中需加强饮食护理，嘱患者治疗后多食用富营养、易消化的食物，多吃新鲜水果、蔬菜，多饮水，保持大小便通畅。腹胀便秘者给予神阙穴位贴敷。

【护理评估】

患者住院 3 天。通过治疗、护理和评估，本阶段护理目标基本实现。具体情况如下。

1. 患者症状和体征方面　患者手术后伤口周围未出现红肿。

2. 疾病相关知识方面　患者了解有关激光汽化减压术后调护知识。

3. 调护技能方面　患者已掌握术后功能锻炼方法。

【治疗进展】

1. 治疗经过　患者术后 2 天，腰部疼痛基本缓解，下肢麻木明显减轻。

查体：腰椎活动度明显增加，腰部压痛减轻，下肢直腿抬高试验及加强试验呈弱阳性，双下肢感觉及血运良好。

2. 对症护理

（1）加强腰背部功能锻炼，根据情况给予甘露醇脱水或激素治疗，口服药物。

（2）嘱患者避免弯腰搬重物，避免久站久行、久坐。

（3）24 小时后局部热敷。

【转归与护理原则】

转归一：患者经过规范的激光汽化减压术治疗及护理，腰痛及下肢麻木减轻。

转归二：气血调和，经脉通畅，腰椎活动明显改善。

七、经皮穿刺腰椎间盘激光汽化减压技术护理评价与标准

（一）术前护理评价

1. 评估充分，包括既往病史、腰腿疼痛麻木、各项辅助检查、各项实验室检查、生活自理能力、心理状态等。

2. 术区皮肤完好。

3. 术前宣教内容已知晓。

（1）手术时间、地点、手术部位、麻醉方式。

（2）术后腰背肌功能锻炼方法已知晓。

（二）术中护理评价

1. 术中生命体征平稳，未发生异常情况。

2. 术中遵照医嘱给药及时。

3. 术中器械护士积极配合术者完成手术。

（三）术后护理评价

1. 术后绝对卧床休息 8 ～ 12 小时或以上。

2. 伤口无渗血。

3. 下肢运动感觉良好。

4. 患者已掌握功能锻炼方法。

（四）潜在并发症情况

无潜在并发症发生。

八、护理路径

表 4-9-2　经皮穿刺腰椎间盘激光汽化减压术治疗护理路径

住院号：_____　床号：_____　姓名：_____　性别：_____　年龄：_____ 住院日期：_____ 年 ___ 月 ___ 日　出院日期：_____ 年 ___ 月 ___ 日 预期住院天数：5 天　　　　　　　　实际住院天数：____ 天			
住院天数	住院第 1 天	住院第 2 天（手术日）	住院第 3 ～ 4 天（术后第 1 ～ 2 日）
临床评估	评估生命体征 评估大小便情况 评估患者双下肢疼痛、麻木、感觉、活动度及肌力情况 评估住院角色改变情况 护理级别：____ 级	评估生命体征 评估住院心理变化情况 评估疼痛是否耐受、下肢有无麻木情况 评估伤口渗血情况 评估下肢末梢血运、感觉及足趾活动情况 评估术后患者腰痛及下肢放射痛的改善情况 护理级别：____ 级	评估生命体征 评估疼痛是否耐受、下肢有无疼痛麻木，以及下肢肌力情况 评估下肢末梢血运、感觉及足趾活动情况 评估患者坐、站、走的功能恢复情况 评估大小便情况 护理级别：____ 级

（续表）

处置	安排床位，正确搬运患者 完成基础护理 平卧于硬板床 轴线翻身	术后普食，绝对卧床 8～12小时或以上 轴线翻身 观察生命体征，双下肢活动度及伤口渗血情况 遵照医嘱给予脱水、营养神经等对症支持治疗	轴线翻身 观察下肢疼痛、麻木、活动度及肌力恢复情况，功能锻炼情况 遵照医嘱给予脱水、营养神经药物治疗 术部红光照射、射频电疗治疗、电磁热等物理治疗 佩戴腰围
检查	腰椎正侧位动态位 X线片 腰椎磁共振、CT 心电图 生化全套 传染病检查 血常规和凝血四项	血常规 感染三项	复查腰椎正侧位 X 线片或者腰椎 CT 或磁共振检查
饮食	清淡饮食	普食	普食特殊饮食
排泄	顺畅　未解　腹泻	顺畅　未解　腹泻	顺畅　未解　腹泻
活动	不受限制 卧床休息 限制活动：避免弯腰及久坐	卧床休息 行足趾及踝关节的活动 直腿抬高锻炼	行足趾及踝关节的活动 直腿抬高锻炼 5 点式腰背肌功能锻炼 3 点式腰背肌功能锻炼 飞燕式腰背肌功能锻炼 离床，指导下地行走
护理及宣教	了解疼痛程度，进行相应处理 介绍医院环境，介绍主管医生及责任护士 轴线翻身注意事项 告之各项化验及检查的注意事项 了解患者职业、既往史、健康状况，使下一步护理更有针对性 行术区备皮	确认术前备皮、更衣，督促患者排空大小便 监测术日晨生命体征，观察有无异常情况 与手术室护士做好带入手术室物品的交接工作 神志、生命体征情况 双下肢活动情况 伤口有无渗血 小便情况 注意有无并发症发生[*]	了解患者术后饮食情况观察二便情况 了解睡眠情况 术后饮食指导：宜清淡、富营养、易消化的食物，禁忌油炸刺激食品，同时多饮水预防卧床并发症 告知 X 线检查结果 指导患者功能锻炼
变异情况及处理	有　　无 变异情况简单描述：	有　　无 变异情况简单描述：	有　　无 变异情况简单描述：
护士签名			

（续表）

住院天数	住院第 5 天（术后第 3 日）	出院
临床评估	评估生命体征 评估患者下地活动情况 评估伤口愈合情况 护理级别：＿＿级	评估生命体征 评估疼痛缓解情况 评估功能恢复情况 评估患者功能锻炼情况 评估伤口愈合情况 护理级别：＿＿级
处置	射频电疗治疗、热敷等物理治疗 佩戴腰围	佩戴腰围
检查	无	1 个月后复查
饮食	普食　特殊饮食	普食　特殊饮食
排泄	顺畅　未解　腹泻	顺畅　未解　腹泻
活动	直腿抬高 膝、踝关节的主被动活动 腰背肌功能锻炼 离床活动，下地行走 禁止做弯腰动作 禁止提举重物	离床活动，下地行走 加强功能锻炼 禁止做弯腰动作 禁止提举重物
护理 及宣教	观察伤口情况 观察恢复情况，与术前对比，向医生反馈 了解二便情况，便秘者需进行润肠通便处理 加强饮食营养。鼓励患者多进食高蛋白、高维生素、富含钙质的食物，如瘦肉、乳制品、豆制品、海带等功能锻炼指导 生活起居的注意事项 禁止做弯腰动作及提举重物	功能锻炼的指导 复查的时间 办理出院手续
变异情况 及处理	有　　无 变异情况简单描述：	有　　无 变异情况简单描述：
护士签名		

*：护理重点

第五章 微创骨科康复护理

一、微创骨科技术

20 世纪 70 年代以来，随着医学模式向生物—心理—社会医学模式的转变和外科疾病整体治疗观念的形成，推动了微创外科的发展。

微创骨科（Minimally Invasive Orthopedics，MIO）是微创外科技术在骨科领域的应用，即通过特殊手术入路，应用一些特殊设备或新的器械，以达到比传统手术创伤更小、手术精度更高、效果更肯定、更短的术后恢复时间、更好的心理效应的目的，包括微创理念和微创技术两部分内容。

微创技术是指利用最轻微的入侵方法和最少的生理干扰以达到最佳手术治疗的一种新技术。它不仅强调手术切口小，而且强调在保证获得常规外科手术疗效的基础上，通过精准的定位技术，减少手术对周围组织产生的创伤和对患者生理功能的干扰，降低围手术期并发症，促使患者尽快康复。

微创理念在我国古代便早已存在，古有金针拨骨法以整复骨折移位，这里面就孕育着微创意识的萌芽。微创意识在近代骨科学的许多理论中也都有体现，如"AO"理论中的尽量保护软组织就是微创意识的鲜明表达。微创理念是微创意识的进一步升华。微创骨科理念包括："微创入路理念、微创复位理念、微创切除理念、微创固定理念、微创融合理念"。有了微创骨科理念的铺垫才能进一步衍生微创骨科技术，创新新的入路方式，发明新的手术器械，思索新的手术方法。正是微创骨科理念的产生，医者才会要求在诊断上更正确，在操作上更精确安全，在治疗上更完善、全面。如果说微创骨科意识是基础，微创骨科技术是结果，那么微创骨科理念就是两者之间的桥梁。

二、微创骨科技术的应用现状

随着微创理念在骨科领域的普及与不断深入，微创骨科涉及的领域和手术种类不断拓展，特别是在创伤、关节、脊柱和导航辅助等骨科领域中的应用日趋广泛。同时，人们也开始用循证医学方法对微创技术在骨科中的应用进行科学总结，使一些骨科微创手术逐步走向成熟，成为定型手术。

1. 微创技术在骨折中的应用 传统的骨折治疗由于过分强调坚强内固定和解剖结构重建，以提高固定系统的生物力学稳定性，客观上常常以严重损伤骨的血运为代价，而忽视了骨的生物学特性，结果在临床实际应用中产生一系列并发症。诸如术后内固定失败、延迟愈合、骨不连和钢板下骨质疏松等症状日益突出，这些问题引发了人们对传统骨折治疗理念的反思。

近年来，随着微创技术的发展和对骨折生物学环境与骨折愈合关系认识的不断深入，骨折的固定原则和固定方法发生了重大变革，从单纯强调骨折固定的机械稳定性向间接复位、生物学固定方式转变，强调微创技术的运用和保护骨折端局部血运的重要性，充分体现了骨折个体化治疗的理念。对长管状骨骨折的治疗，也由传统的解剖复位坚强固定转变为以维持长骨正常长度，不出现成角及旋转畸形，注意保护骨折局部血供的间接复位和桥接固定技术，尽量维持良好的骨折愈合的生物学环境。

2. 微创技术在关节外科中的应用

（1）微创技术与全髋关节置换术：传统的人工髋关节置换术虽然已经取得较好的长期临床治疗效果，但因为髋关节位置较深，关节周围肌肉组织较为发达，传统的手术入路切口较长，软组织剥离较多，导致患者失血量增多，术后不可避免地造成患肢肌力减弱，不利于早期功能锻炼及日后康复。随着微创技术在骨科领域的不断发展，全髋关节置换的微创手术方式应运而生，并具有以下优势：失血量更少、肌肉破坏程度更轻，术后髋关节更加稳定，关节功能恢复更好；术后疼痛更轻；住院时间大大缩短；不仅减少了物理治疗程序，而且皮肤切口小、手术瘢痕小；降低了医疗和护理费用，患者能迅速恢复劳动能力；术后髋关节感染率降低，患者近期满意度增高。

但是由于手术视野较小，要求术者熟练掌握局部解剖和小切口操作技巧及微创专用器械。微创全髋关节置换术主要适用于初次行髋关节置换的患者，特别是身材瘦小者，而不适合肥胖、髋关节畸形、僵硬、旋转明显受限者和髋关节翻修者；实施手术者需要经过严格的技术培训方能掌握手术要领，胜任手术。

（2）微创技术与全膝关节置换术：传统的全膝关节置换术手术切口通常会破坏股四头肌的力学结构或导致髌骨外翻，寻求更好的切口以解决上述弊端的微创全膝关节置换术开始于 20 世纪 90 年代后，是在 Repicci 和 Erberle 等倡导下进行的。近年得到了不断完善与发展。

该技术以髌旁内侧不干扰股四头肌切口为典型，其特点是在术中不破坏股四头肌的运动机制、不破坏髌上囊与不翻转髌骨，可以最大限度地保留伸膝功能，术后膝关节功能恢复更好。但由于手术视野较小，皮肤易拉伤以致形成较大的瘢痕；要求术者熟练掌握局部解剖和小切口操作技巧，并有改良的手术工具和假体才能顺利完成手术；截骨锯路受限，易伤及没有被显露或保护的韧带；不易彻底清除骨碎屑和骨水泥；安装假体受限易引起偏移、力线不良及过早松动。此外，不适用于膝关节严重畸形、肥胖症、糖尿病、慢性类固醇增高、近期深静脉血栓史、膝关节置换术后翻修及其他伴不稳定情况的患者。

（3）关节镜技术主导的微创骨科：20 世纪 60 年代兴起的关节镜技术，被认为是骨科领域最早的微创技术。近年来关节镜外科得到了惊人的发展，不仅显著深化了人们对关节局部的活体结构、生理及病理的认识，极大提高了关节疾病的确诊率和诊疗范围，而且完成了许多常规手术很难完成的关节内病变手术；治疗部位不仅由初创时期单纯的膝关节发展到肩、髋、肘、腕、踝甚至指（趾）间关节，而且从以往关节内疾病的检查诊断发展到镜下的手术治疗和功能重建。膝关节镜下半月板损伤的治疗、前后十字韧带的重建已成为常规定型手术；镜下对关节软骨病灶的清理、打磨，微骨折的治疗，以及滑膜切除、关节粘连松解等都取得了较好的临床疗效；关节镜辅助手术改变了传统关节内骨折切开复位内固定的手术方法，结合应用放射影像增强设备监视，能微创完成胫骨平台、股骨髁间骨折、桡骨远端骨折及其他关节内骨折的复位与固定。镜下操作可最大程度减少手术创伤，简便易行。

3. 微创技术在显微外科中的应用 将微创技术应用于显微外科，是减少供区破坏的有效手段。兴起于 20 世纪 80 年代末的穿支皮瓣（或称皮支皮瓣），指仅以管径细小（0.5 ～ 0.8mm）的皮肤穿支血管供血的皮瓣，是显微外科皮瓣移植的新发展，被认为是整形修复重建外科的新纪元。穿支皮瓣不仅保留了供区的肌肉，减少了供区的并发症，而且设计灵活，使受区外形更美观，可明显减少康复时间，目前受到了广泛关注。可以预见，随着全身各种穿支皮瓣研究与实践的不断深入，将可能促进显微外科向着更加微创的超级显微外科不断发展。

此外，应用内镜技术切取皮瓣或处理皮瓣血管蒂，可以在不增加皮肤切口长度的情况下扩大皮瓣切取范围，延长血管蒂的切取长度，方便转移或移植。在采用膈神经移位治疗臂丛神经损伤时，可在胸腔镜直视下于近膈肌处切取全长膈神经，缩短靶器官失神经的时间，以较小的创伤取得与开胸手术相同的疗效。

微创骨科技术能否真正取得与传统手术相同、相似或更佳的疗效，需要经过循证医学和伦理学的检验，分析评价其可行性、安全性和近、远期疗效。更值得一提的是开展微创骨科技术不仅需要严密的理论依据，严谨科学的实验方法，而且需要充分的临床验证，客观评价分析，只有反复实践，前瞻性研究和长期随访，才能得到最终结果。

微创骨科技术拥有美好的前景，前途无量。在数字化虚拟人体基础上，将组织工程技术、生物芯片技术、基因工程技术、纳米材料技术和先进计算机技术结合，同时新的骨科器械的出现，可使骨科疾病的诊断和治疗朝着微创、微观、微量或无创的方向发展，也朝着实时遥控、动态、替代与智能化方向的发展。

三、微创骨科康复护理特点

随着现代医学的发展，对于患者的治疗已经不单纯是对疾病的治疗，而是将患者作为一个整体，从身体、心理、家庭、社会等诸多方面进行全面治疗，护理的作用越来越引起重视。

康复护理的主要目的是帮助患者尽量恢复至患病之前的状况，它与保健、预防及临床护理一起被统称为全面护理。康复护理并不是大众意识当中的临床护理的延续，恰恰相反，康复护理应与临床护理同时进行。临床护理伴随康复护理同时进行，有助于治疗后期的恢复。康复护理其自身具有整体性的特点，其治疗的内容不仅仅是单一的躯体方面的疾病，也包括患者心理、经济及社会方面的因素。康复护理尽早介入有助于提高患者的治疗效果，节省了后续的许多费用和精力。

第一节　快优康复护理

一、康复与快速康复

康复（rehabilitation）是指综合协调地应用医学的、教育的、社会的、职业的各种方法，使病、伤、残者（包括先天性残疾）已经丧失的功能尽快地、尽最大可能地得到恢复和重建，使患者在体格上、精神上、社会上和经济上的能力得到尽可能的恢复，使患者重返社会及家庭。

快速康复（enhanced recovery after surgery，ERAS）是指为使患者快速康复，在围手术期采用一系列经循证医学证据证实有效的优化处理措施，以减轻患者心理、生理的创伤应激反应，从而减少并发症，缩短住院时间，降低再入院风险及死亡风险，同时降低医疗费用。丹麦外科医生 HenrikKehlet 在 1997 年率先提出了这一理念，被公认为 ERAS 之父。

ERAS 理念的核心内容是减少应激、加速康复。主要是在于提高手术操作技术和优化围手术期管理，包括减少创伤和出血、加强患者教育与营养支持、优化疼痛与睡眠管理、预防感染、预防静脉血栓栓塞症（venous thromb embolism，VTE）、预防术后恶心呕吐（post operative nauseaand vomiting，PONV）、优化各种管道和止血带的应用、加强功能锻炼及出院后管理等。在 ERAS 理念的引进和临床应用后，不同专业 ERAS 中国专家共识与指南不断发布和更新，使微创治疗日渐成熟（图 5-1-1）。

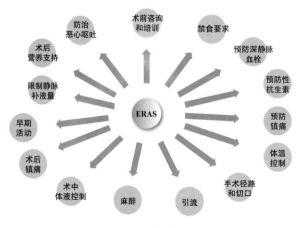

图 5-1-1

二、快优康复护理的概念

是指在康复医学理论指导下，围绕全面康复的目标，与康复医生及其他康复专业人员密切协作，对康复对象所实施的专业技术护理。快优康复护理是指在快速康复理论指导下，通过多学科共同协作和康复护理措施的适时干预，降低患者的应激反应，维持患者的生理功能稳定，患者心理应对积极，康复训练及时有效，减少和杜绝并发症发生，既快又优地达到身心健康。

三、影响快优康复护理的因素及应对措施

1. 患者及家属的健康教育　通过对患者及家属进行有目的、有计划的健康教育可以缩短患者的住院时间，降低手术并发症，提高患者对疾病、治疗方法、康复锻炼的认知及自我管理能力，并能缓解患者的术前焦虑和抑郁症状、增强信心、提高患者满意度。

具体方法：①对患者和家属进行健康教育接受能力的评估，选择最佳教育方式；②向患者及其家属介绍成功案例和加速康复措施，达到良好沟通，取得患者及家属的积极合作，强调主动功能锻炼的重要性，增强肌力和增加关节活动度；③教会患者术前适应性训练，如鼓励吹气球、咳嗽或行走锻炼，提升心肺功能。

2. 心理护理　心理康复是肢体康复的前提。首先要取得患者的信任和认同，并通过与患者及家属的沟通，以更快、更准确、更全面地了解患者的个性特征，可根据不同心理变化阶段，有针对性地选择不同的心理治疗方法，帮助其从最初的无知期心理阶段，顺利度过震惊期、否认期、抑郁期、承认期到最后的适应期阶段，以更好地配合功能康复锻炼。

骨科护士应独立对患者进行健康评估，并做出系统的功能康复计划后进行实施。但要注意实施过程是贯穿整个治疗中，是个漫长而艰苦的过程。指导、督促患者做一些力所能及的事更有意义，可在一定程度上增加患者战胜疾患的信心。有时指导和督促比亲自护理更费时间和精力，护理人员不应因麻烦而代劳。

3. 患者营养饮食状况　将骨折患者整个围手术期分为三期，分别进行辨证施膳。

（1）骨折早期（血肿机化期，伤后1～2周）：骨折早期患肢肿胀疼痛，骨折端不稳定，容易再移位。多食活血化瘀、消肿止痛、清热解毒凉血之品。早期卧床患者常有大便秘结，饮食宜清淡、易消化、富含纤维素，如新鲜蔬菜、香蕉、蜂蜜、水果、瘦肉、鸡蛋、赤小豆等，以清蒸或褒汤为好，可用赤小豆适量加水煮，加赤砂糖少许温服。禁烟禁酒，忌生冷、辛辣、油腻、煎炸食物及厚味之品。

（2）骨折中期（原始骨痂期，伤后3～6周）：局部瘀肿开始消退，骨痂开始生长。淤血肿块未完全散尽，疼痛减轻，食欲有所增加，骨头已进入生长期。饮食以和营止痛、接骨续筋、舒筋活络为主，宜进食如河鳗、黄鳝、甲鱼、鸽子肉、鹌鹑肉等，适

时按食欲需求配之以新鲜蔬菜，且仍以清蒸、煲汤为主。可吃一些新鲜河鱼和海产品，因各种鱼类富含维生素 D，对骨折愈合极为有利。

（3）骨折后期（骨痂改建期，伤后 6 周以后）：骨折部瘀肿基本吸收，软组织已修复，骨折部的骨痂日趋完善，部分已愈合，关节活动范围已经逐渐恢复正常。此期饮食以补气养血、健脾益胃、补益肝肾、温经通络为主，不需忌口，饮食可恢复正常。及时纠正低蛋白血症，鼓励患者进食高蛋白食物（鸡蛋、肉类），必要时输注白蛋白，以纠正低蛋白血症，可明显降低手术风险、减少并发症。食欲欠佳者可使用胃肠动力药及助消化药。

4. 饮食及输液管理　术前给予高蛋白、高维生素、富含粗纤维的易消化食物，多饮水，多吃蔬果，保持大便通畅，以增强体质、降低手术风险、减少并发症；术前 2 小时可饮用含糖的清亮液体，而不影响术后血糖及胰岛素敏感性，不增加麻醉风险。全身麻醉清醒后开始进饮和进食，可有效降低低钾血症的发生率，加快肠道功能恢复，减少便秘，加速康复。限制性输液（＜1500mL）可以避免大量液体进入组织间隙，降低心肺并发症。

术日饮食具体措施：①麻醉前 6 小时禁食蛋白类流质饮食，如牛奶、肉汤等；麻醉前 4 小时禁食碳水化合物饮食，如稀饭、馒头等；麻醉前 2 小时禁饮清亮液体；②采用全身麻醉者，清醒后先进饮，再进食；③采用细针腰麻或硬膜外麻醉者，返病房后可进饮和进食；④尽量控制输液。

5. 疼痛管理　1995 年，美国疼痛学会提出疼痛作为"第五大生命体征"，并认为疼痛是手术患者最原始的恐惧之一。疼痛不仅影响患者的休息、睡眠、饮食及情绪，而且影响康复效果，良好的疼痛控制有利于早期功能锻炼。为了促进患者快速康复，应正确评估患者的疼痛诱因、程度、性质，早期给予疼痛干预，为患者实施个体化、多模式镇痛方案。调查发现，骨科手术后，延迟患者出院的第一因素是疼痛，因此疼痛管理要贯穿全程，重视亚急性疼痛。

具体措施：①超前镇痛：术前 2 天使用镇痛药物，提高患者疼痛阈，减轻术后疼痛；②个体化、多模式镇痛：根据患者的疼痛评分、年龄、合并症及药物配伍禁忌等选择合适的镇痛方法及药物。疼痛评分 1～3 分，遵照医嘱使用非甾体类抗炎药（NSIADs 药物），并根据病情联合非药物干预措施，如冷疗、抬高患肢、牵引、腕踝针、耳穴埋豆、按摩、听音乐和广播等；疼痛评分 4～6 分，及时向医生反馈，调整镇痛方案，在以上基础增加用弱阿片类药物；疼痛评分 6～10 分，5 分钟内联合强阿片类药物快速处理。

6. 预防并发症　术后恶心、呕吐全身麻醉患者，PONV 的发生率为 20%～30%，高危患者发生率为 70%～80%。PONV 降低患者术后的舒适度和满意度，影响早期功能锻炼，减慢康复进程。预防体位（垫高枕头、脚抬高）可以减少 PONV 的发生。术中使用地塞米松、术后使用莫沙比利能有效降低 PONV 的发生率，且不增加消化道并发症及其他并发症。

具体措施：①术后保持头高 40°～50°、脚高 30° 的预防体位；②术前 2～3 小时口服促进胃肠道蠕动药，如莫沙必利 5mg；术后每日 3 次，每次 5mg；③术中静脉滴注糖皮质激素类药，如地塞米松 10mg，术后 4～6 小时及次日清晨 8 时再次给予。

7. 管道管理 减少管道置入，不鼓励常规引流，以免影响术后早期活动；术前筛查术后尿潴留高风险的患者，以及病情需留置尿管的患者，建议使用耻骨上导尿，如无其他适应证，尿管应在术后 1～2 天拔出。

具体措施：①手术时间 ≥ 1.5 小时，手术失血超过 5% 或 > 300mL，术后易发生尿潴留者，应安置尿管预防尿潴留，但不应超过 24 小时。②引流管可于出血趋于停止（引流管无明显出血或引流管血清分离）时尽早拔出。

8. 血栓预防管理 下肢深静脉血栓（DVT）与肺栓塞（PTE）是骨折患者的严重并发症，一旦发生肺栓塞可能会导致死亡等严重后果。骨科术后观察患者肢体肿胀情况，肢端皮肤颜色、温度及霍夫曼征阳性，有无胸闷、呼吸困难，发现以上情况时应警惕下肢深静脉血栓形成或继发肺栓塞。

具体措施：①患肢抬高，患肢高于心脏水平 10°～20°，促进静脉、淋巴回流；②尽早活动，促进下肢血液循环；③及时准确给予抗凝药物，以减少或消除血液的高凝状态；④穿弹力袜及应用足底静脉泵，以改善静脉回流，防止静脉血液滞缓；⑤避免患肢穿刺。

9. 康复训练 术前积极功能锻炼可以增加肌肉力量，减轻术后疼痛，缩短术后恢复时间，减少住院时间及费用。术后积极功能锻炼有利于关节功能的早期恢复，减少相关并发症。康复训练应根据患者年龄、体质、耐受程度、全身情况、手术方式，遵循个性化、循序渐进、由弱到强、由被动到主动，强度以患者接受为宜、抓住各个时期重点进行训练的原则。

具体措施：①术前患者教育与康复训练，增加肌肉力量，加强体能储备；②手术当天即可床上及床下功能锻炼；③在良好的疼痛控制措施下，进行积极主动功能康复，尽早达到术前制定的目标。

10. 出院后管理 患者出院后继续进行有效的镇痛、VTE 预防、功能锻炼可促进快速康复。术后定期随访便于评价患者功能恢复程度，督促患者积极进行功能康复，及时发现并处理并发症。

具体措施：①术后 2～3 周随访：检查切口，拆线，评价肢体功能状况、疼痛管理效果、措施落实情况等。②定期随访，指导康复，进行效果评价。

四、快优康复护理的临床意义

通过多学科的共同协作，把患者看成一个整体，不仅关注患者疾病的本身，还关注患者的心理、社会家庭状况；根据患者年龄、体质、耐受程度、全身情况、治疗方法，遵循个性化、循序渐进、由急到缓、标本兼顾的原则，通过一系列护理手段，有效减少伤后引起的疼痛、胃肠道反应、疲劳、代谢增加等激活机体神经内分泌系统引发的炎性应激反应，进而降低并发症发生率，加快患者术后恢复，缩短患者住院时间，使患者又快又好地康复。

五、快优康复护理中的注意事项

及时调整患者自身心态，教育患者摒弃养病的观念，树立"早日康复"的正确理念，克服术后对运动的恐惧感，克服练习中的惰性或急于求成的心态，康复锻炼要持之以恒。

关注患者的自身感受，关注运动痛。功能锻炼会引起疼痛，只要疼痛程度不重，休息后能缓解，说明不会对组织造成损伤；如果疼痛剧烈，持续很久不消退，说明有新的损伤，应及时就诊。

注意动静结合和练习强度。关节及关节附近手术后，早期不宜过多活动关节，以免造成关节肿胀、积液及"异位骨化"，影响组织修复及功能恢复。

第二节　微创骨科护理康复技术

一、概述

骨科疾病属于运动系统的伤病，涉及骨骼、肌肉、韧带、肌腱、神经等器官组织，因此评判治疗结果的标准不仅在于把伤病治好，更要看患者最后运动功能恢复的如何，能否生活自理，以及进入社会后能否进行正常的生活和工作，因此成功的骨科手术是为骨科疾病治疗打好了基础，而恢复机体正常功能才是最终的目的，而恢复功能的关键便在于骨科术后的康复治疗与护理。

现在骨科治疗的观点早已超越了单纯的手术治疗，而是手术、护理及康复相结合的系统治疗，三者缺一不可。医院骨科医师、治疗师及康复科医师、护士等组成一个治疗小组，共同负责患者的诊断、治疗、评定及康复，这样才能把治疗、护理及功能恢复有机、密切结合起来，使患者更好、更快、更全面地得到康复，尽快重返社会。

骨科患者因治疗需要等原因，需卧床或肢体活动受限，护理人员应帮助患者，防止并发症发生。如在饮食方面，应嘱其多食用纤维素含量较高的蔬菜和水果，特别是蜂蜜，适当饮水，防止发生便秘；鼓励和帮助患者定时改变体位并协助排痰；对年老体弱、营养状况不佳者做好营养管理等。

此外在整个治疗过程中，患者安全应该放在首位，以避免跌倒坠床等而引起康复护理中断或失败。可见康复护理没有基础护理作保障就无法实施，更谈不上患者早日康复。

二、康复护理技术

康复护理技术是护理人员利用快速康复理念，全面评估患者康复需求，应用系统的康复护理技术，促进疾病早日康复，提高患者生活自理能力的技术。常用技术有体位护理技术、疼痛管理护理技术、消肿护理技术、血栓预防技术、日常生活能力训练技术。

1. 体位护理技术　根据患者的病情，协助患者采取的正确、安全、舒适的体位，提高患者舒适度，减少应激刺激，有效预防并发症。常用技术如患肢体位的摆放、体位转换、体位转移等。

2. 疼痛管理护理技术　指医护人员根据患者疼痛评分，运用中医护理技术、物理疗法及药物等方法，减轻或消除疼痛，提高患者舒适度，降低并发症发生率的护理技术。常用技术如腕踝针、耳穴埋豆、冷疗技术、热疗技术等。

3. 消肿护理技术　指医护人员通过理疗、功能锻炼、加压包扎等方法，达到有效预防或减轻肢体肿胀的技术。常用技术如抬高患肢、中药涂擦、中药离子导入、中药外敷、中药塌渍、冰敷疗法、加压包扎、功能锻炼、环形挤压患肢等。

4. 血栓预防技术　指医护人员通过药物和物理等治疗方法，达到有效预防血栓而采取的技术。常用技术如抗凝药物皮下注射技术、间歇性下肢充气压力泵、足底静脉泵、逐级加压弹力袜等。

5. 日常生活能力训练技术　常用技术如穿脱衣、乘车、取物、淋浴、如厕、上下楼梯等。利用各种手段，达到自我照料、自理，减少他人照顾，恢复日常生活活动能力的技术。

6. 中医护理技术　主要有穴位按摩、中药熏蒸、贴敷法（中药湿敷、换药）、膳食疗法、拔罐、艾灸、针灸法、刮痧疗法、中医保健功等。

（1）穴位按摩：合谷穴的功效是疏通经络和活血止痛，通常在治疗骨科痛症中应用的比较多。天枢穴的络属在于大肠，可以促进肠道蠕动。归来穴能够促进肠腑气血通畅。支沟穴属于手少阳三焦经，可以改善消化器官的协调功能。腰椎骨折后，内脏损伤，气血紊乱，元气损伤，而经常按摩关元穴，可补益肾脏，调节经络之气，培补元气，导赤通淋，治疗腰椎骨折后便秘。这些穴位能够有效提高患者机体的各项功能，与吃药相比具有很强的优势，同时也不会使患者产生依赖性。通过按摩这些穴位可以降低外周血浆中多巴胺含量，而多巴胺含量下降有利于炎症局部血液循环，促使致痛物质的转运和吸收，从而减轻疼痛刺激。循经按摩或穴位点按，用中指或拇指按揉穴位，每次 5 分～ 10 分，以有酸胀感或为佳（图 5-2-1）。

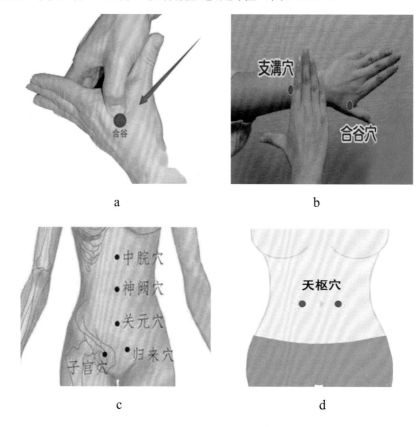

图 5-2-1　穴位按摩

（2）针灸护理：针灸是我国中医药学的一个重要组成部分，对于许多疾病都能够起到治疗的作用。由于初次进行针灸的患者对针灸缺乏足够的了解，因此有可能会产生焦虑、恐惧等心理，护理人员要耐心向患者讲述针灸对于减轻患者的疼痛所起到的作用，使患者能够安心地配合护理人员的操作。然后根据患者的手术部位，进行适当体位的指导，随后进行穴位的选取，配合大夫做好针灸治疗。进行针灸时要保证室内的温度适宜，而且要严格对相关设备进行消毒灭菌处理，无菌操作是针灸护理的有效保障。

（3）穴位贴敷：选用温经通络、行气活血的中药制成药膏外敷于相应穴位，通过疏通经络、调节腑脏阴阳平衡、扶正祛邪的方法来减轻患者手术后疼痛。中药穴位贴敷能够透过患者的皮肤直达患者疼痛部位，起到通络止痛、行气活血的作用。临床实践表明，穴位敷贴对于缓解患者手术后的疼痛具有良好效果，能够显著减少止痛药物的使用，减轻患者自身的痛苦。

（4）中药熏洗：中药熏洗主要是将配制的中草药置于盆中，并加入 3500mL 水，浸泡 30 分钟，先以武火煮沸以后再以文火煮 30 分钟，最后将药汤过滤，放在熏洗桶中待用。待水温降到 70℃左右，将患肢放在熏洗桶中进行熏洗，并定时对水温进行测量。熏洗 30 分 / 次，2 次 / 天。

（5）湿敷法：将吸水棉布用药液浸透，敷于局部，以达到疏通腠理、清热解毒、消肿散结等目的的一种外治方法。

7. 中医保健功法　主要有气功、太极拳、八段锦、五禽戏等传统运动疗法，可调畅气机和神志，从而达到疏肝活血、宁神定志的作用，更能温肾而加速康复。

第三节　微创骨科快速康复护理措施

一、术前准备

患者术前常伴有恐惧、焦虑症状，完善的术前准备可使患者具有充分的心理准备和良好的生理条件，包括术前评估及宣教、优化患者身体状况、营养筛查及肠道准备、预防性应用抗菌药物及抗血栓治疗、嘱患者保持充足睡眠，术前禁食禁饮，并给予超前镇痛，个体化的血压和血糖控制及相应的管理方案，使患者以良好的状态面对手术。

1. 术前评估及宣教　术前责任护士对患者的临床表现及全身情况进行详尽的动态评估，并通过口头或书面形式向患者及家属介绍围手术期治疗的相关知识及促进康复的各种建议，缓解患者的紧张焦虑情绪，以使患者理解与配合，促进术后快速康复。

2. 优化身体状况　术前尽可能加强患者适应性锻炼，增强其耐受力；建议术前 4 周戒烟禁酒。

3. 营养筛查　术前利用营养筛查表，对患者的营养状况进行筛查，营养不良的患者进行早期干预；优化术前胃肠道准备，长时间禁食会使患者处于代谢的应激状态，可致胰岛素抵抗，不利于降低术后并发症发生率。建议无胃肠道动力障碍的患者在术前 6 小时禁食固体饮食，术前 2 小时禁食清流质饮食。若患者无糖尿病史，推荐手术 2 小时前饮用 400mL 含 12.5% 碳水化合物的饮料，可减缓饥饿、口渴、焦虑情绪，降低术后胰岛素抵抗和高血糖的发生率。

4. 术前肠道准备　传统观念认为骨科患者因为卧床容易发生便秘，术前必须给予清洁灌肠，而快速康复外科理念则认为肠道准备对患者而言是一种应激反应，会导致脱水及水电解质紊乱，增加麻醉及手术风险。骨科患者的手术不涉及消化道操作，故对排便正常的患者不进行常规肠道准备，可于术前 1～2 天给予开塞露助排大便 1 次，避免术后腹胀，或者给予健胃助消化药物。

5. 皮肤准备　传统观念认为骨科手术患者在术前一天即要对手术区域进行剃毛，快速康复外科则要求在术日当天完成，皮肤准备距离手术时间越短，越能减少切口感染率。如果不影响手术野，毛发可以不祛除，如果要祛除毛发，最好使用剪毛的方式，有效清洁是术前皮肤准备的关键，不剃毛备皮并不增加术后切口感染率。

6. 适应性训练　术前教会患者如呼吸功能、心功能储备锻炼；床上练习大、小便；上、下床及拐杖使用方法等。

7. 超前镇痛　为防止痛觉过敏发生，在术前采取超前镇痛，可减轻或消除患者应激反应，减弱术后疼痛。

二、术中管理

1. 术中保温　低体温可诱发应激反应，持续的术中低体温可降低患者免疫力，增加术后感染发生率，损害凝血机制，降低患者舒适度，进而降低患者满意度。因此，维持术中及术后正常体温是快速康复理念中的另一个重要方面。这就要求我们在护理过程中要正确调节室内湿度及温度，在手术中要预先加温输注液体和腹腔灌洗液，用保温毯或棉被给患者保暖，使患者体温维持在 36℃ 左右。

2. 保持环境清洁　温度控制在 24～26℃，湿度 50%～60%，限制手术间人数，禁止不必要的人员流动；严格无菌操作。

3. 选择合适体位　根据手术方式选择合适体位，防止压力性损伤和神经卡压，尽可能增加患者舒适度。

4. 控制输液速度及量　保持控制性降压稳定，严密观察病情并积极采取措施。

5. 搬动患者　搬动患者时应平拖平放，避免过度拖拉患者。

6. 止血带应用　优化止血带应用，推荐应用电子控制止血带，避免因肢体缺血再灌注损伤而引起肿胀及疼痛。

三、术后管理

术后关注病情变化；预防血栓及恶心、呕吐；加强营养支持及镇痛管理；麻醉作用消退后，鼓励患者早期进行床上康复训练，并定期为患者按摩肢体。早期协助患者下床活动，制定个体化康复训练计划，指导患者循序渐进地开展康复训练。术后限制静脉补液量，建议在单一时点及时停止所有静脉补液是不可能的，但是禁止补液过量。对大部分患者而言，有可能在术后第二天停止所有静脉补液。

中医骨科特色护理具有独特的优势，通常采用针灸、艾灸、按摩、情志护理、膳食护理等来对骨科患者进行护理，临床操作较为简单，且安全可行性较高，可以明显缓解患者术后的疼痛感，并降低相关并发症的发生，对疾病的康复具有重要价值。

第四节　微创骨科快速康复护理评定

一、概述

康复护理评定是康复护理工作的重要内容，始终贯穿康复护理全过程。通过评定，可以掌握患者身心状况，以判断障碍的程度、残存的功能、恢复的潜力及妨碍恢复的因素，为制定康复护理措施提供依据。只有掌握了正确的评定方法，康复护理人员才能根据本专业的特点，准确地为患者设计康复护理目标，使康复护理工作顺利进行。

二、康复护理评定的目的

1. 明确康复护理诊断，对患者的身体功能、家庭状况、社会环境等方面进行收集分析，掌握其存在或潜在的护理问题。

2. 确定受损器官水平，对患者身体功能及残存能力进行量化分析，以判定病变器官、组织及全身的功能状态。

3. 分析患者障碍程度与正常标准的差别。

4. 为制定康复护理方案提供有效的决策依据。

5. 作为有效护理照顾的基础，为判定康复护理效果提供客观指标。

6. 为残疾等级的划分提出标准，为制定回归社会的目标提供依据。

7. 促进实施整体性康复护理。

8. 作为护理研究的指导资料。

三、康复护理评定的内容

WHO 根据不同疾病的功能障碍程度，将障碍分为功能形态障碍（impairment）、能力障碍（disability）和社会因素障碍（handicap），康复护理评定基于该三个层面进行。

功能形态障碍评定包括关节活动度、肌力、肌张力、平衡与协调能力、感知觉、心肺功能评定等；能力障碍评定包括个人日常生活活动能力评定等；社会因素障碍评定包括职业评定、适应各种环境的评定。

1. 关节活动度检查评定　利用量角器对患者主动关节活动度进行测量，包括踝关节、膝关节、髋关节、肩关节等非固定关节的屈曲、伸展、旋转等各自由度的角度，以了解非固定关节有无活动受限及受限程度。

2. 肌力评定　肌力评定是通过手法或者器械来评定相关肌肉或者肌群收缩量的大小或水平，协助诊断引起肌肉力量改变的原因，并指导康复治疗和评定治疗效果的评定方法。

评定方法：有徒手肌力评定（manual muscle test，MMT）、应用简单器械的肌力评定、等速肌力评定。临床常用的肌力评定方法是徒手肌力评定。徒手肌力评定是指根据受检肌肉或肌群的功能，让患者处于不同的受检位置，嘱患者在减重、抗重力或抗阻力的状态下做一定的动作，并使动作达到最大的活动范围。根据肌肉活动能力及抗阻力的情况，按肌力分级标准来评定级别。

3. 肌张力评定　正常状态下（休息或运动活动中），肌肉都会处于不同程度的紧张状态，肌肉的这种紧张度称为肌张力（muscletone）。肌张力异常会导致运动功能的损害。常用评估方法为改良的 Ashworth 痉挛评估量表和生物力学方法。

4. 平衡与协调能力评定　平衡评定是评定身体在坐位、直立位、行走时的姿势，包括了平衡功能的静止和运动成分。临床上对平衡功能的评定方法主要有目测平衡评定法、简易平衡三级评定法及量表评定法等。

协调评定可再分为非平衡性评定和平衡性评定。非平衡性协调评定是评定患者身体不在直立位（坐、站）时静止和运动的成分，这类试验包括对粗大和精细运动的评定；平衡性协调评定是评定身体在直立位时的姿势，包括了平衡功能以及静和动的成分。

5. 肢体长度、周径测量评定　骨折、脱位造成的骨缺损、断端位移或重叠、骨骺损伤引起的骨发育不良等，可导致肢体长度的改变。肢体长度测量可帮助判定肢体长度有无改变或其改变的程度。上肢的测量方法是用皮尺测量从肩峰通过桡骨茎突至中指之间体表投影线的长度；下肢的测量方法是用皮尺测量从髂前上棘至内踝的体表投影线的长度；肢体周径的测量可以了解肢体水肿、肌肉萎缩的程度。

6. 日常生活活动能力评定　日常生活活动分为基本日常生活活动和器具性日常生活活动。基本日常生活活动包括居家转移、进食、穿脱衣物、洗澡、修饰、上厕所、基本的交流和个人卫生等；器具性日常生活活动包括烹饪、家居整理与清洁、洗衣、园艺和房屋修缮、家庭理财、照顾他人、购物及到银行和机构办事等。对受检者执行日常生活活动能力的评定过程称为日常生活活动评定。

主要的评定工具有评定基本日常生活活动能力的改良 Barthel 指数和功能独立性量表（FIM）；评定器具性日常生活活动能力的诺顿器具性日常生活活动测量（Lawton's IADL）等。

7. 疼痛的评定　疼痛是一种不愉快的感觉和对实际或潜在的组织损伤刺激所引起的情绪反应。疼痛评定指在疼痛治疗前及过程中利用一定的方法测定和评价受检者的疼痛强度及性质的方法。常用的方法有视觉模拟评分法（VAS）、数字分级法（NRS）。

第六章　微创骨科护理操作技术

第一节　一般护理技术

一、换药

（一）概念

换药又称更换敷料，包括检查伤口、除去脓液和分泌物、清洁伤口及覆盖敷料，是预防和控制创面感染，消除妨碍伤口愈合的因素，促进伤口愈合的一项重要外科操作。

（二）目的

1.观察伤口，了解术后伤口恢复情况。

2.清洁伤口，去除坏死组织，为创面提供一个相对无菌的环境，以免伤口再次感染。

3.观察引流是否通畅，以及引流物的颜色、性质。

4.为创面提供一个相对利于生长愈合的环境，促进肉芽组织生长，使其尽早愈合。

（三）操作流程

1.核对医嘱　ID 号 / 床号、姓名、诊断、伤口部位。

2.自我介绍　告知患者换药的目的、换药方法、注意事项，取得患者配合。

3.评估患者病情　生命体征、四肢感觉、运动、肿胀、疼痛情况，有无糖尿病等全身性疾病，治疗管道是否通畅。

4.物品准备　换药包 1 个、棉球 2～3 包、无菌纱布、无菌敷料、绷带、碘伏、0.9%生理盐水、胶布等。

5.环境要求　病房安静，整洁舒适，光线充足，适宜操作。

6.操作步骤

（1）洗手、戴口罩、帽子。

（2）携用物至床旁，再次核对患者信息。

（3）协助患者取舒适体位，且充分暴露伤口部位。

（4）打开换药包，将无菌棉球放入换药碗内，碘伏、0.9%生理盐水分别倒入换药碗内，浸湿棉球，湿度适宜，准备待用（倾倒溶液时标签朝向掌心，注意无菌操作）。

（5）暴露伤口，撕开胶布，揭开无菌敷料，观察伤口、周围皮肤情况，协助医生进行伤口换药。

（6）操作中密切观察患者面色、生命体征等情况，询问舒适度，检查各种治疗管道是否通畅，注意保暖。

（7）换药完毕，协助医生取无菌敷料，完全覆盖伤口，绷带或胶布固定敷料。

（8）协助患者更换舒适体位，整理床单位、用物。记录伤口渗血、渗液、引流情况（图 6-1-1）。

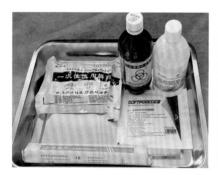
a.用物准备

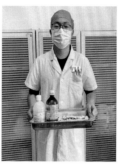
b.人员准备

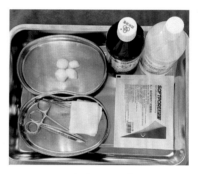
c.消毒物品待用

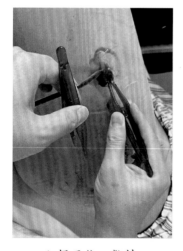
d.揭开伤口敷料

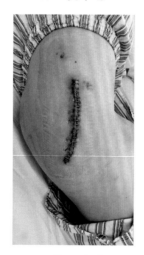
e.伤口消毒

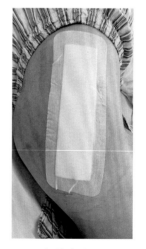
f.妥善包扎伤口

图 6-1-1　换药操作步骤

7. 健康宣教　告知患者保持伤口清洁干燥，避免受压，若敷料潮湿或有松脱，应及时告知医务人员，给予更换。

8. 操作流程图

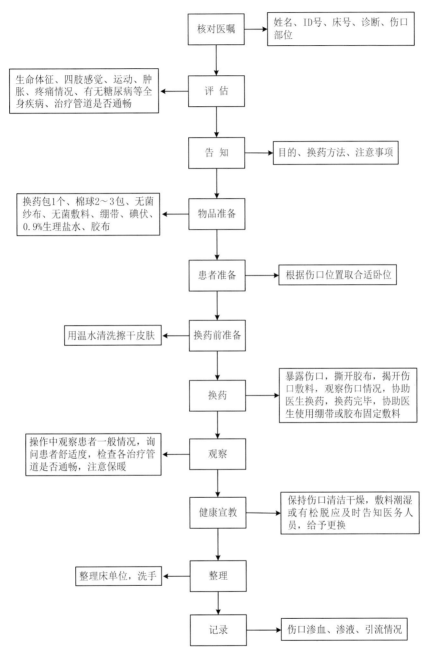

图 6-1-2 换药操作流程

（四）操作评分标准

表 6-1-1 换药操作评分标准

项目		评分细则	分值	评分说明	扣分
操作前准备	护士准备	1. 着装标准，洗手，戴口罩 2. 双人核对医嘱，明确目的	4	一项不符扣 1 分	
	环境准备	病房整洁、安静、光线充足、温湿度适宜	2	一项不符扣 1 分	
	核对	查对患者 ID 号 / 床号、姓名、诊断、伤口部位	2	未核对扣 2 分，内容不全扣 1 分	
	告知	换药目的、方法、注意事项	5	未告知扣 5 分，内容不全扣 2 分	
	评估患者	1. 患者一般状况、生命体征 2. 有无糖尿病等全身疾病 3. 肢体感觉、活动、肿胀情况 4. 治疗管路通畅固定情况 5. 疼痛情况	10	一项未评估扣 2.5 分	
	用物准备	换药包 1 个、棉球 2～3 包、无菌纱布、无菌敷料、绷带、碘伏、0.9% 生理盐水、胶布	7	用物准备不充分扣 2 分，少备一样扣 1 分	
操作程序	换药	1. 根据伤口位置取合适卧位 2. 打开换药包，将无菌棉球放入换药碗里 3. 将碘伏和 0.9% 生理盐水分别倒入换药碗里，准备待用，倾倒溶液时注意标签朝向掌心 4. 暴露伤口，撕开胶布，揭开伤口敷料，观察伤口情况，协助医生换药 5. 换药完毕，协助医生使用无菌敷料，绷带或胶布固定敷料	50	一项不符合要求扣 10 分	
	观察	1. 操作过程中观察患者反应，倾听患者主诉 2. 注意保暖，询问患者体位是否舒适	4	一项不符合要求扣 2 分	
		1. 观察患者生命体征 2. 检查输液管、引流管、尿管等治疗管道是否通畅	4	一项不符合要求扣 2 分	
		协助患者整理衣物	2	一项不符合要求扣 2 分	
操作后	健康宣教	1. 保持伤口清洁干燥 2. 敷料潮湿或有松脱，应及时告知医务人员，给予更换	5	一项不符合要求扣 3 分，内容不全扣 2 分	
	整理记录	整理病房及用物 洗手，记录	5	未整理记录扣 5 分，不符要求扣 2 分	

（五）注意事项

1. 严格执行无菌操作原则。

2. 如有多处伤口需换药，应先换清洁的伤口，后换感染的伤口。

3. 肢体包扎应从身体远端到近端，不可固定太紧，胶布粘贴方向与躯体长轴垂直。

4. 换药过程中密切观察病情，如患者出现异常情况，及时通知医生采取必要措施。

二、倾倒引流液

(一) 概述

1. 目的

(1) 观察及记录引流液的颜色、性质、量。

(2) 维持有效引流，防止逆行感染。

2. 适用范围 留有引流管的患者；引流液多，需要动态观察，记录引流液的颜色、性质、量等情况；引流液较多或引流器需要更换的患者。

3. 物品准备 无菌手套、一次性换药碗内盛75%酒精纱布、快速手消毒液、血管钳、量杯、弯盘。

4. 基本操作方法

(1) 根据伤口位置取合适卧位，戴手套，检查引流液颜色、性质、量，关闭引流管调节器，或用止血钳夹闭引流管。

(2) 量杯置于引流袋、瓶开口下方，打开引流袋、瓶开关，将引流液放入或倒入量杯中。

(3) 放毕，用右手挤捏引流管端口放尽余液，左手用酒精纱布擦拭放液管口末端，关闭开关，打开调节器开关或松开止血钳，妥善放置引流袋、瓶。若为负压引流装置，应保持负压状态时关闭或打开引流管开关。

(4) 倾倒引流液时再次观察引流液颜色、性质、量，倾倒引流液，冲净，量杯浸泡消毒。

(5) 操作中观察患者一般情况，询问患者舒适度，检查各治疗管道是否通畅，注意保暖。

(6) 妥善固定引流袋、瓶，将引流管与引流袋、瓶连接紧密，在搬动、翻身、活动后防止引流管受压、打折、扭曲、脱出。患者卧床时引流管不得高于腋中线，下床活动时不得高于引流管口平面 (图6-1-3)。

5. 评估 评估环境安全舒适宽敞、适合操作。评估患者病情、引流情况，包括引流管类别、连接是

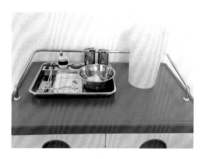

a. 准备用物

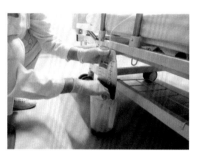

b. 放引流液

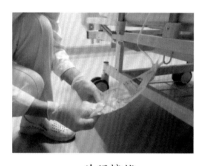

c. 关闭擦拭

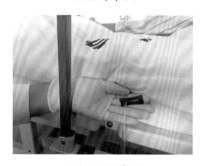

d. 打开调节器

图6-1-3 倾倒引流液操作步骤

否牢固，引流是否通畅；引流液颜色、性质、量；手术伤口情况或会阴部清洁度、膀胱充盈度；导管标识及固定胶带是否脱落。

6. 告知 向患者解释操作的目的、过程及方法，取得配合。

（二）操作流程图

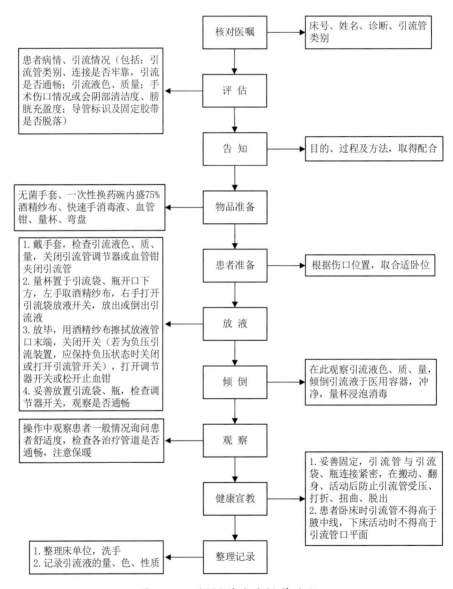

图 6-1-4 倾倒引流液操作流程

（三）操作评分标准

表 6-1-2　倾倒引流液操作评分标准

项目		操作要求	分值	评分说明	扣分
操作前准备	护士准备	1. 着装标准，洗手	4	一项不符合扣 2 分	
		2. 双人核对医嘱，明确目的			
	环境准备	病房整洁、安静、光线充足、温湿度适宜	2	一项不符合扣 1 分	
	核对	查对患者床号、姓名	2	一项未核对扣 1 分	
	解释	向患者解释倾倒引流液的目的及配合指导	5	一项未告知扣 2 分	
	评估患者	1. 患者病情、引流情况（引流管类别、连接是否牢固，引流是否通畅；引流液颜色、性质、量；手术伤口情况或会阴部清洁度、膀胱充盈度；导管标识及固定胶带是否脱落） 2. 患者心理状态，合作程度	10	一项未评估扣 2 分	
	用物准备	无菌手套、一次性换药碗内盛 75% 酒精纱布、快速手消毒液、血管钳、量杯、弯盘	7	用物准备不充分或不符合要求扣 5 分，少备一项扣 1 分	
操作中	放液并倾倒	1. 洗手或戴手套，检查引流液颜色、性质、量，关闭引流管调节器或血管钳夹闭引流管 2. 量杯置于引流袋、瓶开口下方 3. 左手取酒精纱布，右手打开引流袋放液开关，放出或倒出引流液 4. 放毕，用右手挤捏引流管端口放尽余液，左手用酒精纱布擦拭放液管口末端，关闭开关（若为负压引流装置，应保持负压状态时关闭或打开引流管开关），打开调节器开关或松开止血钳 5. 妥善放置引流袋、瓶，检查调节器开关是否打开，观察是否通畅 6. 再次观察引流液颜色、性质、量，倾倒引流液于医用容器，冲净，量杯浸泡消毒	45	一项不符合扣 2 分	
	观察及整理	1. 操作过程中观察患者反应，倾听患者主诉 2. 注意保暖，询问患者体位是否舒适 3. 观察患者的生命体征 4. 检查引流管管道是否通畅 5. 协助患者整理衣物	10	一项不符合扣 2 分 一项不符合扣 2 分	
操作后	健康宣教	1. 妥善固定，引流管与引流袋、瓶连接紧密，在搬动、翻身、活动后防止引流管受压、打折、扭曲、脱出 2. 患者卧床时引流管不得高于腋中线，下床活动时不得高于引流管口平面	10	一项不符合扣 2 分	
	整理记录	整理病房及用物	5	一项不符合扣 1 分	
		洗手，记录			

（四）注意事项

1. 操作时严格执行无菌原则，倾倒引流液时，防止引流液倒流造成逆行感染。

2. 放液时，放液管口的管壁不能贴于量杯壁或浸没在引流液内。

3. 准确记录引流液的颜色、性质、量，如有异常及时汇报医生。

4. 妥善固定，引流管与引流袋、瓶连接紧密，在搬动、翻身、活动后防止引流管受压、打折、扭曲、脱出。

5. 患者卧床时引流管不得高于腋中线，下床活动时不得高于引流管口。

三、体位垫

（一）概念

体位垫是一种帮助患者患肢处于舒适的功能体位的医疗器具。

（二）目的

帮助患肢保持功能体位或舒适的体位，促进肢体血液循环，减轻肢体肿胀，预防并发症，减轻患者痛苦。

（三）体位垫类型及适用范围

1. 前臂垫　长32cm，宽25cm，高36cm。适用于上肢骨折患者，卧位时抬高患肢，运用前臂抬高垫可以使肘关节保持伸展位或轻度屈曲位，手和肘关节高于心脏平面，从而促进静脉和淋巴回流，防止肿胀（图6-1-5 a）。

2. 下肢抬高垫　长75cm，宽25cm，高18cm。适用于下肢创伤或骨病的患者。运用下肢抬高垫可以使患肢抬高约30cm，保持膝关节接近伸直位，能有效地缓解疼痛减轻肿胀，促进静脉回流（图6-1-5 b）。

3. 下肢夹枕垫　上长12cm，下长48cm，宽18cm，高50cm。适用于髋关节置换术后患者。患者常需保持患肢外展30°以预防髋关节脱位，在给患者翻身时使用下肢夹枕也能有效地防止髋关节内收，并且可以很彻底地翻身，使患者身体完全侧立（图6-1-5 c）。

4. 方形垫　长22cm，宽22cm，高33cm。适用于牵引治疗患者。由于牵引的重力作用，使患者翻身活动受限，可使用方形体位垫垫在患者健肢脚下，防止因牵引重力使患者下移，以保证牵引效果（图6-1-5 d）。

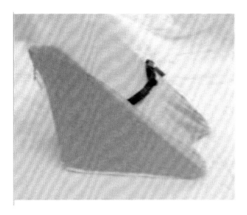

a. 前臂垫

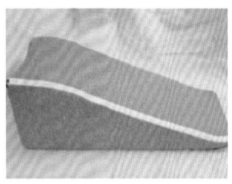

b. 下肢抬高垫

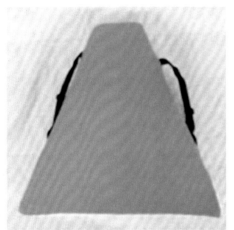

c. 下肢夹枕垫

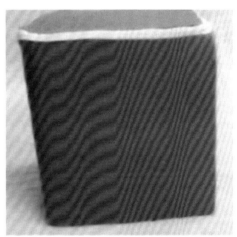

d. 方形垫

图 6-1-5　常见体位垫

（四）注意事项

1. 避免接触坚硬和锐利物体，以免划破或变形。

2. 不使用腐蚀性强和含碘的消毒清洁剂清洗体位垫表面，以免导致掉色或腐烂。

3. 合理放置体位垫，保证体位垫同身体接触面平整，以免影响治疗效果。

四、移动滑垫

（一）概述

1. 目的

（1）用于危重患者的位置移动。

（2）减少患者在转移过程中受到再次伤害，减少患者因移动引起的痛苦，包括过床移动等。

2.适用范围 多发伤患者，病情危重患者，体重较大的患者，颈椎、胸椎、腰椎、骨盆等骨折的患者，搬运人员不足等情况。

3.用物准备 移动滑垫1个、移送患者所需要的担架车或工作台。

4.操作方法 将移动滑垫平铺于患者身下，或者将移动滑垫平铺于移送车中央。然后将患者转移至移送车的移动滑垫上轻拉移动滑垫，使患者平稳移至病床或工作台面上，最后撤除移动滑垫。同时注意观察患者反应、生命体征，倾听患者主诉，注意观察患处情况，询问患者体位是否舒适。检查各治疗管道是否通畅，注意保暖，整理衣物（图6-1-6）。

5.评估 评估环境安全，评估患者意识状态、身体状况、受伤部位、肢体感觉、活动、肿胀情况，评估治疗管路通畅固定情况，评估配合度。

6.告知 告知患者操作的目的，操作中配合方法。

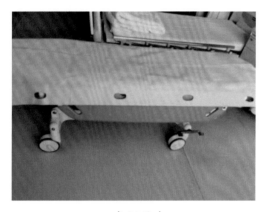

a.备好平车

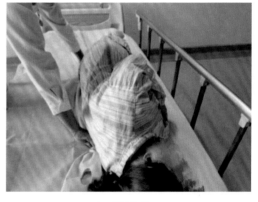

b.铺滑垫

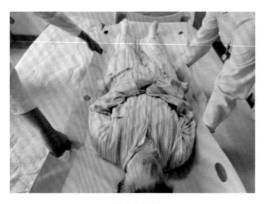

c.移动患者

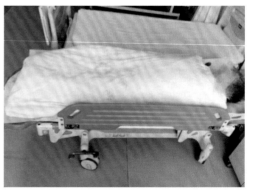

d.整理

图6-1-6 移动滑垫操作方法

（二）操作流程图

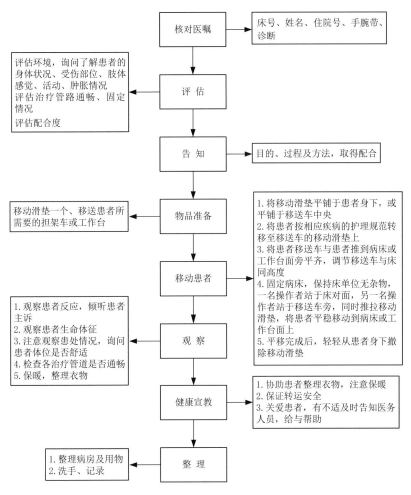

图 6-1-7 移动滑垫操作流程图

核对医嘱 → 床号、姓名、住院号、手腕带、诊断

评估环境，询问了解患者的身体状况、受伤部位、肢体感觉、活动、肿胀情况
评估治疗管路通畅、固定情况
评估配合度 ← 评 估

告 知 → 目的、过程及方法，取得配合

移动滑垫一个、移送患者所需要的担架车或工作台 ← 物品准备

移动患者 → 1.将移动滑垫平铺于患者身下，或平铺于移送车中央
2.将患者按相应疾病的护理规范转移至移送车的移动滑垫上
3.将患者移送车与患者推到病床或工作台面旁平齐，调节移送车与床同高度
4.固定病床，保持床单位无杂物，一名操作者站于床对面，另一名操作者站于移送车旁，同时推拉移动滑垫，将患者平稳移动到病床或工作台面上
5.平移完成后，轻轻从患者身下撤除移动滑垫

1.观察患者反应，倾听患者主诉
2.观察患者生命体征
3.注意观察患处情况，询问患者体位是否舒适
4.检查各治疗管道是否通畅
5.保暖，整理衣物 ← 观 察

健康宣教 → 1.协助患者整理衣物，注意保暖
2.保证转运安全
3.关爱患者，有不适及时告知医务人员，给与帮助

1.整理病房及用物
2.洗手、记录 ← 整 理

（三）操作评分标准

表 6-1-3 移动滑垫操作评分标准

项目		操作要求	分值	评分说明	扣分
操作前准备	护士准备	1.着装标准，洗手 2.双人核对患者，明确目的	4	一项不符合扣1分	
	环境准备	空间整洁、安静、宽敞、温湿度适宜	3	一项不符合扣1分	

（续表）

项目		操作要求	分值	评分说明	扣分
操作前准备	核对	查对患者床号、姓名	2	一项未核对扣1分	
	解释	向患者解释移动滑垫的目的、方法及配合指导	5	一项未告知扣2分	
	评估患者	1. 患者一般状况、生命体征、配合度 2. 患者受伤部位情况 3. 肢体感觉、活动、肿胀情况 4. 治疗管路通畅、固定情况 5. 疼痛情况	13	一项未评估扣1分	
	用物准备	移动滑垫1个、移送患者所需要的担架车或工作台	3	用物准备不充分或不符合要求扣3分，少备一项扣1分	
操作中	移动患者	1. 查看患者的病情 2. 将移动滑垫平铺于患者身下，或者将移动滑垫平铺于移送车中央 3. 将患者按相应疾病的护理规范转移至患者移送车的移动滑垫上 4. 将患者移送车与患者推到病床或工作台面旁平齐，调节移送车与床同高度 5. 固定病床，保持床单位无杂物，一名操作者站于床对面，另一名操作者站于平车旁，同时推拉移动滑垫，将患者平稳移动到病床或工作台面上 6. 患者平移完成后，轻轻从患者身下撤除移动滑垫	50	一项不符合扣4分	
	观察	1. 操作过程中观察患者反应 2. 观察患者生命体征 3. 注意观察患处情况 4. 询问患者体位是否舒适，倾听患者主诉 5. 检查输液管、引流管、尿管等治疗管道是否通畅	10	一项不符合扣2分	
操作后	健康宣教	1. 协助患者整理衣物，注意保暖 2. 保证转运安全 3. 关爱患者，有不适及时告知医务人员，给予帮助	6	一项不符合扣2分	
	整理记录	1. 整理病房及用物 2. 洗手，记录	4	一项不符合扣1分	
	评价	1. 操作熟练，动作流畅 2. 操作时间不超过5分钟			

（四）注意事项

1. 为保证安全及使用效果，将车、床、台尽量并齐，高度尽量调成一致，间距控制在10cm以内。

2. 使用时尽量保持均力平移滑动，勿用力过度。

3. 体重特别重的患者，请选用两层或更多层滑垫。

4. 本品一次性使用。

五、助行器

（一）概念

能辅助人体支撑体重、保持平衡和行走的器具称为助行器。

（二）目的

助行器的目的是避免伤肢的不当承重，以增加患者自理能力及活动能力，使下肢没有能力行走的患者能通过利用助行器，使手臂力量部分或完全支撑身体重量，从而可以站立或行走。

（三）功能及适应证

1. 保持平衡　比如老年人、非中枢性失调的下肢无力、下肢痉挛前伸不佳、重心移动不能平衡等障碍患者，但助行器对高龄脑卒中、多发性脑梗死患者的平衡障碍起的作用不大。

2. 支持体重　偏瘫、截瘫后，患者肌力减弱或双下肢无力，不能支撑体重，或因关节疼痛不能负重时，助行器可以起到替代作用，但有些文献中提过，普通框架助行器不适合偏瘫的患者使用。

3. 辅助行走　患者经常使用手杖、腋杖，但是由于要支撑身体，助行器比手杖、腋杖更安全地辅助患者行走。

4. 康复训练　助行器也是作业训练和居家康复训练经常用到的实用辅具。

（四）类型及操作方法

1. 类型

（1）无动力式助行器：杖类助行器和助行架。适用于平衡功能差、上肢肌力较弱的患者或老年人，例如手杖、肘杖、腋杖、前臂支撑杖、老年人用步行车、腋窝支撑型步行器等。

（2）功能性电刺激助行器：是通过电刺激使下肢功能丧失或部分丧失的截瘫患者站立行走的助行器。适用于下肢功能丧失或部分丧失的截瘫患者。

（3）动力式助行器：是一种可以穿戴在下肢、装有便携式小型动力源驱动的步行结构。适用于高位截瘫患者，需要在移动式助行器的辅助下行走的患者（图 6-1-8）。

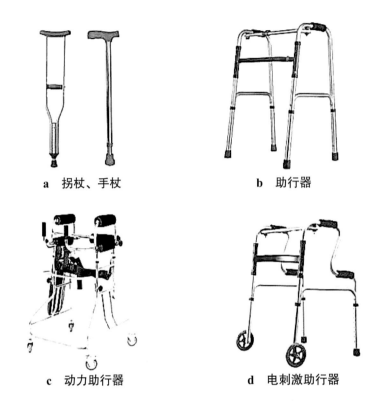

| a 拐杖、手杖 | b 助行器 |
| c 动力助行器 | d 电刺激助行器 |

图 6-1-8　助行器类型

2. 操作方法　在使用前应对助行器的高度进行调节。

调节方法：患者直立，双手握住助行器把手，以肘关节屈曲 15°～ 30° 时的高度为宜。使用助行器的方法应根据患者的身体情况进行选择，常见的方法有以下两种。

（1）三步走法

步骤：助行器→患肢→健肢。

要点：患者抬头挺胸，双手同时将助行器举起，并向前移动 1 步（25 ～ 30cm）。

抬高患肢后迈出半步，约处于助行器横向的中线偏后方。

患者双手臂伸直支撑身体（患肢遵照医嘱决定承重力量），迈出健肢并与患肢平行。

重复上述步骤前进。

（2）四步走法

步骤：助行器→患肢→助行器→健肢。

要点：双手同时将助行器举起，并向前移动 1 步（25 ～ 30cm）。

患肢抬高后迈出，约落在助行器横向的线偏后方。

患者再次向前移动助行器 1 步。

　　双手臂伸直支撑身体，并迈出健肢，健肢位置应在患肢位置的前方，落在助行器与患肢之间。

　　重复上述步骤前进。

3. 助行器使用操作流程图

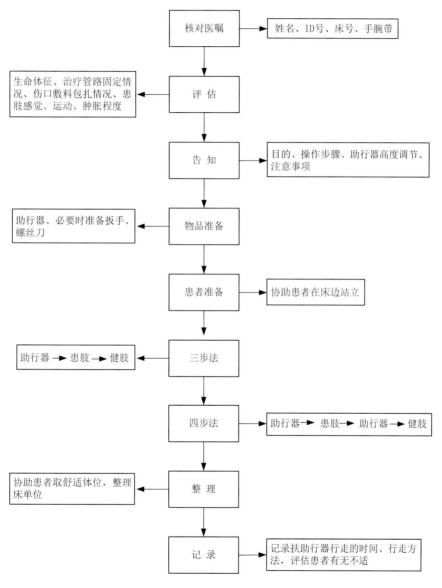

图 6-1-9　助行器操作流程图

（五）操作评分标准

表 6-1-4　助行器操作评分标准

项目	标准分值	质量标准	评分等级			
			A	B	C	D
核对5分	2	1.核对医嘱	2	1	0.5	0
	3	2.患者的姓名、性别、年龄、床号、住院号	3	2	1	0
评估6分	3	评估患者伤肢的情况及自理能力	3	2	1	0
	3	评估环境	3	2	1	0
告知4分	2	操作的目的、步骤、注意事项	2	1	0.5	0
	2	配合操作的方法，如有不适及时告知护士	2	1	0.5	0
准备8分	2	衣帽整齐、规范洗手、戴口罩	2	1	0.5	0
	2	环境整洁、明亮，空间足够	2	1	0.5	0
	2	用物：助行器，必要时准备扳手，螺丝刀	2	1	0.5	0
	2	检查装置及性能是否完好	2	1	0.5	0
实施50分	10	1.推用物至床旁，再次核对床号姓名，向患者解释操作的目的，取得配合	10	8	4	2
	10	2.助行架长度测量的方法：①自然站立，股骨大转子到地面的高度即为助行架扶手的高度。②自然站立，屈肘30º～40º，腕背伸约25º，小趾前外侧15cm处到手掌面的距离，就是为助行架的高度	10	8	4	2
	10	3.助行器的使用 三步走法：助行器→患肢→健肢 患者抬头挺胸，双手同时将助行器向前移动1步（25～30cm），患肢抬高后迈出半步，约处于助行器横向的中线偏后方，患者双手臂伸直支撑身体（患肢遵照医嘱决定承重力量），迈出健肢并与患肢平行，重复上述步骤前进 四步走法：助行器→患肢→助行器→健肢 双手同时将助行器向前移动1步（25～30cm），患肢抬高后迈出，约落在助行器横向的中线偏后方，患者再次向前移动助行器1步，双手臂伸直支撑身体，并迈出健肢，健肢位置应在患肢位置的前方，落在助行器与患肢之间，重复上述步骤	10	8	4	2
	10	4.告知患者使用时的注意事项，如有不适，请及时告知护士	10	8	4	2
	10	5.洗手，记录	10	8	4	2
观察记录4分	2	患者的接受程度及行走情况	2	1	0.5	0
	2	患者的反应及护理后的效果	2	2	1	0
整理8分	4	整理患者床单位	4	3	2	1
	4	妥善清理用物，洗手，记录	4	3	2	1
整体印象10分	5	态度认真、和蔼、关心、体贴患者	5	3	2	0
	5	有良好的沟通技巧，操作熟练、动作轻柔，方法正确	5	3	2	0
提问5分	5	1.回答流利通畅 2.能掌握助行器使用的目的，以及注意事项等	5	4	3	2
总分	100					

（六）注意事项

1. 每次使用助行器前，都应检查助行器的结构是否稳定，橡皮垫、螺丝有无损坏或松动，以确保其安全性，防止跌倒的发生。

2. 保持环境宽敞，地面干燥整洁、平坦，走道通畅，以免患者滑倒或跌倒。

3. 患者应穿着长度适宜的裤子以及大小合适的防滑鞋子，不宜穿拖鞋。

4. 患者首次使用前，先适应性站立，能够保持身体平衡后方可下地行走，应由医护人员进行指导，以免使用不当造成伤害。

5. 患者起床前，动作应缓慢，双腿自然下垂，在床边端坐 15 ～ 30 分钟（根据患者的情况可适当延长端坐时间）后才可下床，以免因直立性低血压发生头晕或跌倒。

6. 行走时注意力集中，目视前方，注意抬头挺胸收腹，保持良好的姿势，步伐应达到助行器的一半为宜，行走不可过快，太过向前容易重心不稳而跌倒。

7. 应循序渐进地增加行走的活动量，劳逸结合，切不可操之过急。

六、拐杖

（一）概念

拐杖是一种辅助人体支撑体重、保持平衡和行走的器具。

（二）目的

减轻患者下肢负重，辅助站立或行走。

（三）功能

拐杖的功能在于增加步行时支撑的面，减少下肢或身体骨骼结构所必须承担的负荷，保持身体平衡，协助站立，防止摔倒。一般健侧使用拐杖时可以减少患侧下肢所承受的重量达 20% ～ 25%；使用双拐时，可减少患侧下肢 80% 的负重。

（四）类型

拐杖通常包括手杖、臂杖、腋杖。

手杖适用于年老体弱或一侧下肢骨折，平衡能力较佳的康复期的患者。

腋杖适用于平衡能力较差、一侧下肢不能完全负重或仅能部分负重的患者，如脑瘫、格林 - 巴利综合征、平衡失调、截瘫、骨折、急性扭伤患者等。

臂杖适用于不能以手部或手腕承载体重的患者，如类风湿关节炎、下肢骨折患者等。

（五）评估

1. 病室环境、温度适宜，光线充足。

2. 骨折部位、身高、臂力、双下肢肌力。

3. 患者的意愿和合作能力。

4. 拐杖的性能。

5. 衣着舒适度，鞋子是否防滑。

（六）告知

1. 在扶拐行走过程中，逐步增加练习量，不可急于求成。

2. 行走步幅不宜过大，以不超过双拐头连线为度；着力点在双手而不是腋窝，以免压迫腋部的血管、神经。

3. 在扶拐行走过程中如出现头晕、心慌等不适症状，及时告知护士。

（七）操作方法

1. 基本操作方法　使用拐杖行走的方法多样，应根据患者病情进行选择，常见的方法有以下几种。

（1）两点式：右拐左腿→左拐右腿。抬头挺胸，双眼平视前方→重心略向右侧，同时迈出右拐和左腿→重心略向左侧，再同时迈出左拐和右腿。

（2）三点式：双拐→患肢→健肢。抬头挺胸，双眼平视前方，健肢支撑身体→双拐向前外侧迈出→患肢迈出半步，足尖不超过双拐头连线→迈出健肢，健肢应处于与患肢平行的位置。

（3）四点式：右拐→左腿→左拐→右腿。抬头挺胸，双眼平视前方→重心略向右侧，先迈出右拐，同时左腿跟上→再迈出左拐，同时右腿跟上。

（4）起身站立：准备站立时，确定椅子是否牢固，健侧腿支撑在地面上，身体向前移动至椅子边缘，将双拐合并，用患腿侧手握住拐杖，健侧手扶住椅子，两手同时用力，同时健腿发力站稳。

（5）坐下：身体慢慢退至椅子边缘，健腿支撑在地面上，将双拐合并，用患腿侧手握住拐杖，健侧手扶住椅子，弯曲膝盖慢慢坐下。

（6）上楼梯法：健肢→双拐→患肢。健侧腿先上，重心前移再上拐杖，患侧腿跟上。

（7）下楼梯法：双拐→患肢→健肢。先下拐杖，患肢下楼，重心前倾再下健肢。

拐杖基本性能评估与调整，以及三点法操作演示，分别见图6-1-10、图6-1-11、图6-1-12。

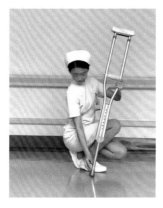
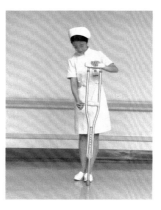

a. 评估拐杖性能　　　　b. 评估拐杖性能

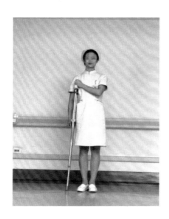
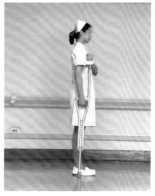

c. 拐杖高度选择（正面）　d. 拐杖高度选择（侧面）

图 6-1-10　评估与调整拐杖

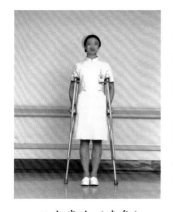
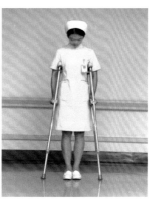

a. 三点步法（准备）　　　b. 三点步法

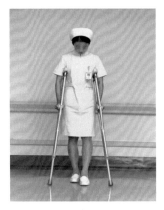
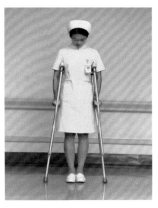

c. 三点步法　　　　　　　　d. 三点步法

图 6-1-11　　三点步法（正面）演示

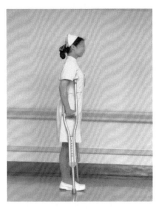
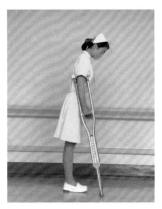

a. 三点步法（侧面）　　　　　b. 三点步法

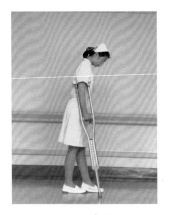
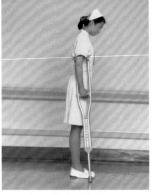

c. 三点步法　　　　　　　　d. 三点步法

图 6-1-12　　三点步法（侧面）演示

2. 拐杖使用操作流程图

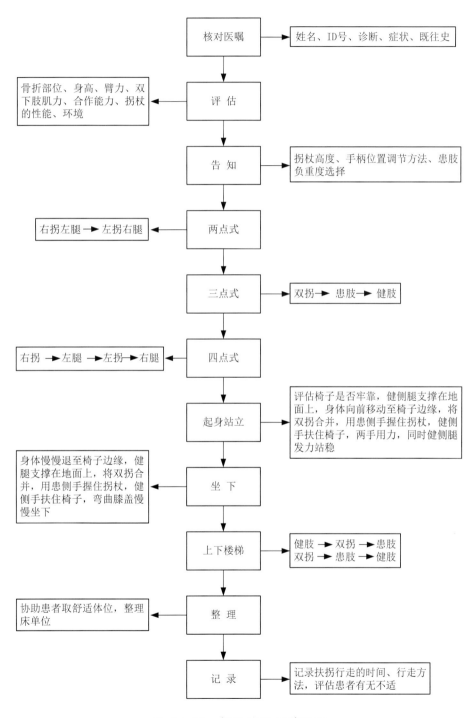

图 6-1-13　拐杖使用操作流程

（八）操作评分标准

表 6-1-5　拐杖操作评分标准

项目		质量标准	分值		评分细则
素质要求		仪表大方，举止端庄，态度和蔼	6	10	一项不合要求扣2分
		服装、鞋帽整齐	4		一项不合要求扣2分
操作前准备	护士	对患者评估正确、全面，洗手	5	20	评估不到位扣3分 评估不全面扣2分
	物品	拐杖（性能良好）	10		拐杖底部是否附有橡胶垫、拐杖螺丝及橡胶垫是否稳固一项不合要求各扣5分
	告知	正确使用拐杖的目的注意事项	5		目的、注意事项一项不合要求扣3分
实施	二点式	右拐左腿→左拐右腿抬头挺胸，双眼平视前方→重心略向右侧，同时迈出右拐和左腿→重心略向左侧，再同时迈出左拐和右腿	5	50	一项不合要求扣5分
	三点式	双拐→患肢→健肢抬头挺胸，双眼平视前方，健肢支撑身体→双拐向前外侧迈出→患肢迈出半步，足尖不超过双拐头连线→迈出健肢，健肢应处于与患肢平行的位置	5		一项不合要求扣5分
	四点式	右拐→左腿→左拐→右腿抬头挺胸，双眼平视前方→重心略向右侧，先迈出右拐，同时左腿跟上→再迈出左拐，同时右腿跟上	5		一项不合要求扣5分
	起身站立	健侧腿支撑地面，身体向前移动至椅子边缘，合并双拐，患侧手握拐杖，健侧手扶椅子，两手和健侧腿同时发力站起	5		一项不合要求扣5分
	坐下	身体退至椅子边缘，健侧腿支撑，合并双拐，患侧手握拐杖，健侧手扶椅子，膝关节弯曲坐下	5		一项不合要求扣5分
	上楼梯	健肢→双拐→患肢健侧腿先上，重心前移再上拐杖，患侧腿跟上	5		一项不合要求扣5分
	下楼梯	双拐→患肢→健肢先下拐杖，患肢下楼，重心前倾再下健肢	5		一项不合要求扣5分
	扶手高度	平齐患者大转子的高度，手肘向内弯曲25°～30°	5		位置、角度一项不合要求扣3分
	衣裤鞋子选择	适宜衣裤，防滑鞋	5		一项不合要求扣3分
	着力点	着力点在双手	5		方法不正确扣5分

（续表）

项目		质量标准	分值		评分细则
操作后	整理	协助患者取舒适体位，整理床单位，洗手	3	10	未协助体位扣 2 分 未整理床单位扣 1 分
	评价	拐杖选择是否满足患者需求、患者感受及目标达到的程度	4		未体现人文关怀扣 3 分 沟通不到位扣 1 分
	记录	记录扶拐行走的时间、行走方法，评估患者有无不适	3		一项不合要求扣 1 分
技能熟练		操作熟练、正确	5	10	操作不熟练扣 2 分 操作不正确扣 5 分
理论提问		回答全面、正确	5		理论掌握不全面扣 2 分 理论掌握不正确扣 5 分
合计					

（九）注意事项

1. 扶拐前评估患者病情、臂力、双下肢的肌力及拐杖的性能。

2. 保证环境安全，避免在湿滑的地面行走，穿适宜的衣裤、防滑鞋。

3. 有家属或医护人员陪伴，防止患者跌倒造成二次损伤。

4. 行走和站立时保持身体平衡，拐杖头应保持在身体的前外上方 10～15cm。

5. 行走步幅不宜过大，以不超过双拐头连线为度；着力点在双手而不是腋窝，以免压迫腋部的血管、神经。

6. 下肢骨折患者扶拐转身时，要以健侧肢体为轴。

7. 扶拐行走过程中，观察询问患者有无不适症状。

七、轮椅

（一）概念

轮椅是帮助患者康复的重要工具，是肢体伤残和行动不便者的代步工具，更重要的是能使患者借助于轮椅进行身体锻炼和参与社会活动。

（二）目的

护送不能行走但能坐起的患者入院、出院、检查、治疗下床活动等。帮助患者进行身体锻炼，参与社会活动及娱乐活动，使之早日回归社会。

（三）轮椅的结构特点及选择

1. 结构特点

（1）大车轮：承载主要的重量。轮的直径有 51cm、56cm、61cm、66cm 等几种。除了少数因为环境要求使用实心轮胎，大多数使用充气轮胎。

（2）小车轮：直径有 12cm、15cm、18cm 等几种，直径大的小轮容易越过小的障碍物。但直径太大会使整个轮椅占的空间变大，行动不方便。正常小轮在大轮之前，但在下肢截瘫者用的轮椅，常将小轮放在大轮之后。使用时要注意的是小轮的方向最好与大轮保持垂直，否则轮椅容易倾倒。

（3）手轮圈：为轮椅所特有，直径一般比大轮圈小 5cm，一般由患者自己直接推动。若患者功能不好，为了容易驱动，可有以下方式的改动：①在手轮圈表面加橡胶皮等物质，易于增加摩擦力。②沿手轮圈四周增加推动把手，推动把手有水平推把、垂直推把。

（4）轮胎：有实心、有充气内胎和无内胎充气型三种。实心轮胎在平地走较快且不易爆胎，容易推动，但在道路不平处则行走困难；有充气内胎的轮胎不容易推动，也容易被刺破，但与实心轮胎相比不易颠簸；无内胎充气型因没有内胎，不会被刺破，而且内部也充气，坐起来舒服，但与实心轮胎相比比较难推。

（5）刹车：每个大轮均有刹车，如果偏瘫患者只能用一只手时，只能使用单手刹，也可装操作杆，可以操作两侧刹车。

刹车包括两种：①凹口式刹车。这种刹车比较安全，但使用费力；②肘节式刹车。这种刹车功能比较强，但失效快。

（6）椅座：其高、深、宽取决于患者的体型，它的类型取决于患者的疾病情况。一般深为 41～43cm，宽 40～46cm，高 45～50cm。

（7）坐垫：为避免压疮，对坐垫要高度注意，尽量用蛋篓型。这种垫是一块大塑料，上面由大量的突状塑胶空心柱组成，每个柱都很柔软，患者坐上后受压面变成大量的受压点，而且患者稍一移动，受压点随之移动而改变，这样就可以不断地变动体位，从而避免经常压迫，造成压疮。如果没有这种，使用其他类型坐垫时，可在相应处的垫子上挖去一块，使臀部悬空，可以有效地防止压疮的产生。

（8）脚托及腿托：腿托可分为横跨两侧式、两侧分开式两种。这两种托都能转变到一侧，或可以拆除。必须注意脚托的高度，脚托过高，会增加患者臀部的受压力量，容易产生压疮。

（9）靠背：靠背有高矮、可倾斜和不可倾斜之分。如患者对身体的平衡控制尚可，可选用低靠背的，增加患者的活动空间。如果平衡控制功能较差，则要选用高靠背轮椅。

（10）折叠扶手或臂托：有些扶手或臂托可调节高度。还可在两侧臂托上架上搭一块板子，用以吃饭或写字等。

（11）护裙板：防止使用者的裙子或盖着的毯子卷入车轮里（图 6-1-14）。

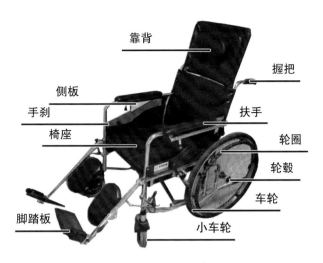

图 6-1-14　轮椅

2. 轮椅的选择　选用轮椅时最重要的是选择合适的轮椅尺寸。尤其是轮椅的坐垫应合适，防止一些患者产生压疮。除此，还要考虑患者的安全、轮椅的质量，以及操作性能等。

（1）座位宽度：测量坐下时两臀间或两股之间的距离，再加 5cm，即坐下以后两边各有 2.5cm 的空隙。

（2）座位长度：测量坐下时后臀部至小腿腓肠肌之间的水平距离，将测量结果减 6.5cm。

（3）座位高度：测量坐下时足跟（或鞋跟）至腘窝的距离，再加 4cm，在放置脚踏板时，板面至少离地 5cm。

（4）坐垫：为了舒服和防止褥疮，轮椅的椅座上应放坐垫。常见的坐垫有泡沫橡胶垫（5 ~ 10cm 厚）或凝胶垫。

（5）椅背高度：椅背越高越稳定，椅背越低，上身及上肢的活动度就越大。

低椅背：测量坐面至腋窝的距离（一臂或两臂向前平伸），将此结果减 10cm。

高椅背：测量坐面至肩部或后枕部的实际高度。

（6）扶手高度：坐下时，上臂垂直，前臂平放于扶手上，测量椅面至前臂下缘的高度，加 2.5cm。

（四）操作方法

1. 操作前准备

①评估：患者的体重、意识状态、病情与躯体活动能力、患者损伤的部位和合作程度。

②解释：向患者及家属解释轮椅运送的目的、方法及注意事项。

③用物准备：轮椅（轮椅使用前及1个月内，应检查各螺栓是否松动，若有松动，要及时紧固。正常使用中，每3个月进行一次检查，确保所有部件均良好，需及时调整、紧固）、毛毯（根据活动的室内外温度准备）、别针、靠枕（根据患者需要）等。

④环境准备：宽敞，无障碍物，光线充足。

2. 操作流程图

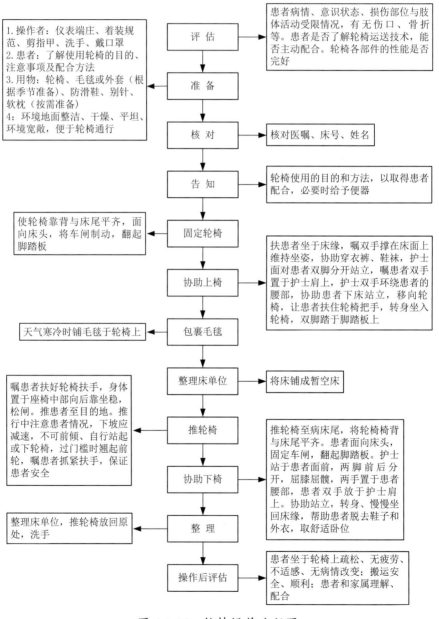

图 6-1-15　轮椅操作流程图

（五）操作评分标准

表 6-1-6　轮椅操作评分标准

项目	分值	操作要求	评分细则	扣分
评估	10	1.患者年龄、体重、意识、自理能力、引流管、全身皮肤黏膜等情况 2.转运目的、运送距离及道路情况	一项未评估扣1分	
告知	5	转运的目的、方法和必要的配合	一项未告知扣2分	
准备	10	1.轮椅：检查各部件性能，调整轮椅 2.患者 3.环境：宽敞、明亮、平坦	准备不充分或不符合要求扣5分，少备一项扣1分	
实施 50分	5	协助患者坐轮椅 轮椅背与床尾平齐，面向床头或与床呈45°放置。偏瘫患者，轮椅放置在健侧	一项不符合要求扣2分	
	5	取下轮椅近侧扶手，拉起两侧车闸	一项不符合要求扣2分	
	5	如可能，将床的高度调至患者大腿中部的位置		
	10	协助患者由床转移至轮椅。患者取侧卧位，双腿移至床沿下。转运者将一手放在患者肩下，另一手下推其骨盆使患者坐起。转运者面向患者，双腿分开，双手抱患者腰部，将其移至轮椅坐稳。协助患者穿鞋和穿衣	一项不符合要求扣5分	
	3	翻转踏脚板，调整至合适位置	一项不符合要求扣2分	
	2	协助患者取舒适坐位，注意保暖	一项不符合要求扣1分	
	5	协助患者下轮椅 轮椅摆放同上	一项不符合要求扣2分	
	2	翻起轮椅踏板	未翻起轮椅踏板扣2分	
	3	转运者面向患者，两腿前后分开，屈膝站立	一项不符合要求扣1分	
	10	双手移至患者腰部，患者双手放在转运者肩上，协助患者站立，移坐于床上	一项不符合要求扣5分	
运送	15	1.观察病情 2.防范意外 3.保持舒适 4.保持各种管道的固定、畅通	一项不合要求扣5分，扣完为止	
整体印象	10	1.操作熟练，动作轻巧，符合操作流程及要点说明 2.关心体贴患者，沟通良好，体位舒适	一项不符合要求扣2分	
总分	100			

（六）注意事项

1. 检查轮椅的各个部位是否完好。

2. 推轮椅时，需要双手用力均匀。

3. 轮椅行走过程中，告知患者双手放在轮椅扶手，身体尽量靠后坐，勿向前倾。下坡时要减速慢行，必要时在轮椅上增加安全带。

4. 上车时禁止踩脚踏板。

5. 自行操作时严禁在斜坡处晃行休息。

6. 轮椅需定期保养。

7. 患者使用轮椅过程中，双足应放在脚踏板上，防止行走时足部受伤。

八、平车的使用

（一）概述

1. 目的　①运送能够平卧的急、危、重症患者。②运送需要卧床的患者入院、出院、做各种检查、治疗、手术或转运。

2. 适用范围　适用于检查、治疗、抢救、转运患者。

3. 用物准备　性能完好的平车，车上有棉垫，一次性车罩、输液杆，套有被套的被子。

（1）使平车性能完好，处于清洁备用状态（车上罩床单或一次性车罩）。

（2）面板完整、护栏完好、轮胎气充足、刹车装置完好。

（3）骨折患者需用硬板车或将木板垫于平车上，骨折部位妥善固定。

（4）颈椎、腰椎骨折患者或病情较重的患者，应备有帆布中单，或布中单，或滑动床垫。

（5）输液中的患者，准备好输液架，高度适中。

4. 基本操作方法（图 6-1-16）

（1）挪动法：将平车置患者床旁与病床平行，床面与平车面在同一平面，大轮靠近床头，若四轮相同则按照平车使用说明确定平车头部并靠近床头，制动闸制动，协助患者依次移动上身、臀部、下肢至平车。然后整理患者，盖好盖被，扶起护栏。

（2）搬运法：将平车推至床旁，大轮或平车头部靠近床尾与床成钝角，将制动闸制动，松开盖被，协助穿好衣服。然后根据病情需要选择合适的一人或多人搬运方式将患者搬至平车上，扶起护栏，嘱患者平躺，双臂放至胸前。烦躁不安者做好约束。

（3）转运：松开制动闸，推患者至目的地，运送患者时护士位于患者头部，随时观察患者。注意小轮端在前，转弯灵活，速度不宜过快。上、下坡时，患者头部位于高处，减轻不适并嘱患者抓紧护栏，保证安全。进出门时，避免碰撞房门。

5. 评估

（1）评估环境：宽敞安全舒适，适合操作。

（2）评估患者：患者的体重、意识状态、病情与躯体活动能力、患者损伤的部位、合作程度。

（3）评估平车：平车各部件性能完好，处于清洁备用状态。

6. 告知 向患者及家属说明平车运送的目的、方法、注意事项及配合方法。

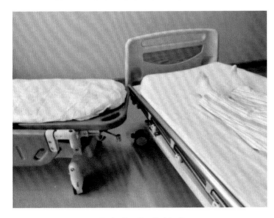
a.平车与床呈钝角

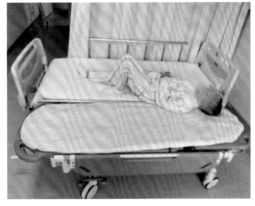
b.挪动法

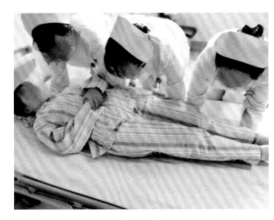
c.搬运法

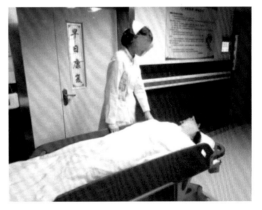
d.转运患者

图 6-1-16 平车基本操作方法

（二）操作流程图

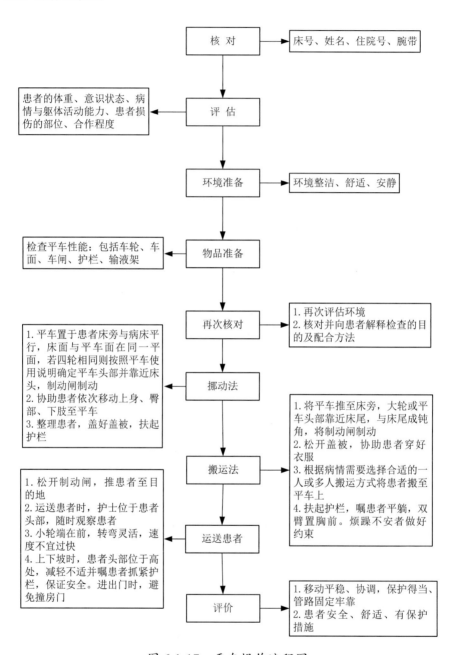

核 对 → 床号、姓名、住院号、腕带

患者的体重、意识状态、病情与躯体活动能力、患者损伤的部位、合作程度 ← 评 估

环境准备 → 环境整洁、舒适、安静

检查平车性能：包括车轮、车面、车闸、护栏、输液架 ← 物品准备

再次核对 → 1. 再次评估环境
2. 核对并向患者解释检查的目的及配合方法

1. 平车置于患者床旁与病床平行，床面与平车面在同一平面，若四轮相同则按照平车使用说明确定平车头部并靠近床头，制动闸制动
2. 协助患者依次移动上身、臀部、下肢至平车
3. 整理患者，盖好盖被，扶起护栏
← 挪动法

搬运法 → 1. 将平车推至床旁，大轮或平车头部靠近床尾，与床尾成钝角，将制动闸制动
2. 松开盖被，协助患者穿好衣服
3. 根据病情需要选择合适的一人或多人搬运方式将患者搬至平车上
4. 扶起护栏，嘱患者平躺，双臂置胸前。烦躁不安者做好约束

1. 松开制动闸，推患者至目的地
2. 运送患者时，护士位于患者头部，随时观察患者
3. 小轮端在前，转弯灵活，速度不宜过快
4. 上下坡时，患者头部位于高处，减轻不适并嘱患者抓紧护栏，保证安全。进出门时，避免撞房门
← 运送患者

评价 → 1. 移动平稳、协调，保护得当、管路固定牢靠
2. 患者安全、舒适、有保护措施

图 6-1-17　平车操作流程图

（三）操作评分标准

表 6-1-7 平车操作评分标准

项目		操作要求	分值	评分说明	扣分
操作前准备	护士准备	1. 仪表端庄、服装整洁、态度和蔼 2. 核对医嘱单、检查单，查对床号、姓名	3	一项不符合扣1分	
	环境准备	环境整洁、舒适、安静	2	一项不符合扣1分	
	核对	查对患者床号、姓名、住院号、腕带	2	一项未核对扣1分	
	解释	向患者及家属说明平车运送的目的、方法、注意事项及配合方法	3	一项未告知扣1分	
	评估患者	1. 患者的体重 2. 意识状态 3. 病情与躯体活动能力 4. 患者损伤的部位 5. 合作程度	10	一项未评估扣2分	
	用物准备	1. 使平车性能完好，处于清洁备用状态（车上罩床单或一次性车罩、套有被套的被子） 2. 面板完整、护栏完好、轮胎气充足、刹车装置完好 3. 骨折患者需用硬板车或将木板垫于平车上，骨折部位妥善固定 4. 颈椎、腰椎骨折者或病情较重的患者，应备有帆布中单或布中单或滑动床垫 5. 输液中的患者，准备好输液架高度适中	10	用物准备不充分或不符合要求扣5分，少备一项扣2分	
操作中	搬运患者	1. 将平车推至床旁，核对床号、姓名、腕带 2. 再次询问有无不适感觉 3. 注意保护患者隐私，管路置于安全、不影响功能处 4. 根据搬运的方法将平车置于合适位置 5. 挪动法 （1）平车置患者床旁与病床平行，床面与平车面在同一平面，大轮或平车头部靠近床头，制动闸制动 （2）协助患者依次移动上身、臀部、下肢至平车 （3）整理患者，盖好盖被，扶起护栏 （4）要点说明：①检查平车性能：包括车轮、车面、制动闸、护栏、输液架性能，保证安全。②避免管道脱落、受压、扭曲、逆流。③根据患者病情、体重确定搬运方法及平车位置，制动闸制动。④适用于能在床上配合、病情较轻的患者。⑤挪动过程中护士给予适当协助。⑥注意观察病情 6. 搬运 （1）将平车推至床旁，大轮端或平车头部靠近床尾使平车与床成钝角，将制动闸制动 （2）松开盖被，协助患者穿好衣服	50	一项不符合扣2分	

（续表）

项目		操作要求	分值	评分说明	扣分
操作中	搬运患者	（3）根据病情需要选择合适的搬运方式将患者搬至平车上 （4）扶起护栏，嘱患者平躺，双臂放至胸前。烦躁不安者做好约束 （5）要点说明：①根据病情需要选择一人或多人搬运法。②多人搬运时做到同步。③搬运过程中观察病情，保护管路。④制动闸处于制动状态，保证安全。⑤寒冷季节注意保暖	50	一项不符合扣2分	
	运送患者	（1）松开平车制动闸，推患者至目的地 （2）推送患者时护士应位于患者头部，随时观察患者 （3）推行前小轮端在前，转弯灵活，速度不宜过快 （4）上、下坡时，患者头部位于高处，减轻患者不适，并嘱患者抓紧扶手，保证患者安全。进出门时，避免撞房门 （5）注意要点：①运送过程中注意观察患者病情变化。②尽量让患者平卧，勿坐起。③经过路面不平时，注意减慢速度，尽量抬起平车，减轻震动	15	一项不符合扣2分	
操作后	评价	1. 移动平稳、协调，保护得当、管路固定牢靠	5	一项不符合扣2分	
		2. 患者安全、舒适、有保护措施			
		3. 操作熟练，操作时间不超过5分钟			

（四）注意事项

1. 搬运时注意动作轻稳、准确、确保患者安全、舒适。

2. 搬运过程中注意观察患者的病情变化，推行时护士应位于患者头部，便于观察；上、下坡时患者头部应处于高处一端，以免引起不适。

3. 保证患者的持续性治疗不受影响。

4. 颅脑损伤、颌面部外伤及昏迷患者，应注意头偏向一侧，保持呼吸道通畅；带气管插管、气管切开套管的患者，头切勿后仰，使患者身体水平上移，以防气管插管脱出；颈椎损伤患者，头部要保持中立位。

5. 各种引流管路搬运时应注意夹管或是放于低于引流口位置，保证足够长度防止管道脱出。

6. 病情危重患者备急救器材和药品。

第二节 骨外固定护理技术

一、包扎技术

（一）概述

1.概念 是利用轴（卷）绷带、弹力绷带、纱布、三角巾等物料裹缠固定敷料、药品、夹板和肢体，借助物理作用以达到制动、固定与治疗患部的目的，包扎技术是临床外科最常用的一项基本操作技术（图 6-2-1）。

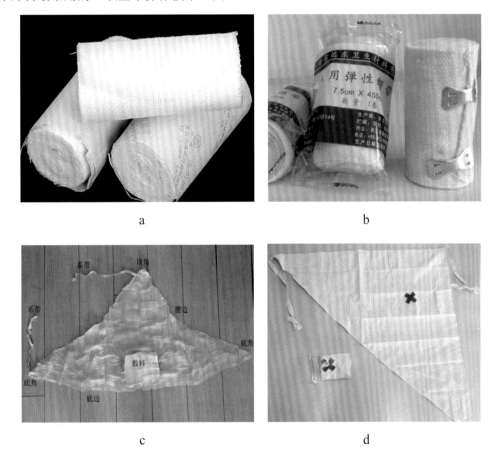

a

b

c

d

图 6-2-1　包扎物料

2.目的

（1）保护伤口或创面，防止污染，预防感染。

（2）固定敷料、药品、夹板及受伤、骨折部位。

（3）加压包扎、压迫止血，保护内脏、血管、神经、肌腱等重要解剖结构。

（4）稳定肢体，限制活动，减轻疼痛，便于搬运。

（5）促进静脉回流，防止肿胀。

3. 使用范围

（1）用于固定敷料，保护伤口。

（2）用于固定肢体，减轻疼痛，防止骨折移位。

（3）用于固定药品。

（4）用于压迫止血。

（5）用于预防或减轻肿胀。

4. 人员资质

（1）具有专业执业资格证的护士。

（2）经过"急救包扎技术"培训合格的护士。

5. 评估要点

（1）评估周围操作环境是否安全。

（2）评估患者病情、意识状态、合作程度。

（3）评估患者敷药、受伤部位、伤口情况。

6. 准备物品　包扎的材料分别有制式材料（如绷带、三角巾、四头带等）和就便材料两种。制式材料，如轴（卷）绷带、纱布、弹力绷带、医疗三角巾。就便材料，即就地取材，如织物布条、毛巾、头巾、干净的衣物、床单、领带或手帕等，紧急情况下最常用的包扎材料为绷带和三角巾。

（二）包扎方法

1. 绷带包扎法　绷带包扎一般只适用于四肢和头部。常用的有螺旋形包扎、环形包扎和"8"字形包扎等。

（1）环形包扎法：绷带做环形重叠缠绕，每周完全覆盖前一周（图6-2-2 a～c）。适用于包扎额部、手腕和小腿下部等粗细均匀的圆柱形部位，也用于其他绷带包扎法的开始和末端固定时用（图6-2-2 a～c）。

方法：①展开固定：先将绷带放于需包扎位置的稍上方，绷带卷向上，用右手握住，将绷带展开约8cm，左拇指将绷带头端斜形放置，固定需包扎部位。②压折缠绕：绕第一圈后，将绷带斜出头端折回一角，在绕第二圈时将其压住。右手连续环形包扎局部，每一周重叠盖住前一周，其圈数按需要而定（用于绷带包扎开始与结束时，一般环绕2圈）。③固定：用胶布固定绷带末端或将末端留适当长度剪开，打平结固定。结应放在肢体的外侧面，忌放在伤口处、骨隆突处或易于受压的部位。

口诀：缠绕若干圈，固定在外边。

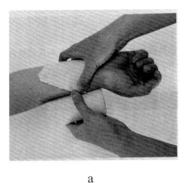
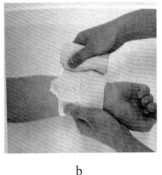
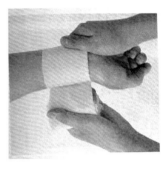

a　　　　　　　　　　b　　　　　　　　　　c

图 6-2-2　环形绷带包扎

（2）螺旋形包扎法：又称连续绷带包扎法，先环形缠绕数圈，然后使绷带螺旋向上，每周遮盖上一周的 1/3 ～ 1/2（图 6-2-3 a ～ e）。

适用于包扎躯干及上肢、大腿、手指等肢体粗细差不多的部位。

方法：从远端开始先环形包扎两圈，再向近端呈 30°角螺旋形缠绕，每圈重叠前一圈 1/3 ～ 1/2，末端胶布固定。肢体必须保持功能位。保持舒适，松紧要适宜。皮肤皱褶处如腋下、乳下、腹股沟等，应用棉垫或纱布衬隔，骨隆突用棉垫保护。

口诀：环形包扎须两圈，螺旋缠绕若干圈，覆盖上圈的一半，包扎完毕查循环。

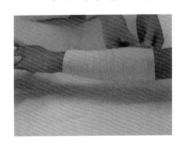
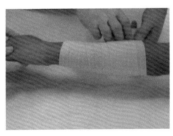
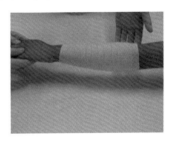

a　　　　　　　　　　b　　　　　　　　　　c

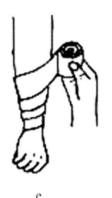

d　　　　　　　e

图 6-2-3　螺旋形绷带包扎

（3）蛇形包扎法：又称为疏松螺旋形包扎法、斜绷法：斜形环绕包扎，两周间留有空隙（图6-2-4 a、图6-2-4 b）。

适用于绷带不足或临时简单固定夹板或敷裹材料时用。

方法：包扎时以环形包扎开始，然后从起始处一绷带宽度为间隔，迅速斜形缠绕延伸到另一处，每圈之间保持一定距离而不相重叠、互不遮掩。

口诀：**环形包扎始两圈，斜行缠绕末端环，斜圈间隔一定宽。**

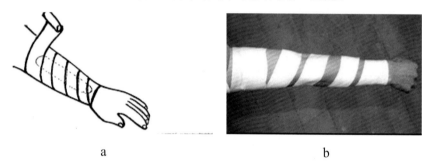

a   b

图 6-2-4   蛇形绷带包扎法

（4）反折螺旋形包扎法：又称螺旋反折包扎法，在螺旋形的基础上每周反折呈等腰三角形。适用于包扎肢体粗细不等、相差较大或径围不一致的部位，如前臂、小腿、大腿等（图6-2-5 a ～ g）。

方法：先做两周环形固定，再做螺旋形包扎，待缠到渐粗处，将每圈绷带反折，以一手拇指按住卷带上面正中处，另一手将绷带自该点反折向下，此时绷带上缘变成下缘，向后绕并拉紧。后圈覆盖前圈1/3 ～ 2/3。依此由下而上地缠绕。每次反折处应对齐，使之成一直线。每一次反折须整齐排列成一直线，注意不要在伤口与骨隆起处反折。

口诀：**环形固定，螺旋攀登，反折下行，禁对伤口和骨隆，首尾呼应。**

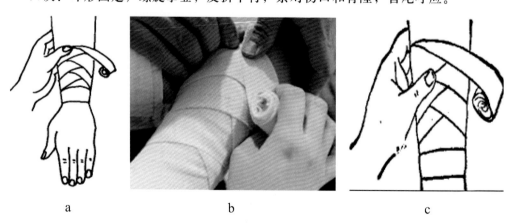

a   b   c

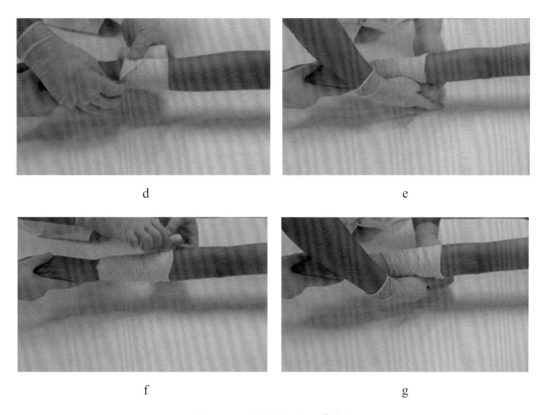

图 6-2-5　反折螺旋绷带包扎

（5）"8"字形包扎法：为一圈向上、一圈向下的包扎，每周在正面和前周相交，并叠盖前周的 1/2 宽度（图 6-2-6 a ～ g）。

"8"字形包扎法适用于关节弯曲处，如肘、膝、踝、肩、髋等关节处的包扎和固定锁骨骨折。

方法：常选用弹力绷带，屈曲关节后在关节远心端先环形包扎两周，将绷带从右下越过关节向左上绷扎，绕过后面，再从右上近心端越过关节向左下绷扎，使成"8"字形，依次上下两方，一圈向上一圈向下"8"字形来回缠绕，每圈在弯曲处与前圈相交，同时根据情况压盖 1/2 或 1/3，最后在关节上方环形包扎 2 圈，胶布固定。踝关节包扎后"8"字形状较清楚，膝关节包扎后的"8"字形需从背面观察。

口诀：关节之处绕两圈，下一圈上一圈，逐渐分两边，交叉在拐弯，固定在外边。

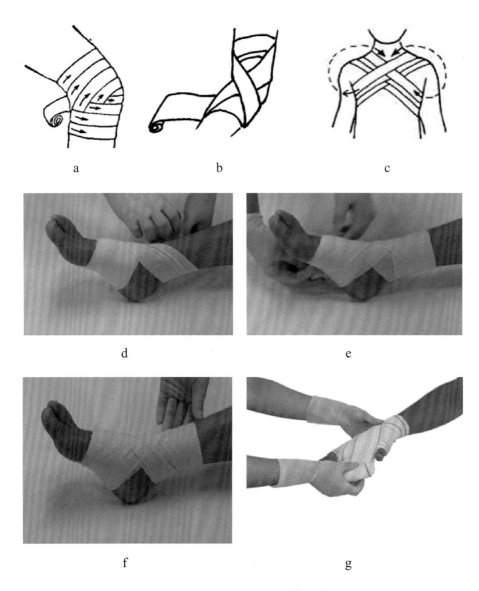

图 6-2-6 "8"字形绷带包扎

（6）人字形包扎法：人字形包扎法适用于包扎手掌、足掌部位（图 6-2-7）。

方法：将绷带由内至外（掌心朝前时上肢外侧为拇指侧，下肢外侧为小指侧）、由下至上（肢体近心端为上，远心端为下）缠绕肢体，将绷带在患者肢体关节中央处缠绕一圈做固定，然后绕一圈向下，再绕一圈向上，反复向下、向上缠绕；缠绕时，每绕一圈要遮盖前一圈绷带的 2/3，露出 1/3，以使缠绕固定，包扎结束时，在关节的上方重复缠绕一圈固定。

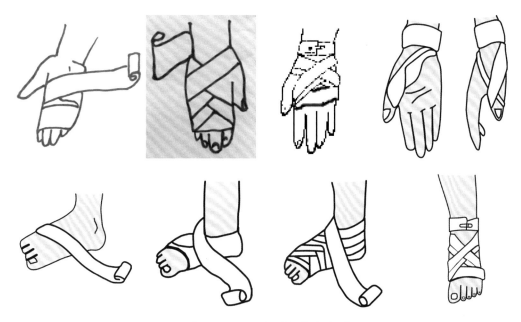

图 6-2-7　人字形绷带包扎法

（7）回返包扎法：又称折返式包扎，此法为一系列的反折，第一周常在中央，以后各周分向左右，直到该端全部包扎后，再作环形包扎固定（图 6-2-8）。

多用于头顶部、肢体末端或断肢残端的包扎。

方法：先将绷带以环形法缠绕数圈，由助手在正中后部或前部将绷带固定，反折后，绷带由肢体顶端或截肢残端向前或向后反折，助手在绷带反折时压住反折端。如此反复向两侧做连串来回反折包扎，每一来回均覆盖前一次的 1/3 ～ 1/2，直到包住整个患处顶端，最后将绷带再环绕两周或数圈把反折处压住固定。

口诀：环形两圈，回返若干，螺旋固定，结放外边。

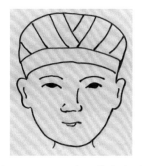

图 6-2-8　回返绷带包扎法

2. 绷带拆除　拆除绷带应先自固定端，顺包扎相反方向松解，两手相互传递绕下，在紧急和绷带已被伤口分泌物浸润干涸时，可用绷带剪剪开。为了节约起见，如果绷带还干净，可重新卷起再用。

3.三角巾包扎法

（1）三角巾概念：三角巾正式名为三角绷带，其形状是一等腰直角三角形，有三边三角。短边边长一米余，称为腰边，长边称为底边；底边所对的夹角称为顶角，底边上的两角称为底角。制式材料三角巾均带有系带（图6-2-9）。

三角巾取材方便、操作简单、包扎方法容易掌握、包扎面积大。三角巾不仅是较好的包扎材料，还可固定夹板、敷料和代替止血带使用，可对全身各部位进行止血和包扎，常适用于较大创面包扎、固定夹板、悬挂手臂等，尤其是对肩部、胸部、腹股沟部和臀部等不易包扎的部位，用三角巾包扎简单易行。

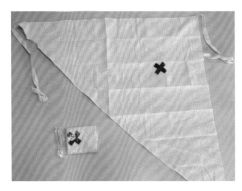
a.制式三角巾样式

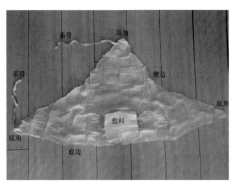
b.制式三角巾各部位

图 6-2-9　三角巾

（2）三角巾使用形式：为了方便不同部位的包扎，常将三角巾叠成带状，称带状三角巾；将三角巾在顶角附近与底近中点折叠成燕尾式，称燕尾式三角巾（图6-2-10）。

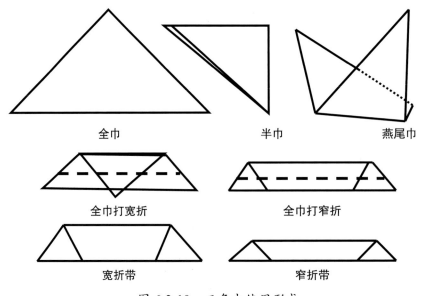

图 6-2-10　三角巾使用形式

（3）三角巾包扎方法：三角巾主要的包扎方法就其使用形式而言有原形包扎、燕尾式包扎、带式包扎。

①三角巾原形包扎

a. 头顶帽式包扎：用于头顶部皮肤损伤的止血包扎（图6-2-11）。

方法：将三角巾的底边折叠两层约二指宽，正中点放于前额眉间上部，顶角经头顶拉向后枕部，再将底边经两耳上方拉向枕后，交叉压紧顶角，先作一个半结，再经耳上到前额拉紧打结，最后将顶角向上反折嵌入底边，用胶布或别针固定。

口诀：压住眉毛向后拉，脑勺下面打交叉；前额正中把结打，露出耳朵塞尾巴。

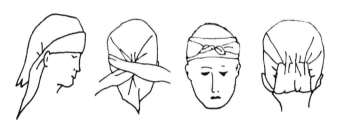

图6-2-11　三角巾头部原形包扎

b. 三角巾原形胸背包扎：用于胸、背损伤的包扎（图6-2-12 a、图6-2-12b）。

方法：伤在一侧胸部，就将三角巾的顶角放在同侧肩上，然后把左右底角从两腋窝拉过到背后（左边要长一些）打结。再把顶角拉过肩部，与双底角结系在一起。或利用顶角小带与其打结。使用在背部和胸部一样，不过其结应打在胸前。全胸或全背损伤用一个大三角巾的顶角，在中间直向剪开25～30cm，分别放在颈部前或后的左右两边，然后把基底的左右两角在背后或胸前打一半结，再把本结两角上提，和顶角撕开的两头相结。

口诀：腰间一道向上翻，包住胸部很方便，背部受伤用此法，手段相同方向反。

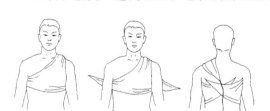
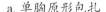
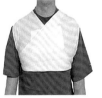
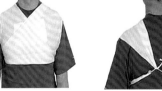

a. 单胸原形包扎　　　　　　　　b. 双胸原形包扎

图6-2-12　三角巾原形胸背包扎

c. 三角巾原形腹臀部兜式包扎：用于腹、臀部损伤（图6-2-13）。

方法：将三角巾底边包绕腰部打结，顶角兜住会阴部，与底边打结固定。

口诀：腰间一道向下兜，绳索固定在侧边。无论腹部或臀部，方法相同方向反。

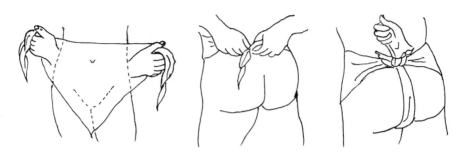

图 6-2-13　三角巾腹臀部原形包扎

d. 三角巾上肢原形包扎：用于前臂、上臂外伤、骨折处理（图 6-2-14）。

方法：将三角巾铺于伤员胸前，顶角对准肘关节稍外侧，屈曲前臂并压住三角巾，两侧底角绕过颈部在颈后打结，肘部顶角反折，用别针扣住。

口诀：顶角放在肘关节，底角打结健侧肩，固定完毕查循环。

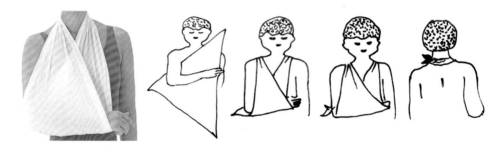

图 6-2-14　三角巾前臂原形包扎

e. 三角巾肩部包扎：用于肩部的损伤（图 6-2-15）。

方法：

双肩：把三角巾顶角向下放在身体后边，底边搭肩上，两侧底角斜放到胸前。向前下方绕腋下至背部打结，包绕肩部，穿过腋窝，系向身后背部，顶角系带绕过双底角系结向上翻，越肩上部至胸前，在两侧肩前系假扣扎紧固定。

单肩：把三角巾一底角斜放在胸前对侧腋下，将三角巾顶角盖住后肩部，用顶角系带绕伤肩上臂三角肌处并固定，再把另一个底角从患侧腋后上翻向后拉，包绕患侧肩胛后至对侧腋下，在腋下两角打结。底角打结。

口诀：

双肩：顶角放在身后边，底边斜放在胸前。包肩穿腋系后边，顶角绕系向上翻，越肩系扣固胸前。

单肩：底边斜搭到腋前，顶角向下盖患肩，系带上臂绕几圈，底角上翻找同伴。

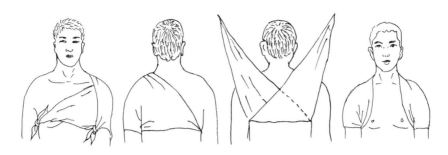

图 6-2-15　三角巾单双肩原形包扎

②三角巾带式包扎：用于下颌骨折、膝关节皮肤破损、踝关节扭伤等。

a. 下颌三角巾带式包扎（图 6-2-16）

方法：将三角巾折成 3～4 指宽带形，兜住下颌部，经双耳或颞部向上拉，长端绕顶后在健侧耳颞部与带式三角巾另一端交叉，交叉后将两端环绕头额、枕部，在患侧颞部打结固定。

口诀：兜住下颌向上拉，健侧耳上来交叉，前额后枕固定后，伤侧耳上把结打。

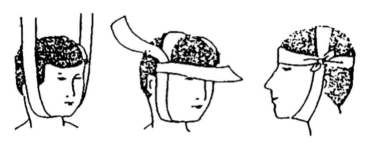

图 6-2-16　三角巾下颌、耳部带式包扎

b. 肩部三角巾带状包扎（图 6-2-17）

方法：将带状三角巾中段放于腋下，两端向上提起，在肩部交叉，然后分别经胸、背斜向对侧腋下打结固定。

口诀：带巾中央放腋下，两端提起肩交叉，绕胸背侧斜腋下，打结固定来包扎。

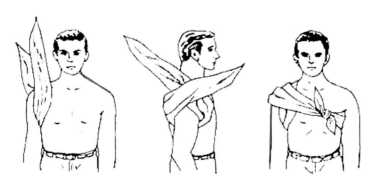

图 6-2-17　三角巾肩部带式包扎

c.膝（肘）关节三角巾带式包扎

方法：根据伤情把三角巾折叠成适当宽度的带状巾，将带状巾的中段斜放在伤部，其两端向后缠绕，两端于膝（肘）后交叉，返回时一端向上、一端向下，分别压住中段上下两边，环绕包扎膝部一周，在膝（肘）关节外侧打结，呈"8"字形（图6-2-18至图6-2-19）。

口诀：斜放关节上，交叉在后方，上下压两边，打结在一旁。

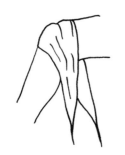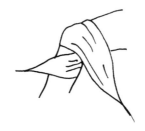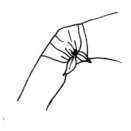

图 6-2-18　三角巾膝关节带式包扎

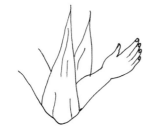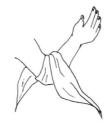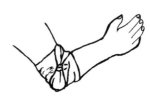

图 6-2-19　三角巾肘关节带式包扎

d.踝关节三角巾带式包扎（图6-2-20）

口诀：兜住脚心向上提，脚面"8"字来交叉，踝关节处绕一圈，两踝中间把结打。

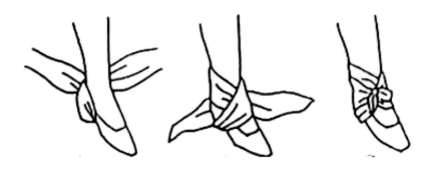

图 6-2-20　三角巾踝关节带式包扎

③三角巾燕尾式包扎：常用于肩部损伤等（图 6-2-21）。

方法：将燕尾式三角巾的夹角对着颈部，巾体置于肩部，燕尾底部包绕上臂根部打结，两个燕尾角分别经胸、背部拉至对侧腋下打结固定。

单肩三角巾包扎的动作要领及步骤。

a. 将三角巾折叠成燕尾式，燕尾夹角约 90°，大片在后压小片，放于肩上；

b. 燕尾夹角对准侧颈部；

c. 燕尾底边两角包绕上臂部并打结；

d. 拉紧两燕尾角，分别经胸、背部至对侧腋下打结。

口诀：底边对折两边搓，燕尾夹角对侧脖，小燕尾巴腋下系，底边包肩缠上臂。

双肩三角巾包扎的动作要领及步骤。

a. 将三角巾折叠成燕尾式，燕尾夹角约 120°；

b. 燕尾披在双肩上，燕尾夹角对准颈后正中部；

c. 燕尾角过肩，由前往后包肩于腋下，与燕尾底边打结。

口诀：底边对折搓一搓，燕尾夹角对后脖，燕角绕肩于腋窝，找到底边来打结。

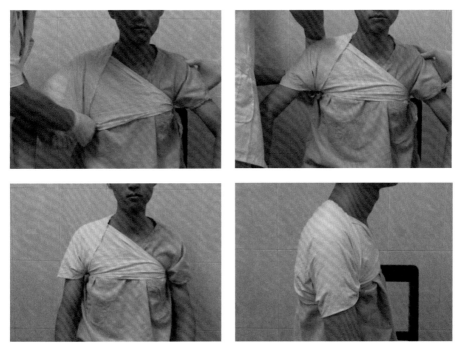

图 6-2-21　肩部三角巾燕尾式包扎

（三）操作规范

表 6-2-1　绷带包扎技术操作规范

工作目标	工作规范要点	结果标准
通过妥善正确包扎伤口，保护创面，固定肢体、敷料，减轻疼痛	1. 评估周围操作环境是否安全 2. 评估患者病情、意识状态 3. 评估患者敷药、受伤部位、伤口情况及患者肢体感觉、运动、肿胀情况 4. 评估患者是否有恐惧心理，对包扎的合作程度及对知识的接受程度 5. 告知患者包扎的目的、方法、注意事项及配合指导 6. 协助患者取舒适体位 7. 保持包扎肢体处于功能位置或所需要的体位 8. 有伤口者先在创面覆盖消毒纱布 9. 选择合适的包扎方法 （1）环形包扎法：环形缠绕，下周将上周绷带完全遮盖，用于包扎开始与结束时固定带端，以及包扎额、颈、腕处 （2）蛇形包扎法（斜绷法）：斜形延伸，各周互不遮盖。用于需由一处迅速伸至另一处时，或做简单的固定 （3）螺旋形包扎法：以稍微倾斜螺旋向上缠绕，每周遮盖上周的 1/2 到 2/3；用于包扎身体直径基本相同的部位，如上臂、手指、躯干、大腿等 （4）螺旋回返包扎法（折转法）：每周均向下反折，遮盖其上周的 1/2。用于直径大小不等的部位，如前臂、小腿等，使绷带更加贴合。但注意不可在伤口上或骨隆突处回返，而且回返应成一直线 （5）"8"字形包扎法：是重复以"8"字形在关节上、下作斜倾形旋转，每周遮盖上周的 1/2 到 1/3。用于肢体直径不一致的部位，或屈曲的关节如肩、髋、膝等部位，应用范围较广 （6）回返绷扎法：大多用于包扎顶端的部位，如指端、头部或截肢残端 10. 绷带包扎 选用宽度适宜的绷带 左手拿绷带头，右手拿绷带卷，以绷带外面贴近局部；绷带头端反折，开始先环形两周固定 一般从左向右，从下到上，从远心端向近心端方向开始缠绕 绷带每周应遮盖前周绷带宽度的 1/2 或 1/3 以充分固定，绷带间距均匀 平稳滚动绷带卷，使包扎压力均匀，用力均匀，松紧适度 须加绷带时，可将两端重叠 6cm（口述） 包扎轻、快、准、牢 不要在伤口与骨隆突起处反折 皮肤皱褶处如腋下、乳下、腹股沟等，应用棉垫或纱布衬隔，骨隆突处用棉垫保护 指（趾）端最好外露 绷扎完毕，再环形缠绕两周 并用胶布或撕开尾带打结固定 固定结（或扣针）固定应在伤口的上部、肢体的外侧；切忌固定在伤口上、骨隆突处或炎症部位、关节面、四肢内侧面及坐卧受压和易受摩擦部位 11. 检查 检查包扎固定效果：是否牢固、舒适、平整、清洁 检查远端动脉搏动，松紧度是否适宜 检查包扎肢体的局部感觉、肿胀、运动、温度及返红试验是否正常 检查包扎的肢体是否保持功能位 观察患者末梢循环情况 询问患者疼痛感受、固定舒适情况和护理需要，倾听患者主诉 告知相关注意事项	1. 评估全面，沟通到位，患者或家属知晓告知的事项，对服务满意 2. 体位舒适 3. 包扎方法、手法正确，动作标准 4. 包扎牢固、舒适、平整、清洁松紧适宜 5. 患肢功能位，患者无不适及末梢循环障碍

（续表）

工作目标	工作规范要点	结果标准
	12. 绷带拆除 拆除绷带应先自固定端，解开固定结或取下胶布，顺包扎相反方向松解，两手相互传递，松解绕下 在紧急和绷带已被伤口分泌物浸润干涸时，可用剪刀剪开 13. 安置好患者，整理患者衣物及床单元 14. 严格遵守操作规程，严防将固定节打在伤口处或骨隆突等易受压部位，严防包扎绷带过紧引起局部肿胀、末梢血液循环障碍，或过松固定不牢而引起脱落	

（四）操作流程

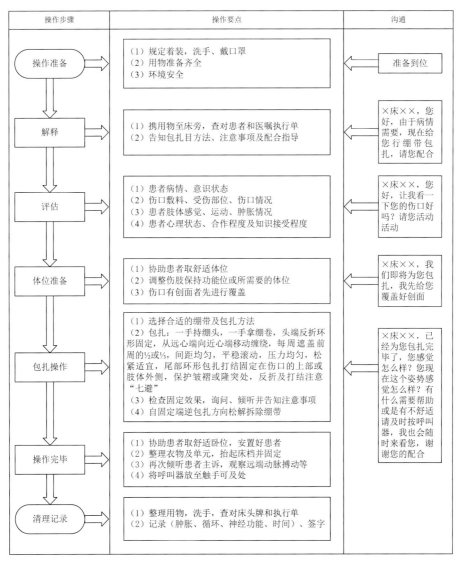

图 6-2-22　绷带包扎操作流程图

（五）操作评分标准

表 6-2-2　绷带包扎技术护理操作评分标准

项目	总分	操作要点	考核要点	评分等级		
				A	B	C
仪表	2	着装符合要求	仪表端庄服装整洁	2	1	0
操作前准备	5	物品准备：绷带卷、敷料、剪刀、胶布、速干手消毒液等 环境：整洁、安静	用物齐全环境安全	3	2	1
		洗手、戴口罩	方法正确	2	1	0
操作过程	82	携用物到患者旁，核对患者信息和医嘱执行单	操作前后核对正确	2	1	0
		评估病情、伤情、合作及接受程度	评估全面	5	3	1
		向患者解释包扎的目的、方法、注意事项及配合指导	采用标准化沟通	3	2	1
		关闭门窗，遮挡患者	检查到位	2	1	0
		检查患者损伤程度和伤口情况		2	1	0
		协助患者采取舒适体位；肢体保持功能位	体位准备正确	2	1	0
		覆盖创面	处理正确	2	1	0
		包扎方法： 1.环形包扎法：用于绷扎开始与结束时固定带端，以及包扎额、颈、腕处 2.蛇形包扎法（斜绷法）：用于需由一处迅速伸至另一处时，或做简单的固定 3.螺旋形包扎法：用于包扎身体直径基本相同的部位，如上臂、手指、躯干、大腿等 4.螺旋回返包扎法（折转法）：用于直径大小不等的部位，如前臂、小腿等 5."8"字形包扎法：用于肢体直径不一致的部位，或屈曲的关节，如肩、髋、膝等部位 6.回返绷扎法：大多用于包扎顶端的部位，如指端、头部或截肢残端	方法选择正确	5	3	1
		绷带包扎 选用宽度适宜的绷带	选材恰当	2	1	0
		左手拿绷带头，右手拿绷带卷，以绷带外面贴近局部	手法正确	2	1	0
		绷带头端反折，开始先环形两周固定	起始包扎正确	2	1	0
		一般从左向右，从下到上，从远心端向近心端方向开始缠绕	移行方向正确	2	1	0

（续表）

项目	总分	操作要点	考核要点	评分等级		
				A	B	C
操作过程	82	绷带每周应遮盖前周绷带宽度的 1/2 或 1/3 以充分固定，绷带间距均匀	充分固定到位	2	1	0
		平稳滚动绷带卷，使包扎压力均匀，用力均匀，松紧适度	包扎压力均匀	2	1	0
		须加绷带时，可将两端重叠 6cm	口述全面	2	1	0
		包扎轻、快、准、牢	动作标准	5	3	1
		不要在伤口与骨隆起处反折	防压迫到位	2	1	0
		皮肤皱褶处如腋下、乳下、腹股沟等，应用棉垫或纱布衬隔，骨隆突处用棉垫保护		5	3	1
		指趾端最好外露	观察方便	2	1	0
		绷扎完毕，再环形缠绕两周	包扎结束固定	2	1	0
		并用胶布或撕开尾带打结固定 固定结（或扣针）固定应在伤口的上部、肢体的外侧；切忌固定在伤口上、骨隆突处或炎症部位、关节面、四肢内侧面及坐卧受压和易受摩擦部位	打结固定正确	7	4	2
		检查并告知注意事项 检查包扎固定效果：是否牢固、舒适、平整、清洁 检查远端动脉搏动，松紧度是否适宜 检查包扎肢体的局部感觉、肿胀、运动、温度及返红试验是否正常 检查包扎的肢体是否保持功能位 观察患者末梢循环情况 询问患者疼痛感受、固定舒适情况和护理需要，倾听患者主诉 告知相关注意事项	检查到位告知全面	15	10	5
		绷带拆除 拆除绷带应先自固定端，解开固定结或取下胶布，顺包扎相反方向松解，两手相互传递松解绕下 在紧急和绷带已被伤口分泌物浸润干涸时，可用剪刀剪开	拆除手法正确，动作轻柔	7	5	3
操作后	11	整理 协助患者取舒适卧位，整理病员服及床单元，将呼叫器放至患者伸手可及之处	卧位舒适，呼叫器可触及	4	3	2
		整理用物	用物处理正确	2	1	0
		洗手	洗手正确	2	1	0
		记录（肿胀、末梢循环、神经功能、包扎时间）、签字	记录准确	3	2	1
		操作时间____分钟	超时终止操作			
总分	100		实得分			

（六）注意事项

1. 包扎前的准备　包扎部位必须保持清洁干燥，对皮肤皱襞处，如腋下、乳下、腹股沟等处应用棉垫、折叠纱布遮盖，骨隆突处用棉垫保护。

2. 包扎的体位　在满足治疗目的的前提下，包扎时患者体位应尽量舒适，包扎过程中尽可能不要变动位置，肢体应保持功能位或所需要的体位。

3. 扎材选用　绷带卷有 3～15cm 大小不等的规格，根据包扎部位选用宽度合适的绷带卷。手指（足趾）需用 3cm 宽，手、臂、头、足用 5cm 宽，上臂、腿用 7cm 宽，躯体用 10～15cm 宽的绷带。绷带潮湿或落地污染均不宜使用。三角巾根据伤情选用制式或就便材料。

4. 包扎操作

（1）包扎要求：轻、快、准、牢；先盖后包。

先盖后包：包扎前伤口上一定要加盖敷料，最好是消毒的敷料覆盖，紧包时也可用清洁的布片覆盖创面。注意不要在伤口上应用弹力绷带。

快：发现、暴露伤口快，包扎动作迅速敏捷。

准：部位要准确，选择方法准，选择材料准。

轻：动作轻柔，不要碰撞伤口，以免增加病员的疼痛和出血。

牢：牢固可靠，松紧适度，以不妨碍血液循环为宜。过紧，会妨碍血液循环和压迫神经；过松，会导致脱落或移动。以达到固定或止血，远端动脉可触及搏动为准，如果需加用一卷绷带，两端至少要重叠 6cm。

（2）包扎原则

①肢体保持功能位。

②从下向上，从左向右，由内向外，从远心端向近心端。

③牢固、舒适、整齐、美观、节约。

④平稳滚动绷带卷，使包扎压力均匀。

⑤指（趾）端最好外露，以便观察末梢血运情况。

⑥应用三角巾包扎时，边要固定，角要拉紧，中心伸展，包扎要贴实，要打平结，打结要牢固。

（3）包扎注意事项：注意"三点一走行""打结七避"和"三防"。

①"三点一走行"即绷带的起点、止点、着力点（多在伤处）和走行方向顺序。

起点：包扎均由远心端开始，先环形包扎两周，固定绷带头，再向近心端包扎。指（趾）端尽可能外露，以便观察肢体末梢血液循环情况。

移行与着力点：包扎应使绷带平贴肢体或躯干，并紧握绷带勿使落地，包扎时每周用力要均匀适度，每包扎一周应遮过前周绷带的 1/3～1/2，用力均匀，松紧适度，使绷带平整均匀，太松易滑脱，太紧易致血运障碍。反折部分不可压在伤口或骨隆突处。包到出血伤口处宜稍加压力，起止血作用；若是脓腔引流伤口则不要太用力，以免妨碍引流。

止点：包扎完毕时再环绕两周（第一圈可以稍斜，第二、三圈环行），以胶布固定，或将绷带尾部平均撕开或剪开，带端打结，先打半结，绕一圈后，再将两尾用活结结扎。亦可用安全别针固定。

②打结七避：固定结、扣针固定应在伤口的上部，肢体的外侧。打结应避开伤口、炎症部位、关节面、骨隆突处、四肢内侧面及坐卧受压和易受摩擦部位。三角巾打结要打平结，打结不可打在颈后，锁骨上面。

口诀：打个平结好处多，左压右、右压左，平面放在肢体上，美观舒适还不硌。U型两边一拉开，平结自然就打开。

③三防：防压迫、防滑脱、防功能障碍。

三角巾悬挂手臂应使其肘关节略曲向上，手腕不可下垂。密切观察有无松动、肢端感觉和末梢循环情况。发现绷带松动、脱落时，应及时予以加固或更换。如有脓血外溢或渗出，应酌情加厚或更换。若发现末梢血运或功能异常，如手、足的甲床发紫，绷带缠绕肢体远心端皮肤发紫，远端动脉搏动消失，手脚发凉，有麻木感或感觉消失，严重者手指、足趾不能活动时，应立即松开绷带，重新缠绕。

二、石膏绷带固定术

（一）概述

石膏绷带固定是利用普通石膏绷带、高分子石膏绷带或高分子夹板固定骨折部位及其上下关节，对整个肢体表面均匀加压，把肢体固定在一定位置，以达到对骨折端进行固定的目的。

适应证：①骨折复位后的固定；②关节损伤和关节脱位复位后的固定；③周围神经、血管、肌腱断裂或损伤，皮肤缺损，手术修复后的制动；④急慢性骨、关节炎症的局部制动；⑤畸形矫正术后矫形位置的维持和固定。

禁忌证：①伤口发生或怀疑有厌氧菌感染；②孕妇禁忌躯干部大型石膏绷带固定；③年龄过大、新生儿、婴幼儿及身体衰弱者不宜行大型石膏绷带固定。

常见类型如下。

（1）石膏托：四肢稳定型骨折、软组织损伤、肢体肿胀严重的固定，或骨折、关节脱位术后辅助固定。

（2）石膏夹：不适合立即行管型石膏绷带固定的骨与关节损伤和伴有软组织肿胀的患者，或不需要管型石膏绷带固定的患者，如骨折内固定手术后的辅助外固定。

（3）管型石膏：四肢稳定骨折、肿胀较轻者。

（4）石膏背心：第6胸椎至第3腰椎之间的骨折及疾病或脊柱融合术后。

（5）髋人字石膏：髋关节和股骨的损伤或疾病。

1. 普通石膏绷带固定 医用石膏为脱水硫酸钙，吸水后具有强塑性，可制造患者所需要的石膏模型，以达到固定骨折部位、制动肢体的作用。具有价格低廉、使用方便、无需经常调整或更换的优点。

操作方法如下。

（1）物品准备：石膏绷带、石膏衬垫、医用绷带、棉垫、水桶、剪刀、乳胶手套。

（2）操作前评估

①患者的病情、意识状态、心理状态、年龄、体重。

②患者有无心脏病、糖尿病等全身疾病。

③患肢皮肤情况、有无伤口，以及伤口渗血、渗液情况。

④患肢血供、活动、感觉情况。

⑤患者有无疼痛，疼痛的部位、程度、性质。

⑥环境清洁、光线好、温湿度适宜、空间开阔，适合2～3人操作。

（3）操作方法

①评估需要固定肢体的部位及长度，将石膏绷带折叠成合适的长度及厚度。

②将折叠好的石膏绷带平放于30～40℃的温水内，待气泡出净后取出，以手握其两端，挤去多余水分，即可使用。

③将制作好的石膏条置于需要固定的部位，而后迅速用手掌将石膏绷带抹平，使其紧贴皮肤，外层用纱布绷带包扎，包扎时自肢体近心端向远心端一层层地进行缠绕，松紧适宜，关节部位避免石膏皱褶（图6-2-23、图6-2-24）。

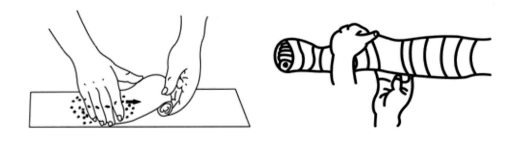

图6-2-23 石膏条的制作　　　　　图6-2-24 管型石膏的制作

（4）注意事项：石膏干燥一般需要24～72小时，石膏定型后，可以用电吹风或烤灯等方法烘干。

（5）操作后告知事项

①石膏绷带固定未干以前，尽量不搬动患者，如需搬动，应用手掌托起，忌用手指捏压，否则会形成凹陷，压迫皮肤。

②随时观察指（趾）血运、皮肤颜色、温度、肿胀情况，并与健侧比较，如感觉疼痛剧烈，发现指（趾）发绀、苍白、温度降低，立即报告医护人员。

③石膏绷带固定后，固定范围内应做肌肉收缩活动，未固定的关节应尽量活动，鼓励患者主动锻炼。

④髋人字石膏绷带固定的患者不应进食过饱及进食易胀气食物，以免发生石膏综合征。

⑤石膏如有松动或破坏，失去固定作用时，及时报告医护人员。

2. 新型石膏固定 新型石膏固定由高分子绷带或高分子夹板制作而成。高分子绷带或夹板由多层经聚氨酯、聚酯浸透的高分子纤维构成，具有硬化快、强度高、质量轻、不怕水、透光、透气等特点，是传统石膏绷带的升级产品（图 6-2-25）。

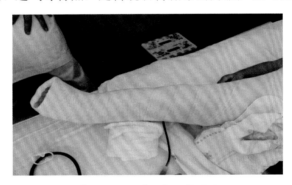

图 6-2-25　新型石膏固定

操作流程如下。

（1）物品准备：高分子绷带或高分子夹板、石膏衬垫、医用绷带、棉垫、水桶、剪刀、乳胶手套。

（2）操作前评估：同普通石膏绷带固定。

（3）操作流程

①首先在需固定部位缠上石膏衬垫。

②医生戴上手套。

③选择适当尺寸的绷带打开包装，不能同时打开多袋，使用完一袋再打开下一袋。

④将绷带浸泡在常温（20～25℃）水中4～6秒，同时挤压2～3次，充分吸满水后取出，挤去多余的水分。

⑤将绷带在患部螺旋状缠绕，并重叠 1/2～2/3，缠绕松紧要适中，若太松会减弱绷带的黏着力，太紧会影响患部血液循环。强度与绷带的层数有关，根据实际情况确定层数，非承重部位重叠 2～3 层，承重部位重叠 4～6 层。如需使用多卷绷带时，要

保证产品各层之间的黏合性。

⑥绷带缠绕后应进行塑型，以增加绷带各层之间的黏着力，塑型应在 3 ~ 5 分钟之内结束。在产品完全硬化前的 10 分钟内，患部不能随意活动。

⑦若手术部位需要开窗或将绷带拆除时，使用电动石膏锯操作。

（4）注意事项

①使用前先检查包装有无破损或小孔，若出现产品部分硬化即不能再使用。

②使用时患部一定要用纱布或棉套缠绕，绷带不得直接接触皮肤，医生需戴上手套，避免聚氨酯胶粘到皮肤上。若不慎粘到皮肤上，应立即擦除。若已硬化，请等待其自然脱落。

③使用时必须由有资格的医生操作或指导。

④每次只能打开一个包装并立即使用，不能同时打开多个包装，以防产品遇水气变质，影响其品质。

⑤产品的固化时间与水温有直接关系，水温低则固化时间长，水温高则固化时间短。

⑥应贮存在常温条件下，相对湿度小于 80%，无腐蚀气体和通风良好的室内，避免阳光照射。保持包装完好，以免变硬失效。

⑦高分子夹板仅适用于制作石膏托或石膏夹，不适于制作管型石膏、石膏背心或髋人字石膏。

⑧产品须在有效期内使用。

（5）操作后告知事项：同普通石膏绷带固定。

3. 注意事项

（1）石膏绷带固定未干以前，尽量不搬动患者，如需搬动，应用手掌平托石膏绷带固定的肢体，忌用手指捏压，否则会形成凹陷，压迫皮肤，并易造成石膏折断。

（2）四肢包扎石膏绷带固定时，应将指（趾）远端露出，以便观察血运、活动、感觉情况。同时应抬高患肢，以防肢体肿胀。注意观察指（趾）血运、皮肤颜色、温度、肿胀情况，并与健侧比较。如发现指（趾）发绀、苍白、温度降低，则应立即报告医生，剪开减压。

（3）石膏如有松动或破坏，失去固定作用时，要及时更换石膏或改用其他固定。

（4）每日观察石膏边缘的皮肤情况，有无受压或刺激现象，防止压疮的发生，边缘处需用棉衬保护。

（5）注意感染的预防，如患者出现发热、石膏内发出腐臭气味、肢体邻近淋巴结有压痛等，要警惕感染的发生。

（6）手术后及有伤口的患者，如石膏被血或脓液浸透，应及时处理，必要时给予石膏开窗，方便伤口换药。

（7）石膏背心固定患者应指导患者勿进食过饱，以免发生石膏综合征。

（8）石膏绷带固定期间，应注意未固定关节的功能锻炼，以促进肢体血液循环，保持关节软骨的营养和关节活动范围，有利于骨折的愈合。如上肢做腕关节的伸屈活动，伸指、屈指活动，反复做握拳运动；下肢做股四头肌的收缩、踝关节的背伸、足趾的伸屈运动。

（二）操作流程

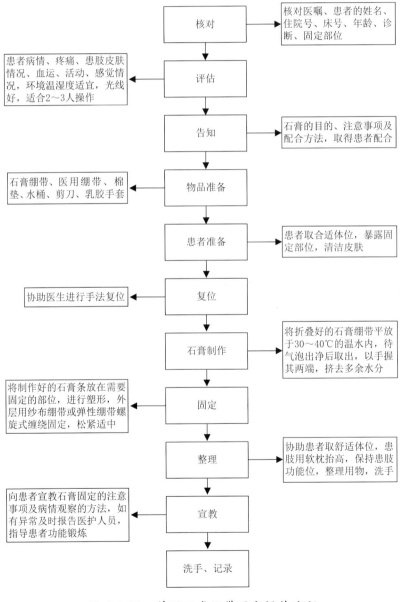

图 6-2-26　普通石膏绷带固定操作流程

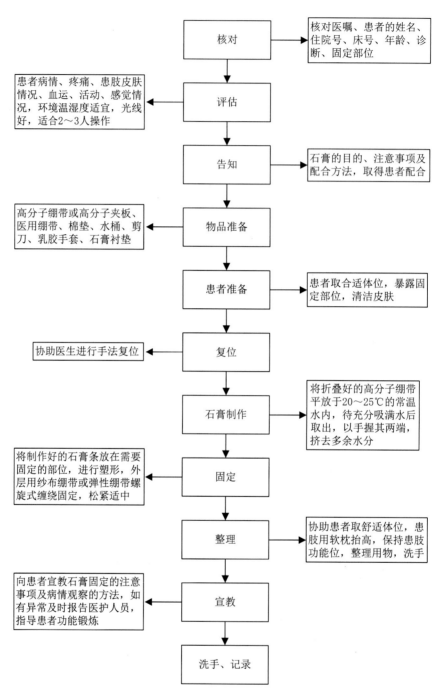

核对 → 核对医嘱、患者的姓名、住院号、床号、年龄、诊断、固定部位

患者病情、疼痛、患肢皮肤情况、血运、活动、感觉情况，环境温湿度适宜，光线好，适合2～3人操作 ← 评估

告知 → 石膏的目的、注意事项及配合方法，取得患者配合

高分子绷带或高分子夹板、医用绷带、棉垫、水桶、剪刀、乳胶手套、石膏衬垫 ← 物品准备

患者准备 → 患者取合适体位，暴露固定部位，清洁皮肤

协助医生进行手法复位 ← 复位

石膏制作 → 将折叠好的高分子绷带平放于20～25℃的常温水内，待充分吸满水后取出，以手握其两端，挤去多余水分

将制作好的石膏条放在需要固定的部位，进行塑形，外层用纱布绷带或弹性绷带螺旋式缠绕固定，松紧适中 ← 固定

整理 → 协助患者取舒适体位，患肢用软枕抬高，保持患肢功能位，整理用物，洗手

向患者宣教石膏固定的注意事项及病情观察的方法，如有异常及时报告医护人员，指导患者功能锻炼 ← 宣教

洗手、记录

图 6-2-27 新型石膏固定操作流程

（三）评分标准

表 6-2-3 石膏绷带固定护理操作评分标准

项目		要求	标准分	得分	评分细则
素质要求		仪表大方，举止端庄，态度和蔼	5		一项不合格扣 1 分
		服装、鞋帽整齐	5		一项不合格扣 1 分
操作前准备	护士	洗手，戴口罩	2		洗手步骤少一项或不合格扣 1 分
		核对医嘱，患者的姓名、住院号、床号、年龄、诊断、固定部位	5		少一项扣 1 分
		评估内容全面：患者的病情、意识状态、心理状态、年龄、	6		少一项扣 1 分
	物品	石膏绷带或新型石膏夹板、医用绷带、棉垫、水桶剪刀、乳胶手套	7		少一项扣 1 分
	患者	向患者解释操作目的，配合方法	5		未告知扣 5 分
操作流程	操作	（1）取合适体位，暴露固定肢体，及时满足患者需要 （2）配合医生进行手法复位 （3）将折叠好的石膏绷带或长度适宜的新型石膏夹板平放于 30～40℃的温水内，待气泡出净后取出 （4）将制作好的石膏条放在需要固定的部位，进行适当的捏塑及修整，外层用纱布绷带或弹性绷带固定 （5）患肢抬高 20cm	25		少一项扣 5 分
	观察	观察石膏固定松紧度、患肢远端血运、活动、感觉情况，询问有无不适	5		松紧度不适或未观察扣 5 分
	宣教	石膏未干以前，尽量不搬动患者，如需搬动，应用手掌托起，忌用手指捏压，否则会形成	5		少一项扣 1 分
操作后	整理	协助患者穿衣，合理安排体位，整理床单位，固定床档，呼叫器置于患者触手可及之处	3		少一项扣 1 分
		清理用物，归还原处，洗手	3		少一项扣 1 分
	记录	按要求记录及签名	2		少一项扣 1 分
	评价	患者感受及目标达到的程度	7		一项不合格扣 2 分
技能熟练		操作熟练、正确	5		不熟练扣 3 分
理论提问		回答全面、正确	10		回答不全面扣 3～5 分，不正确不得分
合计			100		

三、下肢牵引术

（一）概述

下肢牵引技术是通过牵引装置，利用悬垂的重量为牵引力，身体重量为反牵引力，达到缓解肌肉紧张和强烈收缩，整复骨折、脱位，预防和矫正软组织挛缩，以及对某些疾病术前组织松解和术后制动的一种治疗方法。

下肢牵引技术有皮肤牵引、皮套牵引、骨牵引、兜带牵引、机械牵引。临床根据患者的年龄、体质、骨折的部位和类型、肌肉发达的程度和软组织损伤情况的不同，可分别选用（图6-2-28至图6-2-37）。

1. 皮牵引 又称间接牵引。是用贴敷于患肢皮肤上的胶布或包捆于患肢皮肤上的牵引带，利用其与皮肤的摩擦力，通过滑轮装置及肌肉在骨骼上的附着点，将牵引力传递到骨骼，而达到患肢复位或维持复位固定的目的。皮肤牵引对患肢基本无损伤，痛苦少，无感染风险，但由于皮肤所能承受的力量有限，且皮肤对胶布容易过敏或者黏贴不持久，因此适应范围有一定的局限性。

适应证：小儿股骨干骨折、小儿轻度关节挛缩畸形的矫正治疗和预防、老年股骨转子间骨折。

禁忌证：皮肤对胶布过敏者、皮肤有炎症或损伤者、严重错位的骨折、需要较强牵引力方能矫正畸形者。

操作流程如下。

（1）用物准备：牵引床或牵引架、胶布、扩张板、牵引绳、重锤、安息香酸酊、纱布绷带、纱布。

（2）操作前评估

①患者的病情、意识状态、心理状态、年龄、体重、疼痛、配合程度。

②患者有无心脏病、糖尿病等全身疾病。

③患肢皮肤情况、有无伤口及伤口渗血、渗液情况。

④患肢血运、活动、感觉、动脉搏动等情况。

⑤患者有无疼痛，疼痛的部位、程度、性质。

（3）操作方法

①根据肢体粗细和长度，将胶布剪成相应的宽度，并撕成长条，长度为骨折线以下肢体长度与扩张板长度两倍之和。

②胶布中央稍偏内侧2～3cm贴上扩张板，并在扩张板中央打孔，穿入牵引绳并在扩张板内侧面打结。

③剃尽患肢汗毛，洗净，涂上安息香酸酊，在其未完全干燥前，沿肢体纵轴将胶布平行贴于肢体两侧，不可交叉缠绕，在骨隆突起部位加小块纱布衬垫。

④将胶布按压贴紧后，用绷带包扎肢体，以免胶布松脱。半小时后将患肢置于牵引架上，加牵引锤进行牵引（图6-2-28）。

（4）注意事项：双下肢悬吊牵引仅用于3岁以下的婴幼儿，若用于3岁以上患儿或成人，因可造成肢端供血障碍而引起肢体缺血坏死，故禁止使用（图6-2-29）。须及时检查牵引重量是否适宜，太轻起不到作用，太重易引起皮肤水疱或皮损。注意观察胶布有无松脱滑落，如有松脱滑落应及时给予更换。注意观察胶布边缘皮肤有无水疱或皮炎，若有水疱，可用注射器抽吸并予换药；若水疱面积较大，立即去除胶布，暂停牵引或换用其他牵引方法。

（5）操作后告知事项

①指导患者平卧，定时抬臀，预防压力性损伤。

②指导患者进行踝泵运动、股四头肌舒缩运动，指导患者有效咳嗽、咳痰。

③指导患者合理饮食，适当增加粗纤维食物，多饮水。

④如牵引肢体皮肤出现水疱或患肢疼痛剧烈、肿胀、麻木，或足趾发绀、苍白、温度降低，立即报告医护人员。

⑤保持持续有效牵引，牵引绳勿受压，不可自行解除牵引或增减牵引重量，如出现胶布松脱，及时报告医护人员。

⑥行皮牵引的儿童或婴幼儿，应向其陪护人员做好以上健康宣教。

2. 皮套牵引　为皮肤牵引的改良版，是将皮套平整铺于患肢下方，用大毛巾包裹需牵引的肢体，骨隆突处垫棉花、纱布或海绵减压敷料，用皮套裹敷患肢，注意松紧度，系好尼龙搭扣或魔术贴，并将牵引带调整至肢体双侧对称位置进行牵引（图 6-2-30 至图 6-2-31）。优点是对皮肤损伤小，患肢舒适度高，松脱时可随时调整。缺点是牵引力量较小，皮套易松动，需经常调整。

适应证：股骨干骨折、儿童及成人髋关节滑膜炎、股骨转子间骨折、股骨颈骨折。

禁忌证：严重错位的骨折，需要较强牵引力方能矫正畸形者。

操作流程如下：

（1）用物准备：牵引床或牵引架、皮套、大毛巾、牵引绳、牵引锤。

（2）操作前评估

①患者的病情、意识状态、心理状态、年龄、体重、疼痛、配合程度。

②患者有无心脏病、糖尿病等全身疾病。

③患肢皮肤情况、有无伤口及伤口渗血、渗液情况。

④患肢血运、活动、感觉、动脉搏动等情况。

⑤患者有无疼痛，疼痛的部位、程度、性质。

（3）操作方法

①根据肢体粗细和长度，选择合适型号的皮套。

②洗净患肢，并用大毛巾包裹，在骨隆突处可加小块纱布衬垫或贴上海绵减压敷料。

③协助患者平卧位，一人双手牵拉固定患肢轻轻抬离床面约 10cm，另一人迅速将皮牵引套平铺于床上，调节好长度，暴露膝关节，包裹牵引的肢体，松紧度以能伸进 1～2 指为宜。皮套上缘位于大腿中上 1/3 处，下缘至踝关节上 3 横指。

④将患肢置于抬高枕上，接上牵引装置进行牵引。

（4）注意事项：牵引前检查绳扣是否牢固，避免牵引锤坠落。定期测量双下肢长度，遵照医嘱调节牵引重量。皮套松脱下滑时及时调整，调整时注意保持牵引肢体的持续牵引状态。每天检查患者皮肤情况，注意足跟及内、外踝皮肤有无压力性损伤。护士每班检查患肢血运、活动及感觉情况。每日按摩腓骨小头处皮肤，防止腓总神经受压，引起足下垂。

（5）操作后告知事项

①指导患者平卧，定时抬臀，预防压力性损伤。

②指导患者进行踝泵运动、股四头肌舒缩运动，指导患者有效咳嗽、咳痰。

③指导患者合理饮食，适当增加粗纤维食物，多饮水。

④如牵引肢体皮肤出现水疱或患肢疼痛剧烈、肿胀、麻木，或足趾发绀、苍白、温度降低，立即报告医护人员。

⑤保持持续有效牵引，牵引绳勿受压，不可自行解除牵引或增减牵引重量，如出现皮套松脱，及时报告医护人员。

⑥行皮牵引的儿童，应向其陪护人员做好以上健康宣教。

3. 骨牵引　又称直接牵引，是将骨圆针或不锈钢针穿入骨骼的坚硬部位，通过牵引钢针直接牵引骨骼。

适应证：成人肌力较强部位的骨折、骨盆骨折、不稳定性骨折、开放性骨折、髋臼骨折及髋关节中心脱位、学龄儿童股骨不稳定性骨折、需要牵引但无法实施皮肤牵引或皮套牵引的骨折。

禁忌证：严重骨质疏松者；牵引部位有感染或开放性骨折污染严重者；牵引局部骨骼有病变者；牵引局部需要切开复位者。

操作流程如下：

（1）用物准备：遵照医嘱备局麻药、牵引床或牵引架、骨牵引器械包（内备骨圆针或克氏针、手摇钻、骨锤），牵引弓、牵引绳、牵引锤、酒精纱布、皮肤消毒液、棉签、注射器、手消毒液、软枕。

（2）操作前评估

①患者的病情、凝血功能、意识状态、心理状态、年龄、体重、疼痛、药物过敏史、配合程度。

②患者有无心脏病、糖尿病等全身疾病。

③患肢局部皮肤情况，有无伤口及伤口渗血、渗液情况。

④患者有无疼痛，疼痛的部位、程度、性质。

⑤患肢血运、活动、感觉、动脉搏动等情况。

⑥环境适合无菌操作。

（3）操作方法

①股骨髁上牵引：适用于股骨干骨折、股骨粗隆间骨折、髋关节脱位、骶髂关节脱位、骨盆骨折向上移位、髋关节手术前需要松解粘连者。在髌骨上缘一横指处引一横线，与腓骨小头前缘纵线的交点为穿针点。也可在内收肌结节上 2cm 由内向外垂直进针。患者仰卧位，伤肢置于牵引架上，使膝关节屈曲40°，常规消毒铺巾，局麻后，在内收肌结节上 2cm 处标记穿针部位，向上拉紧皮肤，选择粗细合适的钢针或骨圆针穿入皮肤，直达骨质，当穿过对侧骨皮质时，同样向上拉紧皮肤，以手指压迫针眼处周围皮肤，穿出钢针，使两针距相等，用酒精纱布覆盖针孔，安装牵引弓，进行牵引（图 6-2-32）。牵引针应由内向外钻入，以免损伤神经和血管，注意不可过于向前方，以免进入髌骨上方的关节囊，造成膝关节感染。牵引重量一般为体重的 1/8 ～ 1/6，维持量为 3 ～ 5kg。

②胫骨结节牵引：适用于股骨干骨折、伸直型股骨髁上骨折等。将患肢置于牵引架上，胫骨结节向后1.25cm，在此点平面稍向远侧部位即为进针点，标记后消毒铺巾，局部麻醉后，由外侧向内侧进针，以免伤及腓总神经，钢针穿出皮肤后，使两针距相等，用酒精纱布覆盖针孔，安装牵引弓，进行牵引（图 6-2-33）。牵引重量 7 ～ 8kg，维持量为 3 ～ 5kg。

③跟骨牵引：适用于胫骨髁部骨折、胫腓骨不稳定性骨折、踝部粉碎性骨折、跟骨骨折向后上移位、膝关节屈曲挛缩畸形等。将患肢置于牵引架上，小腿远端垫一沙袋使足跟抬高，保持踝关节中立位，内踝尖与足跟后下缘连线的中点为穿针部位；或者内踝顶点下 3cm 处，再向后画 3cm 长的垂线，其顶点即是穿针处。标记后常规消毒铺巾，局部麻醉后穿针，穿针时注意外踝尖端的位置比内踝偏向后，并低 1cm 左右，故穿针时要考虑到内外踝不在同一水平面。注意穿针的方向，胫腓骨骨折时，针与踝关节面呈 15°，即进针处低，出针处高，有利于恢复胫骨的正常生理弧度。在此角度上旋转手摇钻，骨圆针缓慢贯通骨质，并穿出皮肤外，用酒精纱布覆盖针孔，安装牵引弓，进行牵引（图 6-2-34）。牵引重量 3 ～ 5kg。

（4）注意事项

①注意牵引针两侧有无阻挡，如有阻挡应及时调整，以免降低牵引力。

②检查牵引针有无松动或偏移，如有异常，及时报告医生处理。

③密切观察针眼处敷料的渗血情况、针眼处有无积血及分泌物，每日用 75% 酒精滴针眼两次。如感染无法控制，报告医生，必要时拔除牵引针。

④骨牵引针两端套上软木塞或西林瓶进行保护，以免刺伤皮肤或划破被褥。

（5）操作后告知事项

①指导患者平卧，定时抬臀，预防压力性损伤。

②指导患者进行踝泵运动、股四头肌舒缩运动，指导患者有效咳嗽、咳痰。

③指导患者合理饮食，适当增加粗纤维食物，多饮水。

④如牵引肢体疼痛剧烈、肿胀、麻木，或足趾发绀、苍白、温度降低，立即报告医护人员。

⑤保持持续有效牵引，牵引绳勿受压，不可自行解除牵引或增减牵引重量，如出现牵引针松动及移位，及时报告医护人员。

4. 兜带牵引　是指利用帆布、皮革等材料按局部形体制成各种布兜及牵引带，包绕或固定患部，通过牵引装置施加牵引力，进行各种牵引复位的方法。若无脊椎骨折或脱位，可行卧位、半卧位和坐位牵引，或交替应用。可持续牵引，也可间歇牵引。

适应证：无截瘫的颈椎骨折脱位、颈椎间盘突出症及颈椎病、骨盆环骨折、耻骨联合分离、骶髂关节分离等。

操作流程如下。

（1）用物准备：牵引床或牵引架、骨盆牵引带或布兜、牵引锤、牵引绳。

（2）操作前评估

①患者的病情、意识状态、疼痛、心理状态、年龄、体重。

②患者有无心脏病、糖尿病等全身疾病。

③患肢皮肤情况、有无伤口及伤口渗血、渗液情况。

④患肢血运、活动、感觉情况。

⑤患者有无疼痛，疼痛的部位、程度、性质。

（3）操作方法

①骨盆带牵引：常用于腰椎间盘突出症、腰椎小关节紊乱症、急性腰扭伤的治疗。系骨盆带时须保证其宽度的 2/3 缚在髂嵴以上的腰部，牵引带在骨盆两侧对称，在足侧系于滑轮上牵引。一侧重量一般不应超 15kg，以患者感觉舒适为宜。足侧床脚垫高15cm，必要时可在双腋下各置一布带，或在胸部系一兜带固定于头侧床杆上对抗牵引（图 6-2-35）。

②骨盆悬吊牵引：常用于骨盆骨折有明显分离移位者，如耻骨联合分离、骨盆环断裂分离移位、骶髂关节分离等。将兜带从后方包住骨盆，前方两侧各系一牵引绳，交叉至对侧上方滑轮上悬吊牵引。牵引重量以使臀部抬离床面 5cm 为宜（图 6-2-36）。

③注意事项：保持骨盆兜带松紧适宜，牵引护理应保证双侧同时实施，避免发生骨盆倾斜。

（4）操作后告知事项

①指导患者平卧，定时抬臀，防压力性损伤。

②指导患者进行踝泵运动、股四头肌舒缩运动，指导患者有效咳嗽、咳痰。

③指导患者合理饮食，多饮水，适当增加富含粗纤维的食物。

④如感觉下肢疼痛剧烈、肿胀、麻木，或发现足趾发绀、苍白、温度降低，立即报告医护人员。

⑤保持持续有效牵引，牵引绳勿受压，不可自行解除牵引或增减牵引重量，牵引带或布兜松脱移位，要及时告知医护人员。

5. 机械牵引 使用机械对肢体进行牵引的一种新型牵引技术，目前已有许多电动牵引床架的制造和临床应用。临床常用的有自控脉冲牵引治疗床、振动牵引床、立式自动控制腰椎牵引器等（图 6-2-37）。

适应证：腰椎疾病，如腰痛、腰椎间盘突出症、腰椎侧弯、四肢麻木等。

操作流程如下：

（1）用物准备：电动牵引床或牵引架、牵引带。

（2）操作前评估

①患者的病情、意识状态、疼痛、心理状态、年龄、体重。

②患者有无心脏病等全身疾病。

③患肢皮肤情况、有无伤口及伤口渗血、渗液情况。

④患肢血运、活动、感觉情况。

⑤患者有无疼痛，疼痛的部位、程度、性质。

（3）操作方法

①患者平躺于电动牵引床上，绑上牵引带，松紧以能伸入 1 ～ 2 指为宜。

②接通牵引床电源，打开开关，选择牵引模式。

③设置牵引时间及强度。

（4）注意事项：牵引强度应根据患者的体重设置，牵引过程中注意询问患者感受。

（5）操作后告知

①不可随意调节牵引强度和时间。

②牵引过程中如出现剧烈疼痛、肢体麻木情况应立即告知医护人员。

6. 牵引的注意事项

（1）持续牵引的患者活动不便，生活不能完全自理。应协助患者满足正常生理需要，如协助洗头、擦浴，教会患者使用床上拉手、床上便盆等。

（2）保持牵引的有效性：牵引重锤保持悬空，不可随意增减或移去牵引重量，不可随意放松牵引绳，以免影响骨折的愈合；保持对抗牵引力：下肢牵引时，抬高床尾 15 ～ 30cm，若身体移位，抵住了床头或床尾，及时调整，以免失去反牵引作用；告知患者和家属牵引期间牵引方向与肢体长轴应成直线，以达到有效牵引。

（3）密切观察患者患肢末梢血液循环情况。检查局部包扎有无过紧、牵引重量是否过大。若局部出现青紫、肿胀、发冷、麻木、疼痛、运动障碍以及脉搏细弱时，详细检查、分析原因并及时报告医师。

（4）在可能发生压疮的部位放置水垫、减压贴或应用气垫床，保持床单位清洁、干燥和平整，定时翻身，并观察受压皮肤的情况，防止压疮发生。

（5）预防足下垂：下肢水平牵引时，在膝外侧垫棉垫，防止压迫腓总神经；可用垂足板将距小腿关节置于功能位。若病情许可，定时做距小腿关节活动，预防足下垂。

（6）预防其他并发症的发生：指导患者有效咳嗽咳痰，预防坠积性肺炎。指导患者进行踝泵运动及股四头肌舒缩，预防下肢静脉血栓形成及肌肉萎缩。指导患者多饮水，适当增加粗纤维食物，预防尿路感染及便秘的发生。

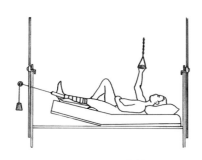

图 6-2-28　胶布牵引

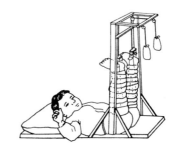

图 6-2-29　双腿悬吊牵引

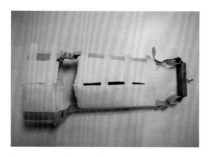

图 6-2-30　下肢皮套

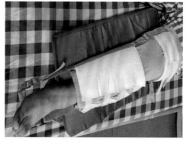

图 6-2-31　皮套牵引

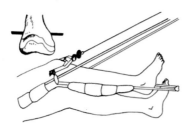

图 6-2-32　股骨髁上牵引

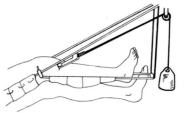

图 6-2-33　胫骨结节牵引

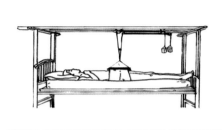

图 6-2-34 跟骨牵引

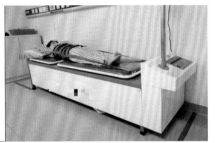

图 6-2-35 骨盆带牵引

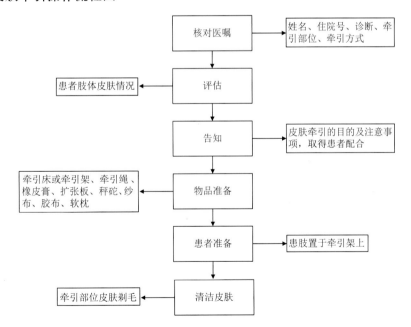

图 6-2-36 骨盆悬吊牵引　　　　图 6-2-37 腰椎机械牵引

（二）下肢牵引操作流程图

1. 皮肤牵引操作流程图

```
        核对医嘱  ──────▶  姓名、住院号、诊断、牵
            │               引部位、牵引方式
            ▼
患者肢体皮肤情况 ◀──  评估
            │
            ▼
        告知  ──────▶  皮肤牵引的目的及注意事
            │             项，取得患者配合
            ▼
牵引床或牵引架、牵引绳、
橡皮膏、扩张板、秤砣、纱 ◀──  物品准备
布、胶布、软枕
            │
            ▼
        患者准备 ──────▶ 患肢置于牵引架上
            │
            ▼
牵引部位皮肤剃毛 ◀──  清洁皮肤
```

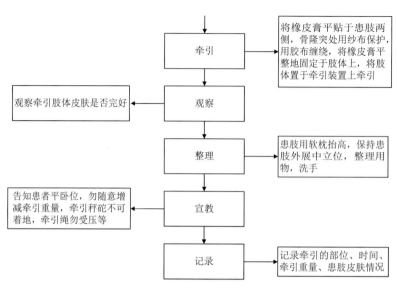

图 6-2-38　皮肤牵引操作流程图

2. 皮套牵引操作流程图

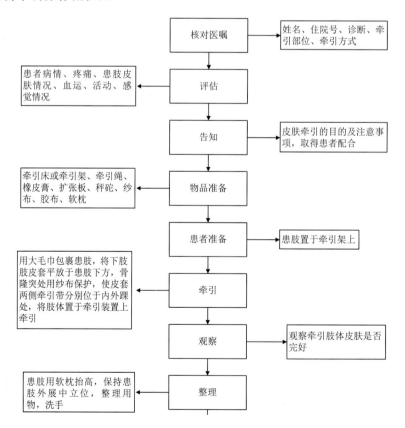

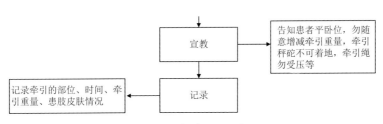

图 6-2-39 皮套牵引操作流程图

3.骨牵引操作流程图

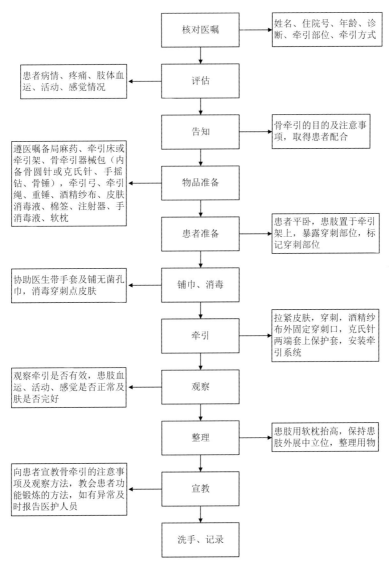

图 6-2-40 骨牵引操作流程图

4. 骨盆牵引带操作流程表

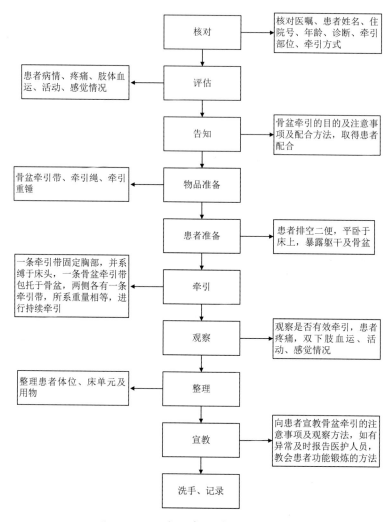

图 6-2-41　骨盆牵引带操作流程图

5. 骨盆悬吊牵引操作流程图

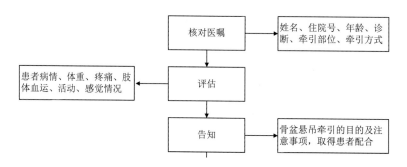

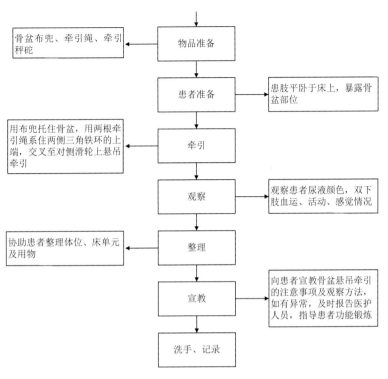

图 6-2-42 骨盆悬吊牵引操作流程图

6. 机械牵引操作流程图

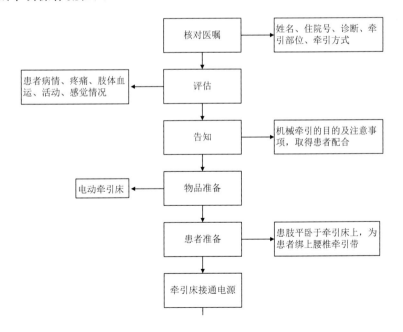

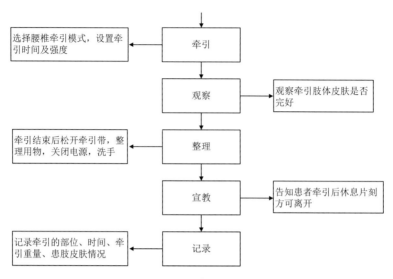

图 6-2-43 机械牵引操作流程图

（三）操作评分标准

1. 皮肤牵引护理操作评分标准

表 6-2-4 皮肤牵引护理操作评分标准

项目		要求	标准分	得分	评分细则
素质		仪表大方，举止端庄，态度和蔼	5		一项不合格扣 1 分
要求		服装、鞋帽整齐	5		一项不合格扣 1 分
操作前准备	护士	洗手，戴口罩	2		洗手步骤少一项或不合格扣 1 分
		核对医嘱，患者的姓名、年龄、床号、住院号、诊断、牵引方式、牵引部位	5		少一项扣 1 分
		评估内容全面：患者的病情，意识状态、心理状态、年龄、体重、疼痛、配合程度	6		少一项扣 1 分
	物品	牵引床或牵引架、胶布、扩张板、牵引绳、重锤、安息香酸酊、纱布绷带、纱布	7		少一项扣 1 分
	患者	向患者解释操作目的，配合方法	5		未告知扣 5 分

（续表）

项目		要求	标准分	得分	评分细则
操作流程	操作	（1）取合适体位，暴露牵引肢体，及时满足患者需要 （2）牵引部位皮肤清洁，必要时剃毛 （3）根据肢体的粗细和长度准备适宜宽度和长度的胶布，将扩张板贴于胶布中央 （4）将胶布平贴于患肢两侧，骨突处用纱布保护，用胶布缠绕，将肢体置于牵引装置上牵引 （5）保持患肢外展中立位，抬高患肢 15～20cm，外展 15°～30°	25		少一项扣 5 分
	观察	观察牵引松紧度、患肢远端血运、活动、感觉情况，询问有无不适	5		松紧度不适或未观察扣 5 分
	宣教	（1）指导患者定时抬臀预防压力性损伤 （2）指导患者进行踝泵运动、股四头肌舒缩运动	5		少一项扣 1 分
操作后	整理	协助患者穿衣，合理安排体位，整理床单位，固定床档，呼叫铃置于患者触手可及之处	3		少一项扣 1 分
		清理用物，归还原处，洗手	3		少一项扣 1 分
	记录	按要求记录及签名	2		少一项扣 1 分
	评价	患者感受及目标达到的程度	7		一项不合格扣 2 分
技能熟练		操作熟练、正确	5		不熟练扣 3 分
理论提问		回答全面、正确	10		回答不全面扣 3～5 分，不正确不得分
合计			100		

2. 皮套牵引护理操作评分标准

表 6-2-5 皮套牵引护理操作评分标准

项目		要求	标准分	得分	评分细则
素质		仪表大方，举止端庄，态度和蔼	5		一项不合格扣 1 分
要求		服装、鞋帽整齐	5		一项不合格扣 1 分
操作前准备	护士	洗手，戴口罩	2		洗手步骤少一项或不合格扣 1 分
		核对医嘱，患者的姓名、年龄、床号、住院号、诊断、牵引方式、牵引部位	5		少一项扣 1 分

（续表）

项目		要求	标准分	得分	评分细则
操作前准备	护士	评估内容全面： （1）患者的病情、意识状态、心理状态、年龄、体重、配合程度 （2）患者有无心脏病、糖尿病等全身疾病 （3）患肢皮肤情况、有无伤口及伤口渗血、渗液情况 （4）患肢血运、活动、感觉情况 （5）患者有无疼痛，疼痛的部位、程度、性质	6		少一项扣1分
	物品	用物准备：牵引床或牵引架、下肢皮套、大毛巾、牵引绳、牵引重锤	7		少一项扣1分
	患者	向患者解释操作目的，配合方法	5		未告知扣5分
操作流程	操作	（1）取合适体位，暴露牵引肢体，及时满足患者需要 （2）用大毛巾包裹患肢，骨突处垫以棉花或纱布保护 （3）将皮套平整铺于患肢下方并裹敷患肢，注意松紧度，系好尼龙搭扣或魔术贴，并将牵引带调整至肢体双侧对称位置进行牵引 （4）保持患肢外展中立位，抬高患肢15～20cm，外展15°～30°	25		少一项扣5分
	观察	观察牵引皮套松紧度、患肢远端血运、活动、感觉情况，询问有无不适	5		松紧度不适或未观察扣5分
	宣教	（1）指导患者定时抬臀预防压力性损伤 （2）指导患者进行踝泵运动、股四头肌舒缩运动，指导患者有效咳嗽、咳痰 （3）指导患者合理饮食，适当增加含粗纤维的食物，多饮水 （4）如出现患肢疼痛剧烈、肿胀、麻木、或足趾发绀、苍白、温度降低，立即报告医护人员 （5）保持持续有效牵引，不可自行解除牵引或增减牵引重量，如出现皮套松脱下滑应立即报告	5		少一项扣1分
操作后	整理	协助患者穿衣，合理安排体位，整理床单位，固定床档，呼叫器置于患者触手可及之处	3		少一项扣1分
		清理用物，归还原处，洗手	3		少一项扣1分
	记录	按要求记录及签名	2		少一项扣1分
	评价	患者感受及目标达到的程度	7		一项不合格扣2分
技能熟练		操作熟练、正确	5		不熟练扣3分
理论提问		回答全面、正确	10		回答不全面扣3～5分，不正确不得分
合计			100		

3. 骨牵引护理操作评分标准

表 6-2-6　骨牵引护理操作评分标准

项目		要求	标准分	得分	评分细则
素质		仪表大方，举止端庄，态度和蔼	5		一项不合格扣1分
要求		服装、鞋帽整齐	5		一项不合格扣1分
操作前准备	护士	洗手，戴口罩	2		洗手步骤少一项或不合格扣1分
		核对医嘱，患者的姓名、年龄、床号、住院号、诊断、牵引方式、牵引部位	5		少一项扣1分
		评估内容全面：患者的病情、凝血功能、意识状态、心理状态、年龄、体重、药物敏史、骨牵引器械包	6		少一项扣1分
	物品	遵医嘱备局麻药、牵引床或牵引架（内备骨圆针或克氏针、手摇钻、骨锤），牵引弓牵引绳、牵引重锤、西林瓶、酒精纱布、皮肤消毒	7		少一项扣1分
	患者	向患者解释操作目的，配合方法	5		未告知扣5分
操作流程	操作	（1）测量血压、脉搏、呼吸 （2）患者平卧位，暴露穿刺点 （3）用记号笔标记穿刺位置，消毒穿刺点周围皮肤 （4）打开牵引包，协助医生戴手套及铺无菌孔巾，协助医生进行局部麻醉 （5）协助拉紧皮肤，完成穿刺；消毒针孔处，用酒精纱布包扎穿刺口，克氏针两端套上西林瓶，安装牵引系统 （6）保持患肢外展中立位，抬高患肢15～20cm，外展15°～30°	25		少一项扣5分
	观察	观察牵引针有无松脱，患肢远端血运、活动、感觉情况，询问有无不适	5		松紧度不适或未观察5分
	宣教	（1）指导患者定时抬臀防压力性损伤 （2）指导患者进行踝泵运动、股四头肌舒缩运动，指导患者有效咳嗽、咳痰，整理床单位，固定	5		少一项扣1分
操作后	整理	协助患者穿衣，合理安排体位床档，呼叫铃置于患者触手可及之处	3		少一项扣1分
		清理用物，归还原处，洗手	3		少一项扣1分
	记录	按要求记录及签名	2		少一项扣1分
	评价	患者感受及目标达到的程度	7		一项不合格扣2分
技能熟练		操作熟练、正确	5		不熟练扣3分
理论提问		回答全面、正确	10		回答不全面扣3～5分，不正确不得分
合计			100		

4. 骨盆牵引操作评分标准

表 6-2-7　骨盆牵引护理操作评分标准

项目		要求	标准分	得分	评分细则
素质		仪表大方，举止端庄，态度和蔼	5		一项不合格扣 1 分
要求		服装、鞋帽整齐	5		一项不合格扣 1 分
操作前准备	护士	洗手，戴口罩	2		洗手步骤少一项或不合格扣 1 分
		核对医嘱，患者的姓名、年龄、床号、住院号、诊断、牵引方式、牵引部位	5		少一项扣 1 分
		评估内容全面： （1）患者的病情、意识状态、心理状态、年龄、体重 （2）患者有无心脏病、糖尿病等全身疾病 （3）患肢皮肤情况、有无伤口及伤口渗血、渗液情况 （4）患肢血运、活动、感觉情况 （5）患者有无疼痛，疼痛的部位、程度、性质	6		少一项扣 1 分
	物品	牵引床或牵引架、骨盆牵引带或骨盆布兜、牵引绳、牵引重锤	7		少一项扣 1 分
	患者	向患者解释操作目的，配合方法	5		未告知扣 5 分
操作流程	操作	（1）协助患者平卧位，暴露牵引部位，及时满足患者需要 （2）一条牵引带固定胸部，并系缚于床头，一条骨盆牵引带包托于骨盆，两侧各有一条牵引带 （3）安装牵引装置，骨盆牵引带两侧所系重量相等，一侧重量 5～15kg，进行持续牵引	25		少一项扣 5 分
	观察	观察牵引带松紧度、双下肢远端血运、活动、感觉情况，询问有无不适	5		松紧度不适或未观察扣 5 分
	宣教	（1）指导患者定时抬臀预防压力性损伤 （2）指导患者进行踝泵运动、股四头肌舒缩运动，指导患者有效咳嗽、咳痰 （3）指导患者合理饮食，多饮水，适当增加富含粗纤维的食物 （4）如感觉下肢疼痛剧烈、肿胀、麻木、或发现足趾发绀、苍白、温度降低，立即报告医护人员 （5）保持持续有效牵引，不可自行解除牵引或增减牵引重量	5		少一项扣 1 分
操作后	整理	协助患者穿衣，合理安排体位，整理床单位，固定床档，呼叫铃置于患者触手可及之处	3		少一项扣 1 分
		清理用物，归还原处，洗手	3		少一项扣 1 分
	记录	按要求记录及签名	2		少一项扣 1 分
	评价	患者感受及目标达到的程度	7		一项不合格扣 2 分
技能熟练		操作熟练、正确	5		不熟练扣 3 分
理论提问		回答全面、正确	10		回答不全面扣 3～5 分，不正确不得分
合计			100		

5. 骨盆悬吊牵引操作评分标准

表 6-2-8　骨盆悬吊牵引护理操作评分标准

项目		要求	标准分	得分	评分细则
素质		仪表大方，举止端庄，态度和蔼	5		一项不合格扣 1 分
要求		服装、鞋帽整齐	5		一项不合格扣 1 分
操作前准备	护士	洗手，戴口罩	2		洗手步骤少一项或不合格扣 1 分
		核对医嘱，患者的姓名、年龄、床号、住院号、诊断、牵引方式、牵引部位	5		少一项扣 1 分
		评估内容全面： （1）患者的病情、意识状态、心理状态、年龄、体重、配合程度 （2）患肢皮肤情况、有无伤口及伤口渗血、渗液情况 （3）患肢血运、活动、感觉情况 （4）患者有无疼痛，疼痛的部位、程度、性质	6		少一项扣 1 分
	物品	牵引床或牵引架、骨盆布兜、牵引绳、牵引重锤	7		少一项扣 1 分
	患者	向患者解释操作目的，配合方法	5		未告知扣 5 分
操作流程	操作	（1）协助患者平卧位，暴露牵引部位，及时满足患者需要 （2）牵引时患者取仰卧位，用布兜托住骨盆，用两根牵引绳系住两侧三角铁环的上端，交叉至对侧滑轮上悬吊牵引 （3）安装牵引装置，骨盆牵引带两侧所系重量相等，使臀部抬离床面 5cm，进行持续牵引	25		少一项扣 5 分
	观察	观察双下肢远端血运、活动、感觉情况，询问有无不适	5		未观察扣 5 分
	宣教	（1）指导患者定时抬臀防压力性损伤 （2）指导患者进行踝泵运动、股四头肌舒缩运动，指导患者有效咳嗽、咳痰 （3）指导患者合理饮食，多饮水，适当增加富含粗纤维的食物 （4）如感觉下肢疼痛剧烈、肿胀、麻木、或发现足趾发绀、苍白、温度降低，立即报告医护人员 （5）保持持续有效牵引，不可自行解除牵引或增减牵引重量	5		少一项扣 1 分
操作后	整理	协助患者穿衣，合理安排体位，整理床单位，固定床档，呼叫铃置于患者触手可及之处	3		少一项扣 1 分
		清理用物，归还原处，洗手	3		少一项扣 1 分
	记录	按要求记录及签名	2		少一项扣 1 分
	评价	患者感受及目标达到的程度	7		一项不合格扣 2 分
技能熟练		操作熟练、正确	5		不熟练扣 3 分
理论提问		回答全面、正确	10		回答不全面扣 3～5分，不正确不得分
合计			100		

6. 腰椎机械牵引评分标准

表 6-2-9 腰椎机械牵引护理操作评分标准

项目		要求	标准分	得分	评分细则
素质		仪表大方，举止端庄，态度和蔼	5		一项不合格扣1分
要求		服装、鞋帽整齐	5		一项不合格扣1分
操作前准备	护士	洗手，戴口罩	2		洗手步骤少一项或不合格扣1分
		核对医嘱，患者的姓名、年龄、床号、住院号、诊断、牵引方式、牵引部位	5		少一项扣1分
		评估内容不全面： 患者的病情、意识状态、心理状态、年龄、体重、配合程度	6		少一项扣1分
	物品	电动牵引床、中单	7		少一项扣1分
	患者	向患者解释操作目的，配合方法	5		未告知扣5分
操作流程	操作	（1）协助患者平卧位，暴露牵引部位，及时满足患者需要 （2）检查电动牵引床性能是否完好，接通电源 （3）患者平卧，腰部用中单包裹，并绑上牵引带 （4）选择腰椎牵引模式，设置牵引强度及牵引时间	25		少一项扣5分
	观察	观察双下肢远端血运、活动、感觉情况，询问有无不适	5		未观察扣5分
	宣教	（1）指导患者进行腰背肌功能锻炼 （2）指导患者牵引后休息10分钟方可离开	5		少一项扣1分
操作后	整理	协助患者穿衣，合理安排体位，整理床单位，固定床档，呼叫铃置于患者触手可及之处	3		少一项扣1分
		清理用物，归还原处，洗手	3		少一项扣1分
	记录	按要求记录及签名	2		少一项扣1分
	评价	患者感受及目标达到的程度	7		一项不合格扣2分
技能熟练		操作熟练、正确	5		不熟练扣3分
理论提问		回答全面、正确	10		回答不全面扣3～5分，不正确不得分
合计			100		

四、颈部支具佩戴方法

（一）概念

支具是一种置于身体外部，旨在限制身体的某项运动，从而辅助手术治疗的效果，或直接用于非手术治疗的外固定。同时在外固定的基础上加上压点，就可以成为矫形支具，用于身体畸形的矫正治疗。

（二）颈托支具

1. 佩戴目的　颈托是颈椎病辅助治疗器具，能稳定支撑头部，限制颈部活动，有利于颈部肌肉放松，减轻疼痛，以及保护颈部，是一种暂时性、过渡性的维持制动措施。适用于各型颈椎病，颈椎病减压治疗、颈椎术后颈部需要保护、需颈部制动者。

2. 颈托选择

（1）区分颈托前后片，前后片的上下端。有下颌窝为前片，有长托的为后片，后片有长托的为下缘（图 6-2-44）。

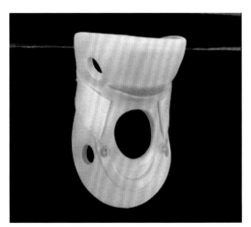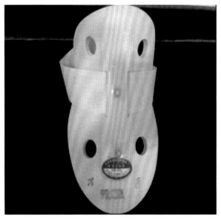

图 6-2-44　颈托前后片

（2）测量患者颈围、颈高，根据颈围、颈高选择合适型号的颈托。

①颈围：经喉结节点的颈部水平围长。

②颈高：从下颌骨角至锁骨的距离。

3. 佩戴颈托操作流程

（1）核对医嘱：ID 号/床号、姓名、诊断。

（2）自我介绍：告知患者佩戴颈托目的、操作方法，取得配合。

（3）评估患者病情：意识及各项生命体征、配合能力、损伤部位皮肤、四肢感觉、肌力、患者颈围、颈高、管道情况。

（4）物品准备：根据颈围、颈高选择合适型号的颈托，区分颈托前后片，前后片的上下端。

（5）患者准备：患者取平卧或侧卧。

（6）环境准备：病房安静、整洁、舒适、光线充足、适宜操作。

（7）佩戴颈托操作步骤

①洗手、戴口罩。

②携用物至床旁，再次核对患者信息。

③平卧位佩戴颈托：患者平卧，站于床头，轻扶患者头颈部，轻轻抬起颈部，使颈部稍离床面，将颈托后片从颈后放入，再将颈部轻放于床面，检查颈部轴线，使颈部处于正中位，为患者佩戴颈托前片，颈托前片边缘压住后片，系好魔术贴，检查颈托松紧度，一指为宜。

④侧卧位佩戴颈托：患者侧卧，先佩戴颈托后片，协助患者轴式翻身至平卧位，戴颈托前片，把前片的两侧边盖在后片上，系好魔术贴，颈托固定颈椎于中立位，松紧度以侧边能伸进一指为宜。

⑤取下颈托：协助患者平卧于床上，松开魔术贴，先取下颈托前片，侧卧或轻轻抬起颈部，稍离床面，一手取下颈托后片，协助患者平卧，保持颈部处正中位。

⑥操作中与患者沟通，观察患者面色、表情，生命体征，四肢肌力，询问患者舒适度，检查各治疗管道是否通畅。

⑦整理床单位，洗手。记录颈托佩戴、损伤部位及管道情况。

（8）健康宣教：告知卧床时无需佩戴颈托，坐、站立、行走时佩戴。颈托一般佩戴3个月，颈椎稳定情况下，患者可进行颈项部肌肉训练。指导患者待生命体征平稳后，可佩戴颈托离床活动。

①起床：戴好颈托后，身体移向床边，侧卧位，以肘关节及手为支撑点侧起身，同时双腿下垂于床边坐起。

②躺下：戴好颈托，患者先坐于床边，双腿下垂，再以肘关节及手为支撑点着力侧卧，双腿侧卧至床边，再缓慢平卧。

4. 佩戴颈托操作流程图

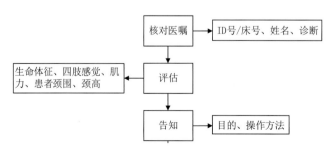

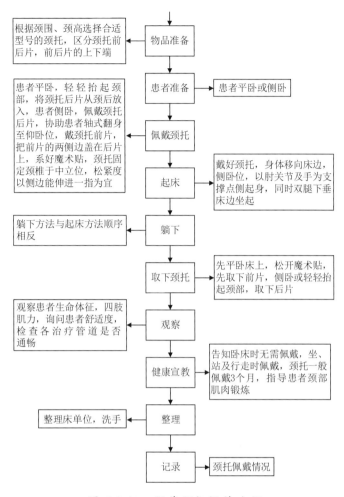

图 6-2-45　佩戴颈托操作流程

（1）平卧位佩戴方法（图 6-2-46）

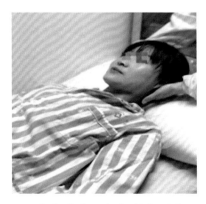
a. 患者平卧，轻轻抬起颈部

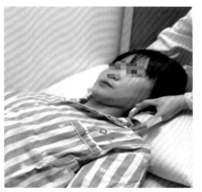
b. 颈托后片从颈后放入

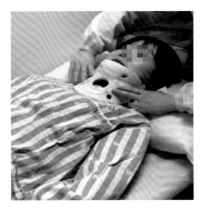
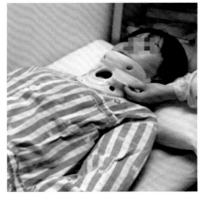

c.戴颈托前片　　　　　d.前片盖在后片上，系好魔术贴

图 6-2-46　仰卧位佩戴方法

（2）侧卧位佩戴方法（图 6-2-47）

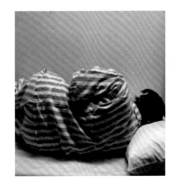
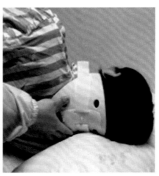
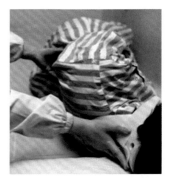

a.患者侧卧　　　　　b.佩戴颈托后片　　　　　c.协助轴线式翻身

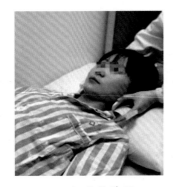
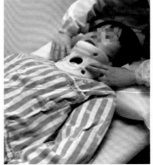
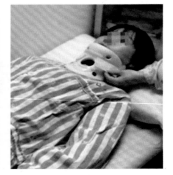

d.至平卧位　　　　　e.戴好颈托前片　　　　　f.固定颈椎于中立位

图 6-2-47　侧卧位佩戴方法

5. 佩戴颈托护理操作评分标准

表 6-2-10 佩戴颈托护理操作评分标准

项目		评分细则	分值	评分说明	扣分
操作前准备	护士准备	1. 着装标准，洗手，戴口罩 2. 双人核对医嘱，明确目的	4	一项不符扣 1 分	
	环境准备	病房整洁、安静、光线充足、温湿度适宜	2	一项不符扣 0.5 分	
	核对	查对患者 ID 号 / 床号、姓名、诊断	2	未核对扣 2 分，内容不全扣 1 分	
	告知	佩戴颈托目的、方法	5	未告知扣 5 分，内容不全扣 2 分	
	评估患者	1. 患者一般状况、生命体征 2. 四肢感觉、肌力情况 3. 测量患者颈围、颈高	10	一项不符合要求扣 2 分，少评一项扣 1 分	
	用物准备	根据颈围、颈高选择合适型号的颈托，区分颈托前后片，前后片的上下端	2	用物准备不充分扣 2 分	
操作程序	佩戴颈托	平卧位佩戴： 1. 患者平卧，轻轻抬起颈部，将颈托后片从颈后放入 2. 戴颈托前片，把前片的两侧边盖在后片上，系好魔术贴 3. 颈托固定颈椎于中立位，松紧以侧边能伸进一指为宜	20	一项不符合要求扣 5 分，内容不全扣 2 分	
		侧卧位佩戴： 1. 患者侧卧，佩戴颈托后片 2. 协助患者轴线式翻身至平卧位，戴好颈托前片，把前方在两侧边盖在后片上，系好魔术贴 3. 颈托固定颈椎于中立位，松紧以侧边能伸进一指为宜	20	一项不符合要求扣 6 分，内容不全扣 2 分	
操作程序	佩戴颈托	1. 起床：戴好颈托，身体移向床边，侧卧位，以肘关节及手为支撑点侧起身，同时双腿下垂床边坐起 2. 躺下方法与起床方法顺序相反	5	一项不符合要求扣 3 分，内容不全扣 2 分	
		颈托取下：先平卧床上，松开魔术贴，先取下前片，侧卧或轻轻抬起颈部，取下后片	5	不符合要求扣 5 分，内容不全扣 2 分	
	观察	1. 操作过程中观察患者反应，倾听患者主诉 2. 询问患者体位是否舒适	5	一项不符合要求扣 3 分，内容不全扣 2 分	
		1. 观察患者生命体征，四肢肌力 2. 检查输液管、引流管、尿管等治疗管道是否通畅	5	一项不符合要求扣 3 分，内容不全扣 2 分	
		协助患者整理衣物、注意保暖	5	不符合要求扣 5 分，内容不全扣 2 分	
操作后	健康宣教	1. 告知卧床时无需佩戴，坐、站及行走时佩戴 2. 颈托一般佩戴 3 个月 3. 指导患者颈部肌肉锻炼	5	一项不符合要求扣 2 分，内容不全扣 1 分	
	整理记录	整理病房及用物 洗手，记录	5	未整理记录扣 5 分，不符要求扣 2 分	

6. 注意事项

（1）原则：卧位佩戴，卧位摘除，即坐立之前将颈托戴好，躺下后再取下颈托。戴好颈托，再活动。术后应遵从医生指示。

（2）在佩戴颈托后的早期，避免扭动或弯曲上身的动作。

（3）颈托佩戴期间每天应清洁支具及佩戴处的皮肤。颈托内可垫小毛巾或绵纸软衬垫，确保颈部舒适、清洁，以防压伤皮肤。

（4）颈托一般佩戴 3 个月，佩戴时间过长会引起肌肉萎缩、颈部僵硬、活动受限等不良后果。佩戴颈托期间要在医护人员指导下进行颈部肌肉锻炼。

（5）去除颈托需循序渐进，逐渐减少颈托佩戴时间，直至完全去除颈托。

（6）使用过程中，若有症状加重或不适，应及时就医。

五、背心支具佩戴方法

1. 目的　支具背心能限制脊柱的屈曲及旋转运动，辅助手术治疗效果，或直接用于非手术治疗的外固定。有稳定关节、临时外固定、保护植骨或骨折处、矫正畸形或防止畸形加重的作用。

2. 背心支具佩戴操作流程

（1）核对医嘱：ID 号 / 床号、姓名、诊断。

（2）自我介绍，告知患者佩戴支具背心目的、操作方法，取得配合。

（3）评估患者病情、意识及生命体征、配合能力、胸背部皮肤、四肢感觉、肌力、管道情况。

（4）物品准备：选择尺寸合适的支具背心，区分支具背心前后片。

（5）患者准备：取侧卧位 / 坐位，整理衣物，保留内衣。

（6）环境准备：病房安静、整洁、舒适、光线充足、适宜操作。

（7）佩戴支具背心操作步骤

①洗手、戴口罩。

②携用物至床旁，再次核对患者信息。

③佩戴：协助患者取侧卧位 / 坐位，将支具背心后片置于躯干后面，协助患者取平卧位 / 坐位，将支具背心前片置于胸腹部，使支具背心前后边缘在腋中线重叠，前片的边缘外露，先系中间，再系紧边缘的扣带，固定脊柱于中立位，松紧度以能伸进一指为宜，使患者呼吸顺畅即可。

④卸下：取坐位 / 平卧位，按与佩戴相反顺序卸下。

⑤操作中与患者沟通，观察患者面色、表情，各项生命体征，四肢肌力，询问患者舒适度，检查各治疗管道是否通畅。

⑥整理床单位，洗手。记录支具佩戴、胸背部皮肤、管道情况。

（8）健康宣教：告知卧床时无需佩戴，坐、站、行走时佩戴，支具背心一般佩戴3～6个月，脊柱损伤稳定后，患者可进行腰背肌锻炼。指导患者待生命体征平稳后，可佩戴支具背心离床活动。

①起床：身体移向床边，侧卧位，以肘关节及手为支撑点支撑起上身，同时双腿下垂，床边坐起。

②躺下：患者坐于床边，双腿下垂，再以肘关节及手为支撑点支撑起上半身侧卧，双腿卧于床边，再缓慢平卧。

3. 背心支具佩戴操作流程

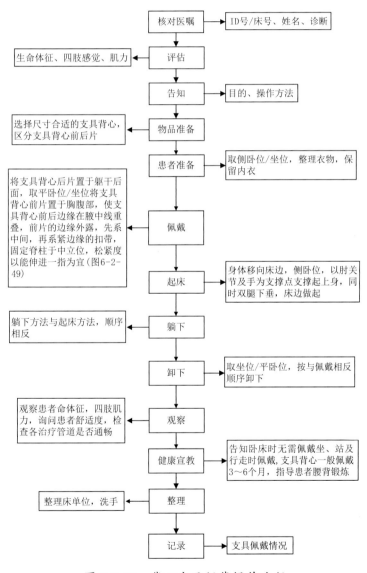

图 6-2-48　背心支具佩戴操作流程

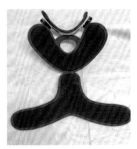 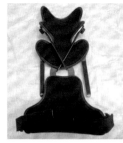 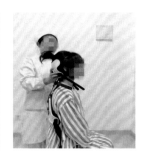

a.支具背心前片　　　b.支具背心后片　　　c.佩戴支具背心后片

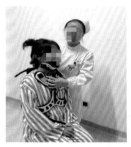 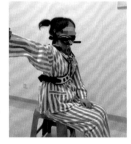 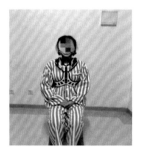

d.佩戴支具背心前片　e.前后片腋中线重叠　f.固定脊柱于中立位

图 6-2-49　佩戴支具背心

4. 背心支具佩戴护理操作评分标准

表 6-2-11　背心支具佩戴护理操作评分标准

项目		评分细则	分值	评分说明	扣分
操作前准备	护士准备	1. 着装标准，洗手，戴口罩 2. 双人核对医嘱，明确目的	4	一项不符扣 1 分	
	环境准备	病房整洁、安静、光线充足、温湿度适宜	2	一项不符扣 0.5 分	
	核对	核对患者 ID 号 / 床号、姓名、诊断	2	未核对扣 2 分，内容不全扣 1 分	
	告知	佩戴支具目的、方法	5	未告知扣 5 分，内容不全扣 2 分	
	评估患者	1. 患者一般状况、生命体征 2. 四肢感觉、肌力情况	10	一项未评估扣 2.5 分	
	用物准备	支具背心	2	用物准备不充分扣 2 分	

（续表）

项目		评分细则	分值	评分说明	扣分
操作程序	佩戴支具背心	1. 患者取侧卧位/坐位，整理患者衣物，保留内衣 2. 将支具背心后片置于躯干后面，取平卧位/坐位将支具背心前片置于胸腹部 3. 使支具背心前后边缘在腋中线重叠，前片的边缘外露 4. 先系紧中间的扣带，再系紧边缘的扣带，固定脊柱于中立位 5. 松紧度以能伸进一指为宜	25	一项不符合要求扣5分	
		1. 起床：身体移向床边，侧卧位，以肘关节及手为支撑点支撑起上身，同时双腿下垂，床边坐起 2. 躺下方法与起床方法顺序相反	20	一项不符合要求扣10分	
		卸下：取平卧位，按与佩戴相反顺序卸下	5	不符合要求扣5分	
	观察	1. 操作过程中观察患者反应，倾听患者主诉 2. 询问患者体位是否舒适	6	一项不符合要求扣3分	
		1. 观察患者生命体征，四肢肌力 2. 检查输液管、引流管、尿管等治疗管道是否通畅	6	一项不符合要求扣3分	
		协助患者整理衣物	3	一项不符合要求扣3分	
操作后	健康宣教	1. 告知卧床时无需佩戴，坐、站及行走时佩戴 2. 支具背心一般佩戴3～6个月 3. 指导患者腰背肌锻炼	5	未告知扣5分，内容不全扣2分	
	整理记录	整理病房及用物 洗手，记录	5	未整理记录扣5分，不符要求扣2分	

5. 注意事项

（1）必须在床上佩戴支具背心，将支具背心松紧度调节好后方可下床活动，上床后再将支具背心取下。

（2）佩戴支具背心位置要准确，松紧以放入一手掌，患者深呼吸，自觉不影响呼吸为宜，过紧易出现皮肤压损以及影响呼吸，过松则达不到制动目的。

（3）避免支具背心衬垫与皮肤直接接触，支具背心穿在内衣外面，内衣需平整，不宜过紧，尽量选择全棉内衣，以利于汗液吸收、增加舒适感和保持支具背心的清洁。

（4）支具背心一般佩戴3～6个月，佩戴过程中会引起肌肉萎缩、脊柱僵硬、活动受限等后果，要在医护人员的指导下进行腰背肌功能锻炼。

（5）佩戴支具背心的常见并发症包括皮肤压伤、神经受损、消化系统症状、呼吸功能影响，应注意保护，避免压迫，饮食不宜过饱，同时在医护人员的指导下进行呼吸功能锻炼。

（6）支具使用期间活动以站立为主，不宜负重。

（7）使用过程中若有症状加重或不适，应及时就医，避免延误治疗。

（8）去除支具背心需循序渐进，逐渐减少佩戴时间，直至完全去除。

（9）发现支具背心不合体时应及时联系厂家进行修整，直至感觉舒适为止。

（10）清洗支具背心可用温水加普通清洁剂，用毛巾拭干或平放于阴凉处晾干备用。

六、腰围佩戴方法

（一）概念

腰围是为减轻腰部疼痛或不适常用的一种支具，对腰部起到制动、支持和保护的作用。

（二）目的

1. 减轻腰部肌肉的压力和刺激　佩戴合适的腰围可以减少对腰部周围肌肉的压力和刺激，从而减轻腰椎周围韧带负担，缓解和改善椎间隙的压力。

2. 减轻腰椎和椎间盘的负荷　腰围产生的围裹力可将上半身的一部分重量通过肋骨—腰围—髂骨传递下去，减轻腰椎和椎间盘的受力，从而减轻椎间盘对神经根的压迫，有利于神经根炎症、水肿的吸收。

3. 制动　通过限制腰椎的前屈、侧屈等活动，维持腰椎和椎间盘的稳定，减轻疼痛和不适。

（三）评估

1. 评估患者生命体征及局部皮肤情况。

2. 评估患者腰围。

（四）告知

1. 佩戴腰围期间不宜短时间内进食大量食物。

2. 佩戴腰围时，要先佩戴好腰围后再坐起或下床。

3. 腰部保暖，谨防受凉。

4. 去掉腰围后，加强腰背肌功能锻炼。

（五）操作步骤

1. 物品准备　治疗盘、医嘱本、核对单、腰围、体温计、血压计、贴身衣物一套。

2. 操作方法

（1）两名护士操作，洗手，戴口罩。

（2）核对患者身份，评估全身情况，解释目的、流程、注意事项。

（3）调节室温，关闭门窗。

（4）协助患者更衣。

（5）患者仰卧，两手紧贴身体，护士站在患者一侧，用二人平移法将患者移至床的一侧，协助患者轴向翻身。

（6）面对患者背部的护士将腰围正中线与脊柱对平齐，上缘到肋下缘，下缘到臀裂，将腰围下方部分卷成圆筒状放至患者身下，协助患者翻身至平卧位。

（7）将两边的腰围拉向中间，调整松紧粘牢，检查腰围松紧度，以伸进一指为宜。

（8）评估患者有无不适，讲解注意事项。

（9）去除腰围：①佩戴腰围，俯卧位上床；②协助患者轴向翻身至仰卧位，躺好后再解除腰围粘贴带；③协助侧卧取出腰围；④轴向翻身至平卧位；⑤整理床铺，盖好盖被（图 6-2-50）。

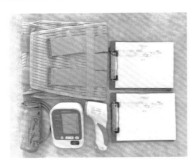

a. 物品准备

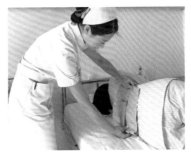

b. 评估腰围

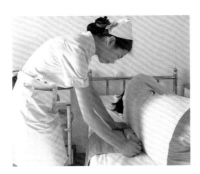

c. 放置腰围

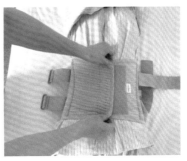

d. 固定腰围

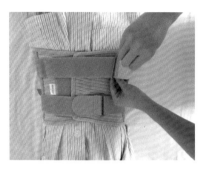 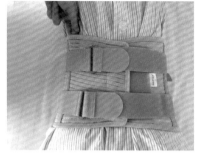

e.固定粘扣   f.检查松紧

图 6-2-50　腰围佩戴

3. 腰围佩戴操作流程

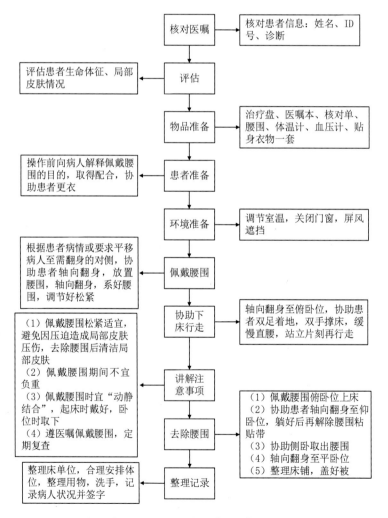

图 6-2-51　腰围佩戴操作流程

（六）腰围佩戴护理操作评分标准

表 6-2-12　腰围佩戴护理操作评分标准

项目		质量标准	应得分		评分细则
素质要求		仪表大方，举止端庄，态度和蔼	5	10	一项不合格扣 2 分
		服装、鞋帽整齐	5		一项不合格扣 2 分
操作前准备	护士	洗手，戴口罩	2	25	洗手步骤少一项或不合格扣 1 分
		核对医嘱	5		少一项扣 2 分
		评估内容全面：生命体征、局部皮肤情况	6		少一项扣 2 分
	物品	治疗盘、医嘱本、核对单、腰围、体温计、血压计、贴身衣物一套	6		少一项扣 1 分
	患者	操作前向患者解释佩戴腰围的目的，取得配合，协助患者穿柔软、舒适的贴身衣物	3		未告知扣 1 分
	病室	调节室温，关闭门窗，屏风遮挡	3		少一项扣 1 分
实施	操作方法	根据患者病情或要求平移患者至翻身的对侧	10	50	平移方法不熟练，患者不舒适扣 10 分
		协助患者轴向翻身	10		翻身方法不正确扣 10 分
		放置腰围，轴向翻身，系好腰围，调节好松紧	10		腰围放置位置不合适扣 5 分，松紧不适宜扣 5 分
	下床方法	轴向翻身至俯卧位，协助患者双足着地，双手撑床，缓慢直腰，站立片刻再行走，讲解注意事项	10		动作协调，患者舒适得分，反之不得分，注意事项
	去除腰围	①佩戴腰围俯卧位上床②协助患者轴向翻身至仰卧位，躺好后再解除腰围粘带③协助侧卧取出腰围④轴向翻身至平卧位⑤整理床铺，盖好盖被	10		动作协调，流畅，患者舒适。错一项扣 3 分
操作后	整理	整理床单位，合理安排体位	2	10	少一项扣 1 分
		清理用物，归还原处，洗手	3		少一项扣 1 分
	评价	腰围佩戴满足需求，患者感受及目标达到的程度	3		一项不合格扣 2 分
	记录	按要求记录及签名	2		少 1 项扣 1 分
理论提问		回答全面、正确	5	5	回答不全面扣 3～5 分，不正确不得分
合计			100		

（七）注意事项

1. 选择合适的腰围。

2. 保证腰围位置正确，上缘位于肋下缘，下缘位于臀裂处。

3. 佩戴腰围松紧适宜，避免因压迫造成局部皮肤压伤，去除腰围后清洁局部皮肤。

4. 佩戴腰围期间不宜负重。

5. 佩戴腰围时宜"动静结合"，起床时戴好，卧位时取下。

6. 遵照医嘱佩戴腰围，定期复查。

七、矫形鞋使用

（一）概述

矫形鞋是治疗下肢和足部疾病的足垫、足托、鞋、靴的总称，俗称病理鞋、畸形鞋。适用于各种疾病引起的内翻足、外翻足、马蹄足、足下垂、扁平足、弓形足、槌状足及跟骨刺、距下关节强直、踝关节炎、拇外翻、足部骨折、足部缺损、跖痛症、足底筋膜炎等。

（二）基本作用

1. 保护足部，减轻疼痛，减少损伤。如使用海绵鞋垫，特制的足跟刺垫或在鞋内后跟部位挖坑，可以减轻跟骨骨刺、跟骨骨膜炎患者步行中的足跟痛。

2. 矫正足部畸形，改善足部的承重力线。如体重大、超负荷承重或长期站立的人，使用平足垫、平足鞋可以预防足弓下陷。

3. 代偿丧失的关节运动功能。如在鞋跟上加用一种用橡胶海绵制成的楔形垫，可以减少踝关节僵硬患者足跟触地时的冲击力；如在鞋前掌部位加滚动横条，可以帮助跖趾关节僵硬患者顺利完成步行中足平期向足尖离地期的过渡。

4. 消除关节活动。例如使用弹性钢板制成的加长的鞋底硬板可以消除跖趾关节活动，常用于跖趾关节畸形、僵硬者，可使患者减少疼痛，防止畸形发展。

5. 补偿下肢短缩，提高患者生活质量。

6. 作为下肢矫形器的基础部件。

（三）分类及用途

按用途可分为补高鞋、补缺鞋和矫正鞋三大类。

1. 补高鞋　常用于下肢不等长的患者。包括内补高鞋和内外补高鞋。

双下肢不等长分为真性不等长和相对不等长。下肢真性不等长多因一侧下肢发育迟缓或骨折短缩愈合导致双侧下肢长度的差别；下肢相对不等长则是髋、膝、踝关节畸形导致患者站立时相对功能长度的差别。为双下肢真性不等长患者制作补高鞋时，为了较精确地测出所需补高的高度，需要让患者处于站立位，用木板一块一块地逐渐垫高短侧下肢，垫至两侧髂前上棘处于水平位和两侧下肢能均匀承重时，所垫高度即为所需补高高度。为双下肢相对不等长患者制作补高鞋时，只要求补高至双下肢能均匀承重的高度。由于正常人腰椎对下肢不等长有一定的代偿功能，因此一侧下肢短缩1cm以下时可不予补高。短缩1cm以上的患者，长期站立、步行后可引起骨盆倾斜、脊柱侧凸、跛行、易于引起疲劳和腰痛，需要穿补高短侧肢体的补高鞋。

（1）补高1cm以下者：用后跟厚、前掌薄的鞋垫放入普通鞋内使用即可。

（2）补高1～3cm者：

①订制补高鞋：这是一种鞋腔够深的低靿鞋，鞋内补高垫应用软木、毛毡、橡胶或塑料海绵制成，垫的后跟高1～2.5cm，垫的前掌高0.5cm，鞋的后跟加高0.5cm。

②用普通旅游鞋或各种球鞋改制：这类鞋制作方法简单，即在普通旅游鞋或球鞋的鞋底上粘合厚度合适的塑料或橡胶微孔海绵板，后跟可厚1～3cm，前掌可厚0.5～2cm。

（3）补高3～7cm者：需订制内部补高鞋（图6-2-52 a）。

（4）补高7～14cm：需要订制内外补高鞋（图6-2-52 b）。

2. 补缺鞋　补缺鞋鞋内放置海绵补缺垫，弥补缺损并托起足弓。鞋的内底、大底间改用通长、加硬的钢板或鞋后跟前缘向前延长至跖骨残端之后。这样既可以减少残足末端承重，改善足底承重力功能，又能防止鞋的变形，主要用于跖趾关节离断、跖骨截肢等部分足缺损的患者（图6-2-52 c）。

3. 矫正鞋　主要用以矫正各种足部畸形，控制畸形进一步发展的足部矫形器。常见矫正鞋包括平足矫正鞋、弓形足矫形鞋、马蹄内翻足矫形鞋、丁字鞋等。

（1）平足矫正鞋：平足是一种临床常见的足部畸形，按照部位分为纵弓下陷，前足外展、旋前，足跟外翻、胫骨内旋等。平足矫正鞋可分为平足垫和平足鞋。

①平足垫：一般是指足的纵弓垫。平足垫的品种很多，包括柔软平足垫和硬性平足垫，需要根据平足的具体情况选择（图6-2-52 d）。柔软平足垫使用泡沫塑料、硅橡胶、凝胶、皮革等材料制成，足垫柔软，富于弹性，用于早期轻度松弛性平足的患者，以防止足底压力过大导致的足底肌肉压迫性萎缩。硬性平足垫使用坚硬、耐用、不易变形的金属板或塑料板制成，适用于成人较为严重的松弛性平足且要长期穿用的患者。平足垫使用方便，可以方便地换鞋，一般适合放置于布鞋、旅游鞋内，当使用市场成品皮鞋时，则应注意将一般的皮鞋改制成平足鞋。

②平足鞋：这是一种特制的或改制的皮鞋。其特点是：要求能良好地托起足的纵弓，鞋的主跟、腰窝部分加硬，鞋跟的前缘内侧部分向前延长至舟骨下方（托马斯跟）；鞋跟的内侧垫偏，以矫正足跟的外翻畸形（图6-2-52 e）。

（2）弓形足矫形鞋：足部骨折、脱位、足部肌肉麻痹、跖筋膜挛缩、足底皮肤瘢痕挛缩等原因都可形成弓形足。弓形足主要表现为高弓足和爪状趾畸形，使足底承重面积减小，导致步行中跖骨头承重增加，趾背隆起，常引起疼痛，且多伴有足背高、距下关节不稳，易内翻、崴脚等。包括横弓垫、跖骨头横条、反托马斯跟、滚横条等。

①横弓垫：鞋内用毛毡、塑料海绵或硅橡胶制造的横弓垫托起横弓（图 6-2-52 f）。

②跖骨头横条：对于使用皮鞋的患者亦可在鞋底加用各种跖骨横条以减轻跖骨头的承重。图 6-2-52 g 中 A 为一般的跖骨头横条，置于鞋底，跖骨头稍后方，横条宽约1.5 ～ 2cm，用皮革或橡胶板制成，粘或钉在鞋底，可以减轻第一、五跖骨头承重，同时有利于步行中足的向前滚；B 为荷兰式横条，其特点是垫的最高部位比鞋底约高出5 ～ 10mm，这样不但可减轻跖骨头承重，还可以较好地托起横弓；C 为 Mayo 弧形跖骨头横条，特点是横条前缘呈弧形，能较好地达到全部跖骨头减荷作用；D 为托马斯横条，特点是前缘呈台阶状，对跖骨头的减荷作用好。

③反托马斯跟：反托马斯跟的底面外缘向外展宽 5 ～ 10mm，鞋跟外侧垫偏3 ～ 6mm，鞋前缘外侧部分向前延长至骰骨下方，以矫正足跟内翻倾向，改善足外侧纵弓的承重功能（图 6-2-52 h）。

④滚横条：合并有锤状趾、爪状趾畸形时使用。特点是：鞋头较高、宽、软，内侧直，以防趾背磨伤。另外，锤状趾、爪状趾的远节末端常呈近似垂直状而引起损伤和疼痛，可以在鞋内加软的塑料海绵垫缓解压痛，也可以在鞋的前掌加用滚横条。这样步行中蹬离期既可减少跖趾关节背伸，减少趾末端压力，又便于完成步行的后蹬动作。如果足背皮肤不好，可以在鞋舌部位加泡沫塑料垫保护皮肤（图 6-2-52 i）。

（3）马蹄足多因跟腱挛缩、踝关节僵直所引起，穿用普通鞋的主要问题是前足承重过大，跖痛，不能将足全部穿入鞋内。可分为轻、中、重马蹄足。

①轻度马蹄足：可选用后跟高度合适的普通鞋，在鞋内加后跟垫，使患者穿鞋后，站立时小腿前倾 5°。

②中度马蹄足：应订制高靿鞋，在鞋内附加内侧纵弓垫和跟部加高垫。当合并横弓下陷、跖痛时，应加用横弓垫或跖骨头横条，以便改善足底承重功能。

③重度马蹄足：应用修改后的足部石膏模型，特制鞋垫与鞋，以尽量减少前足承重。

（4）马蹄内翻足常见于先天性马蹄内翻足和小儿脑瘫后遗症。临床主要表现为前足内收、内翻，中足内翻，足跟内翻和马蹄畸形。可分为挠性的马蹄内翻足和僵硬性的马蹄内翻足。

①挠性的马蹄内翻足常见于小儿。纠正挠性马蹄内翻足的矫形鞋常于手法或手术矫形术后使用，可防止畸形复发。

②僵硬性马蹄内翻足无手术指征者可应用矫形鞋改善功能。鞋的特点是：鞋内加软垫、托内侧纵弓、外底和后跟间的内侧垫偏、垫高后跟等。

（5）"丁"字鞋：是临床常用的一种正骨器具，是利用三角形的稳定性，使佩戴"丁"字鞋的肢体保持中立位，防止下肢发生内旋、外旋、下垂的一种常用工具，具有稳定性好、成本低的特点。它是将鞋固定在用木板制成的"⊥"型架上，穿于患足以防止下肢旋转。复位后的股骨颈骨折、股骨转子间骨折、胫腓骨干骨折旋转移位，可以在卧床治疗期间患足穿上"丁"字鞋，以使患足保持在中立位上（图6-2-52 j）。

4. 注意事项

（1）患者理解穿戴矫形鞋的目的。

（2）选择矫形鞋时要注意矫形鞋的长度、宽度、高低、深度是否合适；穿矫形鞋后注意检查襻带是否粘贴牢固，对皮肤有无卡压、摩擦。

（3）注意观察穿矫形鞋的肢端颜色、温度、感觉、活动、肿胀情况，如肢端苍白或发绀、皮温降低、感觉减退、无法自主活动或被动活动时疼痛等，应立即评估矫形鞋的松紧度，并立即处理。

（4）穿戴矫形鞋时，注意检查并保持有效性及舒适度，不可随意解除。

（5）注意皮肤的清洁与护理，每日擦洗穿戴矫形鞋的患肢，对着力部位坚持按摩、以提高皮肤的耐磨性。

（6）指导患者进行功能锻炼，防止肌肉萎缩，关节强直等并发症。

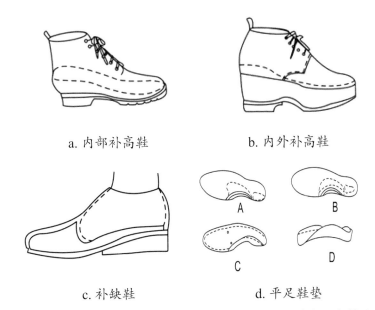

a. 内部补高鞋　　　　　　b. 内外补高鞋

c. 补缺鞋　　　　　　d. 平足鞋垫

（A. 泡沫平足垫　B. 皮质平足垫　C. 金属平足垫　D. 模塑的塑料平足垫）

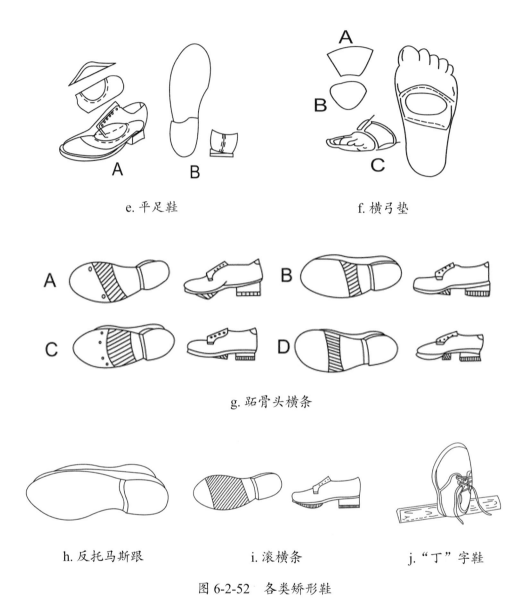

e. 平足鞋　　　　　　　　　　　　f. 横弓垫

g. 跖骨头横条

h. 反托马斯跟　　　　　i. 滚横条　　　　　j. "丁"字鞋

图 6-2-52　各类矫形鞋

(四) 操作步骤

1. 操作前评估

（1）患者当前主要临床表现及既往史。

（2）穿戴肢体的皮肤情况。

（3）心理状况。

2. 操作方法　患者取平卧位，使患肢保持外展中立位。将矫形鞋穿于患足上，足底紧贴鞋跟，足背与小腿呈90°，木板置于床面上，使下肢与固定木板形成作用构成坚固的支柱，以增加稳定性，有效保证足部与小腿呈垂直状，防止患侧髋关节内收、内外旋及脱位。

3. 操作后宣教

（1）不可随意脱除"丁"字鞋。

（2）如出现患肢疼痛、麻木、肿胀等情况，立即报告医护人员。

（3）指导患者功能锻炼的方法。

4. 操作流程

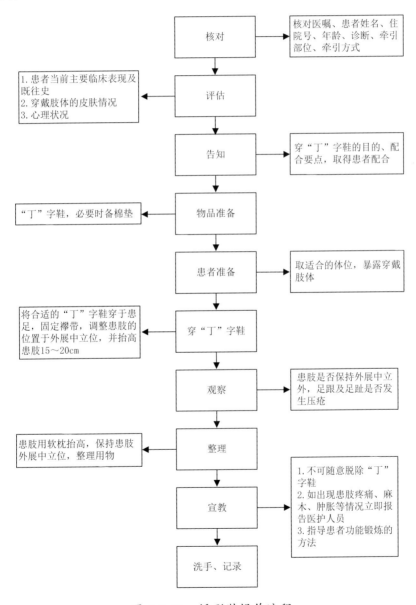

图 6-2-53　矫形鞋操作流程

（五）操作评分标准表

表 6-2-13　矫形鞋操作评分表

项目		操作要求	标准分	得分	评分说明
素质		仪表大方，举止端庄，态度和蔼	5		一项不合格扣1分
要求		服装、鞋帽整齐	5		一项不合格扣1分
操作前准备	护士	洗手，戴口罩	2		洗手步骤少一项或不合格扣1分
		核对医嘱：姓名、床号、住院号	5		少一项扣1分
		评估内容全面： 1. 患者当前主要临床表现及既往史 2. 穿戴肢体的皮肤情况 3. 心理状况	6		少一项扣1分
	物品	"丁"字鞋，必要时备棉垫	6		少一项扣1分
	患者要求	操作前告知佩戴"丁"字鞋的作用，向患者解释，取得配合	3		未告知扣3分
		取适合的体位，暴露穿戴肢体	3		体位不合理扣1分；未注意隐私保护扣1分
操作流程	操作	1. 患者取合适体位，松开"丁"字鞋襻带 2. 操作者一手托住患足踝部，另一只手固定于将合适的"丁"字鞋穿于患足，固定襻带，调节至适宜松紧度，粘好粘扣 3. 调整患肢的位置于外展中立位，并抬高患肢20cm	30		少一项扣1分
	观察	观察"丁"字鞋佩戴松紧度，询问有无不适	5		松紧度不适或未观察扣5分
操作后	整理	合理安排体位，整理床单位	3		少一项扣1分
		清理用物，归还原处，洗手	3		少一项扣1分
	记录	按要求记录及签名	2		少一项扣1分
	评价	患者感受及目标达到的程度	7		少一项扣1分
技能熟练		操作熟练、正确	5		不熟练扣3分
理论提问		回答全面、正确	10		回答不全面扣3～5分，不正确不得分
合计			100		

第三节　特殊护理技术

一、下肢关节持续被动运动仪

（一）概述

下肢关节持续被动运动仪（continuous passive motion，CPM），即在被动活动作用下加速关节屈伸活动，是维护关节活动范围、能有效消除关节粘连、预防发生功能障碍的一种辅助治疗工具。仪器通过模拟人体自然运动，使关节按照预设好的角度和速度，进行持续的被动活动。

（二）目的

加强关节及邻近组织的活动度，特别是肌肉组织的强度，使关节屈伸活动正常，达到预防患者关节挛缩，促进关节韧带、肌腱的修复，防止关节内外的粘连和僵硬，促进局部愈合；改善局部血液循环，减轻肿胀、疼痛等症状。

（三）适用范围

1. 关节手术、各种异体人工假体置换术后。
2. 骨、关节骨折内固定术后康复训练。
3. 各种原因致关节粘连、挛缩、僵硬松解术后。
4. 关节肌腱、韧带重建或修补术后。
5. 各种原因所致的关节变形矫形术后，滑膜病变、赘生物切除术后。
6. 骨关节感染治愈后关节功能障碍。
7. 脑血管意外后遗症及截瘫患者的康复。

（四）禁忌证

1. 下肢及关节部位肿胀明显（重度）。
2. 由充血性心力衰竭引发的肺部水肿。
3. 腿部严重畸形。
4. 疑似出现深静脉血栓症。
5. 严重动脉硬化症或其他缺血性血管病。
6. 任何有可能妨碍康复器作用的腿部局部情况，如皮炎、坏疽、感染灶、破溃、丹毒、淋巴循环障碍和刚做完皮肤移植手术。

（五）操作方法及步骤

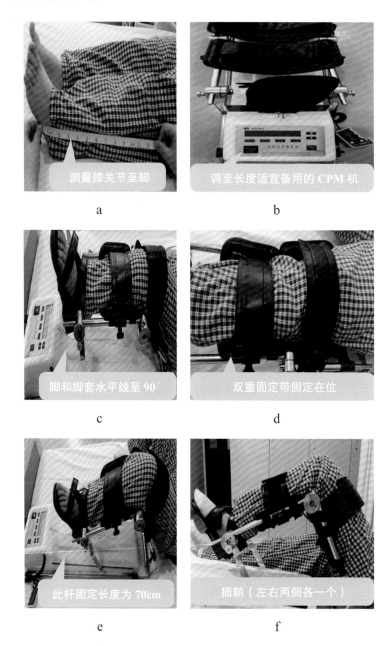

图 6-3-1　下肢关节持续被动运动仪

1. 环境：环境清洁明亮，床单位整洁。

2. 用物：下肢康复器械 CPM 机一台（关节复位至零度）、电源插座、测量肢体长度的软尺、医嘱本、核对单、快速手消毒液，必要时备屏风。

3. 协助患者取平卧位，排空大小便。

4.携用物至床旁，连接电源，检查电路是否通畅；打开电源开关，检查机器运转是否正常。

5.测量患者肢体的长度，调节仪器支架，使之与患者肢体各段长度基本一致。

6.将机器妥善固定于患者病床，应根据医嘱调节运动角度。将患肢固定于仪器搁架上，检查起始、终止角度无误后，根据病情调节"速度"旋钮。

7.患肢的脚和脚套要套实，与水平线呈90°角。

8.观察下肢康复器械CPM运行状况，并询问患者感受。

9.用物处置：下肢康复器械CPM复位到零度，关闭开关、电源。

10.整理用物，将患者置于舒适体位。

11.整理床单位，洗手并记录。

（六）操作流程

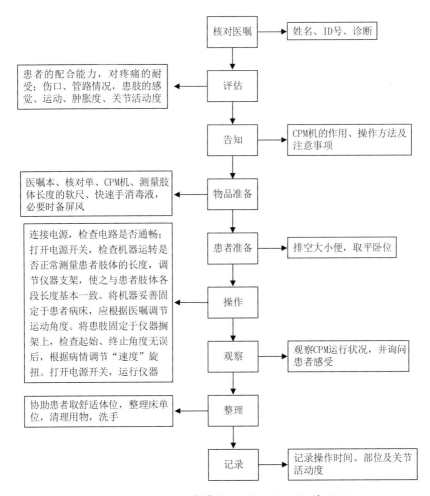

图 6-3-2 下肢关节持续被动运动仪操作流程

（七）操作评分标准

表 6-3-1　下肢关节持续被动运动仪操作评分标准

项目		操作要求	分值	评分说明	扣分
素质要求		仪表大方，举止端庄，态度和蔼	2	一项不合格扣1分	
		服装、鞋帽整齐	2	一项不合格扣1分	
评估	环境	环境整洁、安全	3	一项不合格扣1分	
	患者	评估患者能否使用 CPM 机	2	未评估扣2分	
		患者意识状况、病情、年龄、体温及治疗情况	3	一项不合格扣1分	
		评估患者伤口、皮肤、管路情况，患肢的感觉、运动、肿胀度、关节活动度	3	一项未评估扣1分	
		患者的配合能力，对疼痛的耐受	3	一项不合格扣1分	
		有无禁忌证	3	少一项扣1分	
操作前准备	护士	洗手，戴口罩	2	一项不合格扣1分	
		携用物至床旁，核对患者姓名、住院号、诊断，患者准确；向患者告知使用 CPM 机的目的、作用、方法，取得配合，让患者做好准备，保证持续被动活动仪过程顺利	4	少一项扣1分	
	备物	医嘱本、核对单、CPM 机、测量肢体长度的软尺、快速手消毒液，必要时备屏风。检查固定带有无破损；接口连接是否紧密；电路是否通畅；机器运转是否正常	6	少一项扣1分	
	患者	告知使用 CPM 机的作用、方法，取得配合	3	未告知扣3分	
		体位舒适合理，必要时屏风遮挡	3	体位不合理扣2分；未注意隐私保护扣1分	
操作流程	操作	将机器妥善固定于患者病床；连接电源；打开电源开关；测量患者肢体的长度；调节仪器支架，使之与患者肢体各段长度基本一致；患肢固定于仪器搁架上，患肢脚和脚套套实，与水平线呈90°，根据医嘱设置运动角度及时间；调节"速度"旋钮；检查起始、终止角度无误后，方可运行仪器	30	少一项扣5分	
				操作不熟练扣5分	
操作后	观察	观察 CPM 机运行情况；肢体被动运动角度；询问患者感受	3	未观察扣3分	
	告知	患者及家属不可随意调整 CPM 机的训练角度和时间	3	未告知扣2分	
	整理	协助患者取舒适卧位，保暖，洗手	2	少一项扣1分	
	记录	按要求记录及签名	2	少一项扣1分	
	评估	操作后肢体血运情况、活动度以及皮肤完整性	6	一项不合格扣2分	
	评价	患者感受及目标达到的程度	3	未评价扣2分	
	用物	清洁仪器，整理用物	2	用物处置不得当扣2分	
技能熟练		操作熟练，体现人文关怀	5	不熟练扣3分	
理论提问		回答全面、正确	5	回答不全面扣3分	
合计			100		

（八）告知

1. 告知使用 CPM 机的作用、方法，取得配合。

2. 告知使用过程中的注意事项。

3. 出现异常或有不适时及时告知医护人员。

4. 告知患者及家属不可随意调整 CPM 机的角度和时间。

5. 调整患者及家属对使用 CPM 机的期望值。

（九）注意事项

1. 机器在运转中发生故障时，必须立即切断电源，让患肢脱离搁架。

2. 调节速度由慢而快，设定锻炼时间为 30 分钟。

3. 患肢脚和脚套套实，与水平线呈 90°。

4. 起始角度一般为 0°～45°，角度循序渐进（每天增加 10°），如有紧绷或不适感，屈伸锻炼三个来回后，症状会很快缓解。

5. 关节伸直或屈曲障碍患者，调整角度和速率，一般控制在患者适宜为度。

（十）观察与记录

1. 观察 CPM 机运行情况，肢体被动运动角度，询问患者感受。

2. 观察患肢固定松紧是否适宜。

3. 观察起始锻炼角度、速度、耐受度并记录。

4. 观察伤口如有出血、疼痛等情况，立即报告医生给予处置。

二、动静脉循环压力抗栓仪

（一）概念

动静脉循环压力抗栓仪，又称循环压力治疗仪或压力抗栓泵，是利用机械运动方式，从肢体远端开始对下肢肌肉进行均匀有序的按压或按摩至肢体近端，促进下肢血液循环。动静脉循环压力抗栓仪主要靠多腔气囊充气、放气，局部加压使静脉血液或淋巴液回流，气囊放气时，局部压力降低，远心端血液回流或淋巴液回流，并能促进纤维溶解，刺激前列环素生成，因此能有效预防血栓形成。

（二）治疗原理

动静脉循环压力抗栓仪的挤压力可使血液流速增加 75％～266％。血液流速的增大必然会增加流经局部的血流量，使氧和其他营养成分的供给得到增加，从而促进新陈代谢，加强网状内皮细胞的吞噬功能，有利于渗出液的吸收，加速病理产物的代谢和排泄，发挥消除肿胀，防止血栓形成。该技术早已获得国际医学界认可，并广泛应用于骨科、外科、内分泌科、康复科、肿瘤科等多学科领域。

（三）适应证

1. 淋巴水肿、乳腺癌根治手术上肢淋巴水肿、妊娠水肿等各种原发、继发、混合型水肿。

2. 预防深静脉血栓、静脉曲张。

3. 骨折、软组织损伤、股骨头坏死、其他骨伤。

4. 预防糖尿病引发的末梢神经炎、糖尿病足。

5. 神经损伤、长期卧床及老年患者的康复。

6. 骨科、普外、脑瘫等术后康复。

7. 保健及减肥。

（四）禁忌证

1. 治疗部位有皮肤病及皮肤不完整者，近期进行皮肤移植；严重心肺功能不全，确诊或疑似深静脉血栓形成者。

2. 严重高血压，动脉硬化或缺血萎缩性血管疾病患者。

3. 人工膝关节及不适应做气压治疗的患者。

4. 近期已动过腿部手术，有静脉结扎的患者。

5. 由充血性心力衰竭引发的下肢大面积水肿或肺水肿，安装心脏起搏器的患者。

（五）动静脉循环压力抗栓仪治疗的优越性

1. 安全、绿色、无创伤。

2. 治疗过程中患者感觉舒适。

3. 治疗成本低廉。

4. 操作简单，应用广泛。

5. 具有多重功效，适应证广。

（六）使用方法

1. 测量肢体周径以确定压力套的型号。

2. 先在治疗部位套上一次性护套或使用一次性无纺布包裹，防止交叉感染。

3. 将气压袋用连接软管与主机相连，检查各连接头是否牢靠，防止漏气，将气压袋套在治疗部位并将拉链拉到位。

4. 将气压控制旋钮顺时针调至最大，充气时间调至 120 秒，放气时间调至 5 秒，这样可以在短时间内进入工作状态。

5.治疗时可将充气时间调节到 30 秒或 45 秒，以保证血液有效的流动，放气时间调节到 20 秒或 25 秒，时间越长血液就会有足够的时间回流，避免患者出现肢体麻木现象。

6.建议治疗压力调节到 40 ～ 55mmHg，一般不超过 60mmHg，根据每个人的承受压力不同，因人而异，应避免对患者造成挤压伤。

7.仪器平稳放置。

8.完成治疗后，先关闭电源，方可拉拉链取下气压袋，并叠放整齐，避免将软管接口压断（图 6-3-3）。

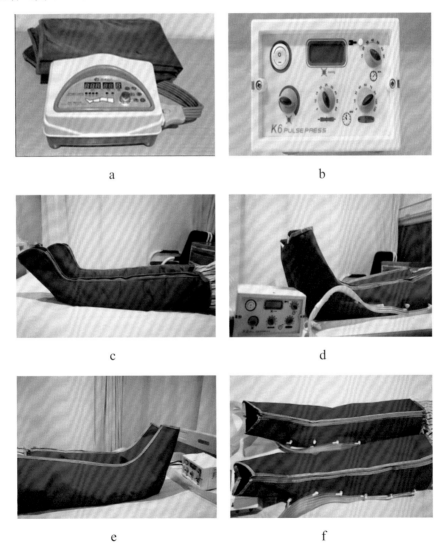

a　　　　　　　　　　　　　b

c　　　　　　　　　　　　　d

e　　　　　　　　　　　　　f

图 6-3-3　动静脉循环压力抗栓仪

（七）操作流程

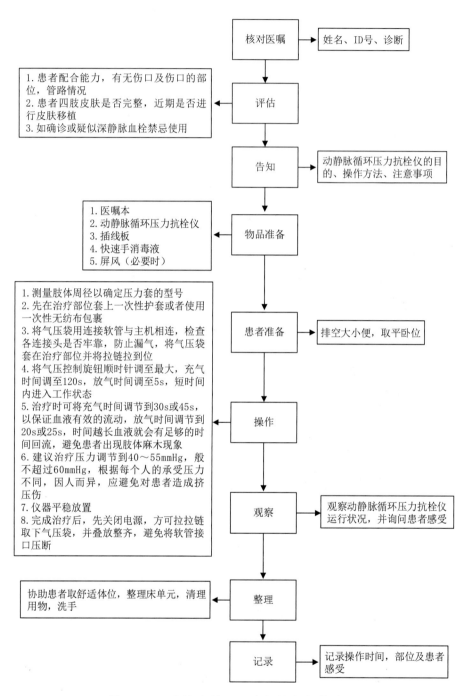

图 6-3-4　动静脉循环压力抗栓仪操作流程

核对医嘱 → 姓名、ID号、诊断

评估

1. 患者配合能力，有无伤口及伤口的部位，管路情况
2. 患者四肢皮肤是否完整，近期是否进行皮肤移植
3. 如确诊或疑似深静脉血栓禁忌使用

告知 → 动静脉循环压力抗栓仪的目的、操作方法、注意事项

物品准备
1. 医嘱本
2. 动静脉循环压力抗栓仪
3. 插线板
4. 快速手消毒液
5. 屏风（必要时）

患者准备 → 排空大小便，取平卧位

操作
1. 测量肢体周径以确定压力套的型号
2. 先在治疗部位套上一次性护套或者使用一次性无纺布包裹
3. 将气压袋用连接软管与主机相连，检查各连接头是否牢靠，防止漏气，将气压袋套在治疗部位并将拉链拉到位
4. 将气压控制旋钮顺时针调至最大，充气时间调至120s，放气时间调至5s，短时间内进入工作状态
5. 治疗时可将充气时间调节到30s或45s，以保证血液有效的流动，放气时间调节到20s或25s，时间越长血液就会有足够的时间回流，避免患者出现肢体麻木现象
6. 建议治疗压力调节到40～55mmHg，一般不超过60mmHg，根据每个人的承受压力不同，因人而异，应避免对患者造成挤压伤
7. 仪器平稳放置
8. 完成治疗后，先关闭电源，方可拉链取下气压袋，并叠放整齐，避免将软管接口压断

观察 → 观察动静脉循环压力抗栓仪运行状况，并询问患者感受

整理 ← 协助患者取舒适体位，整理床单元，清理用物，洗手

记录 → 记录操作时间，部位及患者感受

（八）操作评分标准

表 6-3-2　动静脉循环压力抗栓仪操作评分标准

项目		操作要求	分值	评分细则	扣分
要求		仪表大方，举止端庄，态度和蔼	2	少一项扣 1 分	
		服装、鞋帽整齐	2	一项不合格扣 1 分	
评估	环境	环境整洁、安全	2	未评估扣 1 分	
	患者	患者意识状况、病情、年龄、治疗情况	3	少一项扣 0.5 分	
		伤口、管路情况，患肢的感觉、运动、肿胀度、患肢皮肤是否完整，近期是否进行皮肤移植	3	少一项扣 0.5 分	
		患者的配合能力	2	未询问扣 1 分	
		有无禁忌证	3	未检查扣 1 分	
操作前准备	护士	洗手，戴口罩	2	洗手步骤少一项或不合格扣 1 分	
		核对医嘱：姓名、ID 号、诊断	4	少一项扣 1 分	
	物品	医嘱本、核对单、动静脉循环压力抗栓仪机、快速手消毒液，必要时备屏风	6	少一项扣 1 分	
	患者	操作前告知仪器的作用，向患者解释，取得配合	3	未告知 3 分	
		体位舒适合理，必要时备屏风	3	体位不合理扣 1 分；未保护隐私扣 1 分	
操作流程	操作	1. 测量肢体周径以确定压力套的型号 2. 先在治疗部位套上一次性护套或使用一次性无纺布包裹，防止交叉感染 3. 将气压袋用连接软管与主机相连，检查各连接头是否牢靠，防止漏气，将气压袋套在治疗部位并将拉链拉到位 4. 将气压控制旋钮顺时针调至最大，充气时间调至 120 秒，放气时间调至 5 秒，这样可以在短时间内进入工作状态 5. 治疗时可将充气时间调节到 30 秒或 45 秒，以保证血液有效的流动，放气时间调节到 20 秒或 25 秒，时间越长血液就会有足够的时间回流，避免患者出现肢体麻木现象 6. 建议治疗压力调节到 40 ～ 55mmHg，一般不超过 60mmHg，根据每个人的承受压力不同，因人而异，应避免对患者造成挤压伤 7. 仪器平稳放置 8. 完成治疗后，先关闭电源，方可拉拉链取下气压袋，并叠放整齐，避免将软管接口压断	30	少一项扣 5 分 操作不熟练扣 5 分	
	观察	观察动静脉循环压力抗栓仪情况，询问患者感受	5	未观察扣 3 分	
操作后	整理	合理安排体位，整理床单位	3	少一项扣 1 分	
		清理用物，归还原处，洗手	3	少一项扣 1 分	
	记录	按要求记录及签名	2	少一项扣 1 分	
	评价	患者感受及目标达到的程度	7	一项不合格扣 2 分	
技能熟练		操作熟练，体现人文关怀	5	不熟练扣 3 分	
理论提问		回答全面、正确	10	回答不全面扣 5 分	
合　计			100		

（九）告知

1. 告知使用动静脉循环压力抗栓仪的重要性、方法及配合。

2. 操作过程中可能出现的不适、注意事项。

3. 出现异常情况及时报告医护人员。

（十）注意事项

1. 治疗前检查设备是否完好，患者有无出血。

2. 检查患肢，若有未愈合的溃疡或压疮，应先予以隔离保护后再进行治疗，若有伤口应暂停治疗。

3. 治疗时应确保患者无感觉障碍。

4. 治疗过程中应注意观察患肢的肤色变化情况，并询问患者的感觉，根据患者情况及时调整时间及压力。如有不适，应降低压力，缩短充气时间、延长放气时间，使血液充分回流或停止治疗，待重新调整治疗参数后继续治疗。

5. 向患者说明治疗作用，解除其顾虑，鼓励患者积极参与配合治疗。

6. 对老年、血管弹性差的患者，压力值从小开始，逐步增加到耐受为止。

7. 患者应穿一次性棉质裤子或护套，以防止交叉感染。

8. 治疗过程中注意巡视和询问患者感受，及时发现和处理异常情况。

9. 气压袋应远离尖锐器物，如注射器、剪刀等避免划伤漏气。

三、抗血栓梯度压力带使用

（一）概念

抗血栓梯度压力带（anti-embolism stockings，T.E.D）又称为梯度压力弹力袜（graduated compression stockings，GCS），是一种具有弹力作用的压力袜，利用循序阶段压力递减的原理，辅助静脉血液回流至心脏，防止下肢静脉血液蓄积，以达到预防深静脉血栓（deep vein thrombosis，DVT）形成的医用压力产品，是国际公认的一种有效的 DVT 物理预防措施。

（二）作用原理

T.E.D（或 GCS）是借助于专业的压力梯度设计，通过由脚踝处自下而上逐渐递减的梯度压力作用，小幅度收缩下肢肌肉，对深静脉加压，加快下肢血流流速，防止凝血因子的聚集及对血管内膜的黏附，促进静脉血液回流心脏，防止下肢静脉瘀滞和扩张，确保下肢静脉血液的良好循环，从而达到预防深静脉血栓形成的作用。

（三）目的

1. 恢复下肢静脉手术后功能，预防静脉曲张再次复发。

2. 消除各种手术后水肿，促进伤口愈合。

3. 消除由静脉曲张、下肢静脉血液回流障碍引起的肿胀、酸痛，使变黑硬化的皮肤逐渐转好，溃疡皮肤愈合；使迂曲静脉曲张程度转轻、恢复原状。

4. 预防长期或术后卧床患者下肢深静脉血栓形成。

5. 消除妊娠晚期孕妇下肢水肿，预防妇女生产后的下肢静脉曲张和深静脉血栓形成。

6. 防治乘飞机旅客经济舱综合征。

7. 对长时间站立、坐位、重体力劳动者，可减轻下肢酸胀不适，预防下肢静脉曲张。

（四）适应证

1. 围手术期、慢性病或疾病所致 ≥ 72 小时不能自主运动等有 DVT 风险的患者；手术时间大于 2 小时或术后制动者。

2.Caprini 风险评估模型低危人群或配合其他预防方法，用于风险等级更高的人群。

3. 长时间静坐、长时间站立者；乘坐飞机，长途车大于 2 小时不能活动的人群。

4. 孕妇、肥胖、长期服用避孕药等的人群。

5. 已患下肢静脉疾病的人群，如慢性静脉功能不全、静脉畸形、下肢静脉曲张术前预防和术后治疗护理、下肢深静脉血栓后遗症；下肢淋巴水肿。

6. 腿部整形或塑形人群。

（五）禁忌证

1. 局部皮肤疾患，如急性皮炎、渗出，或伴有湿疹、坏疽、皮肤溃疡、疖子、脓肿、丹毒等皮肤感染者及近期皮肤移植者。

2. 怀疑或证实外周血管疾病，如进展性糖尿病微血管病变者；下肢动脉硬化引起的腿部血液循环不良，或 DVT 急性期。

3. 周围神经病变或其他原因引起的感觉障碍者。

4. 踝肱指数小于 0.8，或腿部严重畸形，踝部尺寸与足部尺寸相差较大者。

5. 下肢动脉旁路移植术后、静脉结扎术后。

6. 由充血性心力衰竭引发的下肢大面积水肿或肺水肿下肢严重变形。

7. 对 T.E.D 或 GCS 材料过敏。

8. 脑卒中患者。

（六）并发症的观察及护理

1. 静脉回流障碍　压力的定位在足踝处，如果定位不准确将导致压力过大，使静脉回流障碍；足踝要定位准确，穿着要平整无褶皱，提拉时用力要均匀；发现异常时要报告医生。

2. 皮肤反应　如皮肤斑纹、水疱、颜色改变或破损、溃烂、坏死等。

3. 过敏反应　观察患者皮肤情况，如有腿部皮肤瘙痒或皮疹应立即脱掉，通知医生给予相应处理。

（七）正确选择抗血栓梯度压力带

1. 一级低压预防型（15～20mmHg，以下压力级别均指脚踝处压力）　适用于静脉曲张、血栓高发人群的保健预防，孕期静脉曲张及下肢肿胀的预防。

2. 二级中压治疗型（20～30mmHg）　适用于静脉曲张初期患者。

3. 二级高压治疗型（30～40mmHg）　适用于下肢已有明显的静脉曲张并伴有腿部不适感的患者（如有下肢酸胀、乏力、肿痛、湿疹、抽筋发麻、色素沉着等），静脉炎、妊娠期严重静脉曲张、静脉曲张大小隐静脉剥脱术后及深静脉血栓形成后综合征患者。

4. 三级高压治疗型（40～50mmHg）　适用于下肢高度肿胀、溃疡，皮肤变黑、变硬，不可逆的淋巴水肿等患者。

（八）性能

1. 压力参数

表 6-3-3　抗血栓梯度压力带压力参数

	预防型及护理型
规格	膝长型、腿长型及连腰型
压力 梯度	18 mmHg —— 14 mmHg —— 8 mmHg —— 10 mmHg —— 8 mmHg 踝——小腿——膝——大腿中部——大腿上部

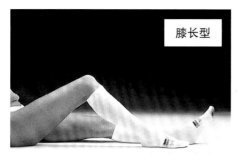
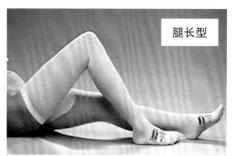
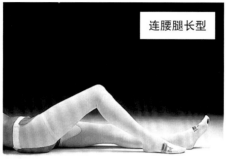

图 6-3-5　弹力袜规格

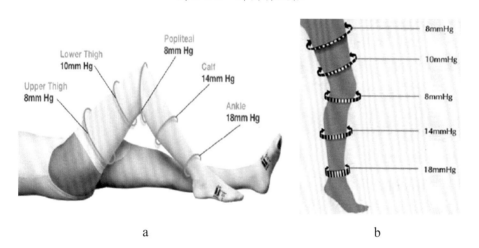

a　　　　　　　　　　　　　　　b

图 6-3-6　压力梯度

2. 腿长型连腰型尺寸表（预防型及护理型，表 6-3-4）

表 6-3-4　腿长型连腰型尺寸

	S	M	L	XL（连腰型）
G1	＜ 64cm	＜ 64cm	64cm	64cm ≤ G1 ≤ 82cm
G2	G2 ≤ 30cm	30cm ＜ G2 ≤ 38cm	38cm ＜ G2 ≤ 45cm	G2 ＞ 45cm

H1 为脚后跟到臀弯下长度，G1 为大腿根周长，G2 为小腿肚周长。

腿长 70cm ≤ H1 ≤ 85cm，若不在此范围，请选择短型或加长型。

3. 膝长型尺寸表（预防型及护理型，表 6-3-5）

H2 为脚后跟到膝盖的长度，G2 为小腿肚周长。

腿长 40cm ≤ H2 ≤ 50cm，若不在此范围，请选择短型或加长型。

表 6-3-5　膝长型尺寸

	S	M	L	XL
G2	G2 ≤ 30cm	30cm < G2 ≤ 38cm	38cm < G2 ≤ 45cm	G2 > 45cm

（九）操作流程

1. 评估

（1）评估患者的病情、身体状况、心理社会状况及合作、自理程度。

（2）评估腿及足部皮肤是否完整，有无破损、皮疹、感染、感觉障碍等。

（3）评估是否有使用 GCS 的指征和适应证、禁忌证。

（4）评估梯度压力带或弹力袜是否完好。

（5）测量腿部周径，选择型号合适的 GCS。

2. 步骤　按照"一套二翻三撑四提"的方法穿着。

（1）一套：将一只手伸进袜筒，捏住袜跟中间部位。

（2）二翻：另一只手把袜筒由里向外翻，一直翻至袜跟（脚踝处），把绝大部分袜筒翻过来、展顺。

（3）三撑：两手拇指撑在袜内侧，四指抓住袜身，两手拇指向外撑开袜子，

尽量使足趾伸入袜卷内；从脚尖向足跟依次套入，四指与拇指协调把袜子拉向踝部，袜跟底部三角区置于正确位置（足跟处）；注意拉直脚尖部位使脚踝和脚背部位平整，确保患者脚尖舒适。

（4）四提：将整个袜筒套到足踝部位以上后，以拇指为导引，把袜身沿腿轻柔向上翻并提拉弹力袜，经过小腿拉伸至腿部。

（5）穿好后将袜子贴身抚平，不可打褶，上端勿反折（压力均匀分布腿上）。

3. 注意事项

（1）使用前全面评估有无 GCS 使用指征、适应证和禁忌证：患者腿部及足部存在感染、感觉迟钝、动脉缺血性疾病、皮炎、溃疡、出血、坏疽等不能使用。

（2）使用前正确测量患者大腿根部和小腿最大周径及腿长，确保型号、压力选择合适，弹力袜松紧适度，以达到最佳疗效。

（3）穿好后拉平袜筒，使脚踝、足背及腿部袜筒平整，并检查松紧合适度，确保脚尖舒适。

（4）持续佩戴、定时脱袜或晨穿夜摘：GCS穿着应在早晨起床前进行，若已起床，应重新平卧位，抬高下肢3～5cm，30秒，让静脉血充分回流，然后平放双腿将GCS穿上；每晚睡前脱下并做双腿伸直弯腰手触脚尖及屈膝下蹲运动10～15分钟；也有人建议连续穿戴，每日脱下2次，每次20分钟，以便检查皮肤。

（5）注意观察下肢血运情况（皮肤的温度、颜色、足背动脉搏动等）。

（6）对于膝长型压力带，后跟应位于脚踝以下2.5～5cm处；对于腿长型压力带，织法变化处应位于腘窝以下2.5～5cm处；连腰腿长型确保防滑带应位于臀沟，使之平滑，三角缓冲绷带位于股动脉上，并位于大腿内侧。

（7）脱GCS时，手指协调抓紧GCS的内外侧，将其外翻，顺腿脱下，特别注意穿、脱弹力袜时，不要让首饰或指甲刮伤弹力袜。

4. 保养及护理

（1）清洗：定期用中性洗涤剂在温水中清洗，水温不宜超过40℃，不要拧干，用手挤或用干毛巾吸除多余的水分，于阴凉处或室温下晾干，洗过的GCS可放入冰箱冷藏，促进其弹性恢复。

（2）睡前用温水清洗双足及小腿，洗澡更佳，并观察皮肤状况；干燥季节要预防足跟皮肤皲裂，避免刮伤袜子。

（3）勤剪指甲，预防脚后跟皮肤皲裂，避免刮伤弹力袜。

（4）穿久的GCS的线头勿拉剪。

（5）勿与他人交叉使用。

（十）操作规范

表6-3-6 抗血栓梯度压力带技术操作规范

工作目标	工作规范要点	结果标准
遵照医嘱给予患者行抗血栓梯度压力带治疗，促进患者下肢血液循环和预防下肢静脉血栓形成	1. 评估患者病情、意识状态、心理反应、自理程度、合作程度；患者下肢皮肤、足背动脉、血运、肿胀情况 2. 告知患者抗血栓梯度压力带操作的目的及注意事项 3. 关闭门窗，遮挡患者，检查患者下肢情况 4. 协助患者取仰卧位，脱去裤子或卷起裤腿，一手伸入袜筒内，捏住袜筒中部，另一手把袜筒翻至袜足跟部，把大部分袜筒翻过来展顺，以便足趾能轻松地伸进袜头内；两手拇指撑在袜内侧，其余四指抓紧袜子，把脚伸入袜内，两手拇指撑紧袜子，四指与拇指协调把袜子拉向踝部，并把袜跟部置于足跟处；把袜筒沿腿拉伸至腹股沟，穿好袜子后贴身抚平 5. 观察患者末梢血液循环情况，倾听患者主诉 6. 严格遵守操作规程，严防患者出现末梢血液循环障碍	1. 患者或家属知晓护士告知的事项，积极合作，对服务满意 2. 确保使用抗血栓梯度压力带的过程中患者无不适及末梢血液循环障碍现象出现

（十一）操作流程

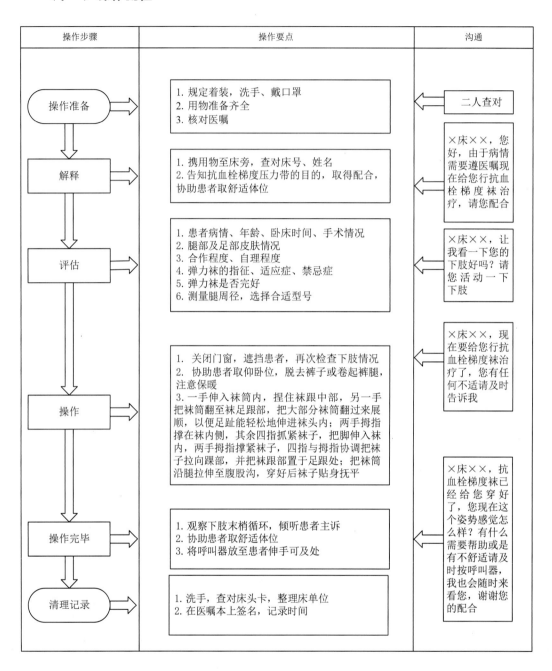

操作步骤	操作要点	沟通
操作准备	1. 规定着装，洗手、戴口罩 2. 用物准备齐全 3. 核对医嘱	二人查对
解释	1. 携用物至床旁，查对床号、姓名 2. 告知抗血栓梯度压力带的目的，取得配合，协助患者取舒适体位	×床××，您好，由于病情需要遵医嘱现在给您行抗血栓梯度袜治疗，请您配合
评估	1. 患者病情、年龄、卧床时间、手术情况 2. 腿部及足部皮肤情况 3. 合作程度、自理程度 4. 弹力袜的指征、适应症、禁忌症 5. 弹力袜是否完好 6. 测量腿周径，选择合适型号	×床××，让我看一下您的下肢好吗？请您活动一下下肢
操作	1. 关闭门窗，遮挡患者，再次检查下肢情况 2. 协助患者取仰卧位，脱去裤子或卷起裤腿，注意保暖 3. 一手伸入袜筒内，捏住袜跟中部，另一手把袜筒翻至袜足跟部，把大部分袜筒翻过来展顺，以便足趾能轻松地伸进袜头内；两手拇指撑在袜内侧，其余四指抓紧袜子，把脚伸入袜内，两手拇指撑紧袜子，四指与拇指协调把袜子拉向踝部，并把袜跟部置于足跟处；把袜筒沿腿拉伸至腹股沟，穿好后袜子贴身抚平	×床××，现在要给您行抗血栓梯度袜治疗了，您有任何不适请及时告诉我
操作完毕	1. 观察下肢末梢循环，倾听患者主诉 2. 协助患者取舒适体位 3. 将呼叫器放至患者伸手可及处	×床××，抗血栓梯度袜已经给您穿好了，您现在这个姿势感觉怎么样？有什么需要帮助或是有不舒适请及时按呼叫器，我也会随时来看您，谢谢您的配合
清理记录	1. 洗手，查对床头卡，整理床单位 2. 在医嘱本上签名，记录时间	

图 6-3-7　抗血栓梯度压力带操作流程

（十二）操作评分标准

表 6-3-7　抗血栓梯度压力带操作评分标准

项目	总分	操作要点	考核要点	评分等级		
				A	B	C
仪表	3	按要求着装	仪表端庄 服装整洁	3	2	1
操作前准备	7	物品准备：型号合适的抗血栓梯度袜、速干手消毒液等 环境：整洁、安静	备齐用物 放置合理	5	3	1
		洗手、戴口罩	方法正确	2	1	0
操作过程	80	双人核对医嘱，明确目的	三查及时正确	5	3	1
		携物品至床旁，核对	核对正确	5	3	1
		评估患者： 1. 患者病情、意识状态、心理、自理合作程度及腿部周径和弹力袜的指征、禁忌证 2. 患者下肢皮肤、足背动脉、血运、肿胀情况	评估患者正确	10	7	3
		告知患者操作目的、方法、注意事项及配合指导	采用标准化沟通	10	7	3
		关闭门窗，遮挡患者，再次检查下肢情况	方法正确	5	3	1
		协助患者取仰卧位，脱去裤子或卷起裤腿，注意保暖	体位准备正确	5	3	1
		一手伸入袜筒内，捏住袜跟中部，另一手把袜筒翻至袜足跟部，把大部分袜筒翻过来展顺，以便足趾能轻松地伸进袜头内；两手拇指撑在袜内侧，其余四指抓紧袜子，把足趾伸入袜内，两手拇指撑紧袜子，四指与拇指协调把袜子拉向踝部，并把袜跟部置于足跟处；将袜筒沿腿顺拉至腹股沟，穿好后将袜筒贴身抚平	穿戴顺序方法正确	20	10	5
		观察循环情况，倾听患者主诉	观察正确	5	3	1
		协助患者取舒适体位，将呼叫器放至患者伸手可及之处	安全、舒适	5	3	1
		告知患者注意事项	护患标准化沟通，告知内容准确、全面	10	7	3
操作后	5	整理环境	处理用物方法正确	3	2	1
		洗手、记录、签字	顺序正确，记录规范、签名清楚	5	3	1
时间	5	5分钟	超时终止操作			
总分	100		实得分合计			

四、冰袋冷敷技术

（一）概述

冷敷技术是指利用低于人体温度的物质，作用于机体的局部或全身体表皮肤，通过神经传导引起皮肤或内脏器官血管的收缩，改变机体各系统血液循环和新陈代谢，达到止血、止痛、消炎和退热的物理治疗方法。

（二）目的

减轻局部充血或出血、减轻疼痛、控制炎症扩散、降低体温。

（三）适应证

1. 软组织急性扭挫伤早期、关节炎急性期、骨关节术后肿痛。

2. 疖肿、蜂窝织炎、急性乳腺炎、早期软组织感染。

3. 鼻出血、上消化道出血、拔牙后反应及渗血等。

4. 高热、中暑。

（四）禁忌证

1. 慢性炎症或深部化脓病灶。

2. 血液循环障碍，如全身微循环障碍、周围血管病变、神经病变、水肿等。

3. 肝肾功能不全、恶病质。

4. 昏迷、感觉异常、认知障碍、语言障碍。

5. 组织损伤、皮肤缺损或有开放伤感染。

6. 产热或保暖能力弱、温度调节功能差的老年及婴幼儿。

7. 对冷过敏。

8. 冷敷的禁忌部位

（1）枕后、耳郭、阴囊处：易冻伤。

（2）心前区：易引起反射性心率减慢、心律失常。

（3）腹部：易引起腹泻。

（4）足底：易导致冠状动脉收缩。

（五）操作方法及步骤（图6-3-8）

1. 物品准备：冰袋、布套及干毛巾、冰块、盆、锤子、治疗盘、医嘱本、核对单。

2. 方法：将冰块砸成小块放入盆中，用水冲去棱角后装入冰袋或冰囊1/2～2/3量，排气后夹闭袋口，倒持，检查无漏水后擦干袋外布套，妥善放置于冷敷部位，确保使其有效。

3. 核对医嘱、进行身份识别，查对姓名、住院号、诊断、冷敷部位等。

4. 评估患者的病情、治疗、意识、活动能力、对冷的敏度和耐受性，有无感觉迟钝、障碍及冷敷部位皮肤等情况，观察其治疗效果。

5. 根据冷敷的部位，为患者取舒适体位。

6. 向患者及家属讲解冷敷的目的、方法，使用冷敷过程中可能出现的不适、并发症及注意事项。

7. 严密观察患者冷敷部位皮肤情况，询问患者有无不适。

8. 检查冰块融化情况，及时更换冰块。

9. 用冷 30 分钟后测量体温并记录。

10. 记录时间、部位、皮肤及患者感受。

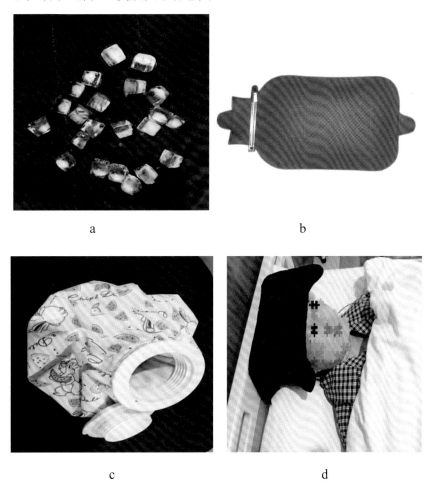

a   b

c   d

图 6-3-8 冰袋（冰桶）冷敷技术

（六）操作流程

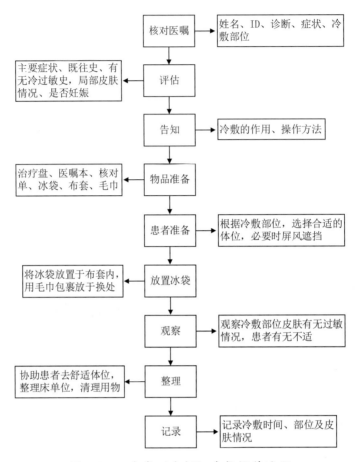

图 6-3-9 冰袋（冰桶）冷敷操作流程

流程图内容：

核对医嘱 → 姓名、ID、诊断、症状、冷敷部位

主要症状、既往史、有无冷过敏史、局部皮肤情况、是否妊娠 → 评估

告知 → 冷敷的作用、操作方法

治疗盘、医嘱本、核对单、冰袋、布套、毛巾 → 物品准备

患者准备 → 根据冷敷部位，选择合适的体位，必要时屏风遮挡

将冰袋放置于布套内，用毛巾包裹放于换处 → 放置冰袋

观察 → 观察冷敷部位皮肤有无过敏情况，患者有无不适

协助患者去舒适体位，整理床单位，清理用物 → 整理

记录 → 记录冷敷时间、部位及皮肤情况

（七）操作评分标准

表 6-3-8 冰袋（冰桶）冷敷操作评分标准

项目		操作要求	分值	评分说明	扣分
素质要求		仪表大方，举止端庄，态度和蔼	3	一项不合格扣 1 分	
		服装、鞋帽整齐	3	一项不合格扣 1 分	
评估	患者	评估患者意识状况、病情、年龄、体温及治疗情况	3	一项不合格扣 2 分	
		局部皮肤状况，如颜色、温度、有无硬结、淤血等，有无感觉障碍及对冷过敏	3	一项不合格扣 2 分	
评估	患者	用冷适应证、有无禁忌证	4	一项不合格扣 2 分	
		活动能力及合作程度	3	一项不合格扣 1 分	

（续表）

项目		操作要求	分值	评分说明	扣分
操作前准备	护士	洗手，戴口罩	2	洗手步骤少一项或不合格扣1分	
		核对医嘱：姓名、ID号、诊断、冷敷部位、是否妊娠	5	少一项扣1分	
	备物	冰袋、布套及干毛巾、冰块、盆、锤子、治疗盘、医嘱本、核对单	6	少一项扣1分	
	告知	告知患者物理降温的目的、必要性，取得配合	3	未告知扣3分	
		体位舒适合理，必要时屏风遮挡	3	未告知扣1分	
操作流程	定位	再次核对，选择冷敷部位	7	少一项扣3分	
	手法	冰袋1/2～2/3量，袋内无空气，无漏水，放置位置正确	10	放置位置不正确扣5分	
		手法熟练	10	手法不熟练扣2分	
	观察	观察患者冷敷后的局部皮肤情况，询问有无不适	5	未观察扣1分	
操作后	整理	合理安排体位，整理床单位	3	少一项扣1分	
		消毒用物，归还原处，洗手	3	少一项扣1分	
	记录	按要求记录并签名	2	少一项扣1分	
	评价	患者感受及目标达到的程度	7	一项不合格扣2分	
技能熟练		操作熟练、正确，部位正确	5	不熟练扣3分	
理论提问		回答全面、正确	10	回答不全面扣5分	
合计			100		

（八）告知

1. 告知患者物理降温的目的、必要性，取得配合。

2. 鼓励患者在高热期间保证摄入足够的水分，采取正确的通风散热方法。

3. 告知患者和家属冷敷可减轻局部充血或出血，减轻疼痛，降低体温。

4. 用冷时间为30分钟，两次用冷应间隔30～60分钟，避免发生"激发效应"。

（九）注意事项

1. 随时检查冰袋有无漏水，是否夹紧，保持布袋干燥，应及时更换。

2. 冰袋使用时，放置时间不应超过30分钟；当体温降至39℃以下，应取下冰袋，并在体温单上做好记录。

3.枕后、耳郭、阴囊、心前区、腹部、足底等处禁忌冷敷；血液循环障碍、慢性炎症或深部化脓病灶、组织损伤、破裂或有开放性伤口处，对冷过敏等禁忌使用冷敷。发现局部皮肤发紫、有麻木感，则停止使用。

4.注意观察用冷部位局部情况，当局部皮肤出现发紫、麻木感，则停止使用，防止冻伤。

5.头部冰帽时，后颈部、双耳郭需垫毛巾，防止枕后、颈部、耳郭冻伤。

五、VSD 负压封闭引流技术

（一）概念和目的

安装 VSD 负压引流可保持腔隙或创面的清洁，减少创面的感染，改善局部微循环，消退组织水肿，从而促进损伤创面新生肉芽组织的生长，加速创面的愈合，有效缩短有创性皮肤软组织缺损的治疗时间，减少患者多次换药的痛苦。

（二）使用范围

1.重软组织挫裂伤及软组织缺损。

2.大的血肿或积液。

3.骨筋膜室综合征。

4.开放性骨折可能合并感染者。

5.关节腔感染需切开引流者。

6.急慢性骨髓炎需开窗引流者。

7.体表脓肿和化脓性感染者。

8.手术后切口感染者。

9.植皮术后的植皮区。

10.溃疡、褥疮。

（三）评估

目前症状，心理状态和接受配合程度。观察 VSD 局部敷料及负压引流是否通畅，引流液的颜色、性质及量。

（四）告知

治疗的目的、方法，以取得患者的配合。指导患者活动时不要牵拉、扭曲引流管，不要擅自调节负压及抬高引流瓶或倾倒引流液。

（五）用物准备

治疗车、治疗盘、治疗巾、负压吸引装置、止血钳、碘伏、棉签、无菌手套、别针、无菌弯盘、引流管标识、笔、手消毒液，必要时备屏风。

（六）操作方法

彻底清除创面的坏死失活组织或容易坏死的组织、异常分泌物和异物等，观察伤口是否干燥、引流管是否通畅，用止血钳夹闭引流管接口处上端5cm处，戴无菌手套，打开引流管与负压吸引器连接处，碘伏消毒液消毒引流管口。正确安装负压装置，夹闭，引流瓶放置低于创面20～30cm，连接引流管，打开开关，别针固定，松开止血钳。观察引流管是否通畅，观察引流管的颜色，性质及量，妥善固定，调节负压，向患者及家属交代注意事项（图6-3-10）。

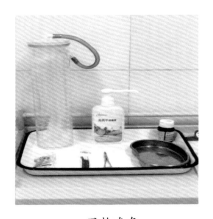
a. 用物准备

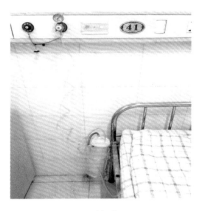
b. 保持负压

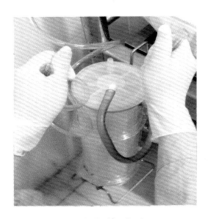
c. 更换装置图

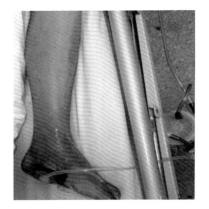
d. 有效引流

图 6-3-10　VSD 操作方法

（七）操作流程

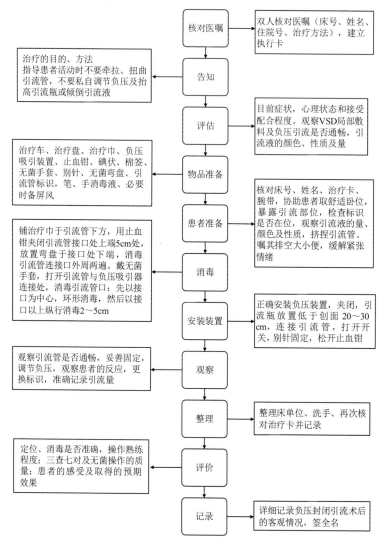

图 6-3-11　VSD 操作流程

（八）操作评分标准

表 6-3-9　VSD 操作评分标准

项目		操作要求	分值	评分说明	扣分
素质要求		仪表大方，举止端庄，态度和蔼，衣帽整齐，洗手，戴口罩	5	一项不符合扣 1 分	
操作前准备	核对	核对医嘱本、打印治疗单（患者基本信息、诊断、临床症状、治疗方法和部位）	5	未核对扣 2 分，内容不全面扣 1 分	

（续表）

项目		操作要求	分值	评分说明	扣分
操作前准备	告知	治疗的目的、方法，以取得患者的配合。指导患者活动时不要牵拉、扭曲引流管，不要私自调节负压及抬高引流瓶或倾倒引流液	5	一项未告知扣2分	
	评估	操作环境清洁、舒适、宽敞、安静，光线充足、患者自理能力、创口及引流情况、引流管周围的皮肤情况、对疼痛的耐受程度和对治疗疾病的信心，缓解紧张情绪。排空二便	5	一项未评估扣1分	
	物品	治疗车、治疗盘、治疗巾、负压吸引器、止血钳、碘伏、棉签、无菌手套、别针、无菌弯盘、引流管标识，必要时备屏风	5	用物准备不充分或不符合要求扣5分，少备一项扣1分	
实施		备齐用物携至床旁，再次核对医嘱、治疗卡、床头卡、姓名、住院号、诊断，做好解释	5	一项不合要求扣1分，未与患者解释交流全扣，解释不到位酌情扣1～4分	
		协助患者取舒适卧位，暴露引流部位，检查标识是否正确，观察引流液的量、颜色及性质，挤捏引流管	10	一项不符合要求扣1分	
		洗手，再次核对	5	一项不合要求扣1分	
		铺治疗巾于引流管下方，用止血钳夹闭引流管接口处上端5cm处，放置弯盘于接口处下端，消毒引流管连接口外周两遍	10	一项不合要求扣2.5分	
		戴无菌手套，打开引流管与负压吸引器连接处，碘伏消毒液消毒引流管口。先以接口为中心，环形消毒，然后以接口以上纵行消毒2.5cm	5	一项不符合要求扣2分	
		正确安装负压装置，止血钳夹闭，引流瓶放置低于创面20～30cm，连接引流管，别针固定，调好中心负压，松开止血钳	10	一项不符合要求扣2分	
		观察引流管是否通畅，妥善固定，调节负压，观察患者的反应，更换标识，准确记录引流量	5	一项不符合要求扣2分	
		操作完毕，协助患者取舒适体位，整理床单位，交代注意事项	5	一项不合要求扣2.5分	
		清理用物，洗手，再次核对，做好记录并签名	5	一项不合要求扣2分，未记录或记录有误全扣	
评价		患者：体位合适，感觉舒适	5	一项不合要求扣2分，扣完为止	
		护士：无菌观念强，方法正确，操作熟练	5	一项不合要求扣2分，扣完为止	
提问		注意事项等	5	酌情扣分	

（九）注意事项

1.维持稳定的负压，使之保持在 - 125～ - 450mmHg（ - 0.016～ - 0.060MPa），观察伤口创面是否发生漏气，负压引流效果，引流管是否通畅。

2.观察引流液的颜色、性质、量，根据不同患者的创面情况和引流量改变负压值，引流量多者或老年患者要尽量减小负压值；引出大量血性引流液时，应暂停引流；避免长时间停止负压吸引，防止堵塞。

3. 观察患者伤口引流管路，确保引流管通畅、不堵塞，防止引流管受压或扭曲而引流不畅，避免压迫创面及引流管，引流管应低于创面以防引流液逆流。

4. 更换引流瓶时严格遵守无菌操作原则。及时倾倒引流液，用止血钳左右交叉夹闭引流管，调整好负压后接引流瓶，防止漏气。

5. 观察患肢疼痛、肿胀、伤口内组织的颜色、皮温、毛细血管回流、足趾活动等情况，应抬高患肢 $20°\sim30°$，避免压迫创面及引流管。

六、轴线位翻身技术

（一）原理

轴线位翻身与患者躯体接触面积大，承力均匀，减少患者身体与床单位直接接触摩擦，同时可保持患者脊柱平直，避免脊柱出现过屈过伸、侧屈、旋转等。

（二）目的

1. 协助患者轴向翻身，预防脊柱二次损伤。
2. 减轻患者翻身时躯体疼痛，增加舒适感。
3. 保护患者皮肤、预防褥疮。
4. 护士操作省力、方便。

（三）适应证

颅骨牵引、脊椎损伤、脊椎手术、髋关节术后患者的床上翻身。

（四）人员资格

1. 具有专业执业资格证的护士。
2. 经过"轴线位翻身操作"培训合格的护士。

（五）评估要点

1. 评估周围操作环境。
2. 评估患者病情、体重、意识状态、自理程度、合作程度。
3. 评估患者治疗、管路情况。
4. 评估患者手术部位、伤口情况。

（六）用物

枕头 2 个、中单 1 个。

（七）宣教要点及注意事项

1. 翻转患者时，应注意保持脊柱平直，以维持脊柱的正确生理弯曲，避免脊柱过屈、过伸、侧屈、旋转，由于躯干扭曲，加重脊柱骨折、脊髓损伤和关节脱位。

2. 颈椎术后的患者翻身至侧卧位后，告知患者戴颈托并垫好高度适宜的枕头，避免使用蓬松、过高、过低的枕头，高度以被头部压缩后比使用者的拳高略低为宜。

3. 患者有脊椎损伤时，勿扭曲或者旋转患者的头部，以免加重神经损伤，引起呼吸肌麻痹而死亡。

4. 翻身时注意为患者保暖并防止坠床。

5. 准确记录翻身时间。

6. 协助患者翻身过程中注意患者安全，避免拖拉以免损伤皮肤，密切观察病情变化，若有异常及时通知医生予以处理（图 6-3-12）。

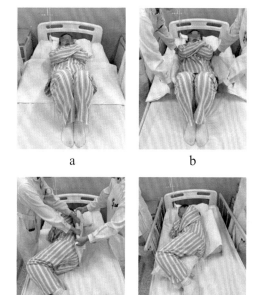

　　　　a　　　　　　　　　b

　　　　c　　　　　　　　　d

图 6-3-12　轴线位翻身技术

（八）技术操作

表 6-3-10　轴线位翻身技术操作

工作目标	工作规范要点	结果标准
遵照医嘱给予患者轴线位翻身，保护患者皮肤	1. 评估患者病情、体重、意识状态、自理程度、合作程度；患者治疗、管路；患者手术部位、伤口情况 2. 固定病床，松开被尾，协助患者仰卧屈膝，双臂放于胸前，安置各种管路并保持其留有足够的长度，夹闭引流管，固定床档 3. 协助患者翻身 ①患者有颈椎损伤时，三位护士分别站于患者的两侧 ②一位护士固定患者头部，沿纵轴向上略加牵引，使头颈和躯干一起缓慢移动患者 ③另两位护士在患者两侧，分别卷起中单，至靠近患者身体，抓起中单的四个角，将患者平移至一位护士的近侧床旁 ④另一位护士展平近侧中单，手持远侧中单，使患者头颈肩腰髋保持在同一水平上，将患者翻转至侧卧位 ⑤患者无颈椎损伤时，可由两名护士同时完成轴线位翻身 4. 在患者背部放一软枕，将其双腿微屈，两膝之间放一软枕，防止两腿间相互受压或摩擦 5. 安置好各种管路，打开引流管，检查管路通畅，勿打折，整理床单位，抬起床档并固定 6. 严格遵守操作规程，严防患者受伤的现象出现	1. 患者/家属知晓护士告知的事项，对服务满意 2. 确保翻身过程安全

（九）操作流程

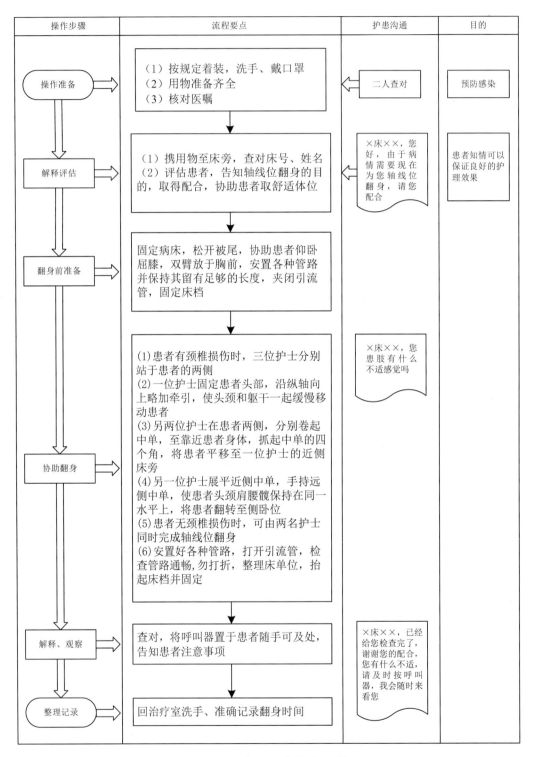

图 6-3-13　轴线位翻身技术操作流程

（十）操作评分标准

表 6-3-11 轴线位翻身技术操作评分标准

项目	总分	操作要点	考核要点	评分等级 A	B	C
仪表	5	按要求着护士装	仪表端庄 服装整洁	5	3	1
操作前准备	7	物品准备：枕头 2 个、中单 1 个 环境：整洁、安静	备齐用物 放置合理	5	3	1
		洗手、戴口罩	方法正确	2	1	0
操作过程	80	双人核对医嘱，明确目的	操作前后核对正确	5	3	1
		评估患者： 1. 患者病情、体重、意识状态、自理程度、合作程度 2. 患者治疗、管路 3. 患者手术部位、伤口情况	评估患者正确	10	7	3
		向患者解释操作方法及配合指导	与患者交流语言恰当	5	3	1
		固定病床，松开被尾，协助患者仰卧屈膝，双臂放于胸前	病床固定，被尾松开，体位正确	8	5	3
		安置各种管路并保持其留有足够的长度，夹闭引流管，固定床档	引流管处于夹闭状态并有足够长度	3	2	1
		协助患者翻身	翻身方法正确	10	7	3
		翻身时注意为患者保暖并防止坠床	为患者保暖	5	3	1
		在患者背部放一软枕，将其双腿微屈，两膝之间放一软枕，防止两腿间相互受压或摩擦	软枕位置正确	8	5	3
		协助患者翻身过程中注意患者安全，避免拖拉以免损伤皮肤	患者安全，避免拖拉	8	5	3
		操作过程中观察患者反应，倾听患者主诉	与患者交流语言恰当	5	3	1
		协助患者取舒适体位，将呼叫器置于患者伸手可及之处	操作前后核对正确	3	2	1
		核对患者信息，告知患者注意事项	告知内容准确、全面，与患者交流语言恰当	10	7	3
操作后	8	整理用物，准确记录翻身时间	处理用物方法正确，翻身时间记录准确	5	3	1
		洗手、记录、签字	顺序正确，记录规范、签名清楚	3	2	1
		操作时间____分钟	超时终止操作			
总分	100		实得分合计			

七、人工髋关节置换术后护理

（一）人工髋关节置换术后体位摆放方法

1. 概念　髋关节置换术后体位摆放方法是指手术后患者身体位置的安置，体位式样多，根据麻醉及患者的全身状况、术式、疾病的性质等进行合理选择。

2. 目的

（1）保持人工关节处于接合状态，避免脱位。

（2）预防压疮。

（3）患者掌握患肢处于外展中立位期间的床上活动技巧。

3. 操作流程

（1）核对医嘱：ID 号 / 床号、姓名、诊断、翻身时间、体位。

（2）自我介绍：告知患者患肢放置目的、操作方法、注意事项，取得配合。

（3）评估：患者年龄、病情、意识、生命体征、四肢感觉、肌力、受压皮肤情况，治疗管道是否通畅。

（4）物品准备：梯形枕、丁字鞋、软枕、翻身垫。

（5）环境准备：病房安静、整洁、舒适、光线充足、适宜操作。

（6）髋关节置换术后体位摆放操作步骤

①洗手、戴口罩。

②携用物至床旁，再次核对患者信息。

③平卧患肢摆放：操作者站于患者患侧，轻抬患者小腿，使双下肢分开，将梯形枕平膝纵向放于两腿之间，动作轻柔，勿左右摇晃，避免加重疼痛，足尖向上，将丁字鞋固定于患肢足上，足跟悬空，避免压疮。

④向健侧翻身：取下丁字鞋，患肢垫软枕，操作者手放于患侧腰部，托起腰部，将翻身垫垫于腰背部、骶尾部悬空，调整双下肢位置，患肢始终保持外展中立位。

⑤向患侧翻身：取下丁字鞋，操作者手放于健侧腰部，托起腰部，将翻身垫垫于腰背部，骶尾部悬空，调整双下肢位置，患肢始终保持外展中立位。

⑥翻身后检查患肢肢体血运、感觉运动等情况，受压部位给予适当的衬垫。

⑦操作中与患者沟通，观察患者面色、表情、生命体征，询问患者舒适度，检查各治疗管道是否通畅。

⑧整理床单位，洗手。记录翻身时间及卧位（图 6-3-14）。

（7）健康宣教：患者可配合时，指导患者借助床栏协助翻身，身体与床位角度 $10°\sim20°$ 为宜，角度越高，患肢内收脱位的可能性越高。告知患者髋关节置换术后应保持患肢外展中立位，勿内收内旋，勿随意取出体位垫等注意事项，告知病情自我观察，告知功能锻炼方法与时间。

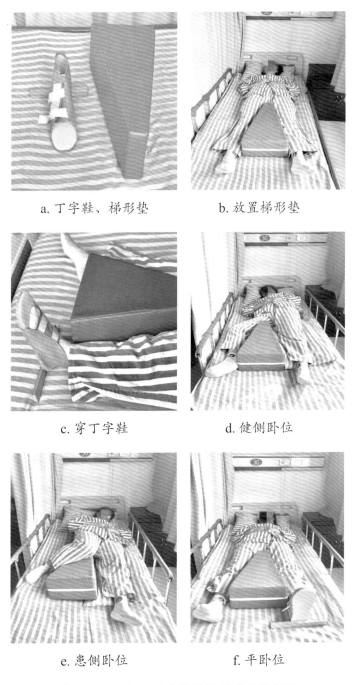

a. 丁字鞋、梯形垫　　　　b. 放置梯形垫

c. 穿丁字鞋　　　　d. 健侧卧位

e. 患侧卧位　　　　f. 平卧位

图 6-3-14　人工髋关节置换术后体位摆放

4. 操作流程

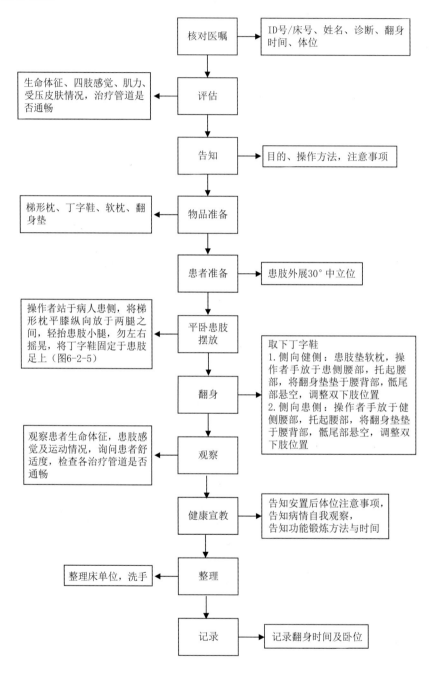

核对医嘱 → ID号/床号、姓名、诊断、翻身时间、体位

生命体征、四肢感觉、肌力、受压皮肤情况，治疗管道是否通畅 ← 评估

告知 → 目的、操作方法，注意事项

梯形枕、丁字鞋、软枕、翻身垫 ← 物品准备

患者准备 → 患肢外展30°中立位

操作者站于病人患侧，将梯形枕平膝纵向放于两腿之间，轻抬患肢小腿，勿左右摇晃，将丁字鞋固定于患肢足上（图6-2-5） ← 平卧患肢摆放

翻身 → 取下丁字鞋
1. 侧向健侧：患肢垫软枕，操作者手放于患侧腰部，托起腰部，将翻身垫垫于腰背部，骶尾部悬空，调整双下肢位置
2. 侧向患侧：操作者手放于健侧腰部，托起腰部，将翻身垫垫于腰背部，骶尾部悬空，调整双下肢位置

观察患者生命体征，患肢感觉及运动情况，询问患者舒适度，检查各治疗管道是否通畅 ← 观察

健康宣教 → 告知安置后体位注意事项，告知病情自我观察，告知功能锻炼方法与时间

整理床单位，洗手 ← 整理

记录 → 记录翻身时间及卧位

图 6-3-15　人工髋关节置换术后操作流程

5. 操作评分标准

表 6-3-12　人工髋关节置换术后操作评分标准

项目		评分细则	分值	评分说明	扣分
操作前准备	护士准备	1. 着装标准，洗手，戴口罩 2. 双人核对医嘱，明确目的	4	一项不符扣 1 分	
	环境准备	病房整洁、安静、光线充足、温湿度适宜	2	一项不符扣 0.5 分	
	核对	查对患者 ID 号/床号、姓名、诊断、翻身时间、体位	2	未核对扣 2 分，内容不全扣 1 分	
	告知	操作目的、方法、注意事项	3	未告知扣 3 分，内容不全扣 2 分	
	评估患者	1. 患者意识、生命体征 2. 各治疗管路通畅、固定情况 3. 伤口敷料渗血、渗液、包扎情况 4. 患肢感觉、运动、肿胀、受压皮肤情况 5. 患者疼痛情况	10	一项未评估扣 2 分	
	用物准备	梯形枕、软枕、翻身垫、丁字鞋各一个	4	不符扣 4 分，少备一样扣 1 分	
操作程序	体位摆放	1. 患者平卧，整理患者衣物，调整并保持患肢外展 30°中立位 2. 将梯形枕放于患者两腿之间 3. 将丁字鞋固定于患肢足上	15	一项不符合要求扣 5 分	
		平卧→侧卧位			
		1. 取下丁字鞋，检查受压皮肤情况，梯形枕放于患者两腿之间 2. 协助患者翻身，置翻身垫于一侧腰背部 3. 调整双下肢位置	15	一项不符合要求扣 5 分	
		侧卧→平卧位		一项不符合要求扣 5 分，内容不全扣 2 分	
		1. 撤去翻身垫，置患者平卧，梯形枕放于患者两腿之间 2. 将患肢保持外展中立位 3. 足跟免受压，或穿丁字鞋	20		
	观察	1. 操作过程中观察患者反应，倾听患者主诉 2. 观察受压皮肤情况 3. 询问患者体位是否舒适	6	一项不符合要求扣 2 分	
		1. 观察患者生命体征，患肢感觉及运动 2. 检查输液管、引流管、尿管等治疗管道是否通畅	6	一项不符合要求扣 3 分	
		协助患者整理衣物，盖被保暖	3	不符合要求扣 3 分	
操作后	健康宣教	1. 告知安置后体位注意事项 2. 告知病情自我观察 3. 功能锻炼方法与时间	6	一项不符合要求扣 2 分	
	整理记录	整理病房及用物	4	未整理记录扣 4 分，不符要求扣 2 分	
		洗手，记录			

6. 注意事项

（1）术后体位摆放前要求彻底检查各种治疗管道以保证安全。

（2）术后体位摆放过程中注意询问患者舒适度，保护各类留置导管，保持通畅，妥善固定。

（3）体位摆放后要注意观察患者生命体征，患肢血液循环、感觉及运动情况。

（4）告知患者髋关节置换术后应保持患肢外展中立位，勿内收内旋，勿随意取出体位垫。

（二）人工髋关节置换术后翻身操作方法

1. 概念　翻身操作方法是人工髋关节置换术后，为防止假体脱位，术肢限制活动并保持外展中立位 15°～30°。患者被动卧床，常常感觉不适，自行翻身容易导致假体脱出，但体位不变换，局部组织受压时间过长，尤其是老年人皮肤弹性减退、血液循环不良、运动能力减弱，易发生皮肤压力性损伤等并发症。所以髋关节置换术后，协助指导患者正确翻身是保证髋关节置换患者手术成功和顺利康复的关键。正确翻身不仅使患者体位舒适，痛苦减轻，还能防止皮肤压伤、坠积性肺炎等长期卧床引起的并发症；同时可给患者更多的心理支持，促进患者早日康复。

2. 目的

（1）避免髋关节过度屈曲、内旋、内收，防止假体脱出。

（2）预防皮肤压力性损伤、坠积性肺炎。

（3）保持床铺整洁，功能体位，提高患者舒适度。

3. 翻身前评估

（1）评估患者的病情、年龄、意识状态及对交流沟通的接受程度。

（2）评估患者对此操作是否存在恐惧心理及合作程度。

（3）评估患者对术肢放置的目的、重要性及注意事项的了解程度。

（4）评估患肢感觉、运动、肿胀情况；注意患肢长度及臀部有无异常隆起。

（5）评估伤口敷料渗血渗液及包扎情况。

（6）评估伤口引流管是否抗反流及固定情况。

（7）评估其他管路固定情况。

4. 翻身体位及方法

（1）平卧体位（图 6-3-16）：平卧位要做到"四防"。

一防：防内旋。患肢穿防旋鞋，又名丁字鞋，或遵嘱行下肢皮牵引，保持患肢外展 30°中立位。

二防：防髋关节过度屈曲和伸直。术后在膝关节下垫一软枕。

三防：防内收。患肢不超越身体中线（不交叉双腿）屈髋小于 90°。两下肢间放厚软枕或梯形枕，保持患肢外展位，防过度内收。

四防：防皮肤压伤。抬高患肢 20°～30°，促进血液回流，避免腘窝、足跟部受压，局部可用软垫、毛巾或压疮贴保护。

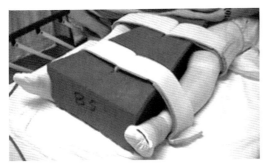
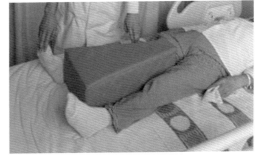

图 6-3-16　平卧体位

（2）翻身技术

①翻身要领

a. 翻身前要了解关节稳定性。

b. 翻身时应注意保持髋关节解剖位置，防止关节脱位。

c. 采用轴线翻身法：保持肩、腰、臀、患肢膝部一条直线翻向健侧。

d. 翻身角度：保持患肢外展 15°～30°、屈髋 10°～20°、屈膝 45°，并以软枕支撑保持体位舒适。

②翻身方法（图 6-3-17）：患者术后常卧床 1～3 天，术后 1～3 天最好采取两人翻身法，两操作者均站在患者术侧的床边。

a. 移动患者：先将患者的双手放于胸前，让患者屈曲健侧膝关节，操作者一人双手分别放至患者的肩和腰部，另一人将双手分别放至患者的臀部和患肢膝部，并让患者健侧下肢配合用力，同时将身体抬起，移向术侧床沿。

b. 置枕：让患者稍屈曲健侧膝关节，在两膝间放置 2～3 个枕头，高度为患者双侧髂前上棘之间的距离再加上 5cm。

c. 翻身：操作者一人双手分别置于患者的肩和腰部，另一人双手分别置于臀部和术肢膝部，同时将患者翻向健侧，将术肢置于两膝间的枕或垫上，保持术肢呈外展 15°～30°，屈髋 10°～20°，屈膝 45°。

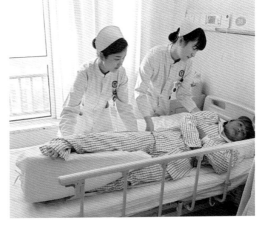

图 6-3-17　翻身方法

d. 体位舒适：在患者的背部垫一软枕，胸前放一软枕置上肢，保持患者舒适。

5. 操作规范

表 6-3-13　人工髋关节置换术后翻身操作规范

工作目标	工作规范要点	结果标准
定时给予全髋关节置换术后患者翻身，预防患者皮肤压伤，防止患者因更换体位致髋关节脱位	1. 评估患者术肢感觉、运动、肿胀情况；注意术肢长度及臀部有无异常隆起；伤口敷料包扎情况；伤口引流管固定及抗反流情况和其他管路固定情况 2. 评估患者对翻身的了解程度，是否有恐惧心理，及对知识的接受程度，告知患者翻身的目的及注意事项 3. 固定病床，检查并妥善固定留置的治疗管路。协助患者穿着病员服，移除床上多余物品。嘱患者双手置于胸前，屈曲健侧膝关节，操作者一人双手分别置于患者的肩部、腰部，另一人双手分别置于患者的臀部和患肢膝部，在健侧下肢配合下，同时将身体抬起移向患侧床沿，距床沿 15cm 4. 协助翻身：指导患者稍屈曲健侧膝关节，全身放松，在其两膝间放置 2 个软枕，高度以患者双侧髂前上棘间距再加 5cm；操作者一人双手分别置于患者的肩和腰部，另一人一手置于臀部和另一手托住患肢膝部，同时将患者翻向健侧；将术肢置于两膝间软枕上，保持术肢外展 15°～30°，屈髋 10°～20°，屈膝 45°；在患者的背部垫一软枕，胸前放一软枕置上肢，保持体位舒适 5. 安置好各种管路，整理患者衣物及床单元，拉起床档并固定 6. 严格遵守操作规程，严防髋关节脱位的情况出现	1. 患者或家属知晓护士告知的事项，对服务满意 2. 确保翻身过程患者无不适及髋关节脱位的现象出现

6. 操作流程

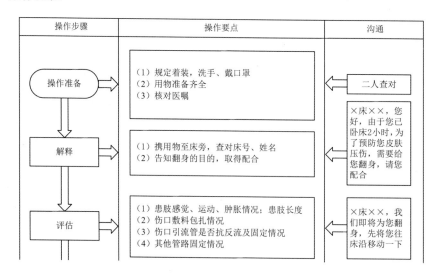

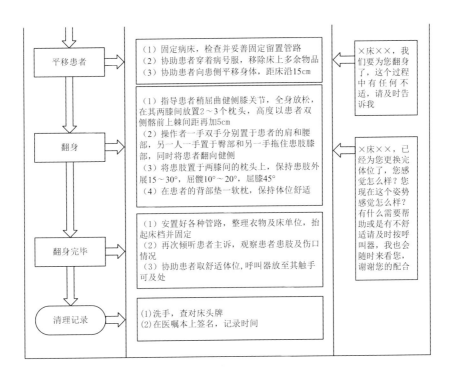

图 6-3-18 人工髋关节置换术后翻身操作流程

7. 操作评分标准

表 6-3-14 人工髋关节置换术后翻身操作评分标准

项目	总分	操作要点	考核要点	评分等级		
				A	B	C
仪表	3	按要求着装	仪表端庄、服装整洁	3	2	1
操作前准备	7	物品准备：枕头 2～3 个 环境：整洁、安静	备齐用物 放置合理	5	3	1
		洗手、戴口罩	方法正确	2	1	0
操作过程	80	双人核对医嘱，明确目的	操作前后核对正确	5	3	1
		评估患者： 1. 合作程度 2. 患肢感觉、运动、肿胀情况；患肢长度 3. 伤口敷料包扎情况 4. 伤口引流管反流及固定情况 5. 其他管路固定情况	评估全面正确	8	5	3
		向患者解释操作方法及配合指导	与患者交流语言恰当	5	3	1

（续表）

项目	总分	操作要点	考核要点	评分等级 A	B	C
操作过程	80	固定病床，检查并妥善固定留置管路	病床固定，检查治疗管路	8	5	3
		协助患者穿着病员服，移除床上多余物品	翻身前准备	5	3	1
		协助患者向患侧平移身体，距床沿 15cm	移动方法正确	8	5	3
		协助患者翻身	翻身方法正确	10	7	3
		翻身过程中保持患肢于外展中立位	保证关节稳定	8	5	3
		患肢在上，双膝间分别纵向垫放软枕，保持患肢外展 15°～30°，屈髋 10°～20°，屈膝 45°，在患者背后放一软枕，稳定胸背	翻身方向正确软枕位置正确	10	7	3
		协助患者翻身过程中注意患者安全，避免拖拉以免损伤皮肤	患者安全，避免拖拉	8	5	3
		整理病员服及床单元，固定床档	卧位舒适，保证安全	5	3	1
		告知患者注意事项，将呼叫器放置于患者伸手可及之处	告知全面，呼叫器可触及	3	2	1
操作后	5	整理用物，洗手，记录翻身时间	处理用物方法正确，翻身时间记录准确	5	3	1
时间	5	5 分钟	超时终止操作	5	3	1
总分	100		实得分合计			

8. 注意事项

（1）评估与沟通：翻身前认真评估并做好沟通解释工作，取得患者及家属理解支持，妥善固定好各管道，保障患者安全。

（2）翻身方向和角度：翻身时保持患者髋关节外展，避免内旋，单侧髋关节置换后翻身仅侧于健侧，侧身后仍保持肢体外展 15°～30°，屈髋 10°～20°，屈膝 45°，侧身时间一般为 30～60 分钟。双侧髋关节置换术后（或单侧置换并对侧骨折外伤时）翻身时，患者身体与床位的角度不可大于 20°，角度越大，患肢内收脱位的可能性越高。

（3）翻身动作轻柔安全：在协助患者翻身时，操作者动作要协调，轻而稳，移动患者身体应避免推、拉、拖等动作，以免患者皮肤受损；避免髋关节过度屈曲、内旋、内收，防止假体脱出；注意安全防范。

（4）术后搬运：由于麻醉药物的影响，患者髋部肌肉松弛，搬运手法不正确、体位不当易造成髋关节脱位，搬动时要特别小心，一般采用三人平托法，托住骨盆及髋部，患肢整个托起，轻轻将患者放于床上。术后尽量避免术侧卧位，患者采取仰卧位或健侧卧位。术后第一天取平卧位，逐步过渡到半卧。但避免做屈髋、内收动作。

（5）按时翻身：白天不超过 2 小时，夜间可适当延长时间以保证患者睡眠，如利用大小便机会进行翻身，翻身次数白天勤、夜间少。

（6）使用便盆时，患肢与便盆在同一水平线上，避免屈曲已做手术的髋关节。

（7）翻身后摆正患者的功能体位，注意固定各管道，保持引流通畅。

（8）关爱体贴患者，注意遮挡，避免着凉。

第四节 常用中医护理技术

一、中药湿敷

（一）概述

1. 概念和目的 中药湿敷技术是将中药煎汤或其他溶媒浸泡，根据治疗需要的不同温度，将中药浸泡的敷料敷于患处，通过疏通气机、调节气血、平衡阴阳，达到疏通腠理、清热解毒、消肿止痛的一种操作方法。包括冷湿敷法和热湿敷法两种。

2. 使用范围

（1）中药冷湿敷适用于外伤、骨折、脱位、软组织损伤的初期。

（2）热湿敷用于软组织损伤、骨折愈合后肢体功能障碍，肩、颈、腰腿痛、膝关节痛、类风湿关节炎、强直性脊柱炎等。

3. 物品准备 治疗盘、中药汤剂、敷料、水温计、纱布、镊子 2 把、治疗巾，必要时备中单、屏风等。

4. 操作方法

（1）双人核对医嘱，确认患者身份、治疗方法及操作部位。

（2）告知患者及家属冷 / 热湿敷的作用、时间、简单的操作方法及局部皮肤感觉、皮肤颜色改变情况。

（3）评估患者，掌握患者既往史、意识形态、过敏史、是否妊娠或月经期、体质、对温度的耐受力，以及操作部位皮肤情况，做好解释工作，调节室内温湿度，注意保暖。

（4）备齐用物，携至床旁，核对患者身份、治疗方法、操作部位等，根据湿敷部位，协助患者取适宜的体位，暴露湿敷部位，注意保护隐私及保暖。

（5）清洁皮肤，测试药液温度，将敷料浸于药液中，再次进行核对患者身份及操作部位。

（6）拧干敷料，敷于患处并记录时间，20～30分钟为宜。

（7）每隔5～10分钟更换敷料或淋药液于敷料上。

（8）观察局部皮肤情况，询问有无不适感。

（9）操作完毕，清洁皮肤，再次核对患者身份及操作部位，协助患者穿衣，取舒适体位；整理床单位，告知注意事项：操作结束后禁食辛辣刺激食物。

（10）整理用物，洗手，记录并签名（图6-4-1）。

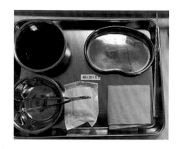

a. 物品准备

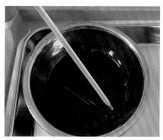

b. 测试药液温度

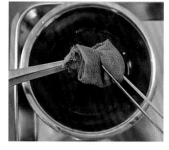

c. 拧干敷料图

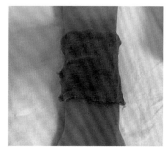

d. 湿敷局部皮肤

图6-4-1　中药湿敷

（二）操作流程

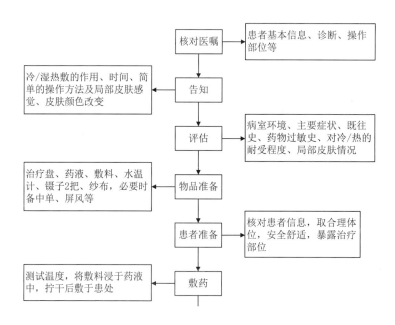

核对医嘱 —— 患者基本信息、诊断、操作部位等

冷/湿热敷的作用、时间、简单的操作方法及局部皮肤感觉、皮肤颜色改变 —— 告知

评估 —— 病室环境、主要症状、既往史、药物过敏史、对冷/热的耐受程度、局部皮肤情况

治疗盘、药液、敷料、水温计、镊子2把、纱布，必要时备中单、屏风等 —— 物品准备

患者准备 —— 核对患者信息，取合理体位，安全舒适，暴露治疗部位

测试温度，将敷料浸于药液中，拧干后敷于患处 —— 敷药

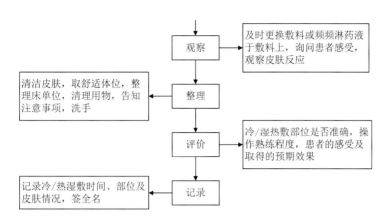

图 6-4-2　中药湿敷操作流程

（三）护理操作评分标准

表 6-4-1　中药湿敷操作评分标准

项目		操作要求	分值	评价说明	扣分
素质要求		仪表大方，举止端庄，态度和蔼，衣帽整齐。洗手，戴口罩	5	一项不符合扣 1 分	
操作前准备	核对	双人核对医嘱：姓名、床号、住院号、诊断、治疗方法、操作部位	5	未核对扣 2 分，内容不全面扣 1 分	
	告知	与患者或其家属沟通患者现状（治疗史、既往史等），解释操作目的、注意事项以取得患者配合	10	一项未告知扣 2 分	
	评估	评估内容全面：既往史、意识形态、过敏史、是否妊娠或月经期、体质、对温度的耐受度、湿敷部位的皮肤情况（有无感染、瘢痕、硬结）、环境温湿度等	5	一项未评估扣 1 分	
	物品	治疗盘、中药汤剂、敷料、水温计、纱布、镊子 2 把、治疗巾，必要时备中单、屏风等	10	用物准备不充分或不符合要求扣 5 分，少备一项扣 1 分	
操作流程	患者	核对患者身份、治疗方法、操作部位等，清洁皮肤	5	少一项扣 1 分	
		体位舒适合理，暴露治疗部位，调节室内温湿度，必要时屏风遮挡，注意隐私和保暖	5	体位不合理扣 1 分；未注意隐私保护扣 1 分	
	治疗	测试药液温度，将敷料浸于药液中，拧干敷料，敷于患处并记录时间，20 ～ 30 分钟为宜	15	温湿度不宜扣 5 分，未记录时间扣 3 分	
		每隔 5 ～ 10 分钟更换敷料或频淋药液于敷料上	10	手法不熟练扣 2 分	
	观察	观察患者湿敷后的局部皮肤情况，询问有无不适	5	未观察扣 1 分	
操作后	整理	操作完毕，清洁局部皮肤。再次核对患者身份、湿敷部位，协助患者穿衣，取舒适体位；整理床单位，告知注意事项	5	少一项扣 1 分	
		清理用物，归还原处，洗手	3	少一项扣 1 分	
	记录	按要求记录及签名	2	少一项扣 1 分	
	评价	湿敷部位准确，患者感受及目标达到的程度	5	一项不合格扣 2 分	
技能熟练		操作熟练、正确	5	不熟练扣 3 分	
理论提问		回答全面、正确	5	回答不全面扣 3 ～ 5 分，不正确不得分	
合计		100			

（四）注意事项

1. 阴寒证及皮肤感觉减退的患者不宜冷湿敷；外伤后患处有伤口、皮肤急性传染病等忌用中药热湿敷技术。

2. 冷湿敷一般药液温度为 4～15℃，热湿敷时药液温度为 50～60℃为宜，老年、婴幼儿、感觉障碍者不宜超过 50℃，避免烫伤。

3. 操作过程中观察局部皮肤反应，如出现苍白、红斑、水疱、痒痛或破溃等症状时，立即停止治疗，及时报告医生，配合处理。

4. 注意消毒隔离，避免交叉感染。

5. 注意保暖及保护患者隐私。

二、中药溻渍

（一）概述

1. 概念和目的　溻是将饱含药液的纱布或棉絮湿敷患处，渍是将患处浸泡在药液中。溻渍法是通过湿敷、淋洗、浸泡对患处的物理作用，以及不同药物对患部的药效作用而达到治疗目的的一种方法。

2. 使用范围　皮损渗出液较多或脓性分泌物较多的急慢性皮肤炎症及筋骨关节损伤等。如丹毒、脱疽、急性湿疹、足癣感染、烧伤、肢端骨髓炎、扭挫伤、筋骨关节劳损等。

3. 物品准备　治疗盘、治疗碗内盛药汁、纱布数块、钳子 2 把、橡皮布、毛巾、脸盆、生活垃圾桶、医疗垃圾桶。

4. 操作方法

（1）评估患者

①病室环境，温湿度适宜。

②心理状态，理解能力及配合程度。

③主要症状，既往史，过敏史，女性患者是否处于妊娠期或月经期。

④塌渍部位皮肤情况、对温度的感知度。

（2）操作要点

①确定溻渍部位，选择舒适体位。

②将湿润的纱布置于患部皮肤上。

③将调好的药膏均匀涂抹于湿纱布上，面积以覆盖患处即可。

④用 TDP 灯进行局部照射，灯与皮肤间距离 5～10cm，治疗时间约 30 分钟，温度以患者患部感觉舒适为宜（图 6-4-3）。

5. 注意事项　用渍法时，药液应新鲜，渍敷范围应稍大于疮面。热敷的温度宜在45 ～ 60℃。淋洗、冲洗时，用过的药液不可再用。局部浸泡一般每日 1 ～ 2 次，每次15 ～ 30 分钟。冬季应保暖，夏季宜避风凉。用药后观察局部皮肤，如有丘疹、奇痒或局部肿胀等过敏现象时，停止用药，并将药物擦拭干净或清洗，遵照医嘱内服或外用抗过敏药物。

6. 告知

（1）操作的目的、方法、时间及配合注意事项。

（2）渍渍部位可能出现过敏及其他不适。

（3）可能出现烫伤，如有过热，及时告知护士。

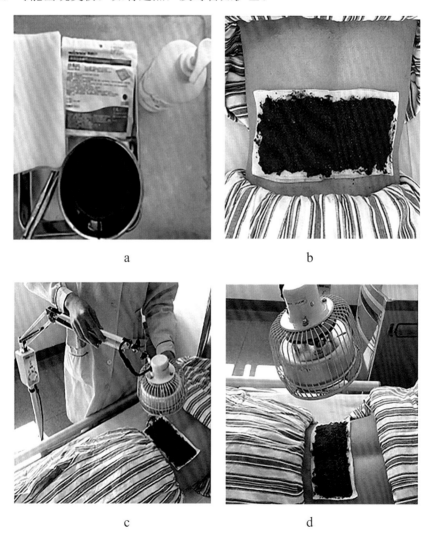

a　　　　　　　　　　　　b

c　　　　　　　　　　　　d

图 6-4-3　中药渍渍

（二）操作流程

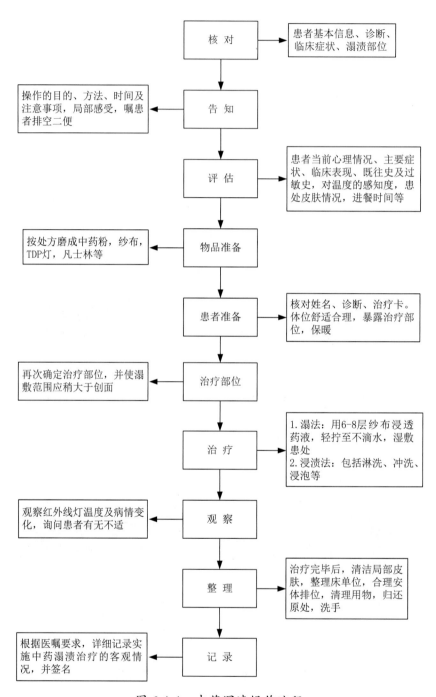

核 对 → 患者基本信息、诊断、临床症状、溻渍部位

操作的目的、方法、时间及注意事项，局部感受，嘱患者排空二便 ← 告 知

评 估 → 患者当前心理情况、主要症状、临床表现、既往史及过敏史，对温度的感知度，患处皮肤情况，进餐时间等

按处方磨成中药粉，纱布，TDP灯，凡士林等 ← 物品准备

患者准备 → 核对姓名、诊断、治疗卡。体位舒适合理，暴露治疗部位，保暖

再次确定治疗部位，并使溻敷范围应稍大于创面 ← 治疗部位

治 疗 → 1.溻法：用6-8层纱布浸透药液，轻拧至不滴水，湿敷患处
2.浸渍法：包括淋洗、冲洗、浸泡等

观察红外线灯温度及病情变化，询问患者有无不适 ← 观 察

整 理 → 治疗完毕后，清洁局部皮肤，整理床单位，合理安体排位，清理用物，归还原处，洗手

根据医嘱要求，详细记录实施中药溻渍治疗的客观情况，并签名 ← 记 录

图 6-4-4 中药溻渍操作流程

（三）操作评分标准

表 6-4-2　中药塌渍操作评分标准

项目	操作要求	分值	评分细则	扣分
目的	中药塌渍是中药药膏湿敷结合 TDP 照射患处的一种外治法，以达到祛风除湿、通络止痛等的目的	5	少一点扣 1 分	
用物标准	按处方磨成的中药粉、治疗盘、纱布、凡士林、TDP 灯、酒精、棉球、敷料	10	少一点扣 1 分	
素质要求	仪表大方、衣帽整洁、修剪指甲、洗手、戴口罩	5	少一点扣 1 分	
操作步骤	1. 核对医嘱，至床旁，双重身份核对，向患者或家属解释操作目的、方法、注意事项等，取得配合	5	少一点扣 1 分	
	2. 体位舒适合理，暴露治疗部位；保暖	5	少一点扣 1 分	
	3. 备齐用物，至床旁，再次核对；确定治疗部位	5	少一点扣 2 分	
	4. 将湿润后的纱布置于患肢关节处皮肤上	10	未湿润扣 5 分；操作不当扣 5 分	
	5. 将调好的药膏均匀涂抹于湿纱布上，面积以覆盖患处即可	10	操作不当扣 10 分	
	6. 用 TDP 灯进行局部照射，灯与皮肤间距离 5～10cm，治疗时间约 30 分钟，温度以患者患部感觉舒适为宜	10	方法错误扣 10 分	
	7. 观察红外线灯温度及病情变化，询问患者有无不适	10	未观察扣 7 分；未询问扣 3 分	
	8. 治疗完毕后，清洁局部皮肤，整理床单位，合理安排体位	6	未清洁、整理、安排体位各扣 2 分	
	9. 向患者做好宣教，清理用物	4	未宣教扣 2 分；未清理扣 2 分	
	10. 洗手，记录	5	未洗手扣 2 分；未记录扣 3 分	
注意事项	1. 每日 1 次，10 日为 1 个疗程，一般 3 个疗程 2. 防止烫伤及药物过敏 3. 烫伤后给以生理盐水冲洗并外敷清热解毒药物，给伤口换药 4. 药物过敏后立即停药，并给以抗过敏药物对症处理 5. 药膏面积要覆盖患处	10	少一点扣 2 分	
合计		100		

三、中药熏蒸

（一）概述

1. 概念和目的　熏蒸疗法又叫蒸汽疗法、汽浴疗法，是借助药力和热力通过皮肤而作用于机体的一种治疗方法。

中药熏蒸疗法是根据中医辨证论治的原则，依据疾病治疗的需要，选配一定的中药组成熏蒸方剂，将中药煎液趁热在皮肤或患处进行熏蒸、熏洗，从而达到治疗效果，是一种中医学最常用的传统外治方法。

2. 使用范围　中药熏蒸，特别适用于病者衰老而不胜攻者，病者幼小而不宜表者，病邪郁伏急难外达者，局部之疾药力不易达到者，上下交病不易合治者，内外合病势难兼护者，病起仓卒不易急止者，既要祛病又怕药苦者等。

中药熏蒸治疗的适应证涉及临床各科，能治疗内科、骨伤科、五官科、皮肤科、妇科、小儿科等 220 余种疾病。

3. 物品准备　治疗盘内备药液、容器（根据熏蒸部位的不同选用）、水温计、治疗巾或浴巾、弯盘、手消毒剂、治疗执行单，必要时备屏风、垫枕及坐浴架（支架）、生活垃圾桶、医疗垃圾桶。

4. 操作方法（图 6-4-5）

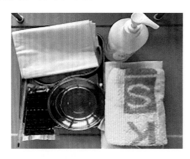
a. 药品准备

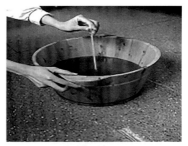
b. 测试药液温度

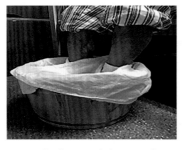
c. 浴巾盖住熏蒸部位及容器

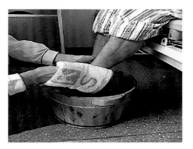
d. 清洁皮肤

图 6-4-5　中药熏蒸

（1）评估患者

①病室环境，温湿度适宜。

②了解患者心理情况、配合度、肢体活动度、主要症状、既往史及过敏史。

③评估患者体质及熏蒸局部皮肤情况、对温度的感知度。

④女性患者评估是否处于妊娠期、经期情况。

（2）操作要点

①遵照医嘱配制药液，备齐用物，做好查对及解释，调节室内温度。

②定位：根据患者症状，按区选择正确的熏蒸部位。

③协助其取合理、舒适体位，暴露熏蒸部位，遮挡患者，注意保暖。

④熏蒸时间约为 20 ～ 30 分钟，熏蒸前要饮淡盐水或温开水 200mL，避免出汗过多引起脱水，餐前、餐后 30 分钟内，不宜熏蒸。熏蒸过程中注意温度，防止烫伤，如出现不适及时告知护士。

⑤熏蒸完毕，清洁局部皮肤，协助患者整理着衣，取舒适体位。

⑥治疗结束观察，注意保暖，避免直接吹风。

5. 注意事项

（1）心脏病、严重高血压病、妇女妊娠和月经期间慎用。肢体动脉闭塞性疾病、糖尿病足、肢体干性坏疽者，熏蒸时药液温度为 38 ～ 40℃。

（2）熏蒸过程中密切观察患者有无胸闷、心慌等症状，注意避风，冬季注意保暖，洗毕应及时擦干药液和汗液，暴露部位尽量加盖衣被。

（3）包扎部位熏蒸时，应去除敷料。

（4）所用物品需清洁消毒，用具一人一用一消毒，避免交叉感染。

（5）施行熏蒸时，应注意查看局部皮肤情况，询问有无不适，防止烫伤。

6. 告知

（1）操作的目的、方法及配合注意事项。

（2）熏蒸过程中如出现不适，及时告知护士。

（3）熏蒸前、后饮淡盐水或温开水 200mL，避免出汗过多引起脱水。餐前、餐后 30 分钟内，不宜熏蒸。

（4）熏蒸完毕，注意保暖，避免直接吹风。

（5）注意药液转化雾状气体温度，防止烫伤。

(二) 操作流程

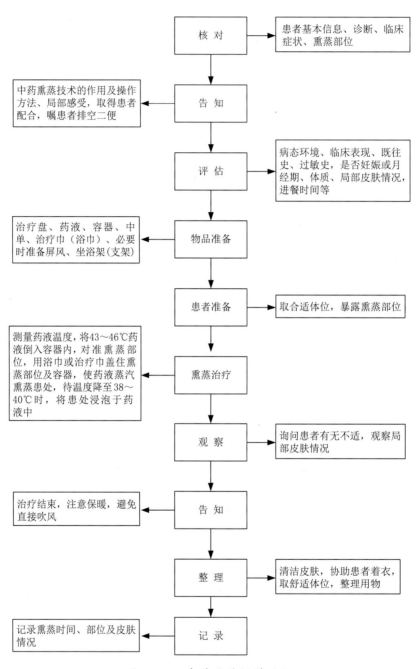

图 6-4-6 中药熏蒸操作流程

（三）操作评分标准

表 6-4-3　中药熏蒸操作评分标准

项目	操作要求	分值	评分细则	扣分
目的	中药熏蒸是借用中药热力及药理作用熏蒸患处，达到疏通腠理、祛风除湿、温经通络、活血化瘀的目的	5	少一点扣1分	
用物准备	治疗盘内备：药液、容器（根据熏蒸部位的不同选用）、水温计、治疗巾或浴巾、弯盘、手消毒剂、治疗执行单，必要时备屏风、垫枕及坐浴架（支架）	10	少一件扣1分	
素质要求	仪表大方，衣帽整洁，修剪指甲，洗手，戴口罩	5	少一点扣1分	
操作步骤	1. 核对医嘱，评估患者既往史和药物过敏史。至床旁，双重身份核对，向患者或家属解释操作目的、方法、注意事项等，取得配合	6	未评估扣3分；未解释扣3分	
	2. 评估当前症状及心理情况，根据患者病症，选择正确的熏蒸部位，并评估局部皮肤有无出血、破损、肿胀及瘢痕等，判断是否适合熏蒸	8	未评估扣4分；定位错误扣4分	
	3. 备齐用物，携至床旁，双重身份核对	6	少一点扣2分	
	4. 协助患者取合适体位，暴露熏蒸部位，注意保暖和遮挡	9	少一点扣3分	
	5. 测量药液温度，将43～46℃药液倒入容器内，对准熏蒸部位	9	少一点扣3分	
	6. 用浴巾或治疗巾盖住熏蒸部位及容器，使药液蒸汽熏蒸患处	4	少一点扣2分	
	7. 待温度降至38～40℃时，将患处浸泡于药液中	3	方法错误扣3分	
	8. 询问患者有无不适，观察局部皮肤情况	5	未观察反应扣5分	
	9. 向患者做好宣教，注意保暖	5	未宣教扣5分	
	10. 治疗结束，注意保暖，避免直接吹风，清洁皮肤，协助患者着衣，取舒适体位，整理用物	5	未整理、洗手扣3分；未检查扣2分	
	11. 记录：治疗部位、留针时间、反应情况、疗效评价、签名	10	少一点扣2分	
注意事项	1. 心脏病、严重高血压病、妇女妊娠和月经期间慎用。肢体动脉闭塞性疾病、糖尿病足、肢体干性坏疽者，熏蒸时药液温度38～40℃ 2. 熏蒸过程中密切观察患者有无胸闷、心慌等症状，注意避风，冬季注意保暖，洗毕应及时擦干药液和汗液，暴露部位尽量加盖衣被 3. 包扎部位熏蒸时，应去除敷料 4. 所用物品需清洁消毒，用具一人一份一消毒，避免交叉感染 5. 施行熏蒸时，应注意防止烫伤	10	少一点扣2分	
合计		100		

四、中药泡洗

（一）概述

1.概念和目的　中药泡洗技术是借助泡洗时洗液的温热之力及药物本身的功效，浸洗全身或局部皮肤，达到活血、消肿、止痛、祛瘀生新等作用的一种操作方法。

2.使用范围　局部疾病如痈、疮、肿毒、癣、痔、烫伤、外伤、骨伤等。全身性疾病如发热、失眠、便秘、中风、关节炎、肾病、高血压、糖尿病等。

禁忌证：心肺功能障碍、出血性疾病、糖尿病、心脑血管病患者，以及妇女孕期、月经期禁用。

3.物品准备　治疗盘、药液（40℃左右）及泡洗装置、一次性药浴袋、水温计、毛巾、病服。

4.操作方法（图6-4-7）

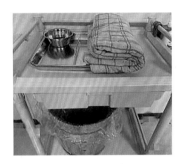
a. 药品准备

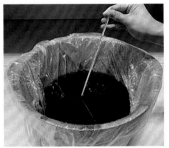
b. 倒入40℃药液

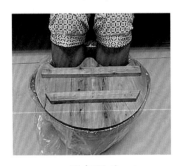
c. 局部浸泡

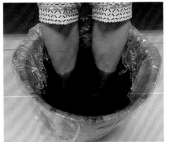
d. 观察皮肤情况

图 6-4-7　中药泡洗

（1）双人核对医嘱，确认患者身份、治疗方法及操作部位。

（2）告知患者及家属中药泡洗的作用、时间以及简单的操作方法，取得患者的配合，嘱患者排空二便。

（3）评估患者，掌握患者既往史、意识形态、过敏史、是否妊娠或月经期、体质、对温度的耐受力以及泡洗部位皮肤情况，做好解释工作，调节室内温湿度，注意保暖。

（4）备齐用物，携至床旁，核对患者身份、治疗方法、操作部位等，根据泡洗部位，协助患者取合理体位，暴露操作部位，注意保护隐私及保暖。

（5）将一次性药浴袋套入泡洗装置内，再次核对患者身份及泡洗部位。

（6）泡洗：将药液（40℃）倒入容器内，遵照医嘱进行全身泡洗或局部泡洗，记录时间，浸泡30分钟。

（7）观察患者反应及皮肤情况，如有不适应立即停止。定时测药温，观察室温、药温是否合适。

（8）操作完毕，清洁局部皮肤。再次核对患者身份及泡洗部位，协助患者穿衣，取舒适体位；整理床单位，告知注意事项。

（9）清理用物，洗手，记录并签名。

（二）操作流程

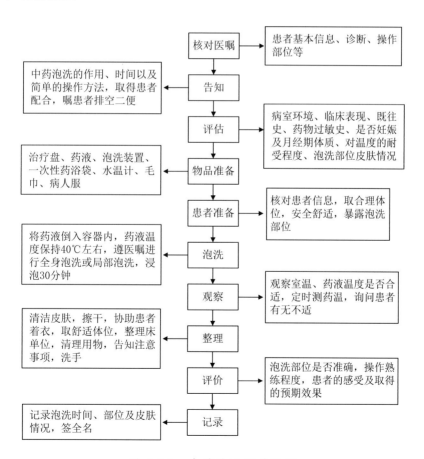

图 6-4-8　中药泡洗操作流程

（三）操作评分标准

表 6-4-4　中药泡洗操作评分标准

项目		操作要求	分值	评价说明	扣分
素质要求		仪表大方，举止端庄，态度和蔼，衣帽整齐。洗手，戴口罩	5	一项不符合扣1分	
操作前准备	核对	双人核对医嘱：姓名、床号、住院号、诊断、治疗方法、操作部位	5	未核对扣2分，内容不全面扣1分	
	告知	与患者或其家属沟通患者现状（治疗史、既往史等），解释操作目的、注意事项以取得患者配合	10	一项未告知扣2分	
	评估	评估内容全面：既往史、意识形态、过敏史、是否妊娠或月经期、体质、对温度的耐受度、湿敷部位的皮肤情况（有无感染、瘢痕、硬结）、环境温湿度等	5	一项未评估扣1分	
	物品	治疗盘、药液（40℃）及泡洗装置、一次性药浴袋、水温计、毛巾、病员服	10	用物准备不充分或不符合要求扣5分，少备一项扣1分	
操作流程	患者	核对患者身份、治疗方法、操作部位等，清洁皮肤	5	少一项扣1分	
		体位舒适合理，暴露治疗部位，调节室内温湿度，必要时屏风遮挡，注意隐私和保暖	10	体位不合理扣1分；未注意隐私保护扣1分	
	治疗	将一次性药浴袋套入泡洗装置内	5	未套扣5分	
		泡洗：将药液（40℃）倒入容器内，遵医嘱进行全身泡洗或局部泡洗，记录时间，浸泡30分钟	15	温湿度不宜扣5分，未记录时间扣3分	
	观察	观察患者反应及皮肤情况，如有不适应立即停止。定时测药温，观察室温、药温是否合适	5	未观察扣1分	
操作后	整理	操作完毕，清洁局部皮肤。再次核对患者身份、泡洗部位，协助患者穿衣，取舒适体位；整理床单位，告知注意事项	5	少一项扣1分	
		清理用物，归还原处，洗手	3	少一项扣1分	
	记录	按要求记录及签名	2	少一项扣1分	
	评价	泡洗部位准确，患者感受及目标达到的程度	5	一项不合格扣2分	
技能熟练		操作熟练、正确	5	不熟练扣3分	
理论提问		回答全面、正确	5	回答不全面扣3～5分，不正确不得分	
合计		100			

（四）注意事项

1. 心肺功能障碍、出血性疾病患者禁用。糖尿病、心脑血管病患者及妇女月经期间慎用。

2. 为预防烫伤，糖尿病、足部皲裂患者的泡洗温度适当降低。

3. 泡洗过程中，应关闭门窗，避免患者感受风寒。

4. 泡洗过程中护士应加强巡视，注意观察患者的面色、呼吸、出汗等情况，出现头晕、心慌等异常症状，停止泡洗，报告医师。

五、中药外敷

（一）概述

1. 概念和目的 将新鲜中草药切碎、捣烂，或将中药末加赋形剂调匀成糊状，敷于患处或穴位的方法称敷药法。具有舒筋活络、去腐生肌、消肿止痛、清热解毒、拔毒等功效。

2. 使用范围 外伤、骨折、脱位、软组织损伤及皮肤疾病所致的疼痛、肿胀、出血、瘙痒、感染等症状。

3. 评估 病情、意识、治疗情况；既往史及药物过敏史；体质及湿敷部位皮肤情况；心理状态和对疼痛的耐受，对治疗的接受配合情况。

4. 告知 治疗的目的、方法及外敷的时间；皮肤出现不适，如瘙痒等，及时告知护士。

5. 用物准备 治疗盘、治疗巾、中单、盐水棉球、药物、棉垫或纱布块、棉纸、胶布、绷带；或需临时配制药物，治疗碗、油膏刀、药物、调和剂（清水、醋、蜂蜜、麻油、饴糖、凡士林或姜汁等赋形剂）、治疗卡、笔、手消毒液、必要时备屏风。

6. 操作方法 敷药局部作清洁处理，新鲜中草药须切碎、捣烂，平摊于棉垫上。药末经清水或醋、蜂蜜等调制成糊状，平摊于棉垫或纱布上，并在药物上面加一大小相等的棉纸或纱布，将药物敷于患处，用胶布或绷带固定（图 6-4-9）。

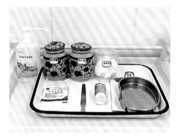
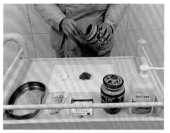

a. 用物准备　　　　　　b. 调制中药

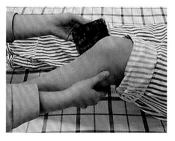
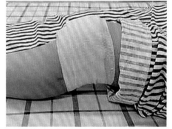

c. 中药外敷　　　　　　d. 药物固定

图 6-4-9　中药外敷

（二）操作流程

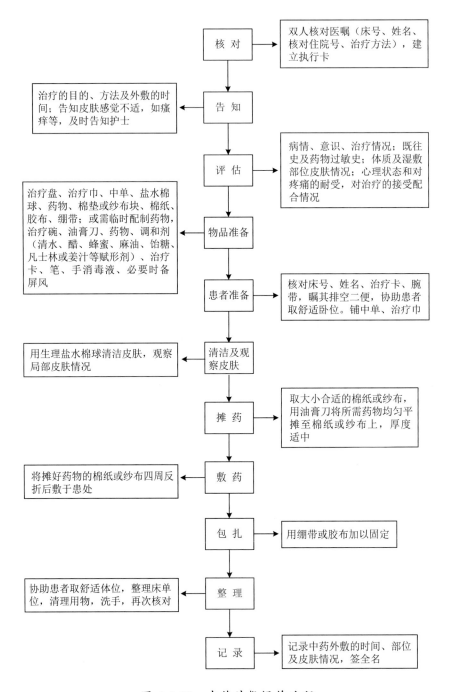

图 6-4-10　中药外敷操作流程

（三）操作评分标准

表 6-4-5　中药外敷评分标准

项目		操作要求	分值	评分细则	扣分
素质要求		仪表大方，举止端庄，态度和蔼，衣帽整齐，洗手，戴口罩	5	一项不符合扣 1 分	
操作前准备	核对	核对医嘱本、打印治疗单（患者基本信息、诊断、临床症状、治疗方法和部位）	5	未核对扣 2 分，内容不全面扣 1 分	
	告知	治疗的目的、方法及外敷的时间；告知皮肤感觉不适，如瘙痒等，及时告知护士	5	一项未告知扣 2 分	
	评估	病情、意识、治疗情况；既往史及药物过敏史；体质及湿敷部位皮肤情况；心理状态和对疼痛的耐受，对治疗的接受、配合情况	5	一项未评估扣 1 分	
	物品	治疗盘、治疗巾、中单、盐水棉球、药物、棉垫或纱布块、棉纸、胶布、绷带；或需临时配制药物，治疗碗、油膏刀、药物、调和剂（清水、醋、蜂蜜、麻油、饴糖、凡士林或姜汁等赋形剂）、治疗卡、笔、手消毒液、必要时备屏风	10	用物准备不充分或不符合要求扣 5 分，少备一项扣 1 分	
实施		备齐用物携至床旁，再次查核对医嘱、治疗卡、床号、姓名、手腕带，做好解释	5	一项不合要求扣 1 分，未与患者解释交流全扣，解释不到位酌情扣 1～4 分	
		协助患者取舒适卧位，患处下铺中单、治疗巾	10	一项不符合要求扣 2 分	
		用盐水棉球清洁皮肤，并观察局部皮肤情况	5	一项不合要求扣 2.5 分	
		根据敷料面积，取大小合适的棉纸或纱布，用油膏刀将所需药物均匀地平摊于棉纸或纱布上，厚度适中	10	一项不合要求扣 5 分	
		将摊好药物的棉纸或纱布四周反折后敷于患处，以免药物溢出污染衣被，加盖敷料或棉垫，用绷带或胶布加以固定	10	一项不合要求扣 5 分，扣完为止	
		操作完毕，协助患者取舒适体位，整理床单位	5	一项不符合要求扣 2 分	
		清理用物，洗手，再次核对，做好记录并签名	10	一项不合要求扣 2 分，未记录或记录有误全扣	
评价		患者：体位合适，感觉舒适，无不良反应，症状改善	5	一项不合要求扣 2 分，扣完为止	
		护士：方法正确，部位准确，操作熟练	5	一项不合要求扣 2 分，扣完为止	
提问		注意事项等	5	酌情扣分	
合计			100		

（四）注意事项

1. 皮肤过敏者慎用。

2. 敷料摊制厚薄要均匀，固定松紧适宜。

3. 对初起有脓头或成脓阶段的肿疡，以中间留空隙，围敷四周为宜，不宜完全涂满，以免妨碍脓毒外泄。特殊部位如乳痈，敷药时可在敷料上剪孔或剪一缺口，使乳头露出，以免乳汁溢出，污染敷料。

4. 敷料面积大于患处，并应保持一定的湿度；如药物较干时，应用所需的温和剂进行湿润。

5. 观察局部及全身情况，敷药后若出现红疹、瘙痒、水疱等过敏现象，应暂停使用，并报告医生，配合处理。

6. 所用器械应消毒处理后备用。

六、中药药熨

（一）概述

1. 概念和目的　药熨是将药物或其他物品加热后（白酒或食醋等），在人体局部或一定穴位适时来回移动或回旋运转，利用温热之力，将药性通过体表毛窍透入经络、血脉，从而达到温经通络、活血行气、散热止痛、祛瘀消肿等作用的一种治疗操作方法。

2. 使用范围　适于各种风湿、寒湿痹痛，风寒感冒之头痛、身痛、咳嗽，各种风寒及外感发热，经络痹阻、痰浊、淤血、脏腑气血亏虚等病证及各种痛证。

3. 物品准备　治疗盘、遵照医嘱准备药物、凡士林、棉签、白酒或醋、双层纱布袋2个、炒具（竹铲或竹筷）、炒锅、电炉、大毛巾，必要时备屏风。

4. 操作方法

（1）核对医嘱，确认身份。

（2）评估患者，做好解释，注意保暖。

①病室环境，温湿度适宜。

②心理状态，理解能力及配合程度。

③主要症状、既往史、药物过敏史、女性患者是否处于月经期及妊娠期。

④对热和疼痛的耐受程度。

⑤药熨部位的皮肤情况及感知觉。

（3）备齐用物，携至床旁，根据药熨部位，协助患者取适宜的体位，暴露药熨部位，必要时屏风遮挡，并注意保暖。

（4）将遵照医嘱所配制的药物用少许白酒或食醋搅拌后置于锅中，用文火炒后，装入布袋，用大毛巾保温。或将坎离砂放于治疗碗内，加入适量食醋，搅拌均匀后装入布袋，用力揉搓，待温度升高时即可使用。

（5）先于患处涂少量凡士林，将药袋置于患处或相应穴位处，用力均匀，来回推熨或回旋运转，开始时用力轻而速度稍快；随着药袋温度的降低，用力增强，同时速度减慢。药袋温度下降时，可更换药袋。

（6）药熨操作过程中注意观察局部皮肤的颜色情况，同时询问患者对温度的反应，防止烫伤。

（7）药熨完毕，清洁局部皮肤，协助患者着装，安排舒适体位，整理床单位，清理用物。

（8）洗手，记录并签名（图6-4-11）。

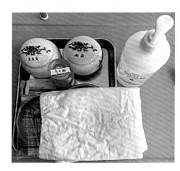
a. 物品准备

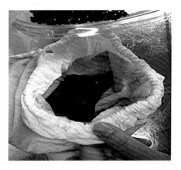
b. 配置药袋

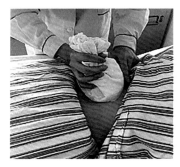
c. 药熨

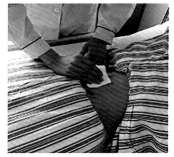
d. 清洁皮肤

图 6-4-11　中药药熨

5. 注意事项

（1）药熨中保持药袋的温度，冷却后应及时更换或加热。

（2）药熨过程中要及时观察病情变化，若患者感到疼痛或出现水疱时，立即停止操作，报告医生，并配合处理。

（3）药熨温度适宜，尤其是对老年人、婴幼儿实施药熨治疗时，温度不宜过高，避免灼伤。布袋用后消毒、清洗、晒干，高压灭菌后备用。

6. 告知

（1）操作的目的、方法、时间、局部感觉及配合注意事项。

（2）药熨部位可能出现过敏及其他不适。

（3）可能出现烫伤，如有过热或感到疼痛及时告知护士。

（二）操作流程

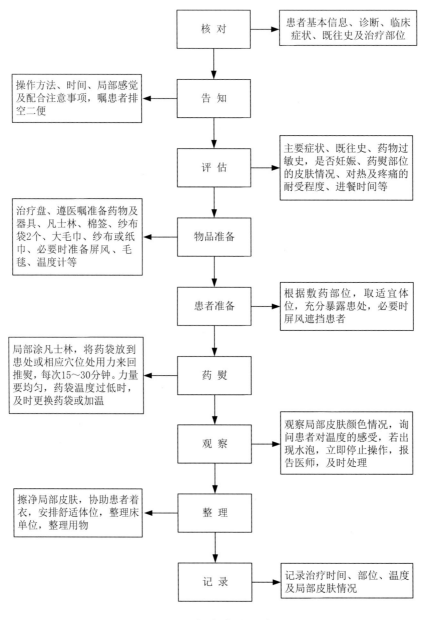

图 6-4-12　中药药熨操作流程

（三）操作评分标准

表 6-4-6　中药药熨操作评分标准

项目	操作要求	分值	评分细则	扣分
仪表	仪表端庄、戴表	2	一项未完成扣 1 分	
核对	核对医嘱	2	未核对扣 2 分；内容不全面扣 1 分	
评估	临床症状、既往史、药物过敏史、是否妊娠	4	一项未完成扣 1 分	
	热熨部位皮肤情况、对热的耐受程度	2	一项未完成扣 1 分	
告知	解释作用、简单的操作方法、局部感受、热熨前排空二便，取得患者配合	5	一项未完成扣 1 分	
用物准备	洗手，戴口罩	2	未洗手扣 1 分；未戴口罩扣 1 分	
	备齐并检查用物	4	少备一项扣 1 分；未检查一项扣 1 分，最高扣 4 分	
环境与患者准备	病室整洁、光线明亮	2	未进行环境准备扣 2 分；环境准备不全扣 1 分	
	协助患者取舒适体位	2	未进行体位摆放扣 2 分；体位不舒适扣 1 分	
	暴露热熨部位，用垫巾保护衣物，注意保暖，保护隐私	6	未保护患者衣物扣 2 分；未注意保暖扣 2 分；未保护隐私扣 2 分	
操作过程	核对医嘱	2	未核对扣 2 分；内容不全面扣 1 分	
	将药物加热至 60 ～ 70℃备用	4	温度不符合要求扣 4 分	
	药熨部位涂少量凡士林	2	未涂抹扣 2 分；涂抹不均匀扣 1 分	
	药熨温度应保持在 50 ～ 60℃，老人、婴幼儿及感觉障碍者不宜超过 50℃	2	温度不正确扣 2 分	
	推熨：力量均匀，开始时用力要轻，速度可稍快，随着药袋温度的降低，力量可增大，同时速度减慢。药袋温度过低时，及时更换药袋或加温。熨烫时间 15 ～ 30 分钟。操作中询问患者的感受	20	力度过轻或过重扣 4 分；未及时加温扣 4 分；时间过短或过长扣 4 分；未询问患者感受扣 4 分	
	观察局部皮肤，询问患者对温度的感受，及时调整速度、温度或停止操作，防止烫伤	12	未观察皮肤扣 4 分；未询问患者扣 4 分；发现异常未及时处理扣 4 分	
	操作完毕后擦净局部皮肤，协助患者着衣，安排舒适体位，整理床单位	4	未清洁皮肤扣 1 分；未协助着衣扣 1 分；体位不舒适扣 1 分；未整理床单位扣 1 分	
	询问患者对操作的感受，告知注意事项	4	未询问患者感受扣 2 分；未告知注意事项扣 2 分	
	洗手，再次核对	2	未洗手扣 1 分；未核对扣 1 分	
操作后处置	用物按《医疗机构消毒技术规范》处理	2	最高扣 2 分	
	洗手	2	未洗手扣 2 分	
	记录	2	未记录扣 2 分；记录不完全扣 1 分	

（续表）

项目	操作要求	分值	评分细则	扣分
评价	流程合理、技术熟练、局部皮肤无烫伤、询问患者感受	6	一项不合格扣2分，最高扣6分；出现烫伤扣6分	
理论提问	中药热熨敷的适应证	5	回答不全面扣2分；未答出扣5分	
	中药热熨敷的注意事项			
合计		100		

七、中药热奄包

（一）概述

1. 概念和目的　中药热奄包疗法是将加热好的中药药包置于身体的患病部位或身体的某一特定位置如穴位上，通过奄包的热蒸汽使局部的毛细血管扩张，血液循环加速，利用其温热达到温经通络、调和气血、祛湿驱寒作用的一种外治方法。

2. 使用范围　颈椎病、落枕、腰椎间盘突出症、腰肌劳损、肩周炎、骨关节炎、胃痛、腹胀、痛经、滑囊炎、肋软骨炎、狭窄性腱鞘炎、强直性脊柱炎、尿潴留，各种急慢性、虚寒型关节疼痛、扭挫伤，以及气滞虚寒型腹痛腹胀、肠梗阻等。

3. 禁忌证　孕妇的腹部及腰骶部禁用，感觉神经功能障碍的患者，对药物过敏者，皮肤溃疡、不明肿块或有出血倾向者禁用。

4. 评估　评估患者主要症状、既往史、凝血机制、是否妊娠或月经期；患者体质及对疼痛的耐受程度；治疗部位的皮肤情况；对温度的耐受程度。

5. 告知

（1）治疗部位温热、皮肤发红属于正常现象。

（2）过程中如出现小水疱不必处理，可自行吸收，如水疱较大，护士会做相应处理。

（3）如出现皮肤瘙痒、红肿要及时告知护士。

6. 物品准备　治疗盘、热奄袋、治疗巾、治疗中单、弯盘、纱布、治疗碗、蒸锅或微波炉，必要时备屏风等。

7. 操作方法

（1）备齐用物，携至床旁，做好解释，核对医嘱，评估患者。

（2）协助患者取舒适位，暴露热奄部位，再次检查局部皮肤情况，温水擦拭局部皮肤。

（3）将热奄袋放入微波炉或蒸锅中加热至 50 ～ 70℃，敷于病患部位，用治疗巾盖好后将被子盖好。温度过低时及时更换热奄包，时间 20 ～ 30 分钟。

（4）治疗期间及时询问患者感受，观察局部皮肤情况，出现异常情况及时处理。

（5）治疗结束，协助患者整理衣着，取舒适体位，告知注意事项，给予健康指导。

（6）清理用物记录并签字（图 6-4-13）。

8. 操作方法

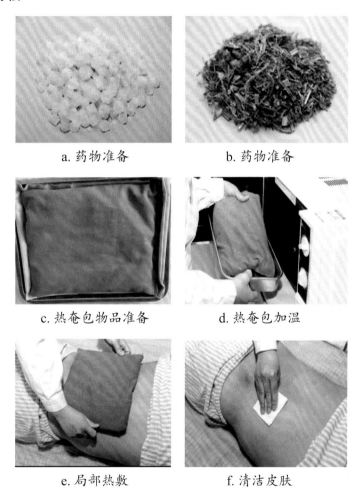

a. 药物准备　　　　　　b. 药物准备

c. 热奄包物品准备　　　d. 热奄包加温

e. 局部热敷　　　　　　f. 清洁皮肤

图 6-4-13　中药热奄包

9. 注意事项

（1）孕妇的腹部及腰骶部禁用。

（2）严重的糖尿病、截瘫、偏瘫、脊髓空洞等感觉神经功能障碍的患者禁用。

（3）对药物过敏者禁用。

（4）皮肤溃疡、不明肿块或有出血倾向者禁用。

10. 意外情况的预防及处理

（1）皮肤过敏：局部出现瘙痒、红疹、破溃等。应立即停止治疗，并遵照医嘱进行抗过敏处理。

（2）烫伤：局部出现水疱，小的水疱可自行吸收，大的水疱用无菌注射器抽吸，覆盖无菌敷料，按烫伤护理。

（二）操作流程

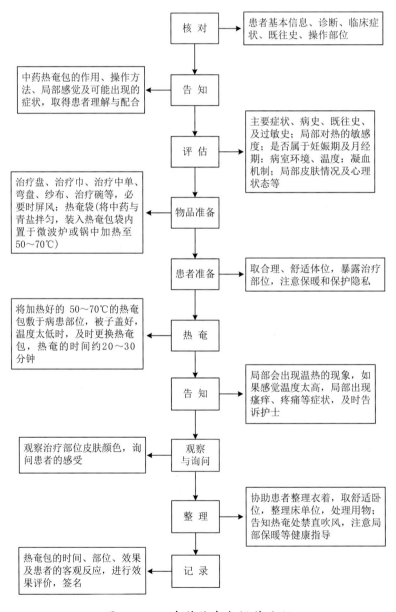

图 6-4-14　中药热奄包操作流程

（三）操作评分标准

表 6-4-7　中药热奄包操作评分标准

项目总分 100 分		操作要求	分值	评分细则	扣分
素质要求 5 分		仪表大方，举止端庄，态度和蔼，衣帽整齐	5	一项不符合扣 1 分	
操作前准备 30 分	核对	患者基本信息、诊断、临床症状、操作部位	5	未核对扣 2 分，内容不全面扣 1 分	
	评估	主要症状、病史、既往史，以及过敏史；局部对热的敏感度；是否属于妊娠期及月经期；病室环境、温度；凝血机制；局部皮肤情况及心理状态等	8	一项未完成扣 1 分	
	告知	中药热奄包的作用、操作方法、局部感觉及可能出现的症状，取得患者理解与配合	5	一项未告知扣 1 分	
	物品准备	洗手，戴口罩	2	一项不符合扣 1 分	
		治疗盘、治疗巾、治疗中单、弯盘、纱布、治疗碗等，必要时屏风；热奄袋（将中药与青盐拌匀，装入热奄包袋内置于微波炉或锅中加热至 50 ～ 70℃）	10	用物准备不充分或不符合要求扣 4 分；少备一项扣 1 分	
操作过程 35 分	患者准备	核对患者信息，询问患者中药热奄包前的准备情况，取合理、舒适体位，松解衣着	5	未核对扣 2 分；未进行体位摆放扣 2 分；体位摆放不合理扣 1 分	
	定位	充分暴露热奄部位，注意保暖和保护隐私，确定治疗范围，清洁局部皮肤	5	暴露不充分扣 1 分；未进行保暖扣 1 分；未清洁皮肤扣 1 分；治疗部位不准确扣 1 分	
	热奄	将加热好的 50 ～ 70℃的热奄包敷于病患部位，被子盖好，温度太低时，及时更换热奄包，热奄的时间为 20 ～ 30 分钟	15	热奄包温度过高或过低、更换不及时扣 10 分；热奄时间不够扣 10 分	
	观察	询问患者感受、及时观察病情及局部皮肤情况，一旦出现异常症状，立即停止，并及时处理	5	未询问患者感受扣 2 分；未观察或者观察不全扣 2 分	
	告知	告知相关注意事项及健康指导	5	未告知扣 5 分；告知不全扣 2 分	
操作后 15 分	整理	整理床单位、用物，取舒适体位。告知热奄治疗处禁直风吹，注意保暖等注意事项，同时给予洗手	10	未整理床单元和用物扣 1 分；未取舒适体位扣 1 分；未告知注意事项和健康指导扣 2 分；未洗手扣 1 分	
	记录	热奄包的时间、部位、效果及患者的反应，签名	5	未记录或记录不完整扣 2 分	

（续表）

项目总分 100 分	操作要求	分值	评分细则	扣分
操作质量 评价 5 分	操作流程是否熟练，方法是否正确，热奄包局部的皮肤温度、有无烫伤，患者的感受及取得的预期效果，体现人文关怀	5	一项不符合扣 1 分	
提问 10 分	提问热奄包的相关知识	10	回答不出口 5 分；回答不全面扣 2 分	

注：热奄包温度过高或者更换不及时一项扣 10 分，若有烫伤扣 20 分

八、中药离子导入

（一）概述

1. 概念和目的　中药离子导入是利用直流电将药物离子通过皮肤或穴位导入人体，作用于病灶，起到活血化瘀、软坚散结、抗炎镇痛等作用的一种操作方法。

2. 使用范围

（1）适用于风湿类疾病、关节疼痛性疾病，如关节炎、肩周炎、腰腿痛、腰肌劳损、腰椎间盘突出、股骨头坏死。

（2）心脑血管类疾病，如头痛、中风后遗症、冠心病。

（3）呼吸系统疾病，如急慢性支气管炎、肺气肿、哮喘。

（4）妇科疾病，如盆腔炎引起的腹痛等。

（5）禁忌证：治疗部位有金属异物者、带有心脏起搏器者慎用此治疗方法。

3. 物品准备　中药制剂、离子导入治疗仪、治疗盘、镊子、棉衬套（垫片）2 个、绷带或松紧搭扣、沙袋、隔水布、小毛巾、水温计，必要时备听诊器。

4. 操作方法

（1）双人核对医嘱，确认患者身份、治疗方法及操作部位。

（2）告知患者及家属中药离子导入治疗的作用、时间、简单的操作方法及局部皮肤的感觉，取得患者的配合。

（3）评估患者：既往史、意识形态、过敏史、是否妊娠、治疗处的局部皮肤情况（有无感染、瘢痕、硬结），评估离子导入治疗仪性能是否完好，调节室内温湿度，注意保暖。

（4）备齐用物，携至床旁，核对患者身份、治疗方法、操作部位等，解释并取得配合，协助患者取适宜的体位，暴露操作部位，注意保护隐私及保暖。

（5）打开电源开关，将 2 块棉衬套（垫片）浸入 38 ～ 42℃的中药液后取出，拧至不滴水为宜，将电极板放入衬套内，平置于治疗部位，2 个电极板相距 2 ～ 4cm，外用隔水布覆盖，绷带或松紧搭扣固定，必要时使用沙袋，启动输出，调节电流强度，至患者耐受为宜。

（6）治疗中询问患者感受，调节电流强度。如患者主诉疼痛，立即停止治疗。

（7）治疗结束，取下电极板，擦干局部皮肤，再次核对患者身份、操作部位。

（8）操作完毕，协助患者穿衣，取舒适体位，整理床单位，告知注意事项：注意保暖，禁食辛辣刺激食物（图 6-4-15）。

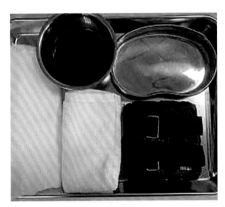
a. 物品准备

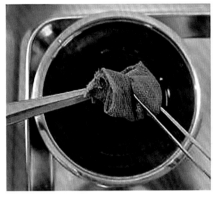
b. 棉衬套浸入药液

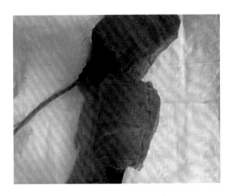
c. 电极板放入衬套

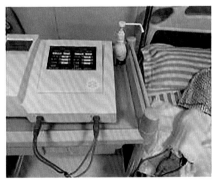
d. 调节电流

图 6-4-15　中药离子导入

（二）操作流程

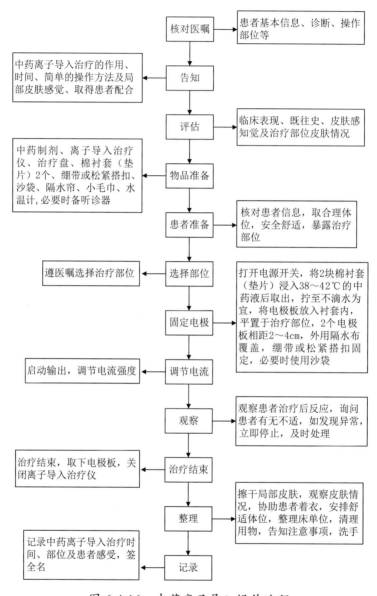

核对医嘱 → 患者基本信息、诊断、操作部位等

中药离子导入治疗的作用、时间、简单的操作方法及局部皮肤感觉，取得患者配合 ← 告知

评估 → 临床表现、既往史、皮肤感知觉及治疗部位皮肤情况

中药制剂、离子导入治疗仪、治疗盘、棉衬套（垫片）2个、绷带或松紧搭扣、沙袋、隔水帘、小毛巾、水温计，必要时备听诊器 ← 物品准备

患者准备 → 核对患者信息，取合理体位，安全舒适，暴露治疗部位

遵医嘱选择治疗部位 ← 选择部位

固定电极 → 打开电源开关，将2块棉衬套（垫片）浸入38～42℃的中药液后取出，拧至不滴水为宜，将电极板放入衬套内，平置于治疗部位，2个电极板相距2～4cm，外用隔水布覆盖，绷带或松紧搭扣固定，必要时使用沙袋

启动输出，调节电流强度 ← 调节电流

观察 → 观察患者治疗后反应，询问患者有无不适，如发现异常，立即停止，及时处理

治疗结束，取下电极板，关闭离子导入治疗仪 ← 治疗结束

整理 → 擦干局部皮肤，观察皮肤情况，协助患者着衣，安排舒适体位，整理床单位，清理用物，告知注意事项，洗手

记录中药离子导入治疗时间、部位及患者感受，签全名 ← 记录

图 6-4-16　中药离子导入操作流程

（三）操作评分标准

表 6-4-8　中药离子导入操作评分标准

项目	操作要求	分值	评价说明	扣分
素质要求	仪表大方，举止端庄，态度和蔼，衣帽整齐。洗手，戴口罩	5	一项不符合扣1分	

（续表）

项目		操作要求	分值	评价说明	扣分
操作前准备	核对	双人核对医嘱：姓名、床号、住院号、诊断、治疗方法、操作部位	5	未核对扣2分；内容不全面扣1分	
	告知	与患者或其家属沟通患者现状（治疗史、既往史等），解释操作目的、注意事项以取得患者配合	10	一项未告知扣2分	
	评估	评估内容全面：既往史、意识形态、过敏史、是否妊娠或月经期、体质、对温度的耐受度、湿敷部位的皮肤情况（有无感染、瘢痕、硬结）、环境温湿度等	5	一项未评估扣1分	
	物品	中药制剂、离子导入治疗仪、治疗盘、镊子、棉衬套（垫片）2个、绷带或松紧搭扣、沙袋、隔水布、小毛巾、水温计，必要时备听诊器	10	用物准备不充分或不符合要求扣5分；少备一项扣1分	
操作流程	患者	核对患者身份、治疗方法、操作部位等，清洁皮肤	5	少一项扣1分	
		体位舒适合理，暴露治疗部位，调节室内温湿度，必要时屏风遮挡，注意隐私和保暖	5	体位不合理扣1分；未注意隐私保护扣1分	
	治疗	打开电源开关，将2块棉衬套（垫片）浸入38～42℃的中药液后取出，拧至不滴水为宜，将电极板放入衬套内，平置于治疗部位，2个电极板相距2～4cm，外用隔水布覆盖，绷带或松紧搭扣固定，必要时使用沙袋，启动输出，调节电流强度，至患者耐受为宜	25	手法不熟练扣2分	
	观察	治疗中询问患者感受，调节电流强度。如患者主诉疼痛，立即停止治疗	5	未观察扣1分	
操作后	整理	操作完毕，取下电极板，清洁局部皮肤。再次核对患者身份、操作部位，协助患者穿衣，取舒适体位；整理床单位，告知注意事项	5	少一项扣1分	
		清理用物，归还原处，洗手	3	少一项扣1分	
	记录	按要求记录及签名	2	少一项扣1分	
	评价	操作部位准确，患者感受及目标达到的程度	5	一项不合格扣2分	
技能熟练		操作熟练、正确	5	不熟练扣3分	
理论提问		回答全面、正确	5	回答不全面扣3～5分；不正确不得分	
合计		100			

（四）注意事项

1. 治疗时间一般为20～30分钟；治疗期间会产生正常的针刺感和蚁走感，护士可根据患者感受调节电流强度；如有烧灼感或针刺感不能耐受时，立即通知护士；中药可致着色，数日后可自行消退。

2. 治疗部位有金属异物者、带有心脏起搏器者慎用此治疗方法。

3.同一输出线的两个电极不可分别放置于两侧肢体。

4.注意操作顺序，防止电击患者。

5.治疗时注意遮挡保护隐私，注意保暖。

6.治疗过程中要注意观察患者的反应和机器运行情况。

7.治疗部位皮肤出现红疹、疼痛、水疱等，应立即停止治疗并通知医生，配合处置。

九、穴位贴敷

（一）概述

1.概念和目的　穴位贴敷是以中医理论知识为指导，将药物制成一定的剂型，贴敷到人体的穴位，通过刺激穴位，激发经气，达到通经活络、清热解毒、活血化瘀、消肿止痛、行气消痞、扶正强身作用的一种操作方法。

2.适用范围

（1）消化系统疾病如胃脘痛、恶心、呕吐、腹胀、腹泻、便秘等。

（2）呼吸系统疾病如感冒、咳嗽、哮喘、咽喉肿痛等。

（3）妇科疾病如月经不调、痛经。

（4）儿科疾患如小儿夜啼、遗尿、厌食。

（5）口腔疾患如牙痛、口疮等。

（6）骨科术后出现的呃逆、恶心、呕吐、尿潴留。

（7）痹证；其他如恶性肿瘤、各种疮疡及跌打损伤等疾病引起的疼痛。

（8）中医治未病等。

3.评估

（1）病房环境、温度适宜。

（2）主要症状、既往史、药物及黏胶类敷贴过敏史，是否妊娠。

（3）贴敷部位的皮肤情况。

4.告知

（1）出现皮肤微红为正常现象，若出现皮肤瘙痒、丘疹、水疱等，应立即告知护士。

（2）穴位贴敷时间一般为6～8小时。可根据病情、年龄、药物、季节调整时间，小儿酌减。

（3）若出现敷贴松动或脱落，及时告知护士。

（4）局部贴敷后出现药物颜色、油渍等污染衣物，及时告知护士。

5. 物品准备 治疗盘、医嘱本、核对单、穴位贴（棉纸或薄胶纸）、药物、药匙、纱布、胶布或绷带、记号笔、棉签、0.9%生理盐水棉球（温水纱布两块）、必要时备屏风、毛毯（浴巾）。

6. 操作方法

（1）核对医嘱，确认身份。

（2）评估患者，做好解释，注意保暖。

（3）备齐用物，携至床旁，根据贴敷部位，协助患者取适宜的体位，暴露贴敷部位，必要时屏风遮挡。

（4）评估局部皮肤情况，清洁皮肤。

（5）选取大小适宜的穴位贴（棉纸或薄胶纸），用药匙将所需药物均匀涂抹于穴位贴（棉纸或薄胶纸）上，厚薄适宜。

（6）将药物贴敷于穴位上，做好固定。

（7）观察局部皮肤情况，询问有无不适感。

（8）操作完毕，协助患者取舒适体位；整理床单位，清理用物。

（9）洗手，记录并签名（图 6-4-17）。

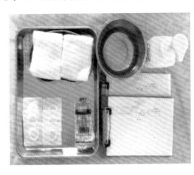
a. 物品准备

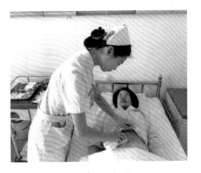
b. 清洁皮肤

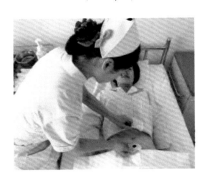
c. 贴敷

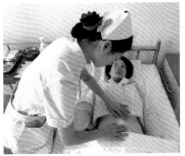
d. 固定敷贴

图 6-4-17 穴位贴敷

（二）操作流程

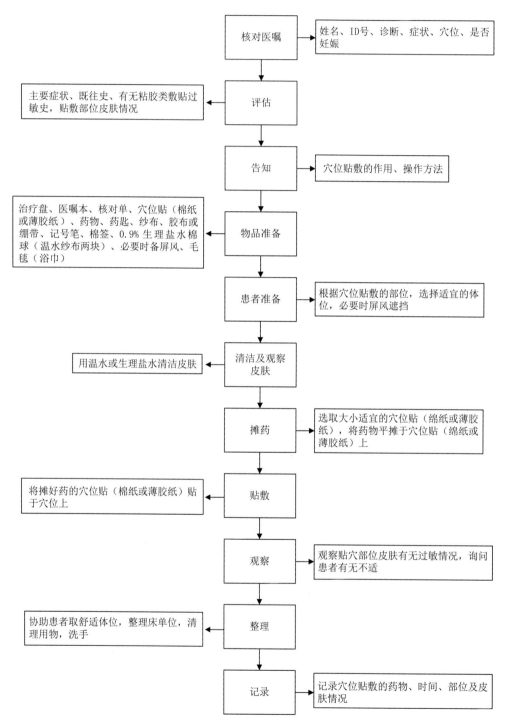

	核对医嘱 →	姓名、ID号、诊断、症状、穴位、是否妊娠
主要症状、既往史、有无粘胶类敷贴过敏史，贴敷部位皮肤情况 ←	**评估**	
	告知 →	穴位贴敷的作用、操作方法
治疗盘、医嘱本、核对单、穴位贴（棉纸或薄胶纸）、药物、药匙、纱布、胶布或绷带、记号笔、棉签、0.9% 生理盐水棉球（温水纱布两块）、必要时备屏风、毛毯（浴巾） ←	**物品准备**	
	患者准备 →	根据穴位贴敷的部位，选择适宜的体位，必要时屏风遮挡
用温水或生理盐水清洁皮肤 ←	**清洁及观察皮肤**	
	摊药 →	选取大小适宜的穴位贴（绵纸或薄胶纸），将药物平摊于穴位贴（绵纸或薄胶纸）上
将摊好药的穴位贴（棉纸或薄胶纸）贴于穴位上 ←	**贴敷**	
	观察 →	观察贴穴部位皮肤有无过敏情况，询问患者有无不适
协助患者取舒适体位，整理床单位，清理用物，洗手 ←	**整理**	
	记录 →	记录穴位贴敷的药物、时间、部位及皮肤情况

图 6-4-18　穴位贴敷操作流程

（三）操作评分标准

表 6-4-9　穴位贴敷操作评分标准

项目		操作要求	分值	评分细则	扣分
素质要求		仪表大方，举止端庄，态度和蔼	5	一项不合格扣 1 分	
		服装、鞋帽整齐	5	一项不合格扣 1 分	
操作前准备	护士	洗手，戴口罩	2	洗手步骤少一项或不合格扣 1 分	
		核对医嘱：姓名、ID 号、诊断、穴位、是否妊娠	5	少一项扣 1 分	
		评估内容全面：主要症状、既往史、有无黏胶类皮肤过敏史、贴敷部位皮肤情况	6	少一项扣 1 分	
	物品	治疗盘、医嘱本、核对单、穴位贴（棉纸或薄胶纸）、药物、药匙、纱布、胶布或绷带、记号笔、棉签、0.9%生理盐水棉球（温水纱布两块）、必要时备屏风、毛毯（浴巾）	6	少一项扣 1 分	
	患者	操作前告知穴位贴敷的作用，向患者解释，取得配合	6	未告知扣 3 分	
		体位舒适合理，必要时屏风遮挡	6	体位不合理扣 1 分；未注意隐私保护扣 1 分	
操作流程	定位	再次核对，准确选择贴敷穴位，清洁局部皮肤	10	少一项扣 3 分	
	手法	取穴正确	10	取穴定位一个不正确扣 5 分	
		用药正确，贴穴手法熟练	10	手法不熟练扣 2 分	
	观察	观察患者穴位贴敷后的局部皮肤情况，询问有无不适	5	未观察扣 1 分	
操作后	整理	合理安排体位，整理床单位	3	少一项扣 1 分	
		清理用物，归还原处，洗手	3	少一项扣 1 分	
	记录	按要求记录及签名	2	少一项扣 1 分	
	评价	取穴准确、所选穴位、患者感受及目标达到的程度	7	一项不合格扣 2 分	
技能熟练		操作熟练、正确，选穴正确	5	不熟练扣 3 分	
理论提问		回答全面、正确	10	回答不全面扣 3～5 分，不正确不得分	
合计			100		

（四）注意事项

（1）孕妇的脐部、腹部、腰骶部及某些敏感穴位，如合谷、三阴交等处不宜敷贴，以免刺激引起流产。

（2）药物均匀涂抹于穴位贴中央，厚薄一般以 0.2 ～ 0.5cm 为宜，敷贴大小适宜。

（3）敷贴部位应交替使用，不宜单个部位连续贴敷。

（4）除拔毒膏外，患处有红肿及溃烂时不应敷贴药物，以免发生化脓性感染。

（5）对于残留在皮肤上的药物，不宜采用肥皂或刺激性强的物品擦洗。

（6）使用敷药后，如出现红疹、瘙痒、水疱等过敏现象，应暂时使用，报告医师，配合处理。

（7）皮炎、皮肤破溃、严重皮肤病患者、过敏体质、药物过敏、怀孕的女性禁用。

十、穴位按摩

（一）概述

1. 概念和目的　穴位按摩是指在中医基本理论的指导下，运用推拿的相关手法作用于人体特定部位或穴位，通过局部刺激起到疏经通络、行气活血、散寒止痛、滑利关节、健脾和胃、消积导滞、调整脏腑、扶正祛邪等作用，从而达到预防保健、促进疾病康复的目的。

2. 使用范围

（1）消化系统疾病如便秘、腹胀、胃炎、腹泻。

（2）呼吸系统疾病如肺炎、慢性支气管炎、慢性阻塞性肺疾病、肺心病、哮喘。

（3）心脑血管疾病如冠心病、高血压、脑卒中。

（4）代谢性疾病如糖尿病、高血脂等。

（5）儿科疾病如新生儿黄疸、高胆红素血症、小儿轮状病毒性肠炎、小儿肺热咳嗽、促进小儿生长发育等。

（6）妇科疾病如痛经、围绝经期综合征、慢性盆腔炎、乳腺增生、妊娠分娩、缺乳、产后尿失禁等。

（7）骨科疾病如腰椎间盘突出症、颈椎病、骨性关节炎、肩手综合征、骨折后关节僵硬。

（8）五官科疾病如近视、鼻炎、视疲劳、干眼症。

（9）保健美容如失眠、黄褐斑、皮肤瘢痕、抑郁等。

（10）功能性疾病如功能性吞咽障碍、功能性消化不良、功能性胃肠疾病、功能性便秘等。

3. 告知

（1）按摩过程中出现头昏、目眩、恶心等不适现象，及时告知护士。

（2）患者局部皮肤可能出现青紫、疼痛现象，一般可用轻手法继续按揉，症状严重时应停止操作。

（3）操作前排空二便，注意保暖。

4. 禁忌证

（1）皮肤有创面或溃疡、急性化脓性炎症者禁用。

（2）肿瘤、结核、心肾衰竭、有出血倾向者禁用。

（3）精神病患者、极度虚弱、极度疲劳、大饥大饱、醉酒者禁忌。

5. 物品准备　治疗盘、医嘱本、核对单、润肤介质、治疗巾、记号笔，必要时备毛毯（浴巾）、屏风。

6. 操作方法

（1）双人核对医嘱，确认患者身份。

（2）评估环境：光线充足明亮、温湿度适宜。

（3）评估患者：询问有无心血管疾病、出血性疾病、癌症、急性炎症及急性传染病，是否处于经期、是否妊娠，有无润肤介质过敏史等。评估局部皮肤情况。

（4）做好解释，讲解穴位按摩的目的、功效、操作方法和注意事项，以取得其配合。

（5）备齐用物，携至床旁，根据按摩部位，协助患者取适宜的体位，暴露按摩部位，注意保暖。必要时用床帘或屏风遮挡。

（6）以生理盐水棉球或温湿纱布清洁皮肤。

（7）根据患者病情，同身寸取穴，根据不同部位肌肉骨骼情况选择合适的按摩手法，进行穴位按摩。

（8）按摩过程中注意观察患者局部皮肤情况，询问患者感受及有无不适感。

（9）操作完毕，协助患者取舒适体位，整理床单位，清理用物。

（10）告知患者穴位按摩后注意保暖，避风寒，忌生冷油腻之物。

（11）洗手，记录按摩部位、手法及时间并签名。

（12）疗效评估（图 6-4-19）。

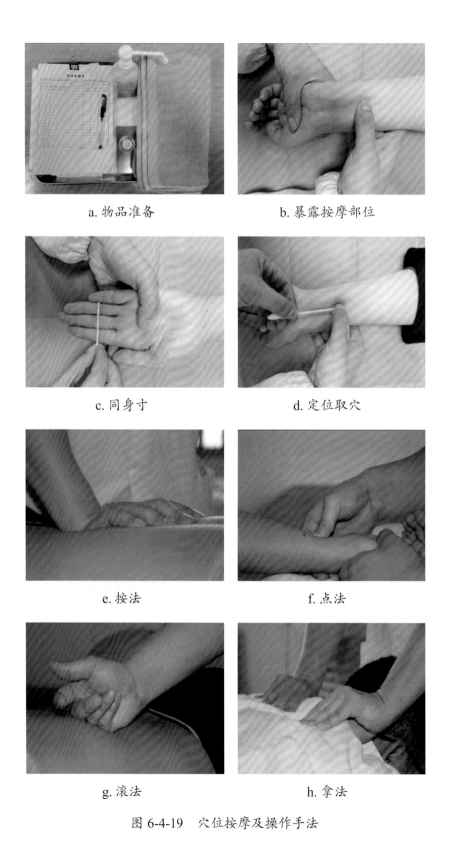

a.物品准备　　　　　　　　b.暴露按摩部位

c.同身寸　　　　　　　　　d.定位取穴

e.按法　　　　　　　　　　f.点法

g.滚法　　　　　　　　　　h.拿法

图 6-4-19　穴位按摩及操作手法

（二）操作流程

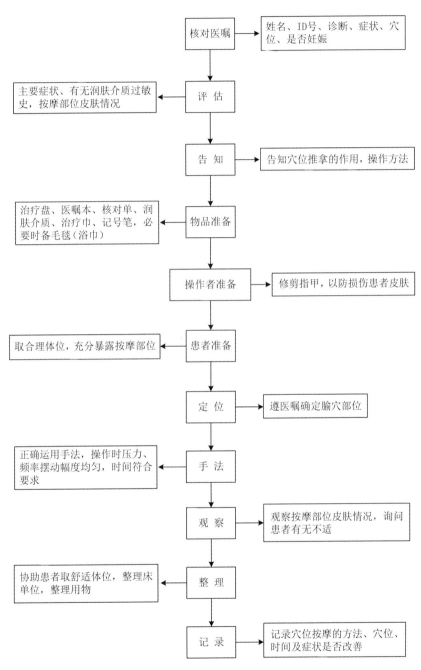

核对医嘱 → 姓名、ID号、诊断、症状、穴位、是否妊娠

主要症状、有无润肤介质过敏史，按摩部位皮肤情况 ← 评　估

告　知 → 告知穴位推拿的作用，操作方法

治疗盘、医嘱本、核对单、润肤介质、治疗巾、记号笔，必要时备毛毯（浴巾）← 物品准备

操作者准备 → 修剪指甲，以防损伤患者皮肤

取合理体位，充分暴露按摩部位 ← 患者准备

定　位 → 遵医嘱确定腧穴部位

正确运用手法，操作时压力、频率摆动幅度均匀，时间符合要求 ← 手　法

观　察 → 观察按摩部位皮肤情况，询问患者有无不适

协助患者取舒适体位，整理床单位，整理用物 ← 整　理

记　录 → 记录穴位按摩的方法、穴位、时间及症状是否改善

图 6-4-20　穴位按摩操作流程

（三）操作评分标准

表 6-4-10　穴位按摩操作评分标准

项目		操作要求	分值	评分细则	扣分
素质要求		仪表大方，举止端庄，态度和蔼	5	一项不合格扣 1 分	
		服装、鞋帽整洁	5	一项不合格扣 1 分	
操作前准备	护士	洗手，戴口罩	2	洗手步骤少一项或不合格扣 1 分	
		核对医嘱：姓名、ID 号、诊断、穴位、是否妊娠	5	少一项扣 1 分	
		评估内容全面：主要症状、有无润肤介质过敏史、按摩部位皮肤情况	6	少一项扣 1 分	
	物品	治疗盘、医嘱本、核对单、润肤介质、治疗巾、记号笔、必要时备毛毯（浴巾）	6	少一项扣 1 分	
	患者	操作前告知穴位按摩的作用，向患者解释，取得配合	3	未告知扣 3 分	
		体位舒适合理，必要时屏风遮挡，注意保暖	3	体位不合理扣 1 分；未注意隐私保护扣 1 分；未注意保暖扣 1 分	
操作流程	定位	再次核对，准确选择穴位，清洁局部皮肤	10	少一项扣 3 分	
	手法	取穴正确	10	取穴定位一个不正确扣 5 分	
		按摩方法正确，手法熟练	10	手法不熟练扣 2 分	
	观察	观察患者按摩后全身及局部皮肤情况，询问有无不适	5	未观察扣 1 分	
操作后	整理	合理安排体位，整理床单位	3	少一项扣 1 分	
		清理用物，归还原处，洗手	3	少一项扣 1 分	
	记录	按要求记录及签名	2	少一项扣 1 分	
	评价	取穴准确、所选穴位、患者感受及目标达到的程度	7	一项不合格扣 2 分	
技能熟练		操作熟练、正确，选穴正确	5	不熟练扣 3 分	
理论提问		回答全面、正确	10	回答不全面扣 3～5 分，不正确不得分	
合计			100		

（四）注意事项

1. 根据患者的年龄、性别、病情、病位选取相应的穴位，采用合适的体位和手法。

2. 施术者操作前应修剪指甲，以防损伤患者皮肤。

3. 为减少阻力或提高疗效，施术者手上可涂精油、滑石粉、液状石蜡、姜汁、酒精等润肤介质。

4. 施术前应嘱患者排空二便，尤其是在腰、腹部按摩者。

5. 操作中要随时遮盖不需暴露的部位，防止患者受凉，并保护隐私。

6. 手法应柔和、有力、持久、均匀，运力能达组织深部，禁用暴力和相反力，以防组织损伤。一般每次 15 ～ 20 分钟。

7. 严格掌握适应证，严重心血管疾病、出血性疾病、癌症、急性炎症及急性传染病者，禁止按摩。

十一、穴位注射

（一）概述

1. 概念和目的　穴位注射是以中西医理论为指导，依据穴位作用和药物性能，在穴位内注入药物以防治疾病的方法，又称为"水针"疗法。它通过针刺和药物的双重作用，激发经络穴位，充分发挥经穴和药物的综合效应，调整和改善机体功能与病变组织的病理状态，使体内的气血通畅、阴阳调和，达到防治疾病的目的。该疗法具有操作简便、起效迅速、疗效显著等特点。

2. 使用范围　穴位注射法的适用范围非常广泛，凡是针灸的适应证大部分都可用本法治疗，如痹证、中风、痿证、扭挫伤、面瘫、三叉神经痛、坐骨神经痛、头痛、失眠等，也可适用于多种慢性疾病引起的如眩晕、呃逆、腹胀、尿潴留、疼痛等症状。

3. 禁忌证　局部皮肤有感染、硬结瘢痕、有出血倾向及高度水肿者不宜进行注射。

4. 评估　评估患者当前主要临床表现、既往史、药物过敏史、是否妊娠，以及局部皮肤情况、有无感觉迟钝、障碍、对疼痛的耐受程度、心理状况等。

5. 告知

（1）此次治疗的目的。

（2）注射部位会出现疼痛、酸胀的感觉属于正常现象，如有不适，及时告知护士。

6. 物品准备　无菌治疗盘、医嘱本、核对单、无菌注射器内抽吸好药物、皮肤消毒液、无菌棉签、污物盘、锐器盒等，必要时备屏风、另备无菌针头若干。

7. 操作步骤

（1）核对医嘱，评估患者，做好解释，嘱患者排空二便，洗手，戴口罩。

（2）按要求配制药物，备齐用物，协助患者按腧穴选择合理体位。

（3）暴露局部注射部位，注意保暖。

（4）遵照医嘱取穴，通过询问患者感受，确定穴位的准确位置。

（5）消毒皮肤，再次核对医嘱，注射器排尽空气，一手拇指及中指绷紧皮肤，另一手持注射器，针尖对准穴位，迅速刺入皮下，上下提插得气后，回抽无血，将药液注入，操作时观察患者，有无晕、弯、折针及其他不良反应，如有触电感，应立即退针，改变角度再进针。

（6）注射完毕后，用棉签按压针眼处起针，最后再次核对。

（7）整理床单元，观察患者用药后症状改善情况，协助患者给予舒适体位。

（8）整理用物，分类处理，洗手，记录，签名。

8. 常见的持针方式、进针方式、进针角度

（1）持针方式

①执笔式：如手持钢笔的姿势，用拇指和食指在注射器前夹持，以中指在后项托扶。适用于各种注射器操作（图6-4-21）。

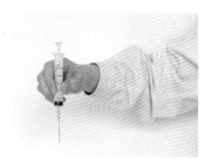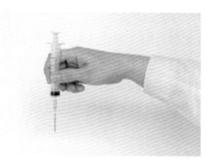

a. 执笔式　　　　　　　　　b. 执笔式

图 6-4-21　执笔式

②三指握式：以拇指在内，食指、中指在外的方法握持注射器。主要适用于进针及进针后的提插操作（图6-4-22）。

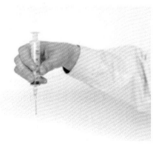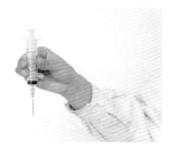

a. 三指握式　　　　　　　　b. 三指握式

图 6-4-22　三指握式

③掌握式：用拇指、中指、无名指握住注射器，将食指前伸抵按针头，小鱼际抵住活塞，主要适用于斜刺或平刺，如背俞穴的进针可采用掌握式（图 6-4-23）。

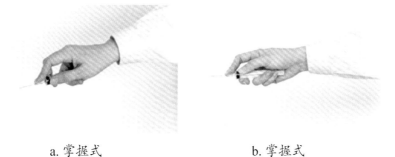

a.掌握式　　　　　　　　　　b.掌握式

图 6-4-23　掌握式

④五指握持式：以拇指和其他四指对掌握持注射器。适用于短小或粗径注射器的操作（图 6-4-24）。

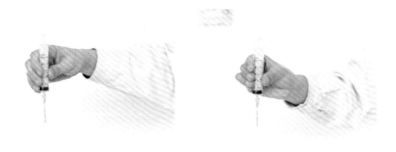

a.五指握持式　　　　　　　　b.五指握持式

图 6-4-24　五指握持式

（2）进针方式

①单手进针法：以执笔式或五指握持式握持注射器，针尖离穴位 0.5 cm，瞬间发力刺入，是较常用的进针方法。如肾俞、大肠俞、阳陵泉、足三里穴位的进针（图 6-4-25）。

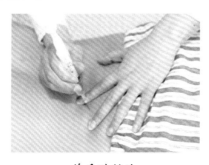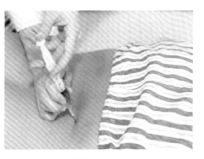

a.单手进针法　　　　　　　　b.单手进针法

图 6-4-25　单手进针法

②舒张进针法：对于皮肤松弛或有皱纹的部位，可将穴位两侧皮肤用左手拇、食指向两侧用力绷紧，以便进针。操作时应注意两指相对用力时要均衡固定皮肤，不能使锁定的注射点移动位置，然后右手持针从两指之间刺入穴位。多用于腹部、臀部和颜面部的穴位进针（图 6-4-26）。

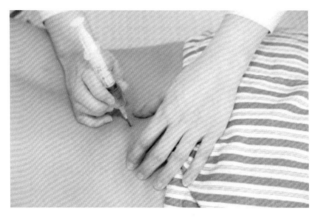

图 6-4-26　舒张进针法

③提捏进针法：左手拇、食指轻轻地提起所要刺入穴位两旁的皮肤，右手持针从捏起皮肤的前端刺入，多用于皮肉浅薄或深部有重要脏器的部位，例如肩井穴的进针（图 6-4-27）。

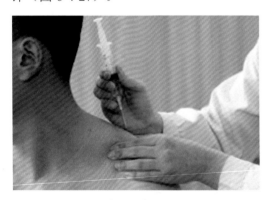

a. 提捏进针法

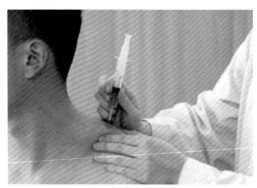

b. 提捏进针法

图 6-4-27　提捏进针法

（3）进针角度

①直刺法：将针体垂直刺入皮肤，使针体与皮肤呈 90°角。适用于人体大多数穴位，浅刺或深刺都可应用，如足三里、阳陵泉。

②斜刺法：将针斜刺入皮肤，使针体与皮肤呈 45°角。适用于骨骼边缘和不宜深

刺的穴位，如膀胱经第 1、2 侧线的穴位（第 1 侧线穴位向内斜刺，第 2 侧线穴位向外斜刺）；为避开血管、肌腱及瘢痕组织也宜斜刺进针（图 6-4-28）。

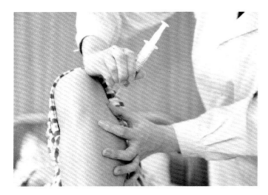
a. 直刺法

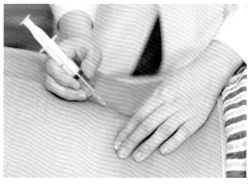
b. 斜刺法

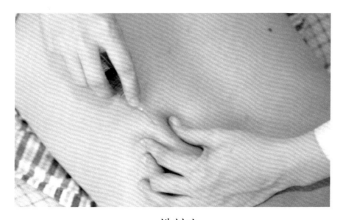
c. 横刺法

图 6-4-28　进针角度

③横刺法：又称沿皮刺、平刺，是沿皮下进针横刺穴位的方法，针体与皮肤呈 15° 角。适用于头面、胸背部穴位及皮肉浅薄处的穴位，如列缺等。

9. 注意事项

（1）严格执行三查七对及无菌操作规程，治疗前应对患者说明治疗的特点和治疗时会出现的正常反应。

（2）药物应在有效期内，遵照医嘱配制药物，注射两种药物时，注意配伍禁忌，最好在不同部位注射。

（3）注意观察药物的性能、药理作用、不良反应和过敏反应。穴位注射时应在药敏试验结束并合格的前提下进行。

（4）注意针刺角度，观察有无回血。避开血管丰富的部位，患者有触电感时针体往外退出少许后再进行注射，回抽针芯见血或积液时应立即出针，用无菌棉签压迫针孔 0.5～2 分钟。更换注射器及药液后进行再次注射。注射药物时患者如出现不适症状，应立即停止注射并观察病情变化。

（5）初次治疗及年老体弱者，注射部位不应过多，药量应酌情减少。

（6）酒后、饭后及强体力劳动后不应行穴位注射。

（7）体质过度虚弱或有晕针史的患者不应进行穴位注射。

（8）孕妇的下腹、腰骶部不应行穴位注射。

（9）胸背部穴位注射应平刺进针，针尖斜向脊柱。

（10）下腹部穴位注射前应令患者排空小便，以免刺伤膀胱。

（11）掌握进针方法，长期注射的患者应交替更换注射部位。

（12）根据药液的量、黏稠度和刺激的强度及穴位所在部位选择合适的针头。

10. 意外事故的预防和处理　穴位注射一般是比较安全的，但如果疏忽大意、操作不慎，或对解剖结构不了解或施术不当，在临床上也会出现一些不良反应或意外事故，常见的有以下几种。

（1）晕针：晕针是在注射过程中发生的晕厥现象。

①原因：年老体弱或患者体虚、精神过度紧张，或术者刺激过重、注药过快，药量过大而致。

②表现：患者突然出现精神疲倦、头晕、目眩、面色苍白、恶心欲吐、汗出、心慌、血压下降、脉沉细；重者可出现神志昏迷、唇甲青紫、二便失禁、四肢厥冷、脉微细欲绝。

③处理：立即停止注射，拔出注射器，使患者头低平卧位，注意保暖。轻者一般休息片刻、饮温开水或糖水后即可恢复。重者在上述处理的基础上，可掐水沟、内关、足三里或艾灸百会、关元、气海即可恢复。若仍不省人事，应考虑配合其他方法进行急救处理。

④预防：对于初次接受穴位注射治疗、精神过度紧张及年老体弱者，应首先做好解释工作，消除其顾虑；同时选择舒适、可持久的体位，一般宜卧位；选穴宜少，刺激要轻，注射剂量要小，推注时应缓慢。患者饥饿、疲劳、大汗、口渴时，应令其进食、休息、饮水后再进行治疗。

（2）血肿：血肿是指注射部位皮下出血而引起的肿痛，临床较常见。

①原因：注射针头带钩，使皮肉受损或刺伤血管所致。

②表现：出针后，注射局部出现肿胀疼痛，继而出现青紫色。

③处理：少量出血时局部出现小块青紫，一般不必处理，可自行消退。若出血较多，局部肿胀疼痛较剧烈、青紫面积较大而影响活动功能时，可先冷敷止血，再做热敷或局部轻度按摩，以促进瘀血消散吸收。

④预防：仔细检查针具、熟悉解剖部位，避开血管进针，出针时应立即用消毒干棉球按压针孔片刻。

（3）周围神经损伤：是指在注射或进针的过程中损伤了神经干，这是穴位注射引发意外事故中较为常见的一类损伤，若进针小心，注射适当，是完全可以避免的。

①原因：不熟悉局部解剖知识；进针或推注药物过快过猛；进针或推注时未避开神经干，在神经干附近注射剂量过大或者刺激性强的药物。此外，临床报道的案例中神经损伤患者以儿童为常见，其原因多是注射操作者对儿童与成人的生理差异重视不够而造成的。

②表现：患者有剧烈的触电感、剧痛，若处理不及时或损伤严重，日久会在神经支配的部位出现麻木感、肌肉萎缩、活动无力，肌电图显示神经传导速度减慢。

穴位注射导致的周围神经损伤有以下几个特点：损伤的神经主要涉及四肢，以坐骨神经、桡神经较为多见；涉及的经穴多位于神经通过区域；涉及的药物具有浓度高、酸碱度大、刺激性强的特点；损伤的途径可分为直接和间接作用于神经周围组织两种。

③处理：一旦神经干损伤，应立即停止推注，将针起出，对周围神经损伤的治疗宜在伤口 3 周内进行，且愈早愈好，治疗关键在于早期改善血液循环，防止粘连及瘢痕的形成；给予神经营养药物，促使神经恢复。后期治疗主要是促进神经的再生及生理功能的恢复，可采取按摩、针灸、功能锻炼的方式，一般轻度损伤或损伤小的神经支，处理后短期可以恢复；若损伤大的神经干或损伤严重，应采取综合方法及时治疗。

④预防：熟悉解剖知识，避开神经干，或浅刺达不到神经干所在的部分。如神经干较浅，可超越神经干的深度及避开神经干。进针时不可一次性进针过深，应先浅刺透皮，然后缓慢进针，如出现触电感，提示针尖已触到神经干，须退针，改变角度。进针时，针尖的切面应与神经的走行相一致。在神经干附近的穴位注射时，应选用刺激小的药物，且注射剂量不宜过大，推注速度不宜过快。如环跳位于坐骨神经经过处、阳陵泉附近有腓总神经、内关位于正中神经所到之处等，针刺这些穴位接近神经时方有针感，故在使用穴位注射疗法时应慎重，禁用刺激性强的药物。

（4）感染：指注射部位发生的感染现象，是临床较严重的失误。消毒严格，完全可以避免。

①原因：消毒不严格，细菌侵袭注射部位。

②表现：注射局部出现红肿热痛，甚至化脓现象。

③处理：如仅表现轻度发红或红肿，可在局部进行消毒、消炎处理，一般短时间内可消失，如出现红肿热痛，且范围较大，在上述处理的同时口服或外用消炎的药物。若细菌随针头侵入，化脓部位较深，则应请外科医生协助处理。

④预防：按常规对针具、患者皮肤严格消毒，尤其是较长时间或一处多穴注射者更应严格消毒。注射后在短时间内应避免注射部位接触不洁之物，24小时之内应避免洗澡。注射时，术者的手也应用医用洗手液洗净后，再用手消毒液进行消毒。

（5）创伤性气胸：指因操作不当或进针过深损伤胸膜及肺脏，使气体进入胸膜腔内，压迫肺脏而致。在内脏损伤中创伤性气胸最为常见，严重者可造成气胸或脓胸，甚至造成死亡，因此应特别注意。

①原因：主要是在胸部、背部、锁骨附近及肩颈等穴处进针过深，伤及肺脏，使气体进入胸膜腔所致。

②表现：针刺后患者突然出现胸痛、胸闷、心慌、呼吸不畅；严重者呼吸困难、心跳加快、发绀、出汗、虚脱、血压下降、休克。症状的轻重与进入胸膜腔气体的多少和气胸的性质有关。进入的气体越多，症状越严重。若为张力性气胸，气体随呼吸逐渐进入胸膜腔，症状越来越严重，有时可很快造成死亡。有的病例，在针刺当时没有明显异常现象，数小时后才逐渐出现胸痛、呼吸困难等症状，应加以注意。针刺胸背部或前胸穴位后，如患者发生虚脱、出汗、憋气等症状，不能只想到单纯的晕针，必须考虑到继发性气胸的可能性。

③查体：胸部叩诊呈过度反响，听诊肺泡呼吸音明显降低或消失，严重者气管向健侧移位。X线透视检查可观察到漏出气体的多少和肺组织受压迫情况。

④处理：如进入胸膜腔的气体不多，症状较轻，且创口已闭者，一般气体可自行吸收。患者应半卧休息，给予镇咳、消炎等处理。如进入气体较多、症状严重时，可做胸腔穿刺，抽气减压。作为临时措施，一般可在锁骨中线第2肋间隙处（或在腋中线、腋后线处亦可）用18号穿刺针做胸穿抽气。如病情严重，出现呼吸困难、发绀、休克时，除临时处理外，还应给予吸氧及抗休克治疗。

⑤预防：注射进针时，术者应集中精力，根据患者的体形胖瘦灵活掌握刺入深度，尤其是胸肋部、上背部、锁骨附近的穴位，应严格按照各穴的针刺深度、角度和方向操作。

（二）操作流程

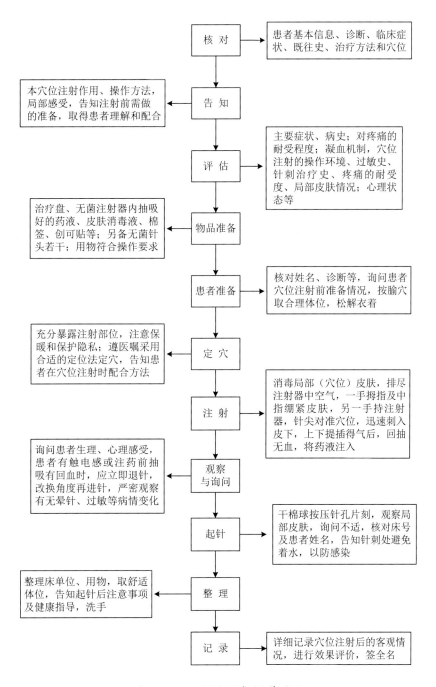

图 6-4-29 穴位注射操作流程

（三）操作评分标准

表 6-4-11　穴位注射操作评分标准

项目总分 100 分		操作要求	分值	评分细则	扣分
素质要求 5 分		仪表大方，举止端庄，态度和蔼，衣帽整齐	5	一项不符合扣 1 分	
操作前准备 30 分	核对	患者基本信息、诊断、临床症状、既往史、治疗方法和穴位	5	未核对扣 4 分，内容不全面扣 1 分	
	评估	主要症状、病史；对疼痛的耐受程度；凝血机制，穴位注射的操作环境、过敏史、针刺治疗史、疼痛的耐受度、局部皮肤情况；心理状态等	8	一项未完成扣 1 分	
	告知	本穴位注射作用、操作方法，局部感受，告知注射前需做的准备，取得患者理解和配合	5	一项未告知扣 1 分	
	物品准备	洗手，戴口罩	2	一项不符合扣 1 分	
		治疗盘、无菌注射器内抽吸好的药液、皮肤消毒液、棉签、创可贴等；另备无菌针头若干；用物符合操作要求	10	用物准备不充分或不符合要求扣 4 分；少备一项扣 1 分	
操作过程 35 分	患者准备	核对患者信息，询问患者穴位注射前准备情况，按腧穴取合理体位，松解衣着	5	未核对扣 2 分；未进行体位摆放扣 2 分；体位摆放不合理扣 1 分	
	定穴	充分暴露注射部位，注意保暖和保护隐私；遵照医嘱采用合适的定位法定穴，告知患者在穴位注射时配合方法	5	暴露不充分扣 1 分；未进行保暖扣 1 分；取穴不准确扣 2 分；未告知患者配合方法扣 1 分	
	注射	消毒局部（穴位）皮肤，排尽注射器中空气，一手拇指及中指绷紧皮肤，另一手持注射器，针尖对准穴位，迅速刺入皮下，上下提插得气后，回抽无血，将药液注入	10	消毒方法不正确扣 2 分；消毒范围不够扣 2 分；未核对扣 2 分；未排气或排气不规范扣 2 分；未对准穴位扣 2 分；注射方法不正确扣 10 分	
	观察	询问患者生理、心理感受，患者有触电感或注药前抽吸有回血时，应立即退针，改换角度再进针，严密观察有无晕针、过敏等病情变化	5	未询问患者感受扣 2 分；未观察或者观察不全扣 2 分	
	起针	干棉球按压针孔片刻，观察局部皮肤，询问不适，核对床号及患者姓名，告知针刺处避免着水，以防感染	5	未按要求按压扣 2 分；未观察或者观察不全扣 1 分	
	告知	告知相关注意事项及健康指导，再次核对	5	未告知扣 1 分；未再次核对扣 1 分	

（续表）

项目总分 100 分		操作要求	分值	评分细则	扣分
操作 后 15 分	整理	整理床单位、用物，取舒适体位。洗手	10	未整理床单元和用物扣1分；未去舒适体位扣1分；未告知注意事项扣2分；未洗手扣1分	
	记录	详细记录穴位注射后的客观情况，并签名	5	未记录扣5分；记录不完整扣2分	
操作质量 评价 5 分		操作熟练，无菌观念强，取穴准确，穴位注射方法正确，动作轻巧，患者的感受及取得的预期效果。体现人文关怀	5	一项不符合扣1分	
提问 10 分		穴位注射的相关知识	10	回答不正确扣10分；回答不全面扣5分	
注：注射时未避开血管丰富部位、污染等，一项扣 10 分					

十二、耳穴埋豆

（一）概述

1. 概念和目的　耳穴埋豆是采用药籽或菜籽等物品贴压及刺激耳郭上的穴位或反应点，通过经络传导，达到通经活络、调节气血、防治疾病的一种治疗方法。

2. 使用范围

（1）各种疼痛性疾病，各种慢性、炎症性、功能紊乱性、过敏与变态反应性以及内分泌代谢性病症。

（2）预防感冒、晕车、晕船，以及预防和处理输血、输液反应。

（3）戒烟、戒毒、减肥、麻醉、催产、催乳等。

3. 评估　患者耳部的皮肤情况、有无粘胶类敷料的过敏史；既往病史，目前症状，发病部位及相关因素；对疼痛的耐受程度和对疾病的信心。

4. 告知　治疗的目的、方法，以取得患者的配合；贴压部位注意防水；贴压穴位，每日按压 3～5 次，每穴 1～2 分钟；更换时间，夏季 1～3 天、冬季 3～5 天。

5. 物品准备　治疗盘、弯盘、耳穴贴、75% 酒精、无菌棉签、镊子、探棒、治疗卡、笔、小剪刀、手消毒液。

6. 操作方法 选择 1～2 组耳穴，进行耳穴探查，找出阳性反应点，并结合病情，确定主辅穴位。以酒精棉球轻擦消毒，左手手指托持耳郭，右手用镊子夹取耳穴贴，对准穴位紧贴其上，并轻轻揉按 1～2 分钟。每次以贴压 5～7 穴为宜，每日按压 3～5 次，隔 3 天更换 1 次，如有污染及时更换（图 6-4-30）。

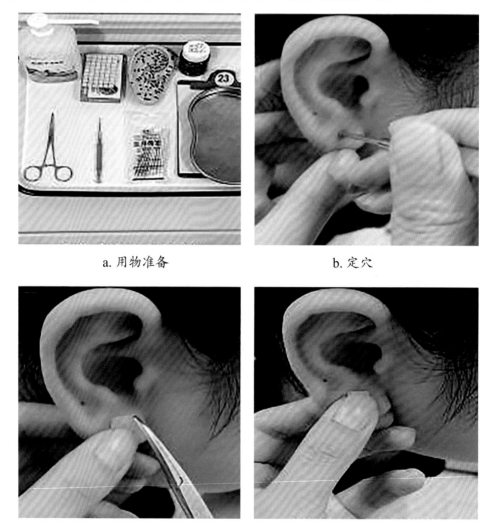

a.用物准备   b.定穴

c.贴穴   d.按压耳穴

图 6-4-30　耳穴埋豆

（二）操作流程

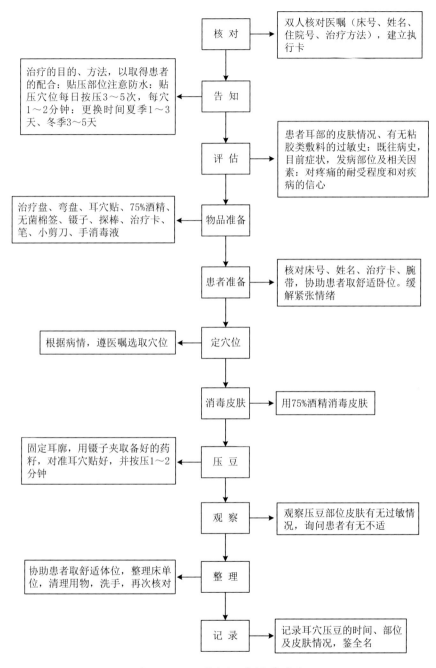

图 6-4-31　耳穴埋豆操作流程

（三）操作评分标准

表 6-4-12　耳穴埋豆操作评分标准

项目		操作要求	分值	评分细则	扣分
素质要求		仪表大方，举止端庄，态度和蔼，衣帽整齐，洗手，戴口罩	5	一项不符合扣1分	
操作前准备	核对	核对医嘱本、打印治疗单（患者基本信息、诊断、临床症状、治疗方法和部位）	5	未核对扣2分，内容不全面扣1分	
	告知	治疗的目的、方法，以取得患者的配合；贴压部位注意防水；贴压穴位每日按压3～5次，每穴1～2分钟；更换时间夏季1～3天、冬季3～5天	5	一项未告知扣2分	
	评估	患者耳部的皮肤情况、有无粘胶类敷料的过敏史；既往病史，目前症状，发病部位及相关因素；对疼痛的耐受程度和对疾病的信心	5	一项未评估扣1分	
	物品	治疗盘、弯盘、耳穴贴、75%酒精、无菌棉签、镊子、探棒、治疗卡、笔、小剪刀、手消毒液	10	用物准备不充分或不符合要求扣5分，少备一项扣1分	
实施		备齐用物携至床旁，再次查核对医嘱、治疗卡、床头卡、床号、姓名，做好解释	5	一项不合要求扣1分，未与患者解释交流全扣，解释不到位酌情扣1～4分	
		选择及探查耳穴部位，并作好标记	10	取穴不正确全扣，未作标记扣5分	
		取舒适体位，耳穴部位用75%酒精消毒及脱脂	5	一项不合要求扣2.5分	
		左手手指托持耳郭，右手用镊子夹取耳穴贴，对准穴位紧紧贴压其上，并轻轻揉按1～2分钟	10	一项不合要求扣5分	
		耳穴埋豆过程中应询问患者有无轻微热、麻、胀、痛的感觉	10	未按要求询问及了解患者情况全扣	
		操作完毕，协助患者取舒适体位，整理床单位	5	一项不符合要求扣2.5分	
		清理用物，洗手，再次核对，做好记录并签名	10	一项不合要求扣2分，未记录或记录有误全扣	
评价		患者：体位合适，感觉舒适，无不良反应，症状改善	5	一项不合要求扣2分，扣完为止	
		护士：方法正确，部位准确，操作熟练	5	一项不合要求扣2分，扣完为止	
提问		注意事项等	5	酌情扣分	
合计			100		

（四）注意事项

1. 取穴宜根据主要病症取其反应明显的穴位，要少而精，两耳交替。

2. 洗澡洗头时保护好耳部，避免潮湿，以延长耳穴贴压的时间。

3.耳部皮肤有创伤、溃疡、感染、对胶布过敏者及有习惯性流产史的孕妇禁用。

4.劳逸结合，注意锻炼身体，增强体质。

十三、刮痧

（一）概述

1.概念和目的　刮痧技术是在中医经络腧穴理论指导下，应用边缘钝滑的器具，如牛角类、砭石类等刮板或匙，蘸上刮痧油、水或润滑剂等介质，在体表一定部位反复刮动，使局部出现痧斑，通过其疏通腠理，驱邪外出，疏通经络，达到活血透痧的作用，以防治疾病的一种中医外治技术。

2.适用范围

（1）适用于外感性疾病所致的不适，如高热头痛、咳嗽、恶心呕吐、腹痛腹泻等。

（2）适用于各类骨关节病引起的疼痛，如腰腿痛、肩关节疼痛等症状。

（3）适用于亚健康、慢性疲劳综合征等疾病的防治。

3.禁忌证　操作前应了解病情，如严重心血管疾病、肝肾功能不全、出血倾向疾病、感染性疾病、极度虚弱、皮肤疖肿包块、皮肤过敏者不宜进行刮痧。

4.评估　评估患者的临床表现、既往史、对疼痛的耐受程度及心理状况、有无感觉迟钝障碍，患者体质及实施刮痧处的皮肤情况，女性患者必须了解月经情况。

5.告知

（1）刮痧的作用、简单的操作方法。

（2）刮痧部位的皮肤有轻微疼痛、灼热感，刮痧过程中如有不适及时告知护士。

（3）刮痧部位出现红紫色痧点或痧斑，为正常表现，数日可消除。

（4）刮痧结束后最好饮用一杯温水，不宜即刻食用生冷食物，出痧后2小时内不宜洗澡。

6.用物准备　治疗盘、刮痧板（牛角类、砭石类等刮痧类板或匙），介质（刮痧油、清水、润肤乳等），纱布、毛巾，必要时备浴巾、屏风等物。

7.操作步骤

（1）核对医嘱，评估患者，遵照医嘱确定刮痧部位，排空二便，做好解释。

（2）检查刮具边缘有无缺损，备齐用物，携至床旁。

（3）协助患者取合理体位，暴露刮痧部位，注意保护隐私及保暖。

（4）以纱布进行皮肤清洁。

（5）用刮痧板蘸取适量介质涂抹于刮痧部位。

（6）单手握板，将刮痧板放置掌心，用拇指和食指、中指夹住刮痧板，无名指、小指紧贴刮痧板边角，从三个角度固定刮痧板。刮痧时利用指力和腕力调整刮痧板角度，使刮痧板与皮肤之间夹角约为45°，以肘关节为轴心，前臂做有规律的移动。

（7）刮痧顺序一般为先头面、后手足，先腰背、后胸腹，先上肢、后下肢，先内侧、后外侧，逐步按顺序刮痧。

（8）刮痧时用力要均匀，由轻到重，以患者能耐受为度，单一方向，不要来回刮，一般刮至皮肤出现红紫为度，或出现粟粒状、丘疹样斑点，或条索状斑块等形态变化，并伴有局部热感或轻微疼痛。对一些不易出痧或出痧较小的患者，不可强求出痧。

（9）观察病情及局部皮肤颜色变化，询问患者有无不适，调节手法力度。

（10）每个部位一般刮20～30次，局部刮痧一般5～10分钟。

（11）刮痧完毕，清洁局部皮肤，协助患者穿衣，安置舒适体位，整理床单位（图6-4-32）。

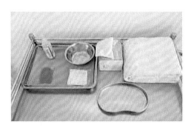

a.物品准备

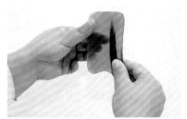

b.检查用具

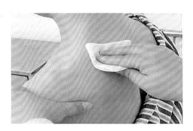

c.清洁局部皮肤

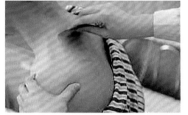

d.刮痧

图6-4-32　刮痧

8.注意事项

（1）空腹及饱食后不宜进行刮痧。

（2）急性扭挫伤、皮肤出现肿胀破溃者不宜进行刮痧。

（3）刮痧不配合者，如醉酒、精神分裂症、抽搐者不宜进行刮痧。

（4）孕妇的腹部、腰骶部不宜进行刮痧。

（5）刮痧过程中若出现头晕、目眩、心慌、出冷汗、面色苍白、恶心欲吐或神昏仆倒等晕厥现象时，应立即停止刮痧，取平卧位，立刻通知医生，配合处理。

（6）刮痧后1～2天局部出现轻微疼痛、痒感等属正常现象。

（7）出痧后 2 小时内不宜洗澡；夏季出痧部位忌风扇或空调直吹；冬季应注意保暖。

9. 常用刮痧手法

（1）轻刮法：刮痧板接触皮肤，下压刮拭的力量小，被刮者无疼痛及其他不适感。轻刮后皮肤仅出现微红，无痧斑。本法宜用于老年体弱者、疼痛敏感部位及虚证的患者。

（2）重刮法：刮痧板接触皮肤，下压刮拭的力量较大，以患者能承受为度。本法宜用于腰背部脊柱两侧、下肢软组织较丰富处、青壮年体质较强及实证、热证、痛症患者。

（3）快刮法：刮拭的频率在每分钟 30 次以上。此法宜用于体质强壮者，主要用于刮拭背部、四肢，以及辨证属于急性、外感病证的患者。

（4）慢刮法：刮拭的频率在每分钟 30 次以内。本法主要用于刮拭头面部、胸部、下肢内侧等部位，以及辨证属于内科、体虚的慢性病患者。

（5）直线刮法：又称直板刮法。用刮痧板在人体体表进行有一定长度的直线刮拭。本法宜用于身体比较平坦的部位，如背部、胸腹部、四肢部位。

（6）弧线刮法：刮拭方向呈弧线形，刮拭后体表出现弧线形的痧痕，操作时刮痧方向多循肌肉走行或根据骨骼结构特点而定。本法宜用于胸背部肋间隙、肩关节和膝关节周围等部位。

（7）摩擦法：将刮痧板与皮肤直接紧贴，或隔衣布进行有规律的旋转移动，或直线式往返移动，使皮肤产生热感。此法适宜用于麻木、发亮或绵绵隐痛的部位，如肩胛内侧、腰部和腹部；也可用于刮痧前，使患者放松。

（8）梳刮法：使用刮痧板或刮痧梳从前额发际处，即双侧太阳穴处向后发际处做有规律的单向刮拭，如梳头状。此法适宜用于头痛、头晕、疲劳、失眠和精神紧张等病证。

（9）点压法（点穴法）：用刮痧板的边角直接点压穴位，力量逐渐加重，以患者能承受为度，保持数秒后快速抬起，重复操作 5～10 次。此法适宜用于肌肉丰满处的穴位，或刮痧力量不能深达，或不宜直接刮拭的骨关节凹陷部位，如环跳、委中、犊鼻、水沟和背部脊柱棘突之间等。

（10）按揉法：刮痧板在穴位处做点压按揉，点压后做往返或顺逆旋转，操作时刮痧板应紧贴皮肤不滑动，每分钟按揉 50～100 次。此法适宜用于太阳、曲池、足三里、内关、太冲、涌泉、三阴交等穴位。

（11）角刮法：使用角形刮痧板或让刮痧板的棱角接触皮肤，与体表呈 45°角，自上而下或由里向外刮拭。此法适宜用于四肢关节、脊柱两侧、骨骼之间和肩关节周围，如风池、内关、合谷、中府等穴位。

（12）边刮法：用刮痧板的长条棱边进行刮拭。此法适宜用于面积较大部位，如腹部、背部和下肢等。

10. 意外情况的预防及处理

可能的意外情况：出现头晕、面色苍白、心慌、出冷汗、四肢发冷、恶心欲吐或神昏仆倒等晕厥现象。

预防：空腹、过度疲劳患者忌刮；低血压、低血糖、过度虚弱和神经紧张特别怕痛的患者轻刮。

处理：迅速让患者平卧；让患者饮温开水或糖水；迅速用刮板刮拭患者百会穴（重刮）、人中穴（棱角轻刮）、内关穴（重刮）、足三里（重刮）、涌泉穴（重刮）。

（二）操作流程

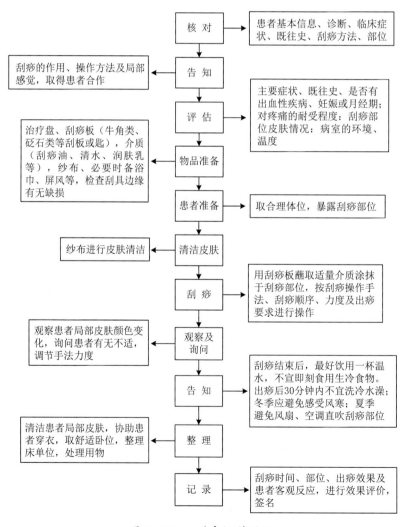

图 6-4-33　刮痧操作流程

（三）操作评分标准

表 6-4-13　刮痧操作评分标准

项目		操作要求	分值	评分细则	扣分
素质要求		仪表大方，举止端庄，态度和蔼，衣帽整齐	5	一项不符合扣 1 分	
操作前准备 30 分	核对	核对患者基本信息、诊断、临床症状、既往史、刮痧的方法和部位	5	少核对一项扣 1 分	
	评估	主要症状、既往史、是否有出血性疾病；是否妊娠或月经期；对疼痛的耐受程度；刮痧部位皮肤情况；病室环境、温度	8	一项未评估扣 1 分	
	告知	刮痧的作用、操作方法及局部感受，治疗前做的准备，取得患者理解和配合	5	一项未告知扣 1 分	
	物品准备	洗手、戴口罩	2	一项不符合扣 1 分	
		治疗盘、刮痧板（牛角类、砭石类等刮板或匙），介质（刮痧油、清水、润肤乳等），卷纸，必要时备浴巾、屏风等，检查刮具边缘有无缺损	10	用物准备不充分或不符合要求扣 5 分；少备一项扣 1 分	
操作过程 35 分	患者	体位舒适合理，暴露刮痧部位，注意保护患者隐私，必要时屏风遮挡	5	体位不合理扣 1 分；暴露不充分扣 1 分；未进行保暖扣 1 分	
	定位	再次核对，准确选择刮痧部位，清洁局部皮肤	5	未核对扣 2 分；未清洁皮肤 2 分；刮痧部位不准确扣 1 分	
	刮痧	用刮痧板蘸取适量刮痧油涂抹于刮痧部位，按刮痧操作手法、刮痧顺序、力度及出痧要求进行操作	15	刮痧手法及顺序不准确扣 5 分；手法力度不够扣 5 分	
	观察	观察局部皮肤颜色变化，询问患者有无不适，及时调节手法力度	5	未询问患者感受扣 2 分；未观察或者观察不全扣 2 分	
	告知	告知相关注意事项	5	少告知一项扣 1 分	
操作后 15 分	整理	清洁患者局部皮肤，协助患者穿衣，取舒适卧位，整理床单位，处理用物，洗手	10	未清洁皮肤扣 2 分；未整理床单位和用物扣 1 分；未取舒适体位扣 1 分；未洗手扣 1 分	
	记录	刮痧时间、部位、出痧效果及患者客观反应，签名	5	未记录或记录不完整扣 2 分	
操作质量评价 5 分		操作熟练，无菌观念强，运用刮法正确，体现人文关怀	5	一项不符合扣 1 分	
提问 10 分		提问刮痧的相关知识	10	回答不正确扣 10 分；回答不全面扣 5 分	
合计			100		

十四、拔罐

（一）概述

1. 概念和目的　拔罐技术是以罐为工具，利用燃烧、抽吸、蒸汽等方法形成罐内负压，使罐吸附于腧穴或相应体表部位，使局部皮肤充血或瘀血，达到温通经络、驱风散寒、消肿止痛、吸毒排脓等防治疾病作用的中医外治技术，包括留罐法、闪罐法及走罐法。

2. 适应范围　常用于腹痛、颈肩腰腿痛、关节痛、软组织闪挫扭伤等局部病证，也可用于伤风感冒、失眠、头痛、面瘫、咳嗽、哮喘、消化不良、泄泻、月经不调、痛经等病证及疮疡、毒蛇咬伤的急救排毒等。

3. 禁忌证

（1）凡局部有皮肤病者，全身枯瘦或肌肉失去弹性者，高热、昏迷、抽搐者，不可拔罐。

（2）妇女妊娠期间不宜拔罐。

（3）凡凝血机制障碍、呼吸衰竭、重度心脏病、肿瘤、腰骶部及严重水肿等不宜拔罐，局部血管多、骨凸起、毛发部、心跳处、眼、耳、鼻、口与乳头等部位，均不宜拔罐。

4. 评估　评估患者病情、既往史、意识、活动能力，有无感觉迟钝、障碍，患者体质及实施拔罐处的皮肤有无破损和伤口、对疼痛的耐受程度、心理状况。对于初诊、年老体弱、小儿和有过敏史、晕针史的患者，均宜采用卧位。

5. 告知

（1）拔罐的作用、操作方法，留罐时间一般为 10 ～ 15 分钟。应考虑个体差异，儿童酌情递减。

（2）由于罐内空气负压吸引的作用，局部皮肤会出现与罐口相当大小的紫红色瘀斑，此为正常表现，数日方可消除。治疗当中如果出现不适，及时通知护士。

（3）拔罐过程中如出现小水疱不必处理，可自行吸收，如水疱较大，护士会做相应处理。

（4）拔罐后可饮一杯温开水，夏季拔罐部位忌风扇或空调直吹。

6. 物品准备　治疗盘、罐数个（包括玻璃罐、陶罐、竹罐、抽气罐等）、润滑剂、止血钳、95% 酒精棉球、打火机、广口瓶、清洁纱布或自备毛巾，必要时备屏风、毛毯。

7. 操作步骤（以玻璃罐为例）

（1）核对医嘱，根据拔罐部位选择火罐的大小及数量，检查罐口周围是否光滑，有无缺损裂痕。排空二便，做好解释。

（2）备齐用物，携至床旁。

（3）协助患者取合理、舒适体位。

（4）充分暴露拔罐部位，注意保护隐私及保暖。

（5）以玻璃罐为例：使用闪火法、投火法或贴棉法将罐体吸附在选定部位上。

（6）观察罐体吸附情况和皮肤颜色，询问有无不适感。

（7）起罐时，左手轻按罐具，向左倾斜，右手食指或拇指按住罐口右侧皮肤，使罐口与皮肤之间形成空隙，空气进入罐内，顺势将罐取下。不可硬行上提或旋转提拔。

（8）操作完毕，协助患者整理衣着，安置舒适体位，整理床单位（图6-4-34）。

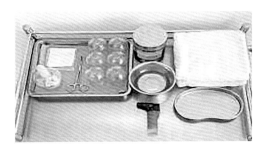

a. 物品准备

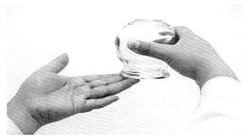

b. 检查罐口

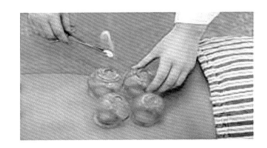

c. 吸附罐体

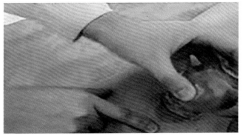

d. 起罐

图 6-4-34 拔罐

8. 常用拔罐手法

（1）闪罐：以闪火法或抽气法使罐吸附于皮肤后，立即拔起，动作轻、快、准，反复吸拔多次，直至皮肤潮红发热，以皮肤潮红、充血或瘀血为度。但操作时至少选择3个口径相同的火罐轮换使用，以免罐口烧热烫伤皮肤，适用于感冒、皮肤麻木、面部病症、中风后遗症或虚弱病症（图6-4-35）。

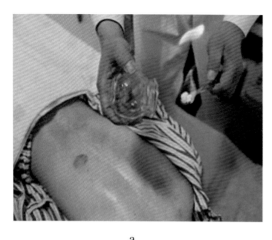
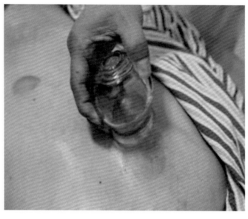

a

b

图 6-4-35　闪罐

（2）走罐：又称推罐，先在罐口或吸拔部位上涂一层润滑剂，将罐吸拔于皮肤上，再以手握住罐底，稍倾斜罐体，前后推拉，或做环形旋转运动，如此反复数次，至皮肤潮红、深红或起瘀点为止。选用口径较大、罐壁较厚且光滑的玻璃罐；施术部位应面积宽大、肌肉丰厚，如胸背、腰部、腹部、大腿等，适用于急性热病或深部组织气血瘀滞之疼痛、外感风寒、神经痛、风湿痹痛及较大范围疼痛等（图 6-4-36）。

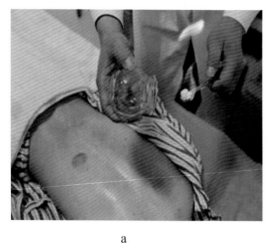
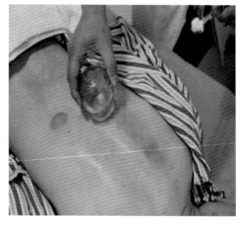

a

b

图 6-4-36　走罐

（3）留罐：又称坐罐，即火罐吸拔在应拔部位后留置 10～15 分钟。适用于临床大部分病症，但在给予儿童拔罐时力量不宜过大，时间不宜过长；在肌肉薄弱处或吸拔力较强时，则留罐时间不宜过长（图 6-4-37）。

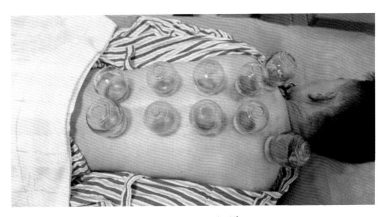

图 6-4-37　留罐

9. 注意事项

（1）凝血机制障碍、呼吸衰竭、重度心脏病、严重消瘦、妇女妊娠期间不宜拔罐及严重水肿等不宜拔罐。

（2）拔罐时要选择适当体位和肌肉丰满的部位，骨骼凹凸不平及毛发较多的部位均不适宜。

（3）面部、儿童、年老体弱者拔罐的吸附力不宜过大。

（4）拔罐时要根据不同部位选择大小适宜的罐，检查罐口周围是否光滑，罐体有无裂痕。

（5）拔罐和留罐中要注意观察患者的反应，患者如有不适感，应立即起罐；严重者可让患者平卧，保暖并饮热水或糖水，还可揉内关、合谷、太阳、足三里等穴。

（6）起罐后，皮肤会出现与罐口相当大小的紫红色瘀斑，为正常表现，数日方可消除。如出现小水疱不必处理，可自行吸收；如水疱较大，消毒局部皮肤后，用注射器吸出液体，覆盖消毒敷料。

（7）嘱患者保持体位相对固定；保证罐口光滑无破损；操作中防止点燃后乙醇下滴烫伤皮肤；点燃乙醇棉球后，切勿较长时间停留于罐口及罐内，以免将火罐烧热，烫伤皮肤。拔罐过程中注意防火。

10. 意外情况的预防及处理

（1）局部不适、晕罐：局部发热、发紧、发酸、痛较明显或灼热，应取下重拔；有晕罐先兆如头晕、恶心、面色苍白、四肢厥冷、呼吸急促、脉细数等症状时，应取下罐，使患者平卧，轻者饮温开水，静卧片刻即可恢复，重者应立即做相应处理。

（2）烫伤：如局部出现小水疱，可不必处理，待自行吸收；如水疱较大，应消毒局部皮肤后，用无菌注射器吸出液体，覆盖无菌敷料。

（3）紫色瘀斑：局部可出现与罐口大小的紫色瘀斑，数日后可消失。

（4）疼痛：由于罐内负压过大造成患者留罐处感觉疼痛、过紧，应及时起罐或适当放气。

（二）操作流程

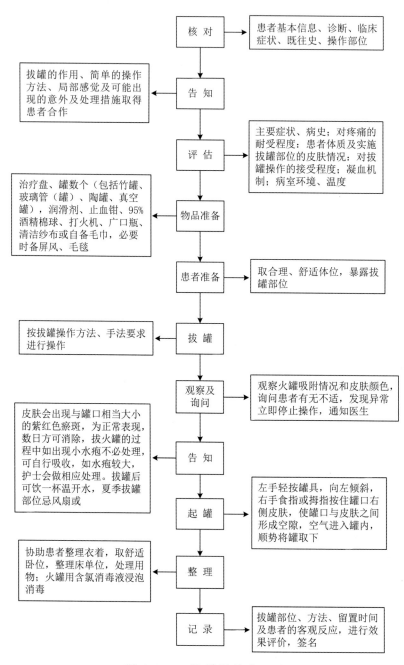

图 6-4-38　拔罐操作流程图

（三）操作评分标准

表 6-4-14　拔罐操作评分标准

项目总分 100 分		操作要求	分值	评分说明	扣分
素质要求 5 分		仪表大方，举止端庄，态度和蔼，衣帽整齐	5	一项不符合扣 1 分	
操作前准备 30 分	核对	患者基本信息、诊断、临床症状、治疗方法和部位	5	未核对扣 2 分；内容不全面扣 1 分	
	评估	主要症状、病史；对疼痛的耐受程度；患者体质及实施拔罐部位的皮肤情况；对拔罐操作的接受程度；凝血机制；病室环境、温度	8	一项未评估扣 1 分	
	告知	拔罐的作用、简单的操作方法、局部感觉及可能出现的意外及处理措施取得患者合作	5	一项未告知扣 2 分	
	物品准备	治疗盘、罐数个（包括竹罐、玻璃罐、陶罐、真空罐），润滑剂、止血钳、95% 酒精棉球、打火机、广口瓶、清洁纱布或自备毛巾，必要时备屏风、毛毯	10	用物准备不充分或不符合要求扣 5 分；少备一项扣 1 分	
	患者准备	洗手、戴口罩	2	一项不符合扣 1 分	
操作过程 35 分		核对患者信息，询问患者治疗前准备情况，取合理体位，松解衣着	5	未核对扣 2 分；未询问扣 1 分；体位不合理扣 1 分	
	定穴	充分暴露治疗部位，注意保暖和保护隐私，清洁局部皮肤，告知患者配合方法	5	暴露不充分扣 1 分；未进行保暖扣 1 分；未清洁皮肤 2 分；未告知患者配合方法扣 1 分	
	拔罐	酒精棉球干湿合适，点燃的明火在罐内中下段环绕，未烧罐口。准确扣在已经选定的部位，罐内形成负压，吸附力强，安全熄火，点燃的明火稳妥、迅速投入小口瓶	10	方法不正确扣 1 分；手法不熟练扣 3 分；留罐不成功不得分	
	观察	随时检查火罐吸附情况，局部皮肤红紫的程度，皮肤有无烫伤或小水疱，留罐时间 10 分钟，询问患者的感受，告知拔罐期间的注意事项，记录拔罐时间	5	未询问患者感受扣 2 分；未观察或者观察不全扣 2 分；未记录扣 1 分；未告知扣 1 分	
	起罐	左手轻按罐具，向左倾斜，右手食指或拇指按住罐口右侧皮肤，使罐口与皮肤之间形成空隙，空气进入罐内，顺势将罐取下	5	不正确此项不得分	
	告知	告知拔罐后相关注意事项及健康指导	5	少一项扣 2 分	
操作后 15 分	整理	协助患者整理衣着，取舒适卧位，整理床单位，处理用物；火罐用含氯消毒液浸泡消毒，洗手	10	未整理床单元和用物扣 1 分；未取舒适体位扣 1 分；未洗手扣 1 分	
	记录	详细记录拔罐后的客观情况，并签名	5	未记录或记录不完整扣 2 分	
操作质量评价 5 分		拔罐部位准确、操作熟练、患者感觉、目标达到的程度，体现人文关怀	5	一项不符合扣 1 分	
提问 10 分		拔罐的相关知识	10	回答不正确扣 10 分；回答不全面扣 5 分	
合计			100		

十五、蜡疗

(一) 概述

1. 概念和目的　蜡疗是将医用蜡加热溶解，制成蜡块、蜡垫、蜡束等形状，敷贴于患处，或将患处浸入溶解后的蜡液中，利用加热溶解的蜡作为热导体的一种操作方法。蜡块热敷于患处，使局部受热，并将热量传入机体，具有温通经络、活血化瘀、消肿散结、祛风除湿、行气止痛、透表达里的功效，从而达到温热止痛的目的。

2. 使用范围

(1) 适用于各种急慢性疾病引起的疼痛症状。

(2) 创伤后期治疗，如软组织挫伤范围较大者、关节扭伤、骨折复位后等。

(3) 非感染性炎症所致的关节功能障碍，如关节强直、挛缩等症状。

(4) 外伤或手术后遗症如瘢痕粘连浸润。

(5) 各种慢性炎症如关节炎、外伤性滑膜炎、腱鞘炎、肩周炎、肌炎、神经炎和神经痛等。

(6) 颈椎病、腰椎病。

(7) 消化系统疾病如胃脘痛、便秘。

(8) 妇科疾病如盆腔炎、痛经等。

(9) 其他如冻伤及冻伤后遗症；术后尿潴留；缓解血管痉挛、预防静脉炎等。

3. 告知

(1) 治疗过程中如出现皮肤发痒、皮疹、头晕、头痛、无力、恶心、呕吐、心悸，甚至大汗淋漓、脉搏加速等不适现象，及时告知护士。

(2) 操作前排空二便，注意保暖。

(3) 蜡疗过程中出汗较多，可多饮温开水以补充体液。

4. 禁忌证　有高热，严重感知觉障碍，急性化脓性炎症早期，风湿性关节炎活动期，严重心、肝、肾等重要脏器病变，血液系统疾患和其他恶性病变的患者，石蜡、药物过敏者，感染性皮肤病患者，孕产妇等，禁用。

5. 物品准备　治疗盘、医嘱本、核对单、蜡疗仪、蜡块、铲子、温度计、乙烯树脂袋、消毒湿毛巾、中单、绷带和大棉垫、毛毯（浴巾），必要时备屏风。

6. 操作方法（蜡饼法）

(1) 双人核对医嘱，确认患者身份。

(2) 评估环境：光线明亮充足，温湿度适宜。

(3) 评估患者：掌握主要病症，询问既往史、石蜡及药物过敏史，有无温热感觉障碍、是否处于经期或妊娠等。评估局部皮肤情况。

（4）做好解释，讲解蜡疗的目的、功效、操作方法和注意事项，嘱患者排空二便。

（5）备齐用物，携至床旁，协助患者取合适的体位，暴露治疗部位，注意保暖，必要时床帘或屏风遮挡，注意保护患者隐私。

（6）以生理盐水棉球或温湿纱布清洁皮肤。

（7）将蜡块（表面温度 45 ～ 50℃，蜡饼中心点温度 50 ～ 55℃）以乙烯树脂袋套在治疗部位，再包上大棉垫以保持热量。

（8）注意观察患者全身及局部皮肤情况，询问有无不适感。防止蜡液流出。

（9）操作结束后，清洁局部皮肤，协助患者穿好衣裤，安置舒适体位。

（10）整理床单位，按规范清理用物。

（11）告知患者蜡疗后注意保暖，防止感染风寒。忌生冷油腻之物。

（12）洗手，记录蜡疗部位、时间、局部皮肤情况并签名。

（13）疗效评估（图 6-4-39）。

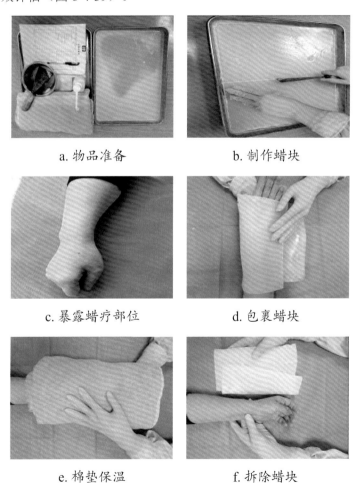

a. 物品准备　　　　　　　　　b. 制作蜡块

c. 暴露蜡疗部位　　　　　　　d. 包裹蜡块

e. 棉垫保温　　　　　　　　　f. 拆除蜡块

图 6-4-39　蜡疗（以"桡骨茎突腱鞘炎"为例）

（二）操作流程

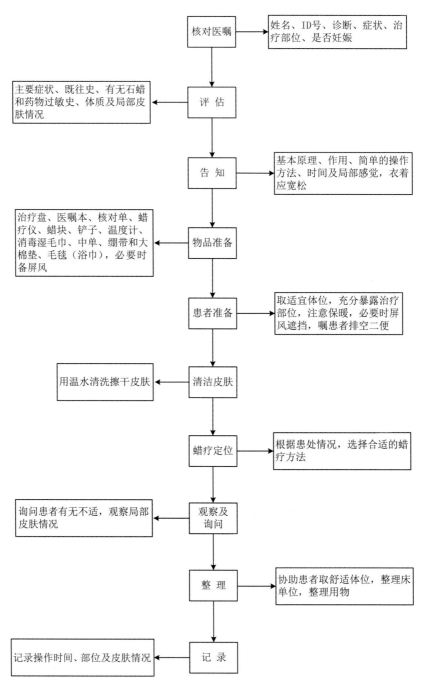

图 6-4-40　蜡疗操作流程

（三）操作评分标准

表 6-4-15　蜡疗操作评分标准

项目		操作要求	分值	评分细则	扣分
素质要求		仪表大方，举止端庄，态度和蔼	5	一项不合格扣 1 分	
		服装、鞋帽整洁	5	一项不合格扣 1 分	
操作前准备	护士	洗手，戴口罩	2	洗手步骤少一项或不合格扣 1 分	
		姓名、ID 号、诊断、症状、治疗部位、是否妊娠	5	少一项扣 1 分	
		主要症状、既往史、有无石蜡过敏史、对热的耐受程度、体质及局部皮肤情况	6	少一项扣 1 分	
	物品	治疗盘、医嘱本、核对单、蜡疗仪、蜡块、铲子、温度计、乙烯树脂袋、消毒湿毛巾、中单、绷带和大棉垫、毛毯（浴巾），必要时备屏风	6	少一项扣 1 分	
	患者	操作前告知蜡疗的作用，向患者解释，取得配合	3	未告知扣 3 分	
		体位舒适合理，必要时屏风遮挡，注意保暖	3	体位不合理扣 1 分；未注意隐私保护扣 1 分；未注意保暖扣 1 分	
操作流程	定位	核对，根据诊断选择合适的蜡疗部位，清洁局部皮肤	10	少一项扣 3 分	
	手法	蜡疗方法正确、温度适宜	10	方法不正确、温度不合适扣 5 分	
		手法熟练	10	手法不熟练扣 2 分	
	观察	观察患者蜡疗后的局部皮肤和全身情况，询问有无不适	5	未观察扣 1 分	
操作后	整理	合理安排体位，整理床单位	3	少一项扣 1 分	
		清理用物，归还原处，洗手	3	少一项扣 1 分	
	记录	按要求记录及签名	2	少一项扣 1 分	
	评价	患者感受及目标达到的程度	7	一项不合格扣 2 分	
技能熟练		操作熟练、正确、温度适宜	5	不熟练扣 3 分	
理论提问		回答全面、正确	10	回答不全面扣 3～5 分；不正确不得分	
合计			100		

（四）注意事项

1.局部皮肤有创面或溃疡者、体质衰弱和高热患者、急性化脓性炎症、肿瘤、结核、脑动脉硬化、肝肾衰竭、有出血倾向及出血性疾病者、有温热感觉障碍以及婴幼儿禁用蜡疗技术。

2.准确掌握蜡温，涂抹均匀，不能用力挤压。待蜡充分凝固后方可敷上。

3.蜡疗部位每次不超过3个，操作时间一般为30～60分钟。

4.当患者皮肤发红或出现过敏现象，应立即报告医生。

5.操作后休息半小时，及时擦干汗液，注意防寒保暖。

十六、艾灸

（一）概述

1.概念和目的 艾灸是以艾叶提纯的艾绒为主要原料，制作成艾条或艾柱，点燃后借灸火烘烤的温热刺激，作用于人体的经络和腧穴，发挥温经通络、行气活血、祛湿散寒、消肿散结、回阳救逆及防病保健的作用，以达到防病、治病目的的一种方法。

2.使用范围

（1）消化系统疾病如胃脘痛、胃炎、肠炎、恶心呕吐及放化疗和麻醉镇痛后消化道反应、便秘等。

（2）呼吸系统疾病如鼻炎、咳喘、感冒。

（3）心血管系统疾病如高血压病、冠心病。

（4）代谢性疾病如糖尿病、高脂血症、痛风。

（5）痛症如头痛、神经痛、关节痛、颈肩痛、腰痛、牙痛、痛经等。

（6）儿科疾病如遗尿、脾胃虚弱、体虚易感等。

（7）泌尿生殖系统疾病如尿路感染、尿潴留、前列腺炎、前列腺增生。

（8）妇科疾病如妇科炎症、妇科肿瘤、不孕不育等。

（9）眼科疾患如弱视、近视、干眼症。

（10）皮肤病如神经性皮炎、湿疹、疱疹。

（11）其他如失眠、眩晕、外科疮疡、压疮、中医治未病等。

3.告知

（1）施灸过程中出现头晕、眼花、恶心、脸色苍白、心慌出汗等不适症状，及时告知医护人员。

（2）个别患者艾灸部位可能出现皮肤发红或水疱，需酌情处理。

（3）操作前排空二便，艾灸期间及灸后注意保暖，宜进清淡温热饮食。

4.禁忌证 过饥过饱、过度疲劳、醉酒者不宜灸；阴虚火旺者不宜灸；有实热者、及急性传染病、高热、皮肤感染、身体红肿者不宜灸；大血管处、孕妇腹部和腰骶部、瘢痕处不宜灸；有溃疡、出血倾向者不宜灸；颜面部、关节部位不宜直接灸。

5.物品准备 治疗盘、医嘱本、核对单、艾条或艾柱、打火机、酒精灯、镊子、弯盘、温水纱布或生理盐水棉球、记号笔、毛毯（浴巾）、必要时备屏风。

6.操作方法

（1）核对医嘱，确认患者身份。

（2）评估环境：治疗室环境整洁，光线明亮，温湿度适宜。

（3）评估患者：八纲辨证，询问既往史、是否处于月经期或者是否妊娠，有无艾绒过敏史等；评估施灸部位局部皮肤情况。

（4）向患者做好解释，讲解艾灸的目的、功效、操作方法和注意事项以取得其配合。

（5）备齐用物，携至床旁，根据艾灸部位，协助患者取适宜体位，暴露施灸部位，注意保暖。必要时予床帘或屏风遮挡。

（6）以生理盐水棉球或温湿纱布清洁皮肤。

（7）根据医嘱取穴（同身寸法），手持艾条，点燃的一端对准穴位进行艾灸（温和灸、雀啄灸或回旋灸），每穴灸 10 ～ 15 分钟，至局部皮肤温热、微微发红。

（8）艾灸过程中注意观察患者全身和局部皮肤情况，询问患者的感受，如有不适，及时处理，必要时停止艾灸。

（9）操作完毕，协助患者取舒适体位，整理床单位，告知患者注意保暖，避风寒，饮食宜清淡，忌生冷油腻之物。

（10）按规范清理用物，洗手，记录施灸时间、部位及皮肤情况并签名。

（11）疗效评估（图 6-4-41）。

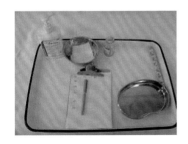 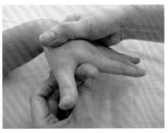 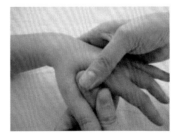

a.物品准备　　　　　　b.暴露施灸部位　　　　　　c.定位

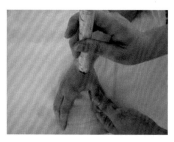 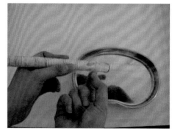 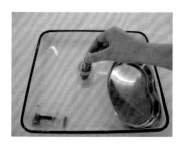

d. 施灸　　　　　　　e. 弹灰尘　　　　　　f. 熄灭艾条

图 6-4-41　艾条灸（以"合谷穴"为例）

（二）操作流程

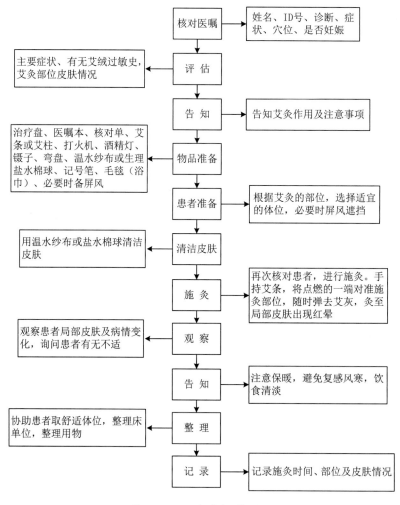

图 6-4-42　艾灸操作流程

（三）操作评分标准

表 6-4-16　艾灸操作评分标准

项目		操作要求	分值	评分细则	扣分
素质要求		仪表大方，举止端庄，态度和蔼	5	一项不合格扣 1 分	
		服装、鞋帽整洁	5	一项不合格扣 1 分	
操作前准备	护士	洗手，戴口罩	2	洗手步骤少一项或不合格扣 1 分	
		核对医嘱：姓名、ID 号、诊断、穴位、是否妊娠	5	少一项扣 1 分	
		评估内容全面：主要症状、有无艾绒过敏史、艾灸部位皮肤情况、精神状态、是否过饥过饱等	6	少一项扣 1 分	
	物品	治疗盘、医嘱本、核对单、艾条、打火机、酒精灯、镊子、纱布、记号笔、0.9% 生理盐水棉球（温水纱布两块）、毛毯（浴巾）、必要时备屏风	6	少一项扣 1 分	
	患者	操作前告知艾灸的作用，向患者解释取得配合	3	未告知扣 3 分	
		体位舒适合理，必要时屏风遮挡，注意保暖	3	体位不合理扣 1 分；未注意隐私保护扣 1 分；未注意保暖扣 1 分	
操作流程	定位	再次核对，准确选择艾灸穴位，清洁局部皮肤	10	少一项扣 3 分	
	手法	取穴正确	10	取穴定位一个不正确扣 5 分	
		施灸方法正确，手法熟练	10	手法不熟练扣 2 分	
	观察	观察患者艾灸后的局部皮肤和全身情况，询问有无不适	5	未观察扣 1 分	
操作后	整理	合理安排体位，整理床单位	3	少一项扣 1 分	
		清理用物，归还原处，洗手	3	少一项扣 1 分	
	记录	按要求记录及签名	2	少一项扣 1 分	
	评价	取穴准确、所选穴位、患者感受及目标达到的程度	7	一项不合格扣 2 分	
技能熟练		操作熟练、正确，选穴正确	5	不熟练扣 3 分	
理论提问		回答全面、正确	10	回答不全面扣 3～5 分；不正确不得分	
合计			100		

（四）注意事项

1. 施灸时应防止艾火脱落，以免烫伤皮肤和点燃衣服被褥。

2. 大血管处、孕妇的腹部和腰骶部、皮肤感染、溃疡、瘢痕处，有出血倾向者不宜施灸。

3. 施灸顺序，秉承自上而下、先左后右的原则，即先头项、胸背，后腹部、四肢，先左后右的顺序施灸。

4. 注意观察皮肤情况，对糖尿病、肢体麻木及感觉迟钝的患者尤应注意，防止烫伤。

5. 如局部出现小水疱无需处理，可自行吸收；水疱较大者可消毒后用无菌注射器抽吸水疱内液体，局部涂烫伤膏后用无菌纱布覆盖。

十七、中药火龙灸

（一）概述

1. 概念和目的　　火龙灸是通过经络加温给药的方式，借助药温祛除寒湿，又可使皮肤汗孔通畅，药物有效成分直达病灶，从而促进炎症水肿吸收，松解肌肉痉挛，缓解关节疼痛。根据所用药物的不同，分别有调和阴阳、通经活络、固肾壮阳、健脾和胃之功。特别是对虚寒体质、寒湿较重的患者及腰腿痛、宫寒、腰膝冷痛等症状者有较好疗效。

2. 机制　　"寒者热之""阴平阳秘，精神乃治"，任督二脉循环（俗称"小周天"）畅通与否对人体的健康起着重要的调节作用，也只有任督二脉流注畅通，才能使人体的经络有序，进而阴阳平衡，气血得以生化，人体各方面的生理功能才真正意义上得到调节。火龙灸就是在人体的背部督脉上，应用火的热度和药物的作用，起到调和阴阳、通经活络、固肾壮阳、健脾和胃的功效。

3. 功效

温：以火攻邪，祛寒、散滞，促进血液循环。

通：通经活络，打通经络；改善心脑供血。

调：平衡脏腑气机，调节神经功能，暖宫调经。

补：扶正祛邪，补益强身，激活免疫系统功能。

4. 使用范围

（1）中风恢复期属气虚血瘀型。

（2）痿病（脊髓损伤）属脾胃虚弱和肝肾亏虚型。

（3）感冒、支气管炎、气管炎、支气管哮喘等中医辨证属风寒型，如风寒感冒、风寒咳嗽、冷哮等。

（4）风湿及类风湿关节炎、强直性脊柱炎、颈椎病、偏头痛、肩周炎、肘关节炎、坐骨神经痛、各种腰腿痛和关节痛、外伤恢复期的辅助治疗等。

（5）妇女卵巢囊肿、输卵管炎症、带下、痛经、恶露不止、子宫下垂、功能性子宫出血、盆腔炎、乳腺增生等。

（6）胃痛、胃下垂、脱肛、各种肠炎、肾病等，中医辨证属寒凝气滞型、中气不足型、虚寒型。

（7）妇女更年期引起的颜面早衰、浑身无力、精神倦怠、自汗盗汗、失眠多梦、尿频、四肢厥冷等。

（8）贫血、低血压、白细胞减少等。

（9）免疫功能低下如易疲劳、经常感冒、脾胃功能下降等。

（10）肥胖属痰湿型者。

（11）男性：前列腺炎、性功能障碍、性功能减退等症见腰痛膝软、下肢沉重、神疲乏力、耳鸣头晕、尿频尿急、阳痿、早泄等一系列亚健康状态。

（12）女性：腰酸腰痛、手脚冰凉、月经不调、内分泌失调、更年期提前等一系列亚健康状态。

5. 禁忌证　对热敏感度不高，不能耐受较长时间的俯卧位（＞30分钟），对药物（药酒、酒精、）过敏，热症、阴虚；皮肤敏感或是长有疖子、皮肤破损以及患有易出血疾病。

6. 评估　患者病情、当前主要症状、临床表现、既往史及有无感觉迟钝、障碍，患者体质及施灸处的皮肤情况，对热和酒精的敏感程度，对疼痛的耐受程度，心理状况等。

7. 告知　治疗部位会有温热的感觉，是正常现象；如有烧灼感和其他不适，应及时告知护士。

8. 物品准备　治疗盘、95%酒精、酒精灯、止血钳、火龙灸治疗巾、纱布垫、点火器、20mL注射器、中药、治疗碗、弯盘、屏风等。中药可由巴戟天、淫羊藿、何首乌、艾叶、肉桂、细辛等20多味中药制成。

9. 操作方法

（1）核对医嘱，评估患者，排空二便，做好解释。

（2）备齐用物，携至床旁。

（3）协助患者取合理、舒适体位，松解衣着。

（4）遵照医嘱确定施灸部位，充分暴露施灸部位，注意保护隐私及保暖。

（5）在施灸部位的四周，平铺火龙灸治疗巾，防止烫伤和保暖作用。

（6）将用中药浸泡好的纱布垫取出，平放在施灸部位上，然后再铺盖一条温湿治疗巾。

（7）用20mL注射器抽取95%酒精20mL，自上而下均匀地在治疗巾上喷洒上酒精。

（8）用止血钳夹持酒精棉球点燃施灸部位的酒精，在患者背部能看到一条跃动的火焰，状似"火龙"，10～20秒（或患者有温热感时），立刻用湿毛巾从侧面扑灭火焰，停留约10秒钟后，以患者感觉温热为度。

（9）重复操作以上循环15～20分钟，并注意观察施灸部位的肤色，以局部潮红或伴局部有汗为度。避免烫伤，注意询问患者感受，如有不适，立即停止操作。

（10）治疗结束后，整理用物及床单元，协助患者取舒适卧位，交代注意事项，洗手评价记录（图6-4-43、图6-4-44）。

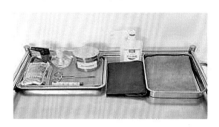

a. 物品准备

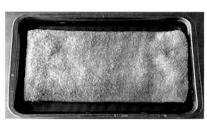

b. 浸泡中药纱布垫

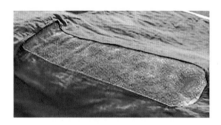

c. 确定施灸部位铺中药垫

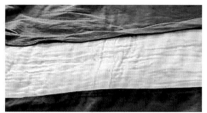

d. 铺温湿纱布垫

图 6-4-43　物品准备

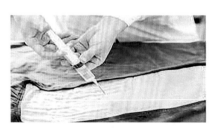

a. 喷洒酒精

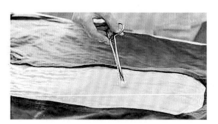

b. 点燃酒精

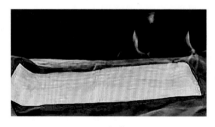

c. 施灸

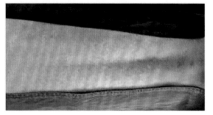

d. 灸后观察

图 6-4-44　火龙灸

10. 注意事项

（1）操作过程中应避免烫伤，特别注意将施灸部位周边用火龙灸治疗巾压好。

（2）中药浸泡的纱布垫及治疗巾不宜过湿，以不滴水为佳。

（3）喷洒酒精不宜过多，切勿使酒精超过湿治疗巾范围。

（4）燃烧中发现酒精不足，可以重新添加。如湿治疗巾表面发干，可重新加湿。

（5）每次操作时间在 15 ～ 20 分钟，不宜过久。

11. 意外情况的预防及处理

烫伤：局部出现水疱，小的水疱可自行吸收，大的水疱用无菌注射器抽吸，覆盖无菌敷料，按烫伤护理。

酒精过敏：局部皮肤瘙痒红肿，立即停止治疗，口服高浓度糖水可减轻症状。如出现头晕、心悸等醉酒状态按酒精中毒护理。

（二）操作流程

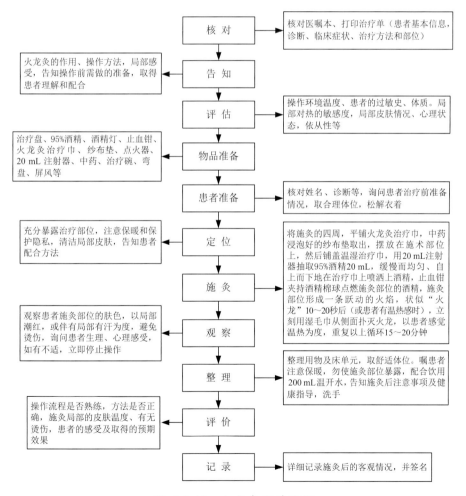

图 6-4-45　火龙灸操作流程

（三）操作评分标准

表 6-4-17　火龙灸操作评分标准

项目总分100分		操作要求	分值	评分细则	扣分
素质要求5分		仪表大方，举止端庄，态度和蔼，衣帽整齐	5	一项不符合扣1分	
操作前准备30分	核对	患者基本信息、诊断、临床症状、既往史、治疗方法及部位	5	未核对扣5分；内容不全面扣1分	
	评估	主要症状、病史、既往史；是否在妊娠或月经期；局部皮肤情况及对热的敏感度；凝血机制、操作环境及温度	8	一项未评估扣1分	
	告知	火龙灸的作用、操作方法，局部感受，告知操作前需做的准备，取得患者理解和配合	5	一项未告知扣1分	
	物品准备	洗手、戴口罩	2	一项不符合扣1分	
		治疗盘、95%酒精、酒精灯、止血钳、治疗巾数条、纱布垫、打火机、注射器、中药、治疗碗、弯盘、屏风	10	用物准备不充分或不符合要求扣5分；少备一项扣1分	
操作过程35分	患者准备	核对患者信息，询问患者治疗前准备情况，取合理体位，松解衣着	5	未核对扣2分；未询问扣1分；体位不合理扣1分	
	定位	充分暴露治疗部位，注意保暖和保护隐私，清洁局部皮肤，告知患者配合方法	5	暴露不充分扣1分；未进行保暖扣1分；未清洁皮肤2分；未告知患者配合方法扣1分	
	施灸	将施灸的四周，平铺干治疗巾，中药浸泡好的纱布取出，摆放在施术部位上，然后再铺盖4～6层温湿治疗巾，抽取95%酒精20mL，缓慢而均匀、自上而下地在治疗巾上喷洒上酒精，止血钳夹持酒精棉球点燃施灸部位的酒精，施灸部位形成一条"火龙"，10～20秒（或患者有温热感时），立刻用湿毛巾从侧面扑灭火龙，以患者感觉温热为度，重复以上循环15～20分钟	15	未铺治疗巾扣2分；注射酒精方法不正确扣2分；施灸时间不准确扣2分；施灸方法不正确扣10分	
	观察	观察患者施灸部位的肤色，以局部潮红或伴有局部有汗为度，避免烫伤，询问患者生理、心理感受，告知其注意事项，如有不适，立即停止操作	5	未询问患者感受扣2分；未观察或者观察不全扣2分	
操作后15分	告知	告知施灸后相关健康指导，再次核对	5	未告知扣5分；告知不全扣2分	
	整理	整理用物及床单元，取舒适体位。洗手	10	未整理床单元和用物扣1分；未取舒适体位扣1分；未洗手扣1分	
	记录	详细记录施灸后的客观情况，并签名	5	未记录或记录不完整扣2分	
操作质量评价5分		操作熟练、施灸方法正确、动作轻巧、有无烫伤，患者的感受及取得的预期效果，体现人文关怀	5	一项不符合扣1分	
提问10分		中药火龙灸的相关知识	10	回答不正确扣10分；回答不全面扣5分	

注：施灸方法不正确扣10分，若有烫伤扣20分

第七章　护理信息化管理

随着人类社会向信息时代的迈进，人们越来越清晰地认识到：知识就是力量，信息就是财富，信息向人类提供知识和智慧。信息资源在社会生产和人类生活中发挥日益重要的作用。管理信息系统（management information system，MIS）是一个以人为主导，利用计算机硬件、软件、网络通信设备以及其他办公设备，进行信息的收集、传输、加工、储存、更新、拓展和维护的系统。管理信息化系统是计算机技术和通信技术综合发展的结果，运用计算机进行数据及信息处理，使很多管理工作更加快捷、准确、省时省力，大大提高管理效率。

伴随着信息科学和计算机网络技术在护理工作中的广泛应用，"护理信息"已成为现代医院护理管理的主要资源，应用计算机技术实现护理信息管理是医院护理管理现代化的重要途径之一，提高了护理质量安全，促进了护理管理科学化、标准化的步伐。目前护理信息化管理的深入发展，面临着"彻底的流程再造与重建"这一挑战。如何从海量数据库中获取有用的知识，进行知识发现与数据的挖掘，使护理信息交互与共享，都是目前发展护理信息系统面临的问题。

第一节　护理信息系统的概念

一、信息概念

信息概念有广义和狭义的解释。

广义的信息概念，指的是发生源发出的各种信号和消息被吸收体所理解和接收，这些信号和消息及其所揭示的资料统称为"信息"。它包括客观世界中反映事物的特征及变化的语言、文字、符号、声音、图像、数据等。

狭义的信息概念，指经过加工整理后对于接收者具有某种使用价值的数据、消息、情报的总称。

1948 年，美国控制论创始人维纳在《控制论》一书中指出："信息就是信息，既非物质，也非能量。"同时，信息概念广泛地渗透到各门学科之中，人们可以根据各学科自身的特点为信息做出各种各样的定义。人们对于相同的消息或数据会有不同的认识与解释，得到不同的信息，从而影响人们各自的决策。

信息概念的重要含义：①信息是客观事物最新的变化和特征的反映；②信息要经过传递；③信息包括的范围很广；④信息是客观事物相互作用、相互联系的表现；⑤人们获得新信息的过程是加工、整理和有序化的过程。

二、护理信息

护理信息是随着护理体系的组织管理和护理行为的发生而在整个护理工作流程中产生的，是具有特定意义的"资讯"，如患者资料、医疗诊断与治疗、执行情况与结果、组织管理与评估、护理教学与护理科研等方面的相关信息，通常来源广泛、内容繁杂、随机性大和质量要求高。

护理信息来源广泛并互相交错、互相影响；来自护理系统外部和内部的信息各不相同，内容繁多；护理日常工作中常有突发事件，有时无规律可言，需要护理人员具备敏锐的观察、判断和分析能力；许多护理信息直接关系到患者的健康和生命安全，要求具有及时、准确、完整性及可靠性。

三、护理信息系统

护理信息系统是由护理人员和计算机组成的，能对护理管理和护理业务技术信息进行收集、存贮和处理的系统，是医院管理信息化系统的一个子系统，拥有自己独特的部分，如医院医嘱管理系统软件，可大大提高护士处理医嘱的工作效率，并有效地减少差错。护理信息系统模板包括护理工作量、护理质量控制、护理物品供应、护士人力安排、护理教学和科研等护理信息。护理信息系统对信息的处理过程包括收集、汇总、加工、处理、分析、贮存、传递、检索等基本环节。通过护理信息系统掌握护理工作现状，充分发挥各级指挥系统的功能，使护理工作得以惯性运行。

第二节　护理信息系统的分类

护理信息系统一般分为护理科技信息、护理业务信息和护理管理信息系统。

一、护理科技信息系统

护理科技信息系统包括国内外护理新进展、护理科研成果、论文、著作、译文、学术活动情报、护理专利、护理专业考察报告、新技术、新仪器、新设备及护理新用具的资料等。

二、护理业务信息系统

护理业务信息系统主要有临床直接观察的护理信息、个案病例护理信息及病房护理工作的基本信息源，如医嘱信息、护理文件书写资料等。

1. 门诊信息化管理系统　门诊部是医院的一个重要部门，门诊部的信息化建设直接关系到整个医院的信息化建设的水平。门诊信息化管理系统，包括就诊排队叫号系统、收费、化验、取药等，方便患者就诊，减少排队环节，并可以实现患者资料（患者基本情况、就诊记录及检查结果与治疗情况等）永久性储存。

2. 住院患者信息管理系统　住院患者管理是医院管理的重要组成部分，耗用医院大量的人、财、物等资源。当患者办理入院手续时，患者的信息已在病区护士站电脑终端显示，有利于护士及时为患者准备床单位；患者信息卡刷卡后即可打印患者一览表卡、床头卡等相关信息，并与药房、收费处、病案室、统计室等相应部门共享。这样既强化了患者的动态管理，又减少了护士的间接护理时间。

3. 住院患者医嘱处理系统　医生在电脑终端录入医嘱，护士站电脑中立即显示，护士经核实医嘱无疑问后确认，即产生各种执行单及当日医嘱变更单和医嘱明细表；确认领取当日或明日的药品，病区药房、中药房自动产生领取总表及单个患者明细表；药费自动划价后与收费处联网入账；住院费及部分治疗项目按医嘱自动收费，充分体现出医嘱的严肃性和法律的效应性。

4. 住院患者药物管理系统　本系统在病区电脑终端设有借药及退药功能，当患者转科、出院、死亡及医嘱更改时可及时退药，并根据患者用药情况设有退药控制程序，避免人为因素造成误退药和滥退药现象。

5. 住院患者费用管理系统　该系统根据录入的医嘱、诊疗、手术情况等信息，费用自动生成。在患者住院的整个过程中可以随时统计查询患者的费用信息，如患者费用使用情况、结余情况等，有利于调整患者的费用结构，以便达到科学管理。

6. 护士工作移动站　借助病房无线网络，用于检验标本采集、药物治疗时患者身份的核对及护理基础操作记录。主要功能包括生命体征录入、护理评估、医嘱执行、检验留样、护理操作记录。生命体征录入时可以防止反复转抄导致的差错发生；系统跟踪医嘱执行的整个周期，避免出现差错和遗漏；检验样本条形码识别不会出现采样错误等。移动站将信息迅速反馈给护理管理者，使其能及时、有效、全面、动态地掌握整个病区患者的信息及护理工作量，及时发现潜在的质量问题，以便提出整改措施并修正，从而实现以患者为中心的全过程护理。

7. 手术室管理信息系统　手术管理具有鲜明的一次性、生命周期性、相互依赖性的特征，要解决每天手术项目相关的人流、物流、信息流、资金流等有效管理问题，有必要建立使用手术室管理信息系统。通过相应功能模块的实现，对手术项目管理进行数据整合、解决医院手术管理问题。系统的设立，不止满足医生手术计划和查询功能，需从项目人员（医生、护士、患者、进修人员、外来参观人员）、资源（手术室、设备购置、设备维修、耗材、器械、药物、手术用血等）、时间（手术计划、手术调整、手术进度）、成本（人员、设备、资源、时间成本）等要素进行管理，将现有手术室与各临床科室的数据库进行整合，达到信息化管理的目的。

手术室信息化管理系统主要包含内容：手术患者管理、手术患者访视、手术流程管理、术中医嘱、手术室工作站、手术费用录入、条形码打印、病历调阅、账户信息查询、业务报表统计、系统使用维护等功能模块。

8. 消毒供应中心追溯管理系统　CSSD 追溯管理系统是指对全院所有无菌包在重复循环使用过程中的每一个环节进行动态监控管理，每包一个条形码，随同无菌包在全院供应链中循环流通，通过条形码科技追溯到每个无菌包的历史状态和目前状态。质量追溯系统包括 7 个组成部分：回收端、清洗端、包装端、灭菌端、监测端、储存发放端、使用端。每个灭菌包都要经过 CSSD 的这一个循环系统的操作，才能提供无菌包的再次使用。

根据功能模块划分为十大块：回收端、清洗端、包装端、灭菌储存端、监测端（包括 BD 测试、化学 PCD、生物 PCD）、请领端、发放端（包括核对、发放）、使用端、外来器械管理以及辅助功能（包括信息录入、统计功能、标签/统计打印、一次性用品管理）。

计算机自动识别包外条形码，避免了因手工书写标识字迹潦草、错填、漏填项目造成的包外信息错误，又保证了数据的准确性。无菌包一经发放就不能返回无菌物品存放区，必须重新进行下一个无菌包的操作程序，真正实现物品由污到洁的单向流动，不叉口，不逆行，切断医院感染的传播途径，每个环节实行扫码登记，实现环节可追溯，保证了消毒供应中心的消毒隔离质量。

消毒供应中心追溯管理系统的应用能对各个环节进行质量监管，保证了环节的质量。实现了无菌器械的可追溯性管理，科学监控其操作流程，保证了再生器械供应链的质量，提高了消毒供应中心、手术室及临床科室的工作效率，同时记录的信息更加准确、完整。充分调动人员的工作积极性，增强了工作人员的责任心，降低了医疗事故的发生，帮助医院消毒供应中心实现科学准确的内部管理，提高医院消毒供应中心的管理水平。

三、护理管理信息系统

护理管理信息系统包括护理不良事件管理系统、护理质量管理系统、护理排班信息系统、护理人员档案管理、护理制度管理系统、护理教育信息系统等几大部分。

1. 护理不良事件管理系统　护理不良事件是指与护理相关的损伤，在诊疗护理过程中任何可能影响患者的诊疗结果、增加患者痛苦和负担并可能引发护理纠纷或事故的事件。护理不良事件是护理服务缺陷的反映，是直接影响患者安全的重要因素。护理不良事件分为可预防性不良事件和不可预防性不良事件。护理工作与患者安全息息相关，由于护士和患者接触的时间更长，护士对死亡和伤害承担责任的数量比其他专业都高，如何尽可能地减少或避免护理不安全事件，迫切需要护理管理人员摸索行之有效的管理办法。

护理不良事件管理系统的应用能提高医疗质量和患者安全。改变护士采用手工填报费时、费力、迟报、漏报、报表填写不全及不清楚的现象，系统的应用方便了护士操作，节约了上报护理不良事件的工作时间。

护理不良事件管理系统是护理管理系统的组成部分之一，应用信息系统之后，护理管理人员可以根据系统数据就某一特定时间段或同一类不良事件的统计数据进行分析，经过分析每件不良事件发生的原因以及统计数据提出针对性和可行性更强的整改意见，实施整改，整改措施也可以根据后期数据的反馈进行改进。护理不良事件管理系统在降低不良事件发生率、保障患者安全的同时还完善了医疗护理记录。

2.护理质量管理系统 护理质量是衡量医院服务质量的重要标志之一，它直接影响着医院的临床医疗质量、社会形象和经济效益等。在医疗市场竞争日益激烈及人们生活水平不断提高的今天，如何把握护理质量管理的重点，确保护理质量的稳步提升，提高患者的满意度，是护理管理者的中心任务，也是医院护理工作的主要目标。根据各项护理工作核心制度、护理质量指标、护理质量管理标准、护理质量控制办法和管理措施等，把标准化、规范化的管理理念转化为智能的护理质量管理系统，并加以实施。该系统包含基础护理质量管理系统和专科护理质量管理系统。其中，基础护理质量管理系统包含每日工作量查询和每日工作质量查询；专科护理质量管理系统包含各类护理不良事件的录入和统计分析模块。该系统的重点是改善护理服务质量和提高质量评价过程的公正性、及时性与有效性。

根据护理质量管理的需要，本系统可以分为六大功能模块。病房质量管理；患者质量管理；待处理督查建议；护理不良事件报告；满意度调查；质量分析。

此外，该系统还能保证护理质量，提高患者满意度；强化护理人员全员、全过程参与质量管理的意识；实行问题管理，提高管理效益；更新了现代护理质量管理观念，保证护理质量持续改进等。

3.护理排班信息系统 由护士长录入密码后显示排班程序，进行排班、修改及打印，自动统计工作时数，护士可进入排班系统申请上班时间，并与护理部信息管理系统相关联，使护理部及时了解、掌握各科室护理人员的情况，有利于人力资源管理。

4.护理人员档案管理 系统护理档案管理功能包括护理人员动态档案管理、护理人员专业技术档案管理、动态护理制度建档管理等3部分内容。

（1）护理人员动态档案管理：主要实现全院护理人员（包括实习护士）建档、基本信息修改及人员注销的功能，可动态记录及查询岗位、学历、职位、工作科室等信息，并提供简单的逻辑组合分析功能，如可以查询分析全院及各科护士的男女比例、职务、职称、学历、工作年限、编制情况、离职率、床护比、层级分布等情况，极大提高了护理工作统计的灵活性。

（2）护理人员专业技术档案管理：通过这个管理模块，管理部门可对护理人员的专业技术档案进行审核，个人可填报、查看专业技术档案（包括学习班、学术会议、院内业务学习、科内业务学习、在读学历信息、论文、著作、课时、相关证书导入）。

5. 护理制度管理系统　护理部是医院护理工作的指挥中心，护理部的工作管理水平，对全院各项护理工作的开展和护理质量的控制起至关重要作用。在医院工作中，护理与临床医疗工作有着非常密切的关系，护理质量的高低直接影响着医疗的质量，而完善的制度是保证护理部管理工作有效执行的依据。由此护理制度管理系统负责汇总医院护理部现行的规章制度和废止制度，由管理人员进行各种制度的更新废止，保证了管理制度体系的逐渐完善。制度的明细化、透明化以便后期护理部按制度管理时有据可循，也为护理人员等在日常的工作过程中对职责和各项操作规范提供查找依据，避免了操作不规范和职责推诿等现象发生。这些制度包括护理部的组织架构和护士的岗位职责；临床服务中围手术期管理和药品管理，仪器耗材管理、护理人力资源管理、行政管理、护理安全管理相关的各种制度；病区、急诊科室、手术室、供应室和 ICU 的各种突发状况的应急预案；护理临床教学管理的各项制度，中西医护理技术的各种操作规程，以及护理质量管理的各种标准及各种专科护理手册等。护理部和护理人员通过严格执行这些制度，实现财产物资的完整性，实现对资源的合理配置、护理人员的管理，实现效益最大化和护理人员服务质量的不断提升。

6. 护理教育信息系统　护理教育信息主要包括历年的教学计划、实习安排、教学会议记录、进修生管理资料等，继续教育计划、培训内容、业务学习资料、护士考核成绩及标准卷等内容。

第三节　护理信息化管理的目的和意义

一、护理信息化管理的目的

护理信息系统的运用，简化护理记录程序，减少护士重复劳动，优化工作流程，提高工作效率，使护士有更多的时间护理患者，提高患者的满意度。

建立标识系统，极大提高患者身份识别的准确性。

加强护理质量管理，实现实时环节质控，加大护理管理者对工作过程的监控与管理，杜绝护理差错。

规范护士的行为，提供法律证据，避免护患纠纷。

护理信息系统的应用使护理管理更加严谨规范，由定量管理向定性管理转变，由经验管理向科学管理转变，以数据资料为依据，实现对个人、科室、全院绩效考评，合理调配人力资源，促进医院护理管理向科学化、正规化发展。

降低人力资源投入和耗材成本的同时，提高工作效率，提高医院管理水平，增强医院的竞争力。

二、护理信息化管理的意义

1. 保证信息的准确性、安全性　护理管理信息化系统使用个人用户密码登录，随时切换用户，登录后只可以对此用户录入的信息进行增加、删除、修改等。个人用户密码的设置分清了责任，使网络每项信息来源的执行都有据可查，增强了护理人员的责任感，并保证了信息的准确性和安全性。同时准确、实时、完整的记录也为医疗举证倒置提供了法律依据。

2. 提高工作效率　如医院信息管理系统的医嘱处理、清晰的治疗服药单，方便了护士的查对和执行；患者入院登记、病区工作日报、护理工作量统计等数据统计，直接从数据库读取生成报表，既避免了手工统计的错误，又有利于护士将更多的时间和精力用于患者的护理服务。

3. 改善护患关系　增强了医院管理的透明度，改善了护患关系，如医院信息管理系统中的"住院患者费用一日清单"功能，为患者提供了详细、清楚的费用清单，增加了患者对医院的信任，提高了患者的满意度。

4. 加强用药管理　如医院信息管理系统中的"住院患者领药"功能，PDA 移动护理的使用，对每条医嘱都提供了发药、停药明细查询，护士能清楚地了解每位患者的用药及药物使用时间等动态情况，加强了护士对药品的管理意识和药物核查，确保药物的正确使用。药房管理部门也能随时查询药品库存数，有利于对药品使用过程进行监管，临床药师通过调阅医嘱审核药品的合理使用，使药品管理和应用更加严谨、规范与合理。

5. 规范护理文书　除了规范护理文书的书写，更重要的是节约人力成本，实时和定期查看护理文书的书写情况，有问题及时讲解并指导更改，使其更加规范、整洁，提高了甲级病历的合格率。加之目前应用的掌上电脑，可以直接记录检查结果，每周定期专人检查，发现错误及时督促并纠正，待患者出院时再针对单个护理病历进行检查，核查无误后集中打印，减少了浪费。

6. 实现量化考核　科室考核从模糊到量化的转变，医院信息管理系统可提供各阶段时间内护士的具体工作量及错误工作率等量化指标，数据准确、界面清晰，护理管理者可根据量化指标作为护理质量考核的依据，并与各护理单元效益工资直接挂钩，极大地调动了护士的工作热情，有效地实现了护理垂直绩效管理。

总之，随着计算机技术在医院各个层次、各个方面、各个部门广泛而深入的应用，也增强和调动了医院各级、各类人员学习和运用计算机的自觉性和积极性，促进了护理人员素质及计算机应用水平的提高，使之更加适应医院现代化建设与发展的客观要求。

第四节　护理信息化发展和展望

一、护理信息化发展必然性

信息化的飞速发展，使各行各业的生产、运营模式发生巨大变化。医院信息化建设紧跟现代计算机技术、数字成像技术以及物理学高科技技术并得到大力发展。护理信息化是医院信息化的重要组成部分，利用现代网络技术、计算机技术、通信技术等，对护理管理和业务技术信息进行收集、存贮、处理，达到护理人力资源即时可控、护理日常管理实时可视、护理信息全时可知，进一步提高了管理质量效益，并在减少误差、提高护理质量、降低使用成本、支持护理决策等方面发挥巨大作用。三级甲等医院护理管理要完成由传统经验型向现代信息管理的转变。因此护理管理信息化建设是医院护理工作发展的必然趋势，是完成护理管理工作的基础。

二、国际护理信息化发展

护理信息系统起源于 20 世纪 70 年代的管理信息系统。20 世纪 70 年代早期，芝加哥的美国医院协会附属医院和教育基金会的玛丽莲·普罗曼（MarilynPlomann）着手设计开发和演示辅助医院管理的计划、投资与控制系统（PBCS）；接着在苏格兰的格拉斯哥开发了护理人力资源计划系统。从 20 世纪 70 年代中期到 80 年代中期，荷兰、英国、美国、加拿大等国相继研发与应用了医院护士预约/排班系统与人力资源管理系统。美国把计算机应用于护理领域，主要是减轻护理管理负担和提高护理文书书写质量和完整性；在加州，艾尔卡密诺（EICamino）医院参与研发第一个综合性医院信息系统，推荐了关于护理管理、文件编制和反馈的完整系统。

三、国内护理信息化发展现状

护理信息系统是护理专业信息化建设的主要表现形式。我国的护理信息化应用开始于 20 世纪 80 年代末，目前常见的护理信息系统有护理管理信息系统、临床护理信息系统、护理病历系统和移动护理信息系统。

国内有报道的护理管理信息系统主要有护理人员档案管理系统、护士长排班系统、护理工作统计系统、护理质量控制评分系统、护理差错事故分析系统，其主要功能为优化管理流程，提高管理效率。

常见的临床护理信息系统包括住院护士工作站系统、门急诊护士工作站系统、医嘱处理系统、护理电子病历等。其主要功能为辅助护士完成日常的护理工作，提供临床护理记录功能，减轻护理文书书写负担，确保护理病历的规范、准确和完整。移动护理信息系统通过无线网络和移动设备，如掌上电脑、移动护理车等，在病床旁进行患者信息采集与交互，是护理工作在患者床旁的扩展和延伸。

虽然我国移动护理信息系统尚正处于发展和应用的初级阶段，但发展潜力巨大。2007 年，卫生部统计信息中心对全国 3765 所医院进行信息化现状调查，结果显示：属护理信息系统范畴的住院护士工作站系统、医嘱处理系统和门急诊护士工作站系统已经分别占到 64.89%、55.75% 和 36.39%。可见护理信息系统已在全国范围内推广使用，正朝着规范化、标准化的方向发展。

四、未来护理信息化发展的趋势和方向

1. 新技术和新型护理信息系统将会广泛应用　随着护理信息化的发展，可以预见一些新技术和新型系统将会逐步应用于护理工作中。比如条码识别技术、触摸屏及语音识别技术与移动设备相结合，将使移动护理信息系统功能更加完备，使用更加便捷；收集护理领域的专家知识与经验，构建护理知识库和护理专家系统，可以促进专家智慧的应用，更好地解决现实问题；多地区、跨机构之间可以构建远程护理系统，有利于缩小地区之间护理水平的差距，实现护理资源的合理配置。

2. 大数据分析将促进护理信息的价值转化　业界将具有 4 个 V（Volume 数据量大、Variety 多类型、Velocity 生成速度快和 Value 价值巨大但密度很低）特征的数据定义为大数据。以前由于技术理念和分析工具的局限，未能充分挖掘出护理信息的价值。随着大数据时代的到来，使用大数据技术对多区域、跨机构的护理信息进行分析（前提是已经实现护理数据的互联互通），可以为护理管理提供决策支持，为护理科研提供知识发现，为临床护理提供科学依据，从而充分实现信息的价值转化。美国已经投入大量资金探索大数据技术在医疗与生命科学领域中的应用。

五、"智慧医疗"将为护理专业带来新的机遇和挑战

继"移动医疗""数字医疗"之后，"智慧医疗"于 2009 年提出后又成为近几年我国卫生信息化建设关注的热点。"智慧医疗"包括数字化医院和区域卫生信息化两部分，其目的是通过物联网、云计算等技术实现医疗机构的临床管理、运营管理、互联互通、业务协作等功能。"智慧医疗"应使人们在随时随地需要医疗服务时，都能方便快捷地获取到一个医疗服务环境，享受到公平的医疗服务。目前，北京、上海、武汉等地已率先提出了智慧医疗的建设规划或方案。

护理信息化建设离不开全国卫生信息化的大背景，"智慧医疗"是我国卫生信息化发展的新阶段和必然趋势，同时也将是护理信息化未来的发展目标之一。"智慧医疗"呼唤高水平的护理信息人才，如果仍仅仅满足于传统的护理工作，就很难适应快速发展的信息化进程。护理工作者需要具备较高的信息素养，树立终身学习的意识，熟悉新技术、新系统的使用，才能满足护理专业信息化建设的需要。护理信息师、护理系统专家等复合型护理职业将会有广阔的发展前景。

第五节 护理专业信息化建设中的问题

护理专业信息化快速发展的同时，也存在两个重要的问题。

首先是我国尚未建立统一的护理信息化标准，为以后区域卫生信息化的信息共享留下隐患。护理信息化标准包括护理业务标准、术语标准、技术标准、文档标准、数据交换标准等，是我国护理信息系统设计和实施中应该遵循的规范。随着区域卫生信息化建设的发展，这一问题会更加突出。如果不同系统间无法实现兼容和共享，许多护理信息系统可能会面临推倒重建的巨大风险，造成重复建设和资源浪费。

其次是对护理信息系统的使用效果缺少科学、客观的评价，引进护理信息系统时容易出现盲目跟进、重复建设的现象。虽然业界对护理信息化的作用和意义已经基本达成共识，但落实到具体护理信息系统的使用效果上，却关注较少。因此，需要对护理信息系统使用效果进行评价，及时发现系统中的问题并予以改进，才能使其真正发挥应有的作用。

第六节 医院护理信息化建设成果分享

一、移动护理信息系统

随着信息化技术的不断发展，越来越多的移动通信技术被应用于医疗护理领域，传统的护理信息系统难以实现及时获取患者的各项信息，为保证各类护理信息收集、记录的及时、准确及完整性，优化护理工作流程，提高护理质量，许多医院开始将移动通信技术应用于临床护理工作中。

移动护理信息系统是依托于医院信息系统（Hospital Information System，HIS），通过无线网络连接移动手持电脑设备（Personal Digital Assistant，PDA）与 HIS 数据资源，实现 HIS 系统向患者床旁扩展和延伸。该系统的建立改变了传统的护理工作模式，贯彻了"以患者为中心"的护理理念，在促进护理管理科学化、规范化等方面具有重要意义。

移动计算技术使得移动护理终端可以在医院无线局域网覆盖范围内随时随地接入网络，利用网络资源实现与其他设备完成某项功能，实现资源共享。中间件技术的使用，能够屏蔽硬件平台的差异性，保证医院信息系统的模块性、兼容性和可扩展性。条形码和 RFID 技术的应用主要体现在对患者信息、药品信息、标本信息等内容进行条码化，便于护理人员进行信息核对，杜绝因人工判断而造成差错。

1. 创新性设计　为了使移动护理系统更便于护理人员的工作，医院对移动护理智能终端进行了一些特殊设计，使之更能满足移动护理信息系统的需求。

首先，为移动护理终端配备体温测量器，主要目的是为了解决传统体温测量耗时费力的缺点。该设计的要点是采用了专业的医用体温测量器，1 秒即可测出人体的体温，其测量精度高，在常温条件下，测量精度可以达到 ±0.1℃（图 7-6-1 至图 7-6-3）。

其次，为了配合体温测量器的使用，在移动护理终端为其设计了一个专用接口。该接口支持体温测量器的行通讯，及时将热插拔操作，既能插上设备立即使用，也可拔下设备消毒清洗。同时，该接口支持 IIC（Incoming International Center）通讯技术，能够在体温测量器与主平台之间进行体温数据传输，将数据上传至系统平台。此外，该接口还带有防静电功能，能够避免人体自带的静电对设备造成损害。

再次，移动护理智能终端设计专用的扫描引擎出光口，为方便护理人员手拿终端进行条码扫描，在设计上利用光的折射原理，采用斜角度设计，而不采用垂直角度，使扫描更加快速、准确。

最后，配备智慧型蓝牙血压计，通过蓝牙连接移动护理信息系统与血压计，可实现血压的自动测量以及数据的实时传送录入。

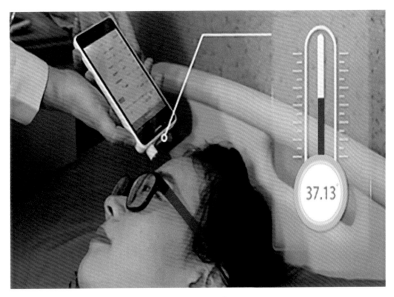

图 7-6-1　测量额温

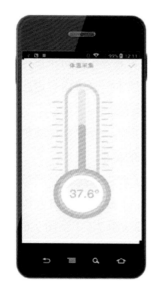 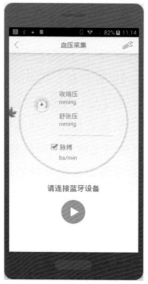 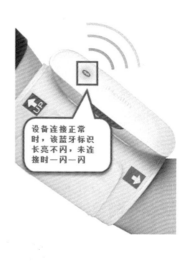

图 7-6-2　体温测量界面　　　　　图 7-6-3　血压测量界面

2. 系统功能模块

（1）信息录入模块：主要支持护理人员在患者床位进行采集数据并录入，包括生命体征、各类护理评估、体液出入量等内容，信息录入模块使得护理人员能够及时将采集到的信息数据录入到系统中，免去了先文本记录，然后再到护士工作站进行转录的繁琐程序，也避免了转抄出错的发生。

对于体温的测量与录入，常规情况下需要用体温计先花费一定时间测量患者相应位置的体温后才可进行录入，在使用医院移动护理信息系统的情况下，在移动护理终端上连接体温测量仪，对准患者相应部位距离两三厘米的位置按下测量键，即可对患者的体温进行测量，并自动将测得的体温值录入到移动护理信息系统中，而后只需完成信息录入后的保存即可提交到 HIS 系统中，可以在多终端进行数据共享。

通过蓝牙将智慧型蓝牙血压计与移动护理信息系统进行连接，将血压计按照正确方式绑在患者相应位置，点击测量键，血压计会自动对患者的血压、脉搏进行测量，得到测量结果后直接传送到移动护理信息系统，完成血压、脉搏数据的自动录入。

各类护理评估录入，包括入出院评估、疼痛评估、坠床跌倒评估、自理能力评估、导管评估、伤口评估、下肢深静脉血栓形成（DVT）风险评估等项目，根据评估内容汇总患者预警信息，提醒护理人员查看评估结果，以便及时采取相应的护理措施（图 7-6-4 至图 7-6-6）。

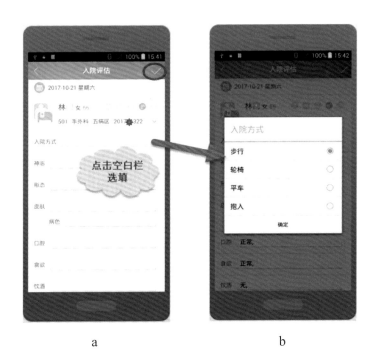

a   b

图 7-6-4　入院评估界面

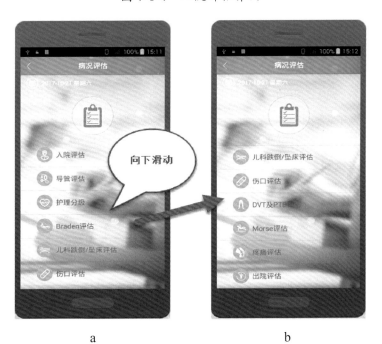

a   b

图 7-6-5　评估列表

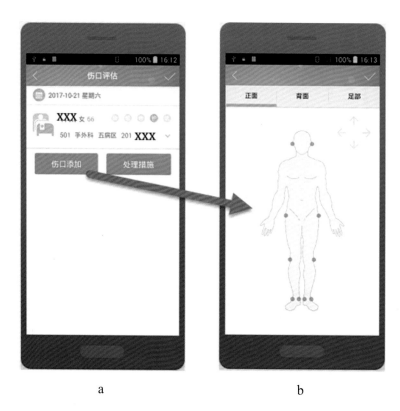

a   b

图 7-6-6   伤口评估界面

（2）信息查询模块：信息查询模块支持护理人员通过患者的姓名、住院号、床位号对患者进行检索，也可分级别（全区／科室／个人）查看患者名单。在查询得到的患者信息表中，一则可以查看到患者的基本信息以及危重、过敏、护理级别、体温过高等特殊信息；二则可根据日期查看患者的生命体征值以及出入量等护理人员录入的数据；三则可查看患者当日应当执行的医嘱信息，包括药品、治疗、检验等项目内容。在医嘱信息中对已执行的医嘱进行标识，方便护理人员一目了然地查看医嘱内容；四则可查看患者最终检查和检验的结论性诊断结果，以便护理人员及时掌握患者阳性体征。

（3）治疗管理模块：治疗管理模块主要是对护理人员执行医嘱的过程进行管理。通过扫描患者腕带核对患者信息并进入医嘱执行。医嘱执行时，通过扫描药品、检验等项目的条码进行核对，若与患者的医嘱内容不符合则系统会发出警告，不予执行医嘱，只有信息匹配后才可执行医嘱，避免了人工核对时的差错（图 7-6-7）。

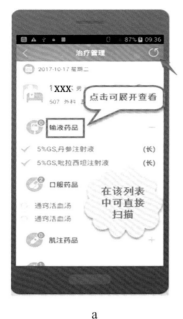 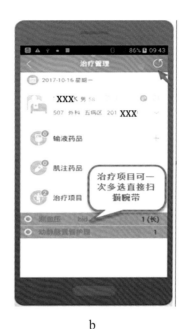

a　　　　　　　　　　　b

图 7-6-7　治疗管理界面

移动护理信息系统在护理工作过程中摒弃了许多手工操作、记录和核对，提高了工作的准确性，减少了花费的操作时间，避免了转抄差错和医嘱的漏执行，使得护士拥有更多的时间与患者沟通，进而深入了解病情，更好地照顾患者，提升护理质量，提高患者的满意度。

二、护理管理信息系统

包括护理不良事件管理系统、护理质量管理系统、护理排班信息系统、护理人员档案管理、护理教育信息系统、护理制度管理系统等几大部分。

1. 护理不良事件管理系统　护理不良事件上报系统按其功能一般分为护理不良事件上报模块、审核模块、查询模块和统计分析模块。针对各模块性能分别设置使用权限，可实现病房护士、科／病区护士长、护理安全管理小组、护理部逐级上报、审核、追踪评价、查询、统计分析等全方位的管理体系。

（1）护理不良事件上报模块：上报护士登录护理不良事件上报系统填报，填报单每项内容均以"选择题式"的标准化、结构化术语为主，如相关因素不在选项内，可选择"其他"，再进行描述性说明。这种设计简化了上报步骤，规范了上报内容，同时便于利用计算机对结果进行归类分析。

（2）护理不良事件表：列表中包括护理给药缺陷、非计划性拔管、跌倒/坠床、烫伤/烧伤、针刺伤、患者走失、患者自杀、皮肤压疮、护理其他不良事件9类报告单（图7-6-8）。

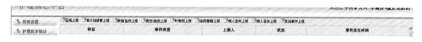

图7-6-8　不良事件表单列表

（3）权限设置：各类型填报单中患者的一般资料可通过 HIS 直接提取，无需再填写。病区护士、病区护士长可填报当事人的基本资料、事件相应资料，提交至病区/科护士长审核，病区在规定时间内完成事件发生原因分析、事件处理经过、改进建议等，提交至护理安全管理小组、护理部进行审核、追踪（图7-6-9）。

a

b

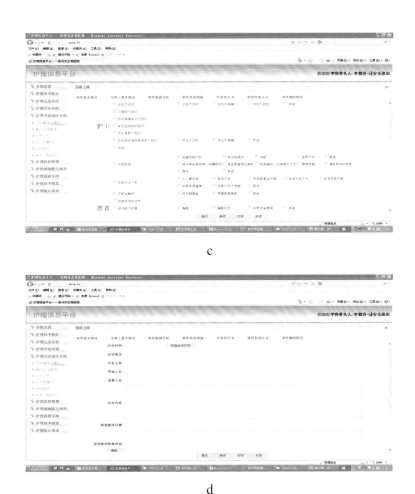

c

d

图 7-6-9　不良事件填报界面

（4）查询、统计分析模块：根据不良事件的类型，不同填报表根据人、机、法、料、环等因素勾选主要原因、子原因进行分析，最终可自动生成鱼骨图。科室根据鱼骨图分析结果，提出整改措施，如有必要对现有制度、流程进行修改，或形成作业指数，上传至系统存档。根据不良事件的类型、等级、上报日期、发生时间、发生病区、发生地点、发生时护士的一般资料（职称、工作年限、班次）、事件的影响程度、造成事件可能的因素、患者的基本信息（姓名、病区、年龄、性别、文化程度、诊断等）等关键词进行分类汇总查询。系统按查询信息进行统计分析，将统计分析结果按月、季度和年度自动生成各类统计报表和所需图表，并可导出相应的报表和图表，完成数据整理与归档（图 7-6-10）。

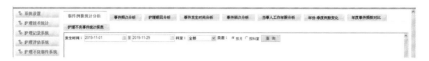

图 7-6-10　不良事件查询统计界面

传统的不良事件是通过手填的纸质报告单进行上报，常出现报告单内容填写不全、字迹不清楚、项目名称不标准、口语化描述多、重复上报等现象，使得数据整理滞后，查询统计工作困难增加，影响护理管理者对全院不良事件管理。

基于 HIS 的护理不良事件上报系统规范了不良事件表单中每个填写内容的标准名称，患者和护士信息均直接与 HIS 信息相关联，引导护士对护理不良事件的准确填写，为统计分析奠定了基础，避免了漏填、漏报、重复上报现象。该系统设计的查询、统计分析模块，可方便、快捷地提取相关项目数据，各级护理管理者可按层级权限进行查询、追踪分析。护理不良事件上报系统的应用可推进护理质量持续改进，提升管理效率，促进患者安全。

2. 护理质量管理系统　参照护理质量管理要求进行设置，包括用户权限、功能角色、科室信息、质控表单更新维护、辅助功能、统计分析等。

（1）用户权限：能够创建用户组、配置用户权限、授权管理等功能。

（2）功能角色：护理人员基本信息直接从医院 HIS 系统导入，并进行角色分类，根据护士不同的工作职责授予相应的权限。分为护理部、科护士长、病区护士长、质控护士等角色。护理部具有该质控系统所有权限，负责质控表单的创建、维护，质量管理分组、任务创建与分配、三级质控、结果审核、跟踪反馈、统计分析；科护士长及病区护士长负责所管理片区、病区质控检查任务创建及分配、结果审核、跟踪反馈、质控结果信息查询与分析；护士仅能进行个人自控任务完成及信息查询（图 7-6-11）。

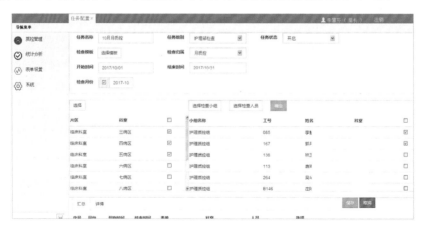

图 7-6-11　功能角色界面

（3）质控表单创建及维护：在表单创建设置内，可以将分级护理质量考核标准、病房管理质量考核标准、护理安全管理质量考核标准、急救药械质量考核标准等模板导入系统，所有的模板均可根据需要进行修改（图7-6-12）。

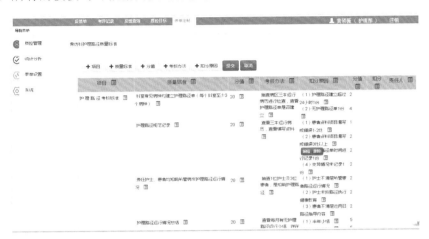

图 7-6-12 质控表单创建及维护界面

（4）系统功能模块：根据护理质量管理 PDCA 循环要求，设置不同管理模块。包括质控现场管理、持续质量改进与效果追踪、数据统计与分析等。

①三级质控：分为护理部质控、科护士长质控及病区护士长质控。各级质控管理者可根据检查重点选择相应的质控表单，并对质控病区、质量时间、质控人员等内容进行任务配置，可以在年初进行1年内常规质控任务配置，也可以临时任务配置。护理部可随时查看各质控组、各病区护士长质控完成进度、持续护理质量改进反馈情况等（图7-6-13）。

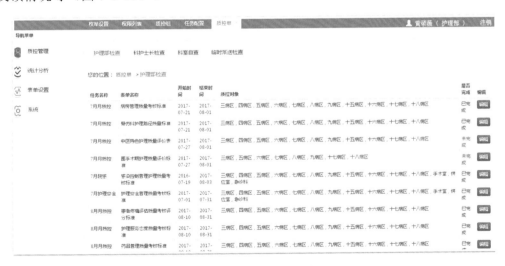

图 7-6-13 三级质控界面

②质量检查现场管理：质控人员可携带 iPad 等移动终端进行现场检查及记录，对发现的问题只需要在相应质控任务表单内进行点击，也可以备注相关内容并保存，能够准确记录问题的详细信息并自动评分和统计分析。

③持续质量改进与效果追踪：每月质控结果经护理部审核后，病区在规定时内完成整改反馈，护理部进行现场跟踪，反馈整改效果，并将结果及时记录，系统自动生成持续改进效果评分表。如问题未及时改进，系统界面会用不同颜色醒目提醒，直到护理部评分显示已改进。

④统计分析：统计条目可按年度/季度/月份进行统计，按护理部、片区、病区统计，按质控检查项目统计，按存在问题发生率统计等。系统将提取各种质控数据，自动生成各类统计报表并进行分析，各层级护理管理人员可随时在电脑质控平台、iPad 移动终端查询统计结果。

（5）在高危风险环节中，制订了核心护理质量制指标，包括输液扫码率、肌内或皮下注射扫码率、抽血扫码率、口服药扫码率等。在护理病历完成及时性方面，制订了入院评估及时率、疼痛评估及时率、跌倒坠床评估及时率、护理路径及时率、自理能力评分及时率等项目。护理管理人员可随时查询各项指标，实现对关键环节的实时监测，将传统的终末质量评价转换为过程质量指标的实时跟踪评价，护理质量管理向科学化转变，从被动监测转变为主动监测，同时为护理质量持续改进提供依据（图 7-6-14）。

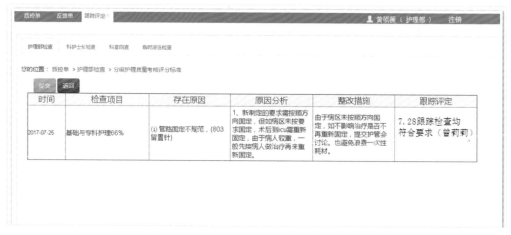

图 7-6-14　质控追踪评定界面

护理质量检查信息化，可实现对数据多角度、多条件分析，改变传统人工方法进行质控，缩短人工资源整理、统计、分析、归档等工作时间。质控资料的真实性、准确性为护理管理人员的决策提供依据，充分体现了全面质量管理和持续质量改进的管理理念，提高了管理效率。

3. 护理排班系统

（1）系统设置：因科室人力资源及工作强度的差异，存在多种排班模式混用、排班代码杂乱繁多、上班时长不一的现象，无法提取有效数据。经过整理后，对排班代码进行设计，护理部有权限对排班代码进行维护。一般分为"特殊班次""班次""岗位""护士层级"（图 7-6-15）。

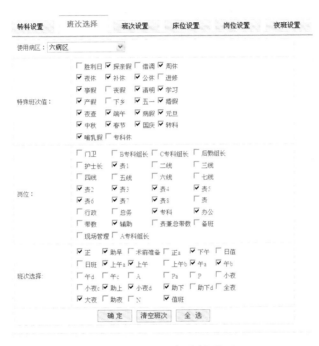

图 7-6-15 班次选择界面

①"特殊班次"，指各种休假类型，如公休、婚假、国庆等。

②"班次"，是指选择上班时段，如小夜（18：00—00：00）、午班（08：00—15：00）等。

③"岗位"，设置护士当日班次所匹配的岗位，如办公、责护 1 组（简写"责1"）等。

④"护士层级"，即本院护士层级。

全院有多种休假类型、班次代码、岗位代码时，护士长可在系统设置中根据本科室需求挑选常用代码（图 7-6-16）。

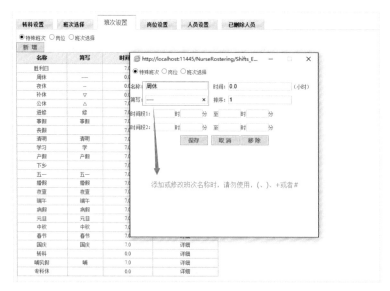

图 7-6-16　排班代码、时间设置

（2）排班表界面设计：排班表由排班对象、护士层级、责任护士管床范围、工作时间累计、备注等组成；排班表辅件由班次设置、休假申请、班次统计、调班记录等项目组成。普通护士仅能查看，无法进行编辑或修改排班表界面，护理部管理人员除可查看外，还可调取所有护理单元的排班记录（图 7-6-17）。

选择	数据状态	姓名	开始时间	结束时间	天数	请假类型	备注
□	已提交	梁美	2019-12-04	2019-12-05	2	周休	带宝宝打预防针，请排休息，谢谢！
□	已提交	肖小	2019-12-02	2019-12-03	2	周休	下周考科目三，请排休息，谢谢！
□	已提交	庄瑶	2019-12-07	2019-12-08	2	周休	带宝宝打预防针，请排休息，谢谢！
□	已审批	黄浦	2019-11-30	2019-12-01	2	周休	假学习，请排休，谢谢！
□	已审批	梁美	2019-11-30	2019-12-01	2	周休	去参加学习班，请排休，谢谢！！
□	已审批	陈娃	2019-11-30	2019-12-01	2	周休	有事，请排休。
□	已审批	陈安	2019-11-27	2019-11-27	1	午a	

图 7-6-17　休假申请

（3）排班需求设计：护士可以在护士长排班前申请排班需求，护士长审核通过后，排班软件自动排班。

（4）统计功能：工作量统计，即按一定的要求统计护士的工作时间等，能以图表的方式展示。比如用"责护班""夜班""办公班"等班次分类数量统计，以便评价护士相应的工作经验成熟度，以及夜班费用的统计；分类统计"病假""公休""产假""婚假"等；对"学习""进修"等进行统计，以便回顾性总结等。可根据实际需求增加相应的统计报表（图 7-6-18）。

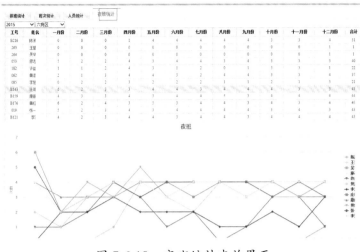

图 7-6-18 夜班统计查询界面

统计生成的各种报表，可作为护理人员工作量核算的主要依据，为护理人员评优推先、推荐晋级、外出进修学习提供参考依据，实现科学化的岗位管理。

（5）人力资源配置查询：护理部可查询编制护士数、当日各科室上班人数、编制床位数、实际占床数等项目报表，护理部可参考科室工作量、床护比等数据进行人力资源调配。

护士排班是护理考勤、绩效、培训等重要依据，是护理人力资源调配的重要组成部分，护理排班软件为科学岗位管理提供数据服务，提高护理管理工作效率（图 7-6-19）。

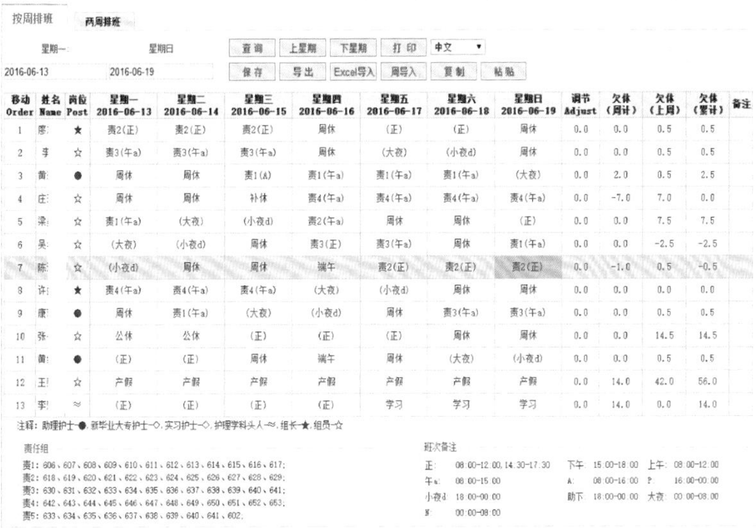

图 7-6-19 排班表界面

4. 护理人员档案管理 传统档案管理依靠手工整理、检索档案，档案利用率低，且护理人员层次结构不断变化，人员档案量大且分散，管理日渐复杂，已不适应现代医院管理的工作需要。依托信息技术，对护理人员技术档案实现网络管理，可使人力资源管理达到科学、规范、分类明确、查阅方便的目的（图7-6-20）。

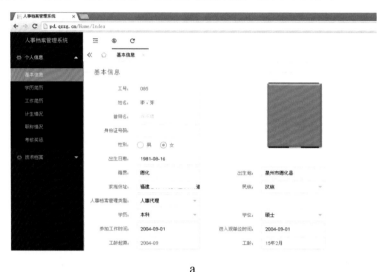

a

b

图 7-6-20　护士档案管理界面

（1）系统功能：包括人员基本信息、学历、工作简历、计生情况、职称、考核奖惩、培训进修、继续教育、院内分层培训、社会兼职、著书、科研论文、证件证书上传等。护理人员基本信息与人力资源部的人事档案资源共享，可直接导入。

（2）权限管理：普通护士可通过工号登录档案系统，填报基本信息、学历、工作简历、计生、培训进修等内容，能够查询个人信息；护理管理人员具有录入、逐级审核、查询功能。

（3）查询统计功能：护士长可查询本科室护士档案内容，并审核护士变动内容。

护理部可根据管理要求查询全院和各科护理人员的档案信息，比如护士总数、学历、职称、离职率等，支持添加、删除、修改、过滤、导出、提交、审核、回退等功能，也可运用拼图、柱状图等多种方法进行数据信息自动整合分析。

5. 护理教育信息系统　护理人员在职教育包括毕业后的规范化培训和各种形式的继续教育，是护理人力资源管理的重要内容。分为继续教育培训、培训资料管理、考核三个模块，共同组成动态的护士教育信息管理系统。

（1）继续教育培训模块：继续教育培训模块分为院外、院内和科室 3 个层面的培训信息（图 7-6-21）。

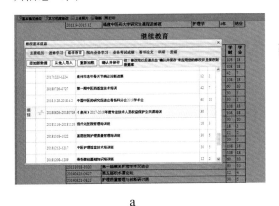
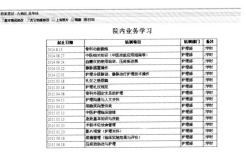

a　　　　　　　　　　　　　　　　　　b

图 7-6-21　护士继续教育管理界面

①院外培训：护理人员参加院外学术活动、培训班等，培训结束后，护理人员可在"院外培训"栏输入相关培训信息，上传扫描的学分证书，学习时数可自动累加至本年度学时数。

②院内培训：年初护理部在模块内公布各层级护士规范化培训计划，月初在"通知栏"公布当月培训信息，包括"培训项目、时间、地点、学时"，护士通过现场扫描二维码或摇一摇签到，护理部可导出参加该培训的护士报表，并在该护理人员的个人继续教育培训记录中生成本次院内培训信息，并自动累加进该护士本年度学时数中。

③科室培训：年初上传培训计划，如护理查房、业务学习和专科培训等，每月科室完成学习后，由科室护士长或带教老师导入参加人员，在该护理人员的继续教育培训模块中就生成科室培训的信息。护理部可浏览全院各护理单元的科室培训计划及完成情况。

（2）培训资料数据共享：与院级视频网、数字化图书馆等应用程序对接，可上传、更新、维护护理培训资料，形式多样，如 PPT、多媒体形式、文档形式等，内容涵盖各护理岗位，包含护患沟通技巧、法律法规、院感、急救知识、专科知识等，建立全院护理人员电子学习库。

（3）考核模块：建立护理理论考试平台，考试管理可设置考试的类型、考试题库、模拟考试等，可批量导入各类型试题，建立考核题库，实现随机出题、自动生成试卷、自动评分、成绩管理。通过在线考试可进行网上理论考试。在线考试提交后，系统自动生成成绩，还可以针对错题进行重新学习，促进学员对知识点的掌握。护理技能考核，根据计划考核护理人员，在规定时间内可批量导入护理人员成绩。

（4）权限设置：采用三级管理模式，护理部可查询全院护士的教育信息；护士长权限次之，只能查询本科室护士教育信息；护士仅能看自己的信息。权限的设置可由护理部进行调整。

（5）统计分析模块：统计功能包括培训或考核汇总表、年度继续教育学分统计、计算各层级培训率、考核通过率等查询方式多样，护理部可根据需要灵活配置。

护理教育信息管理系统使护理分层培训实施更具有系统性、针对性、全面性，解决传统护理人员分层培训管理成本高、组织难度大等问题，确保护理人员知识不断更新、专业技能不断提升。护理教育信息管理系统是护理技术档案系统的一部分，能及时、准确、全面获取护理人员的专业技术信息，集中对护理人员的专业技术信息进行收集、储存和统计分析，促进护理管理的科学化、规范化、系统化。

6. 护理制度管理系统　护理制度管理系统，以目录结构树形图的方式，展示各级护理制度（图7-6-22）。

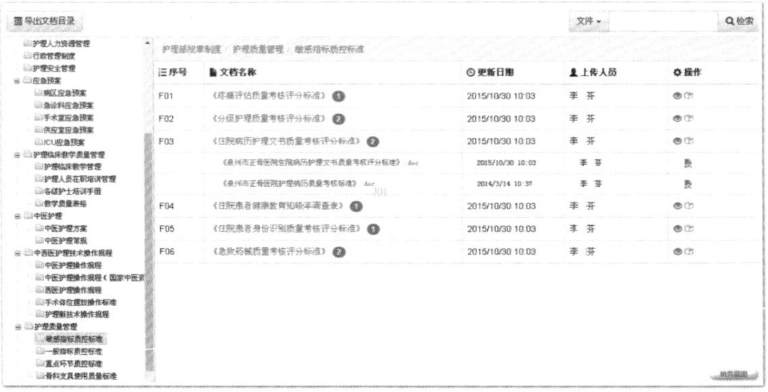

图 7-6-22　护士制度管理界面

（1）系统功能：可按结构树形图格式灵活建立各级制度目录，具有批量上传功能。如同一制度有更新，展示最新制度及更新次数。该文件子目录下隐藏历年来使用的各版本制度，实现制度更新可追溯。具有查询、汇总、导出制度文件的功能。

（2）权限管理：普通护士、病区护士长仅能查看、下载制度文件；护理部具有建立各级目录，以及上传、更新、查阅、废止等功能。

（3）查询：护士可通过制度目录或输入文件名关键字、文件中含有的文字、上传者等因素查找文件。

三、手术室信息管理系统

手术室信息管理系统主功能菜单包括排台管理、患者管理、查询统计、系统维护等（图 7-6-23）。

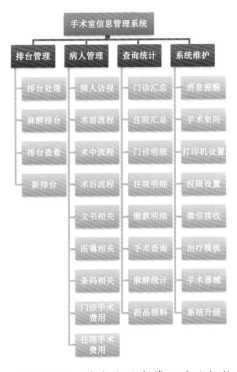

图 7-6-23　手术室信息管理系统架构

1. 排台管理功能　用于查看已申请完成的手术并进行手术排台、麻醉排台、排台查看，以及排台数据的导出操作（图 7-6-24）。

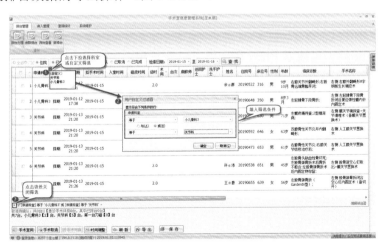

图 7-6-24　手术室排台管理功能界面

在进行手术申请时，可选择手术器械维护，根据手术名称选择手术所需器械。点击手术器械维护——选择零包器械、常规器械、厂家器械、专科器械。可选择器械包查看，显示相应器械包的图谱与清单，双击清单与图谱则放大，可以清楚地识别器械与清单（图7-6-25）。

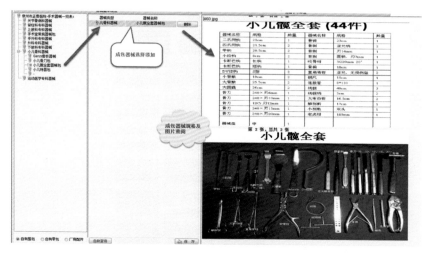

图 7-6-25　手术器械维护界面

手术室护士可在手术管理平台处理手术申请，核实申请的项目及器械清单和图谱，对手术申请选择的器械进行术前准备和术前器械安排，确保手术顺利进行。

消毒供应中心护士可于手术管理平台核对手术器械清单与图谱，将所有手术室器械清单与图谱打印成册，用于器械打包前的检查核对与学习。

手术器械清单和图谱可以作为教学讲解用，放于平台中供医师和护士随时调阅、学习、认知。

2. 患者管理功能　用于对患者术前、术中、术后管理及医嘱、患者病历查询和手术费用的收费操作。

（1）手术室护士可通过 PDA 查询患者一般资料，床边实现对患者术前、术后的访视。

（2）术前患者入手术室，患者状态即显示在手术室外家属等候区的电子显示屏上，可显示如"入手术室等候、麻醉开始时间、手术开始时间、入苏醒室时间"等，使患者家属知道手术进度（图7-6-26）。

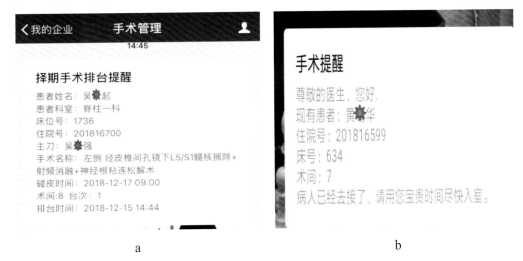

间	台	科室	手术名称	术者	麻醉者	开始时间	状态
急6	2	上肢科7	锁骨骨折闭合复位克氏针内固定术	郑	修武	09:30	
4	3	下肢一科8	股骨中下段骨折术后髓内钉取出术	王	赖宝	13:00	
6	2	上肢科8	尺骨鹰嘴骨折切开复位克氏针张力带固定取出术+桡骨头骨折切开复位钢板螺钉内固定术+	郭	董志	12:00	手术进行中
3	3	上肢科8	锁骨骨折闭合复位克氏针内固定术	郑	林	13:30	正在麻醉中
6	3	上肢科8	桡骨远端骨折切开复位钢板螺钉内固定术+取髂骨植骨术/	郭	董志	15:30	
6	4	上肢科8	肘关节骨折脱位切开复位钢板螺钉内固定术+外侧副韧带尺侧束修补术+取自体骨植骨	郭	董志	18:30	手术进行中
3	4	上肢科8	锁骨骨折术后钢板螺钉取出术	张	林	15:00	
6	1	上肢科8	肱骨近端粉碎性骨折切开复位钢板螺钉内固定术+取髂骨	郭	董志	09:00	手术进行中

图 7-6-26 手术进度界面

3. 围手术期管理 术前到病房接患者，病房护士手持终端可接收手术室发出的信息（接患者、送患者回病房时的准备），PC 端同时有提醒功能。病房护士在接收到手术室发出的信息（接患者、送患者回病房时的准备）后，点击"确认"，手术室提醒模块中该患者信息关闭，只保留未接收确认的患者信息。系统关联主刀医生手机号，手术医生微信及短信息可接收患者入室信息。手术室护士通过 PDA 完成"手术安全核查""手术患者交接单"等录入（图 7-6-27）。

a

b

图 7-6-27 手术提醒界面

4. 查询统计功能 用于查询患者门诊费用、住院费用、缴款明细、麻醉统计、药品领料。统维护功能可进行消息提醒内容设置、术间维护、打印设置、权限设置、微信接收、治疗模板、手术器械的维护和系统升级操作。

四、消毒供应中心追溯管理系统

消毒供应中心物品追溯系统借助于二维码技术和无线射频识别技术对器械包的处理流程进行追溯管理，操作流程通过扫描工作人员的二维码，系统记录操作人员、操作时间，不可跳越、逆向、违规，明确了责任人，加强了过程控制，保证了工作质量。通过医院 HIS 系统与各临床科室相连接（图 7-6-28）。

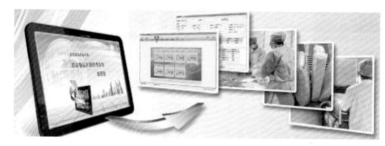

图 7-6-28 消毒供应中心追溯管理系统

系统模块内容包括消毒供应中心项目维护；科室常用项目维护；科室常用项目申请；消毒供应中心科室申请项目确认；器械回收数量确认；清洗数量确认；包装数量确认；发放数量确认；工作流程设置；工作流程操作；消毒供应中心设备工作记录等（图 7-6-29）。

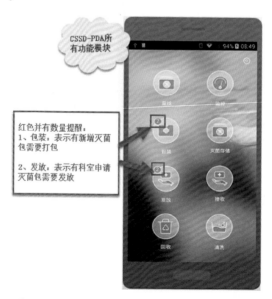

图 7-6-29 CSSD-PDA 流程功能模块界面

1. 系统功能 供应室有回收管理、包装管理、发放管理、仓库管理、数据监控、综合查询、辅助工具、基础信息、系统管理等九个界面。病区与手术室有物品申请、物资管理界面（图7-6-30到图7-6-36）。

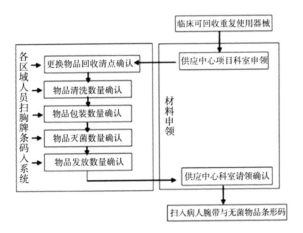

图 7-6-30 操作流程

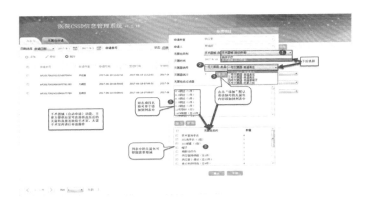

图 7-6-31 临床申请无菌包PC界面

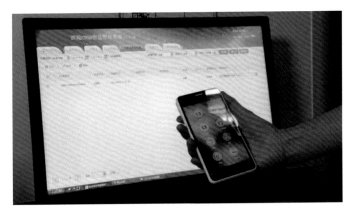

图 7-6-32 无菌包申请受理

461

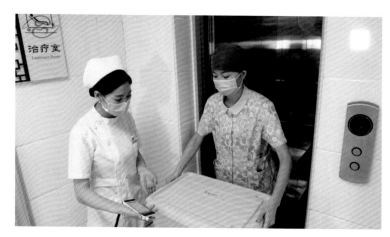

图 7-6-33　无菌包发放

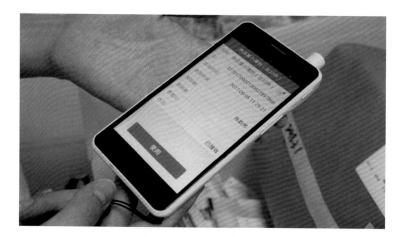

图 7-6-34　无菌包接收

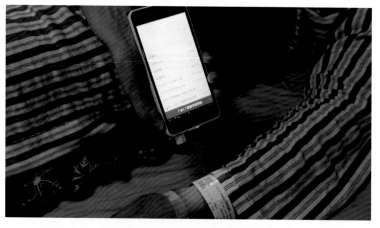

图 7-6-35　无菌包使用

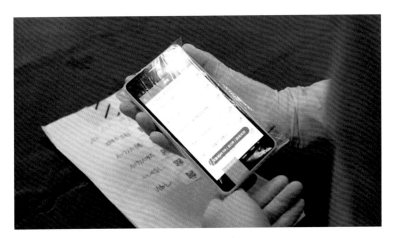

图 7-6-36　用后无菌包回收

　　责任追溯和不合格产品召回是质量追溯系统的主要目标。进行责任追溯是为了追求更好的生产质量和更高的生产效率。召回不合格产品既是法律法规的要求，也是对患者负责的表现。

　　2.无线射频识别（RFID）　　在追溯管理系统应用基于 RFID 技术的质量追溯系统，在工作流程中进行关键数据的收集，最后达到通过一个唯一的单件器械系列号或唯一条码追溯每器械全流程所有关键信息的目的，避免人为数据关联，做到真正追溯。具体包括库存出入库记录；库存盘点；有效期预警；库存上下限预警；入库、出库、库存查询等（图 7-6-37）。

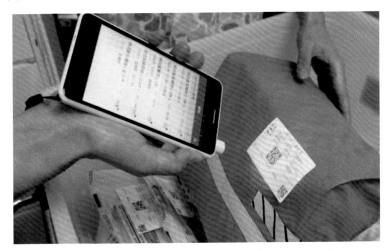

图 7-6-37　无线射频识别（RFID）在追溯管理系统

　　（1）回收：扫描包布上的二维码，记录下回收信息。
　　（2）清洗：进出清洗机均需要扫描器械容器上的二维码及设备上的二维码，进行记录。

（3）包装、检查：包装人员首先扫描自己工号牌上的二维码、扫描器械托盘上的二维码、显示该器械包的照片指导包装，自动打印出器械包的二维码标签粘贴在包布上，使用 PDA 进行记录。

（4）灭菌：手术包进入灭菌器之前，逐个扫描包外二维码标签。

（5）储存：手术包储存在无菌物品存放区，临近有效期则追溯系统会提前预警。

（6）发放确认：手术包交给下送人员下发给使用科室。依据发放记录，在使用科室再对无菌包进行扫描复核。

（7）使用：手术包使用之前，把其中一个二维码揭下，粘贴在手术护理记录单上。患者就与为他使用的手术包建立了关联。

（8）库存管理：入库、出库、库存查询、有效期预警。

（9）临床科室物品请领：临床科室网上申请物品，方便快捷，查询方便。

3. 建立急件物品追溯管理系统　建立急件物品追溯管理系统对急件物品进行管理。实现急件物品追溯系统的预警提示、动态定位查询及功能更新（图 7-6-38）。

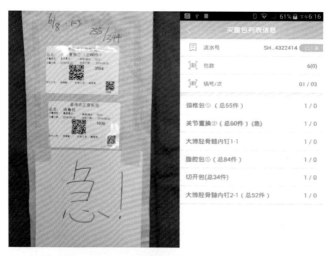

图 7-6-38　急件物品追溯管理系统

（1）各科室可以利用急件物品追溯管理系统进行无菌物品的申领。

（2）消毒供应中心可以根据各科室的申领要求对急件物品进行处理，对急件物品进行全面的关注，明确急件物品的包名、回收时间、数量及配送地点等相关信息，并按照相关要求对其进行严格管理。

（3）对急件物品的工作状态（如回收、清洗、包装、消毒、灭菌及发放等）进行精确的查询和定位，全面、系统地掌握急件物品的运转情况，一旦发现问题需及时进行协调和处理。

（4）急件物品追溯管理系统的电脑操作界面每隔 10 秒进行一次自动刷新，工作人员要仔细观察刷新的内容，避免出现急件物品被延误的情况。

4. 采用彩色图片信息追溯　通过扫描器械二维码，系统会自动弹出存储的手术器械图谱，显示器械包内器械数量、名称及合理的摆放顺序，工作人员可根据手术器械图谱进行配包，避免了器械少放、漏放或错放，也使器械摆放合理，尽量减少运输过程中相互碰撞造成损坏，对精密器械起到了保护作用。如果器械包出现差错，通过系统记录可以完整显示器械包信息及相关操作人员，查找原因、追究责任人。另外，信息追溯系统应用同步数码，使图片直观、清晰，色彩柔和，可快速实现核对、装配器械工作，大大缩短了工作时间，提高了工作效率。同时也减少护士因经验不足、过度紧张或工作疲惫、思维不够清晰时出现的遗漏或差错（图 7-6-39）。

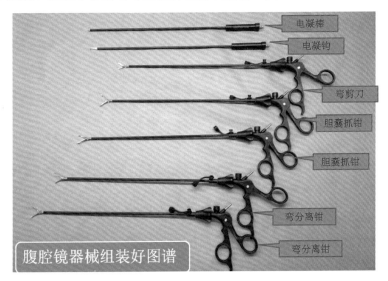

图 7-6-39　彩色图片信息追溯管理系统

5. 清洗消毒灭菌设备连接追溯系统

（1）信息追溯系统与清洗消毒机对接后，实时动态地将清洗程序、清洗时间及温度、酶和润滑剂使用量、干燥时间、A0 值导入电脑，监控整个清洗过程并记录。此外，通过进入系统的清洗消毒统计界面，根据时间条件，可查询某时间段器械清洗消毒的信息，实现了清洗消毒环节的过程监控，保证了器械清洗的质量。

（2）采用信息追溯系统对器械的灭菌过程进行实时监控。实时显示器械包灭菌过程中的温度、压力、时间曲线变化，包括记录相关工作人员（图 7-6-40）。

（3）湿包管理：灭菌过程中出现影响湿包的因素，如压力蒸汽不足、干燥时间不够等，可从系统记录中查找；物品装载不规范和包装不规范也会发生湿包，可从流程记录中追究责任人；灭菌结束时，工作人员须再次确认器械包灭菌是否合格。通过信息追溯系统，使整个灭菌过程实现信息追溯，尽量减少影响湿包发生的风险因素，避免湿包进入无菌物品的发放环节。

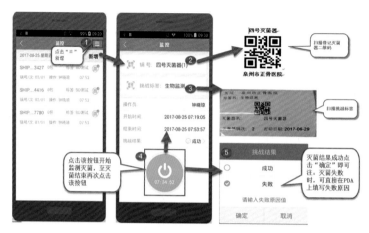

图 7-6-40　PDA 灭菌监测过程

（4）当器械出现问题时，可以通过扫描二维码快速查找出器械包清洗、包装、灭菌设备运行信息及与其同批次的其他器械包的信息，准确、完整地追踪器械在设备中的处理流程，而且自动记录相关的信息，采集数据的速度更快，数据信息质量的准确性也大大提高。

6. 追溯系统在管理中的应用　工作人员通过系统记录统计工作量，节约了时间、人力、物力，提高了工作效率；了解各岗位工作人员的工作状况，工作量统计、耗材统计、人员培训、绩效考核都实现了科学管理。切断了纸质记录单由去污区逆转到无菌物品区的可能性，提高了无菌物品供应的准确性和安全性。同时，信息追溯系统实现了信息化管理，替代手工登记、结算的繁琐工作，规避字迹潦草、记录模糊等错误信息导致工作人员反复核实；最大可能地确保数据的质量，真正意义上实现动态监测，并且随时进行记录，加大了及时性的信息交流；信息准确、规范、高效，长期存储，为举证倒置提供客观、无误、快速的质量依据（图 7-6-41）。

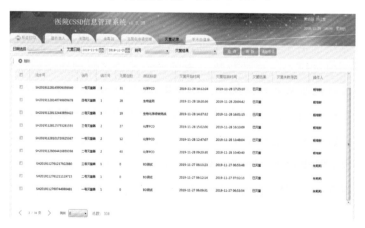

图 7-6-41　PDA 追溯系统统计界面

7.外来器械追溯　外来骨科器械在各个医院循环使用，实现了资源共享。外来器械由消毒供应中心进行专业化清洗、消毒、灭菌处理和追溯管理，将提高医疗安全性。

通过手术管理平台，获取需要外来植入器械的手术患者信息。外来器械进入医院，去污区工作人员在追溯系统中按名称编码登记，再进入外来器械管理界面对信息进行完整记录。同样，信息填写完整后将该包关联所承载的清洗架条码，放入清洗标记，进清洗消毒器清洗时扫描工作人员工号及清洗架条码，启动清洗消毒器相应清洗程序，系统自动记录清洗相关的信息，可全程监控清洗参数。在最初回收时系统已自动生成一个该包该次的唯一条码，将会记录从清洗开始到最终发放使用的信息（图7-6-42）。

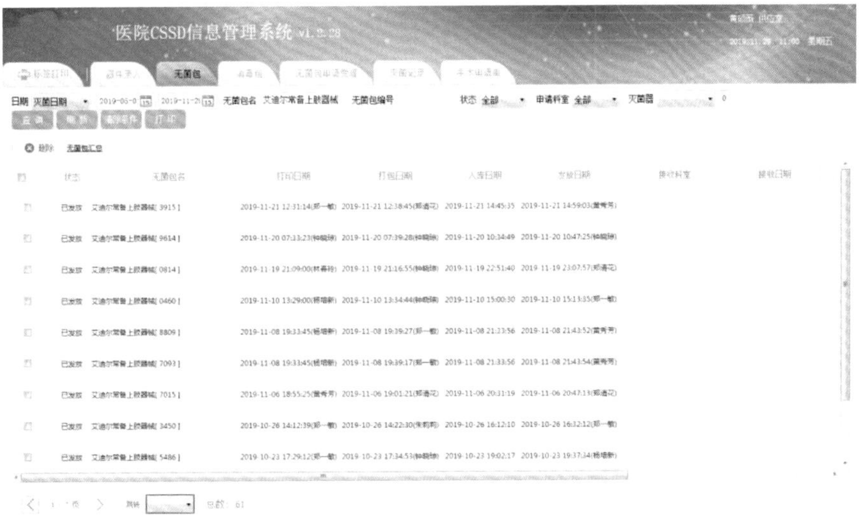

图 7-6-42　植入器械追溯管理系统

植入器械追溯管理中包含的追溯信息包括以下三个方面：①与产品标识代码关联的必要辅助信息。例如产品名称、规格型号、产品批号、注册证件的号码、注册证件有效期限、生产厂商名称、进口产品售后服务机构名称、产品最终销售商名称等。②与患者个人信息关联的医疗信息。例如医院名称、患者住院号码、患者姓名、性别、手术名称、手术地点、手术日期、手术医生、产品使用数量等。③与系统相关的其他管理功能需求信息，例如产品价格信息等。

在各级医疗卫生机构，可以通过条码及RFID方案对医疗器械的购置、接收和发放、使用进行跟踪管理，并记录在患者的医疗处方和档案中，确保患者在住院期间的安全，对患者接受治疗的所有情况保持可追溯，并准确逐项计费，也可以标识患者、医疗机构内部部门、设备，还可以对一次性使用器械进行库存管理，跟踪可重复使用器械的清洁、消毒及维护过程等（图7-6-43）。

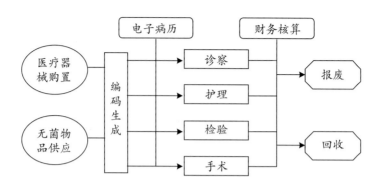

图 7-6-43 条码及 RFID 技术在医院应用示意图

主要参考书目

[1] 韦贵康,施杞.实用中医骨伤科学 [M].上海:上海科学技术出版社,2006.

[2] 张兴平,李盛华.微创骨科学 [M].北京:中国中医药出版社,2016.

[3] 徐桂华,李佃贵.中医护理学 [M].北京:人民卫生出版社,2009.

[4] 孟和,王和鸣.中西医结合微创骨科学 [M].北京:人民卫生出版社,2015.

[5] 朱建英,叶文琴.创伤骨科护理学 [M].北京:科学出版社,2017.

[6] 任蔚虹,王惠琴.临床骨科护理学 [M].北京:中国医药科技出版社,2007.

[7] 娄湘红,杨晓霞.实用骨科护理学 [M].北京:科学出版社,2009.

[8] 宁宁.朱红.骨科护理手册 [M].北京:科学出版社,2011.

[9] 杨述华.骨科微创手术学 [M].北京:人民卫生出版社,2007.

[10] 景娥,刘慧卿,冯桂敏.骨科疾病护理 [M].北京:科学技术文献出版社,2008.

[11] 刘联群,骨伤科专病护理路径 [M].北京:人民卫生出版社,2010 .

[12] 李春玉,社区护理学 [M].北京:人民卫生出版社,2014.

[13] 张凯,柴益民,秦泗河.骨折穿针外固定 [M].北京:人民卫生出版社,2015.

[14] 李起鸿,许建中.骨外固定学 [M].北京:人民卫生出版社,52-55.

[15] 黄雷,石文元.外固定肢体功能重建 [M].北京:人民卫生出版社,506-510.

[16] 王秋根,张秋林.现代外固定支架治疗学 [M].北京:人民军医出版社,41-43.

[17] 唐克民.骨科临床护理操作细节 [M].北京:人民卫生出版社,2008.

[18] 陈兴荣,林贵.介入放射学 [M].上海:上海医科大学出版社,1998.

[19] 李盛华.骨伤科微创技术 [M].北京:人民卫生出版社,2009.

[20] 卡内尔(Canale,S.T).(美)贝帝(Beaty,J.H.)坎贝尔骨科手术学.Trans.王岩,唐康来,吴雪晖.[M].
北京:人民军医出版社,2013.

[21] 赵继荣.中国脊柱微创治疗学 [M].甘肃:科技出版社,2012.

[22] 田伟.实用骨科学 [M].北京:人民卫生出版社,2008.

[23] 赵三辉.假肢与矫形器学 [M].北京:华夏出版社,2005.

[24] 高小雁.骨科临床护理思维与实践 [M].北京:人民卫生出版社,2012.

[25] 中国医学百科全书编辑委员会主编.中国医学百科全书 [M].上海:上海科学技术出版社,1992.

[26] 黄桂成,王庆普.中医正骨学 [M].北京:人民卫生出版社,2013.

[27] 黄桂成，王拥军．中医骨伤科学 [M]．北京：中国中医药出版社，2016．

[28] 丁淑贞，丁全峰．骨科临床护理 [M]．北京：中国协和医科大学出版社，2016．

[29] 吴欣娟，高娜．骨科护理工作指南 [M]．北京：人民卫生出版社，2016．

[30] 李乐之，路潜．外科护理学 [M]．北京：人民卫生出版社，2017．

[31] 杜克，王守志．骨科护理学 [M]．北京：人民卫生出版社，2002．

[32] 骨科常见护理技术操作规范 [M]．中华护理学会骨科专业委员会．2014．

[33] 郭义．刘阳阳．穴位注射疗法 [M]．北京：中国中医药出版社．

[34] 护理人员中医技术使用手册 [S]．国家中医药管理局医政司．2015．

[35] 康国剑，刮痧拔罐针灸指南 [M]．南昌：江西科学技术出版社，2014．

[36] 苏兰若．护理管理学（第 3 版）[M]．北京：人民卫生出版社，2013．

[37] 毛树松．护理信息学概论 -- 计算机在护理中的应用 [M]．北京：科学技术文献出版社，2000．

[38] 曹世华，章笠中，许美芳．护理信息学 [M]．浙江：浙江大学出版社，2012．

[39] 华危持．护理信息技术 [M]．江苏：江苏教育出版社，2011．

[40] 王海东．常见风湿骨病针刀规范治疗 [M]．北京：人民卫生出版社，2014．

[41] 陆廷仁．骨科康复学 [M]．北京：人民卫生出版社，2007．

[42] 李宗浩，王明晓．紧急医学救援 [M]．北京：人民卫生出版社，2013．

[43] 李小寒，尚少梅．基础护理学第 5 版 [M]．人民卫生出版社，2013．

[44] 邵海燕．规范化护理实践指南 [M]．北京：中国科学技术出版社，2012．

[45] 陈秀云，程梅．骨科护士专科技能操作与考评 [M]．北京：人民卫生出版社，2016．

[46] 彭小苑，谷忠建，欧阳艳菲．骨科健康教育手册 [M]．北京：人民卫生出版社，2017．

[47] 许红璐，肖萍．临床骨科专科护理指引 [M]．广州：广东科技出版社，2013．

[48] 胡利民，常用中医护理操作技术及考核评分标准 [M]．北京：科学技术文献出版社，2016．

[49] 张喜锐，高晓玲．河北省中医护理规范 [M]．河北：河北科学技术出版社，2009．

后记

早在 2009 年，我们参与了福建省泉州市正骨医院刘联群同志主编的《骨伤科专病护理路径》的编写工作，开始对临床护理路径管理进行探讨。制定了临床医疗与护理服务的技术路径，实施后发现其既可以缩短患者平均住院日，减少医疗费用，达到控制医疗成本的目的，也可以规范护理行为，提高医疗护理质量。

2016 年，中国中西医结合学会骨科微创专业委员会护理学组成立。在学会领导和专家的鼓励和帮助下，护理学组组织了广大护理工作者，为繁荣和发展中西医结合骨科微创护理事业，促进骨科微创护理科学技术的普及、推广和进步，为保护人民健康服务，凝聚致力于中西医结合骨科微创护理同仁的智慧和临床护理经验、护理学术发展的成果等，积极对中西医结合骨科微创理论、骨科微创治疗及骨科微创护理技术进行学习与应用。

2018 年，我们组织了一批长期从事微创骨科临床护理、教学和科研的专家和骨干护理人员组成了编委会，对骨科微创护理理论及常见护理技术进行了系统、全面、规范的探讨。我们仍立足和坚持本书的特色，让一线医务人员共同参与、紧密结合微创骨科护理发展需要，力争使其更具有实用性、科学性、可读性。

在中国中医药出版社郝胜利编审的指导下，编委会全体人员在编写过程中克服了许多困难，加之同行医护专家与同道的支持，几易其稿，终于完成了本书的编写。在此，我们要特别感谢著名骨科专家、中国中医科学院望京医院孙树椿教授和中华护理学会理事长吴欣娟教授为本书作序。同时感谢福建省泉州市正骨医院陈长贤教授和中国中医科学院望京医院张兴平教授等专家给本书提出了许多宝贵的意见。

《微创骨科护理》编委会

2021 年 12 月